普通高等教育“十二五”国家级规划教材

流 行 病 学

U0821590

Epidemiology

（第 3 版）

（供预防医学、卫生事业管理、临床医学类专业用）

主　编　王素萍
副主编　王金桃　胡东生

中国协和医科大学出版社

图书在版编目（CIP）数据

流行病学 / 王素萍主编．—3 版．—北京：中国协和医科大学出版社，2017.2
ISBN 978 - 7 - 5679 - 0802 - 4

Ⅰ．①流…　Ⅱ．①王…　Ⅲ．①流行病学—医学院校—教材　Ⅳ．①R18

中国版本图书馆 CIP 数据核字（2017）第 040125 号

流行病学（第 3 版）

主　　编：王素萍
责任编辑：许进力　高淑英

出版发行：**中国协和医科大学出版社**
（北京东单三条九号　邮编 100730　电话 65260431）
网　　址：www.pumcp.com
经　　销：新华书店总店北京发行所
印　　刷：北京兰星球彩色印刷有限公司

开　　本：787 × 1092　1/16 开
印　　张：32.5
字　　数：700 千字
版　　次：2017 年 3 月第 3 版
印　　次：2017 年 3 月第 1 次印刷
定　　价：76.00 元

ISBN 978 - 7 - 5679 - 0802 - 4

（凡购本书，如有缺页、倒页、脱页及其他质量问题，由本社发行部调换）

普通高等教育“十二五”国家级规划教材

流行病学

Epidemiology

（第3版）

（供预防医学、卫生事业管理、临床医学类专业用）

主　编　王素萍

副主编　王金桃　胡东生

编委（按章节先后为序）：

王素萍	（山西医科大学）	史晓红	（山西医科大学）
白亚娜	（兰州大学）	姜宝法	（山东大学）
段广才	（新乡医学院）	闫永平	（第四军医大学）
胡东生	（深圳大学）	王声湧	（暨南大学）
刘雅文	（吉林大学）	曹广文	（第二军医大学）
陈　坤	（浙江大学）	仇小强	（广西医科大学）
王金桃	（山西医科大学）	冯向先	（长治医学院）
张永红	（苏州大学）	王　英	（包头医学院）
蔡　琳	（福建医科大学）	彭晓霞	（首都医科大学）
刘殿武	（河北医科大学）	喻荣彬	（南京医科大学）
杨　翌	（广东药科大学）		

编者（按章节先后为序）：

王敏珍	（兰州大学）	冯永亮	（山西医科大学）
张　明	（深圳大学）	杜　琰	（第二军医大学）
顾梦佳	（浙江大学）	丁一波	（第二军医大学）
丁　玲	（山西医科大学）	许　雅	（广东药科大学）
李　曼	（河北医科大学）	王安辉	（第四军医大学）
杨海燕	（郑州大学）	魏俊妮	（山西医科大学）
张卫东	（郑州大学）		

学术秘书：史晓红（山西医科大学）　胡晓琴（山西医科大学）

中国协和医科大学出版社

前　言

时光如梭，从跨入21世纪开始本书的第1版构思到第3版即将面世，已经跨越了16个年轮，其间流行病学学科的长足发展、流行病学在我国公共卫生和医学教学科研人才培养地位的凸显、流行病学教育教学规律的探讨与提升等，使我感悟良多，而伴随着时代的脚步，本书从协编教材进入了高等教育“十一五”“十二五”国家级规划教材行列，目前已进入“十三五”教材备选之列，由老、中、青三代流行病学工作者组成的编写团队的辛勤付出、出版社的鼎力支持，学术秘书及青年教师和研究生无名无利的劳作都历历在目，十余年的心血已凝结在本书的字里行间，奉献给广大师生。

本版教材编写之前，结合目前国内教育教学实际，认真梳理了第1版、第2版在教学实践和社会实践的良好反馈和师生的评价意见，分析了国内外同类教材，确定了本教材编写的总体思路和基本原则：①适应预防医学本科生及医学相关专业流行病学教学改革和课程建设发展的需要，在注重“三基”，强化教材编写的思想性、科学性、系统性、完整性和新颖性的同时，进一步精简、精炼各章教材内容；②保持第2版编写框架，全书分理论篇和实践篇两部分，理论篇为理论课讲述的内容，实践篇为课间实习教程，也可看作案例教程，理论与实践教学教材的合二为一，形成简而精的教材编写理念；③坚持编写内容以总论为主，分支小总论和疾病小总论为辅的原则，疾病各论可根据教学需要自行选择，内容不在书内安排；④理论篇的设置既强调重点突出、经典内容为主，又体现与时俱进的理念，在第2版基础上进行合理的增删，新增了慢性非传染性疾病流行病学和循证医学章节；⑤实践篇作为课间实习教程既涵盖了各类重要的流行病学方法应用技能的培养，又包括了综合应用流行病学理论与知识分析解决实际问题能力的培养；既设置了流行病学传统的案例讨论内容，又安排了分子流行病学相关技术的操作，以强调实践教学的目标是全方位能力培养。

本版教材应用对象主要定位于预防医学、卫生事业管理、临床医学类专业的本科生，也可作为医学类其他专业的教材或参考书，同时可用于各级疾病预防控制机构、科研院所、医疗机构流行病学工作者及相关工作人员的参考书。

本版教材是国内19所兄弟院校资深教授及中青年流行病学工作者的智慧结晶，作为本书的主编，我衷心感谢老一辈流行病学家魏承毓教授对本书的厚爱及悉心指导和热情鼓励，衷心感谢主审曲成毅教授和赵仲堂教授，尽管因年事已高，不再担任本书的审阅、编撰和指导工作，但他们远见卓识和严谨的治学态度已经融入本书的字里行间。衷心感谢副主编王金桃教授和胡东生教授的大力支持，衷心感谢编委会的各位专家和学者们的信任与支持，他们以极强的责任心，为此书繁重的编写工作付出了辛勤劳动。衷心感谢山西医科大学公共卫生学院流行病学教研室青年教师和研究生在此书编撰、审校过程中所付出的辛勤劳动。衷心感谢中国协和医科大学出版社对本书编写出版和成功申请国家级规划教材等方面的大力支持。深圳大学胡东生教授等领导和同仁对本书定稿会给予的大力支持和帮助，给编委们留下了深刻印象，在此表示深深的谢意。特别感谢学术秘书史晓红副教授和胡晓琴博士，她们为本书编撰和出版做了大量的文秘工作和组织协调工作。

尽管我们的目标是打造一流教材，全体编者尽心尽责，为之付出了诸多努力，但书中难免存在错误及不妥之处，诚恳希望流行病学界前辈、同道及师生们给予批评指正。

王素萍

2016 年 12 月于太原

目　录

第一篇　理　论　篇

第二篇 实 践 篇

第一篇

理论篇

LIUXINGBINGXUE

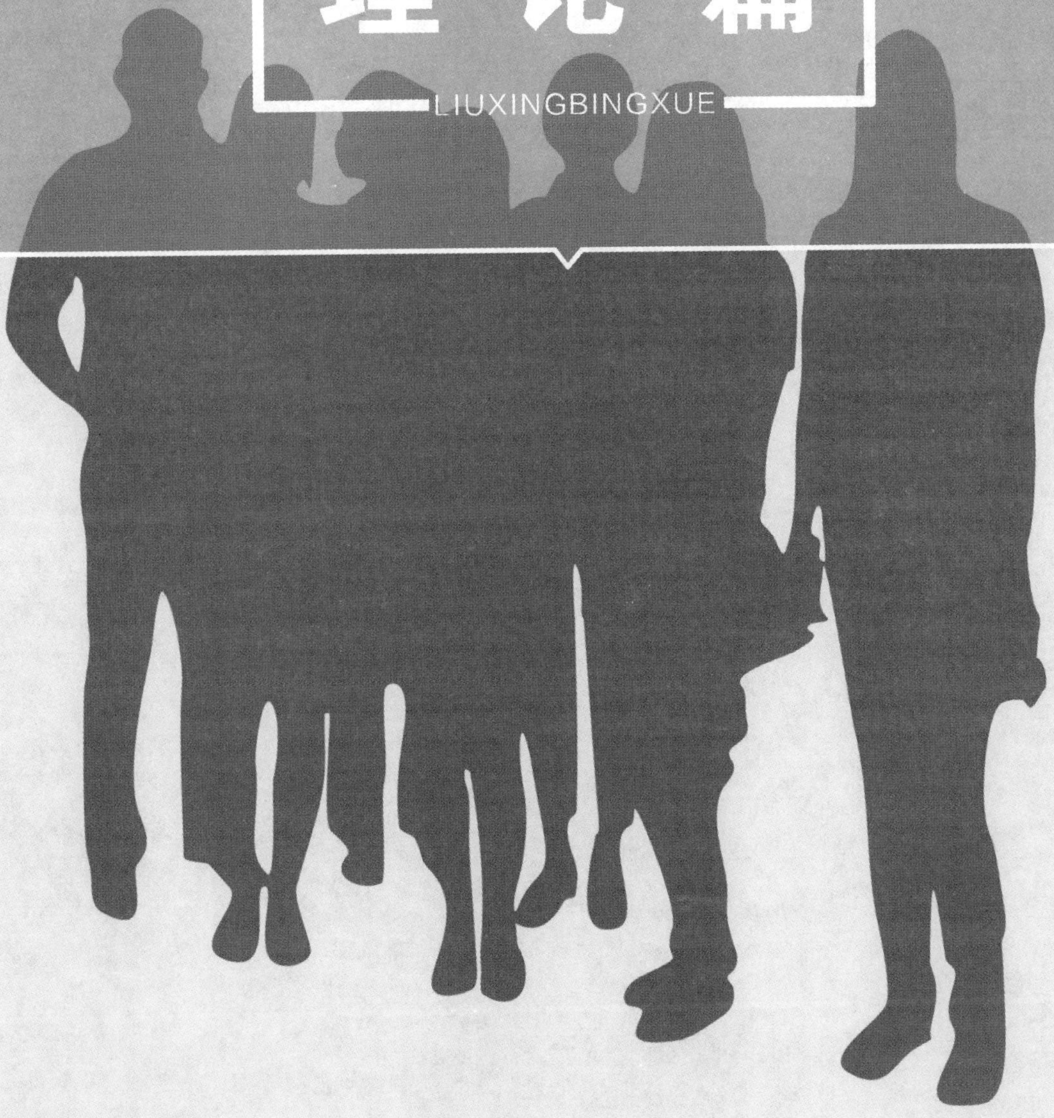

第一章 绪 论

流行病学（epidemiology）是人类在与严重威胁人群健康的疾病长期斗争中逐渐形成和发展起来的一门学科，可以追溯到有文明史以来传染病流行和防病实践的朴素描述，且在漫长的历史发展过程中不乏载入史册的精彩实践。自 1960 年布拉格国际流行病学学术会议以来，流行病学理论和方法日臻完善，出现了前所未有的繁荣景象，与临床医学、基础医学、预防医学及其他学科交叉融合，在各领域的成果争奇斗艳，各显特色，令人目不暇接。流行病学在医学教育和医学研究中有着特殊的地位，它不仅是预防医学的骨干学科，而且已成为现代医学的基础学科，是一门有丰富内涵的方法学和有广泛触角及鲜明特色的应用学科，而且其方法和理念广泛地影响着自然科学及人文社会科学多学科领域。

第一节 流行病学发展简史

流行病学是一门既古老又年轻的学科，三千多年前，我国殷商甲骨文已有“虫、蛊”等记载，而流行病学学科形成和发展则是近代的事情。从流行病学发展史看，可以将其分为学科形成前期、学科形成期和学科发展期三个阶段。

一、学科形成前期

学科形成前期是流行病学发展的萌芽时期，这个时期是指自有文明史以来至 18 世纪的一个漫长的历史时期，可以追溯的是人们对疾病，特别是对传染病危害的记载以及抵御疾病传播的经验教训的描述。

我国古代已认识到某些疾病有传染性和流行性的特点，如《素问·刺法论》“五疫之至，皆相染疫（易），无问大小，症状相似”及《论衡·命义篇》“温气疫疠，千户灭门”的描述，用“疫”表示疾病流行，与西方尊为“医学之父”的古希腊著名医生希波克拉底（Hippocrates of Kos，约公元前 460 ~ 前 377 年）提出的“epidemic”几乎处于相同时代。

古人观察到了动物可以引起人类疾病流行，师道南（1736 年）在《天愚集·鼠死行》一诗中对鼠疫流行的惨烈状况描述的入木三分：“东死鼠，西死鼠，人见死鼠如见虎，鼠死不几日，人死如圻堵，昼死人，莫问数，日色惨淡愁云护，三人行未十步多，忽死两人横截路，……”，最终这位诗人也被鼠疫夺去了生命。

古人对传染病传播的预防措施进行了大胆的尝试，有些甚至是精彩的实践。隋开皇初年（581 ~ 589 年）就有专门用以隔离麻风病人的“疠人坊”。李时珍（1518 ~ 1593 年）《本草纲目》中“天行瘟疫，取初病人衣服，于甑上蒸过，则一家不染”。据考证，到 16 世纪下半叶，人痘接种术已在我国广泛流传，清张琰《种痘新书》等有种痘记载，18 世纪我国的人痘接种术已传入土耳其、英国等地，18世纪末英国医生发明了牛痘接种法。为避免传染病从国外传入，15世纪中叶在意大利威尼斯开始实施原始的海港检疫法规，要求海外船只必须在港外停留40天，称为“检疫（quarantine）”。可见，国内外的防病实践已经为流行病学学科的形成奠定了基础。

二、学科形成期

学科形成期是流行病学从萌芽时期走向快速发展时期的中间阶段，这个时期是指18世纪末至20世纪初的一段时间。1850年全世界第一个流行病学学会“英国伦敦流行病学学会”成立，标志着流行病学学科的形成。

在这个时期，工业化社会形成并得到迅速发展，人群聚集形成的生产生活状态使传染病的流行和肆虐成为必然，而医学科学发展的特征是微生物学飞跃发展，著名的Pasteur（1822～1895年）、Koch（1843～1910年）等的微生物学理论至今被医学界遵循，Koch法则成为这一时期主流的因果验证标准，在当今急性呼吸综合征、人感染高致病性禽流感、小头畸形等重大疫情病原体及传染源的确定中仍发挥重要作用。

这一时期，人类面对的最重要的公共卫生问题是传染病的传播和流行，该时期的防病实践和理论探讨给后人留下了宝贵的财富。1786年俄国出版了流行病学教科书《疫病学或疫病记述》，1870年俄国创刊该国最早的流行病学杂志，我国该时期流行病学著作有吴子存的《避疫说》（1891年）及熊立品的《治疫全书》（1777年），19世纪末柏林大学Hirsch著有《Geographical Pathology》，已经成为流行病学的经典著作。1850年英国伦敦流行病学学会成立，同年伦敦流行病学中心成立，定期发布霍乱流行的医学信息。1887年美国建立了国立卫生研究所的前身——卫生实验室，在传染病的控制方面做了大量工作，并开始系统培训流行病学现场工作者。1796年英国医生Jenner发明的接种牛痘预防天花的方法，有效控制了烈性传染病天花的流行，开创了主动免疫控制传染病的先河。1848年至1854年John Snow成功地控制伦敦宽街霍乱流行，首次提出了霍乱为介水传播的科学论断，有力地回应了当时甚嚣尘上的瘴气学说。1846年Panum对丹麦Faroe群岛麻疹流行进行了调查，确定了传染源，对认识麻疹的潜伏期、传染期及其终身免疫问题做出了积极贡献。

在这个时期，非传染病的防病实践和方法学探讨也值得圈点。1747年英国海军外科医生James Lind建立了VitC缺乏引起坏血病的病因假说，18世纪Louis通过对比观察，探索放血疗法对炎症性疾病的疗效，为流行病学实验性研究奠定了基础。英国首创了人口和死亡常规资料的收集，并通过这些数据的分析提出了许多流行病学的重要概念，如标化死亡率、人年等，利用寿命表对结核病的遗传作用进行了研究。这些基于人口学、统计学的描述和测量指标的确立为流行病学观察性研究方法学体系的完善奠定了良好的基础。

三、学科发展期

学科发展期也称现代流行病学（modern epidemiology）时期，从二十世纪四五十年代起至今，流行病学得到了飞速发展，不仅体现在对疾病与健康问题的认识、原因的剖析及对策的提出等方面的丰富学术内涵和理论体系，以及由此产生的对世界公共卫生、医学和社会进步做出的巨大贡献，还体现在流行病学方法学的不断发展和完善及对相关学科的发展产生的深刻影响。

这一时期，社会经济迅速恢复和发展，科学技术呈现出前所未有的进步，社会文明程度得到了前所未有的提高，人类疾病谱和死亡谱有了很大的改变，传染病得到了有效的控制，一些慢性非传染性疾病对人类健康和生命的威胁开始受到广泛的关注。

在此期间慢性非传染性疾病流行病学的研究方法得以建立和发展。20 世纪 40～60 年代，Moris 的《Use of Epidemiology》和 Macmahon 等的《Epidemiology Methods》首次对流行病学研究设计及其在慢性非传染性疾病研究中的应用开展了系统性的讨论，并首次论述了目前已被广为应用的疾病病因研究的多因素网状模型。在 20 世纪 60～80 年代形成了更为科学的流行病学研究方法，提出流行病学研究必须充分考虑偏倚、混杂和交互作用等问题，并拓展了病例对照研究的设计方法。同时，计算机的广泛应用促进了对大规模流行病学数据的处理和分析方法的发展。1983 年，由 Last 主编的第一本介绍流行病学术语的著作《Dictionary of Epidemiology》出版。

近 30 年来，流行病学已经成为医学研究和医学实践的重要方法学，与其他学科之间的交叉融合越来越普遍，形成了学者们称之为流行病学分支的一些交叉学科，如临床流行病学，分子流行病学等，其方兴未艾的发展势头彰显了流行病学的魅力。流行病学在预防医学与公共卫生领域发挥着越来越重要的作用，在疾病预防与控制和健康促进方面取得了丰硕的成果。近年对暴露的测量给予相当的重视，大量的研究探讨了流行病学研究中如何精准测量遗传和环境因素，提出了暴露组及暴露组学的概念和研究方法。分子流行病学对暴露、效应和易感性生物标志物的测量使流行病学从群体水平打开疾病发生发展机制的黑箱成为可能。实验流行病学使群体综合干预策略和措施的有效性得以客观评价，药物和疫苗效果评价等得以标准化，并促进了循证医学在医学实践中的广泛应用。队列研究在医学研究中作用受到多学科的普遍认可，各种自然人群队列和具有某种特征人群的队列研究盛况空前，相信在客观揭示疾病病因和因果关联研究方面将发挥巨大的作用。随着人类基因组学、精准医学、大数据等领域的快速发展，流行病学将面临更多新的发展机遇。

第二节 流行病学的定义及研究方法

一、定义及基本原理

流行病学是研究人群中疾病与健康状况的分布及其影响因素，并研究防制疾病及促进健康的策略和措施的科学。

这一定义是对流行病学的精准概括，体现了流行病学所关注的对象是人群，所研究的内容既包括疾病，又涵盖健康，流行病学的目标和任务是从疾病及健康特征入手，阐明其原因，研究制定出预防与控制疾病及促进健康的对策，并评价其有效性。

（一）研究对象是群体而非个体

从群体水平审视疾病与健康问题是流行病学最具魅力之处，流行病学的英文名称 epidemiology 源于希腊词 epi（在……之中），demos（人群），ology（学科），意思是流行病学是关于人群现象的学科，流行病学学科形成之始就特色鲜明地树立起群体的观念，摒弃传统医学仅立足于病例个体的立场，也正是因为从群体水平观察疾病和健康问题，才使得流行病学能够洞察疾病和健康问题的全貌，了解其成因，揭示其消长规律，也因此才能对策略和措施的有效性和科学性进行客观的评价。

（二）研究范围涵盖疾病与健康

疾病和健康是生命过程的现象，洞察疾病和健康的全貌是流行病学的重要特征，对于患有某种疾病的病人，应尽可能早期诊断和早期治疗，防止伤残，而健康人或称“非病人”是一个十分复杂的概念，它可以指发生该病的高风险人群及处于疾病潜隐期和前驱期的人，也可以指处于不同状态的健康者，也就是说，在“非病人”中，从潜在的患者到健康者之间，存在着多个过渡阶段或独立状态，这一群体数量庞大，是疾病预防和控制及健康促进工作中不可忽视的群体。

（三）研究目标为防制疾病和促进健康

现代流行病学研究关注生命的全过程，这个过程不仅指人体生命的生与死的过程，且泛指人群健康状态、疾病预防及疾病控制的全过程。流行病学的目标与任务就是从分布入手，探索造成如此分布的原因，所谓“分布”，就是采用适宜的指标，客观准确地描述疾病和健康在不同人群、不同地区、不同时间的发生频度和性质，流行病学是应用科学，其最终目的是提供防制疾病和促进健康的策略和措施，并强调对措施进行评价、分析和改进的科学研究，以提出更加经济、有效、方便的防制手段。这可以归结为：揭示现象，找出原因，提出措施，评价效果四个阶段。准确地描述疾病与健康的真实情况是这一过程的基础，采用正确的统计分析，辩证唯物主义的逻辑推理方法探索形成疾病和健康状态的原因是这一过程的核心，而运用流行病学研究方法反复研究和验证，提出有效的防制疾病和促进健康的策略和措施，进而预防和控制疾病，促进健康是流行病学的终极目标。

流行病学的定义是在人类对于疾病的预防与控制实践中逐步形成的，具有鲜明的时代特点，映射着学科发展不同时期流行病学所面对的重要公共卫生问题。早期的流行病学被定义为“流行病学是关于传染病的科学——它们的主要原因、传播蔓延以及预防的学科”（Stallybrass 1931 年）。显然当时的流行病学家将流行病学看作是以预防和控制传染病为主要目标的学科。现代流行病学的定义以 MacMahon 及 Lilienfeld 为代表，前者在其 1970 年所著《Epidemiology Principles & Methods》一书中写道：“流行病学是研究人类疾病的分布及影响疾病频率的决定因子的科学”，1996 年再版时再次强调：“描述疾病分布和探索疾病分布的原因是流行病学的两个主要研究领域”。Lilienfeld 在其著作《Foundations of Epidemiology》（1980 年）中称：“流行病学研究人群中疾病之表现形式及影响这些形式的因素”，他解释道：流行病学家关心的是疾病不同时间、地点和人群的表现形式。我国流行病学的奠基人之一苏德隆教授在其 1964 年主编的《流行病学》一书中认为：“流行病学是医学的一门学科，它研究疾病的生态学及防治对策”。Last JM 在其所著《A Dictionary of Epidemiology》（1980 年）所确定的定义中，首次将健康有关问题引入流行病学定义，“流行病学研究在人群中与健康相关状态和事件的分布及决定因素，以及应用这些研究结果以控制健康问题”。钱宇平主编的《流行病学》(1986 年) 中的定义也突破了疾病的局限，将健康状态纳入流行病学研究范畴，目前比较公认的定义是本节开始所介绍的，来自连志浩 (1992 年) 和李立明 (1999 年) 主编的高等医药院校教材《流行病学》(第 3 版、第 4 版)。

二、研究方法

流行病学的发展史也是方法学逐步形成和完善的历史，而今，流行病学研究方法已经被公认为医学科学研究的方法学，从学科形成前期到现代流行病学时期，传统的、经典的方法不断丰富和完善，新技术、新方法不断涌现，这些方法已经成为流行病学独特思维模式的完美体现，为揭示疾病和健康现象，查找病因及建立因果关系，制定和评价防制对策提供了有效的途径。

按照其研究的性质，流行病学基本的研究方法可分为观察法、实验法和数理法，又称为观察性研究、实验性研究及理论性研究。观察法按是否有事先设立的对照组又可进一步分为描述性研究和分析性研究。因此，流行病学研究按设计类型可分为描述流行病学、分析流行病学、实验流行病学和理论流行病学四类，每种类型又包括多种研究设计。描述流行病学主要是描述疾病或健康状态的分布，起到揭示现象、为病因研究提供线索或研究假设的作用，而分析流行病学主要是检验或验证假设，实验流行病学则用于证实或确证假设以及评价干预措施效果。在对疾病的发生规律了解清楚之后，还可以上升到理论高度，用数理法来研究疾病的规律，用数学模型预测疾病。当然，每种方法各有其适用范围以及优点和局限性。以下是传统流行病学研究方法的简单概括，在本书相应章节将详细介绍。

(一) 观察性研究

1. 描述性研究 又称描述流行病学 (descriptive epidemiology)，它通过调查或观察的方法将疾病、健康或其他卫生事件真实地展现出来，不但描述其不同时间、地点、人群分布的特点，同时提供影响分布的线索，为进一步探索病因、提出防制疾病、保障健康的措施提供依据。描述性研究一般包括以下几种方法。

现况调查 (prevalence study) 又称横断面研究 (cross-sectional study)，是在某一时点，或某一期间进行的调查，目的是将调查当时的现况展示出来，它所反映的是事件从过去发展到当时的累加现象，如果是对疾病调查则反映的是调查当时存活的新发病例和现患病例的总和。具体实施的方法依据研究目的和工作条件又可分为普查、抽样调查等。

个案调查 (case survey) 又称病例调查，是对个别病例及周围环境进行的调查研究，目的是找到发生该事件的可能原因和影响因素，对于传染性疾病，个案调查是追溯传染来源，防止疾病蔓延的重要方法。临床医师进行的病例报告 (case report) 和病例分析 (case analysis) 可以看作是本类研究的特殊形式。

生态学研究 (ecological study) 是在自然状态下对疾病、健康或卫生事件与某些因素之间的相关关系进行的观察性研究，其观察对象一般应为某一生态环境下的自然群体，它可以提供疾病流行的病因线索或健康促进措施的依据。

公共卫生监测 (public health surveillance) 指长期地、系统地收集某种疾病、健康或卫生事件资料，描述其发展和变化的态势，找出规律，分析原因，提出控制疾病流行，保障人群健康的措施并评价措施效果的一种流行病学研究方法，如环境监测、医院内感染监测、突发公共卫生事件监测等，其中关于传染病和慢性非染性疾病的疾病监测，已成为控制疾病流行的必不可少手段之一，与横断面调查不同，监测资料的性质是纵向资料，重点探讨事件随时间变化的趋势。

纵向研究（longitudinal study）指连续多次现况调查所观察到的动态情况，其目的是了解疾病与健康状态的动态变化情况，分析归纳其流行病学特点，寻找病因学线索。

筛检（screening）指运用快速简便的试验、检查或其他方法，将健康人群中那些可能患病的个体与无病者区别开来。其性质是描述性研究，目的是查出可疑病人以便早期诊断，早期治疗，近年筛检还用于高危人群的确定，以进行疾病的病因学预防。

2. 分析性研究　又称分析流行病学（analytical epidemiology），是流行病学病因学研究的主要方法，在描述性研究提供信息的基础之上建立的病因假设，需要通过分析性研究加以验证，其基本研究方法可分为病例对照研究和队列研究两类。

病例对照研究（case-control study）的基本方法是选择患有某病的病例和未患该病的人分别作为病例组和对照组，调查病例组和对照组发病之前对某一（些）可疑致病因素的暴露情况，比较病例组和对照组具有该可疑致病因素比例的差异，从而推论该因素是否与疾病有关。

队列研究（cohort study）的基本方法是按照可疑致病因素将特定人群分为暴露与非暴露两组，随访追踪观察两组人群疾病或健康状况，比较暴露组与非暴露组人群疾病发生频率的差别，从而确定该因素是否为疾病或事件发生的原因。

（二）实验性研究

实验性研究又称实验流行病学（experimental epidemiology），人为控制研究因素（干预措施），以证实研究者所关心的因素是否为结果疾病的病因，所施予的干预措施是否安全有效。与描述性研究和分析性研究不同的是研究在人为控制条件下进行，和一般实验室进行的实验研究不同的是实验性研究的对象是人群。此类研究大体可分以下几种。

1. 临床试验　临床试验（clinical trial）是以病人为研究对象，主要观察某一药物或治疗措施治疗效果的研究方法。基本方法是将病人随机分为干预组（治疗组）和对照组，经过一定疗程后对组间治疗效果的各项指标进行评价，从而判定该药物或治疗措施的有效性。

2. 现场试验　现场试验（field trial）是基于人群进行的主要用于防治效果评价的实验研究。可基于某一现场、社区、社团、工厂或学校进行，基本方法是将人群分为实验组和对照组，实施干预措施，经一定时期之后对比分析组间指标的差异，从而判定该预防措施的有效性。传统的现场试验主要指预防接种的效果评价，目前预防的手段已扩展到药物、营养、行为生活方式、心理等各个方面，评价的指标也增加了分子生物学、行为科学、心理学、社会学等内容。

3. 社区试验　社区试验（community trial）主要指社区干预研究（intervention study）特指在人群中通过改变可疑致病因素观察该人群疾病或健康状态是否发生变化的一种实验设计，干预措施的实施是以人群或亚人群为单位进行的。

（三）理论性研究

理论性研究又称理论流行病学（theoretical epidemiology），是流行病学研究的高级阶段，它是在已知疾病流行或卫生事件发生全过程中各因素作用及相互关联的基础之上，采用数学语言定量表述该过程各主要环节变化规律的一种方法。在现场调查和相关研究数据基础上，用数学方程表达疾病流行过程可以在实验室内或计算机上进行模拟，一方面可以预测可能发生的疾病流行，另一方面可以筛选并检验不同预防措施的效果。目前比较成熟的数学模型有 Reed-Frost 模型、催化模型、多等级模型等。近年来兴起的人工神经网络（artificial neural networks）模型、结构方程模型（structural equation model）等方法和手段在疾病筛查、生存分析、病因探索等流行病学研究方面发挥了独特的作用。

上述流行病学研究方法可归纳如下表。

表 1-1 流行病学研究方法及主要用途

设计类型	研究方法	用途
描述性研究	现况研究 个案调查 生态学研究 筛检及公共卫生监测 纵向研究	描述疾病和健康状态 产生假设及研究线索
分析性研究	病例对照研究 队列研究	病因及因果关联研究 危险因素评价 检验假设
实验性研究	临床试验 现场试验 社区试验	验证病因及因果关联假设 评价干预措施效果
理论性研究	理论流行病学	描述流行规律 预测流行趋势

第三节 流行病学特征及应用

一、基本特征

流行病学发展到今天，已经形成为一门独立的，以预防和控制疾病流行为主要目标的学科，近半个世纪以来，流行病学学者对流行病学的基本特征进行总结和概括，大体有以下几个方面。

（一）群体特征

人群组成了社会，医学事件的人群现象本身就是一种特殊的社会现象，流行病学是研究疾病或相关事件人群现象的学科，即使流行病学家探测生命现象已达到分子水平，但是其最终目标仍然是了解这些微观现象的宏观分布特征。流行病学研究的对象是群体，流行病学研究的结论适用于人群。流行病学家声称吸烟导致肺癌，是指从群体意义上讲吸烟者有更大风险或概率罹患肺癌，就某一个体而言，可能终生吸烟未患肺癌，也可能从不吸烟却因肺癌而死。

（二）现场特征

流行病学研究的场所是人群生活劳作的场所，可称其为现场，尽管流行病学研究的因素可包括实验室指标，但实验室测定的标本来源于现场，其结果也是为现场调查分析提供数据。流行病学调查是在现场进行的调查，流行病学实验也是在自然状态下，控制某种干预措施所进行的现场实验，和单纯在实验室进行的研究相比，更接近真实情况，研究结果更具有实用性。

（三）分布入手的特征

流行病学研究始终以描述卫生事件在不同时间、地点以及不同人群的分布作为起始点，从分析形成其分布特点的原因中找到预防和控制疾病流行或促进人群健康的方法。描述分布是流行病学研究有别于其他各类研究的突出特点，它从宏观的立场出发，站在全局的高度，审视疾病与健康的人群、地区及时间分布特征和变化趋势。流行病学家必须具备实事求是的精神，采用正确的研究方法，客观地反映事件的本质，描述分布的精髓是真实地展现事件的本来面目，失真的信息无论采用何等精确的统计分析方法都不会得到有价值的结论。

（四）对比的特征

对比是流行病学研究的基本原则，可以毫不夸张地说，任何流行病学结论均来自于对比分析的资料。流行病学的重要目标是揭示疾病和健康状态分布特征及其原因，由于影响事件发生和转归的因素较多，如果不采用对比的方法很难说明是哪一个因素对事件的转归发生了作用。对比的方式可按疾病或健康结局分，如比较有病和无病，有效与无效，康复与死亡等组间因素是否有差别；也可按研究因素分，比如暴露与非暴露，干预和非干预，治疗和非治疗以及不同地区、不同人群、不同时间疾病或其他卫生事件的差别，比较组的形式可以千变万化，对比的原则却始终如一。

（五）概率论与统计学的特征

概率论是流行病学研究的思维方式和分析方法的重要基础。一方面流行病学研究大多是基于样本的研究，由样本的经验推论到总体就存在真实性的问题，通常人们称之为外部真实性。另一方面即使是对一个样本人群进行研究，得到的结果是否为样本人群的真实结果，谓之内部真实性。流行病学研究从收集资料、统计分析到逻辑推理，最终得到的很少有绝对肯定或绝对否定的结论。流行病学研究常常采用各种率作为指标，其含义即为可能发生某事件的群体中已发生该事件的概率。无论是绝对数还是相对数，流行病学一般均以可信限（confidence limit）或可信区间（confidence interval）表述其概率特征。流行病学应用统计学的理论与方法，建立疾病流行的数学模型，对所收集观察的数据，进行量化的分析、总结、推断和预测，为相关决策提供依据和参考。

（六）新医学模式特征

流行病学原理和方法的发展始终和医学模式的转化紧密相连，在生物医学模式阶段，人们关注的重点是传染病病原体与宿主的相互作用过程，而社会－心理－生物医学模式作为新的医学模式的诞生和发展对流行病学产生了深刻的影响，无论是传统的传染病流行过程各个环节内涵的更新，还是病因链和病因网等学说的建立，无不渗透着社会因素、自然因素及生物群体本身的心理因素、遗传因素等方方面面对疾病和健康状态的影响，而这些纷繁复杂的多维度的致病因素对疾病和健康作用的研究使流行病学的发展更为全面，环境流行病学、社会流行病学、分子流行病学、行为流行病学、社会心理流行病学、基因组流行病学等新的分支的出现正是这种医学模式的转变在流行病学研究中的表现。

（七）预防为主的特征

流行病学从一开始就把研究目标定位在预防疾病，流行病学研究的各种方法围绕着的一个核心内容是探讨疾病流行的原因，而探讨病因的目的在于预防疾病。流行病学的病因概念不同于临床医学，临床医师知道糖尿病是由于缺乏胰岛素就认为其病因已比较清楚，因为补充胰岛素就可以治疗糖尿病，但流行病学家必须知道什么原因引起胰岛素缺乏，因为预防糖尿病发生首先要防止机体胰岛素分泌功能下降。当一种疾病病因明确时可以针对病因采取措施，当病因不明确时，流行病学仍致力于探索使疾病发生频率增高的相关因素，针对这些因素采取措施，可以控制疾病流行，对具有危险因素的人群采取积极的预防手段，同样可以达到早期预防的目的。

（八）发展的特征

流行病学发展史是一部不断完善、与时俱进的历史，不同社会发展时期，自然因素及社会因素不同，人群健康状态、疾病谱、死亡谱会有所变化，所面临的公共卫生问题不同，因而流行病学的定义、研究内容、研究任务是不断发展的，研究方法是不断完善的，值得提出的是流行病学与其他学科交融结合，形成了许多新的分支和研究方向，产出了许多令世人瞩目的新成果。流行病学理论和方法的完善和发展以及学科之间的交融碰撞都昭示着流行病学广阔的发展空间。

二、主要用途

随着理论和方法的完善和发展，流行病学已经成为有丰富内涵和独特方法学体系的学科，其触角可能波及很多领域，其应用的广泛程度有时可能超出想象，以下几方面是流行病学的主要用途。

（一）了解人群疾病和健康状态的分布

了解疾病和健康状态的分布是流行病学的首要任务，人群的疾病和健康状态是环境因素和机体因素综合作用的结果，体现在不同人群、不同地区、不同时间的疾病频率分布的差异，这些基本信息和数据是确定某地区疾病谱及其发病和死亡严重程度的依据，社区的主要疾病负担是什么？可能的致病因子有哪些？这些问题对疾病预防与健康促进都是至关重要的，甚至对规划卫生服务和设施，以及未来卫生保健服务者的培训都不可或缺。

（二）防制疾病和促进健康

疾病预防是广义的，包括：无病防病，即一级预防，对有病者，要早发现、早诊断、早治疗，改善预后，防止伤残，即疾病的二级预防和三级预防，例如接种乙肝疫苗预防乙肝病毒感染，全社会控烟和提倡戒烟预防肺癌等。对于健康问题，国内外已经引起普遍关注，《A Dictionary of Epidemiology》的流行病学概念所述研究内容为人群的 health-related states or events，可见，依现代流行病学理念，疾病与健康均属健康相关状态或事件，健康促进可以理解为疾病预防关口前移，保持人群良好的健康状态，“正气存内，邪不可干”，这是降低人群疾病发病率的根本措施，当然，健康促进的研究范围非常广泛，目前还处于起始阶段，需要深刻领悟及积极实践。

采取预防措施的方法有两种：全人群策略和高危人群策略。在全人群策略中，预防措施适用于所有人。例如，给予适当的饮食建议以预防高脂血症，控制烟草消耗预防肺癌等相关疾病。另一种方法是高危人群策略，例如在高风险家庭中开展遗传病的筛查。显然，全人群策略费用较低且适用于较为常见的疾病，而高危人群策略一般适用于费用较高，且诊断不便捷的疾病。通常认为全人群策略是以公共卫生为导向的，而高危人群策略需要采用较为复杂的方法与手段。大多数情况下，能做到两者相结合是最理想的状态。

（三）研究疾病病因及危险因素

医学各个领域对流行病学如此青睐的重要原因之一在于流行病学病因学研究的独到之处，它不仅能够提供疾病的病因线索，而且能够检验和验证病因学假设。历史上凡是病因明确的疾病绝大多数会找到针对性的防治对策，疾病很快得到控制，这在许多传染病的预防和控制中已经得到证实。第二次世界大战以后，流行病学在各类传染病与非传染性疾病的病因学探讨方面成绩斐然，比如包皮过长与阴茎癌、烟尘与阴囊癌、吸烟与肺癌、输血与乙型肝炎、妊娠期吸烟与胎儿先天畸形、放射线暴露与白血病、单纯疱疹病毒与面神经麻痹、糖精与膀胱癌等都是经过流行病学研究才逐步明确了病因。当今肆虐人类健康的重大疾病如心血管疾病、脑血管疾病、恶性肿瘤、糖尿病等大多数病因不明，但可以预测，流行病学研究将在其病因探索和疾病预防中发挥越来越重要的作用。

危险因素是使人群某病发病率升高的因素，危险因素研究是流行病学病因学研究的重要内容，研究的目的是为了进行干预。特别强调的是，这些危险因素可分为两类，一类为性别、年龄等，尽管其增加疾病发生风险，但这些因素一般为不可变因素；另一类为可变因素，如肥胖、膳食、行为生活方式、社会环境和自然环境等，这就使我们有机会提出有效的预防策略和措施，以降低或改变这类特殊暴露或危险因素，减少疾病发生风险。

（四）监测群体疾病与健康状态

疾病监测（disease surveillance）是指长期、系统、连续收集一个地区某种疾病及影响因素的资料，经过分析将信息及时反馈，以便采取措施并评价其效果的一种预防疾病、保障健康的有效措施。此外，通过监测进一步明确高危人群，并进行早期干预，以达到有效预防疾病的目的。当前，疾病监测已由传染病发展到恶性肿瘤、慢性病、出生缺陷以及健康状况等方面，除疾病之外，还包括对环境、营养、药物不良反应、生育状况等多种卫生事件的监测。在国内已经建立了国家级、省级、市级及城市、农村等不同层次的监测体系。

目前，疾病监测已成为一个国家和地区预防疾病保障健康的重要手段，疾病监测的实施在收集资料阶段要采用描述流行病学的方法，在此基础上进行的分析要借助于病因推断的思想及分析流行病学的方法，效果评价时体现了实验流行病学的基本原则和方法，可以说疾病监测的全过程体现了流行病学研究的全过程。

（五）提供卫生决策和评价的依据

卫生决策（decision-making）既包括政府有关部门制定的各种法律法规及各项防制疾病及保障健康的战略或策略，也包括在处理疫情和公共卫生事件时做出的正确判断。任何决策都需要建立在有充分证据的基础之上，而流行病学提供了收集这些证据的基本原则和方法。比如，当今在各国广泛开展的以食盐加碘为核心的预防碘缺乏病的措施，其基本依据来源于20世纪70年代至80年代各国对碘缺乏与儿童智力低下的流行病学现场调查和相关实验室研究，当然适宜的补充剂量应依照人群碘缺乏的程度而异。流行病学的原理和方法在卫生事业管理中应用，已经形成一门新型流行病学分支——管理流行病学（managerial epidemiology），在卫生项目的计划、实施和评估以及临床工作的质量控制及制订规范化工作指南等方面发挥着重要作用。

（六）评价防制效果

防制效果评价是流行病学研究的重要内容之一，任何在实验室或动物模型证实的有效预防或治疗手段，最终均应以人群实验结果予以肯定或否定。由于流行病学是基于群体研究的科学，故关于效果评价的对象主要是人群，效果评价的场所主要在社区。由人群得出的结果是否真实，首先要排除评价指标本身的变异性对结果的影响，由于各种因素复杂而难于控制，效果评价时还要考虑各种人为因素造成系统误差带来的偏性。流行病学在评价防制效果时主要采用人群疾病频率的变化作为主要指标，比如发病率、生存率、有效率、保护率、效果指数等指标，在追踪观察特别在远期疗效评价时，采用人时率、寿命表分析、Cox回归模型等一些特殊分析手段，现代流行病学在效果评价时还充分考虑了疾病负担及费用-效果（效益、效用）的综合作用。

（七）应对突发公共卫生事件

近年来全球屡屡发生的突发公共卫生事件为我国乃至世界医学教育敲响了警钟，传统医学教育培养的医疗卫生人员在面对突发公共卫生事件时往往束手无策，在医学教育中增设疾病监测、现场调查、突发中毒快速诊断与调查处理、生物恐怖与化学恐怖的紧急应对、医源性突发公共卫生事件调查处理、应激心理反应及处理等已成为顺应时代要求的当务之急，其核心理论和方法，均以流行病学不明原因疾病暴发的处理原则为基础，目前，流行病学分支——现场流行病学（field epidemiology）和突发事件流行病学（epidemiology of emergency events）已成为突发公共卫生事件应急处理的基本理论与方法。

（八）了解疾病自然史

流行病学可以观察疾病的自然史，这包括两方面的含义：首先流行病学关注人群从健康到疾病流行的全貌，流行病学的研究对象不仅仅局限于临床典型病例，而是从开始接触致病因子到出现典型症状直至病人出现各种结局甚至死亡的全部过程。其次是基于现场的研究使流行病学家可以收集到在没有外来干预特别是医学干预情况下疾病发生和转归的本来面目，这种信息在医学研究中十分重要，因为它最接近真实。另一方面，如果一项新的干预措施施予人群，可将实施前后人群疾病发展史进行定量比较，以明确这种新的干预措施对疾病发生发展的作用。

第四节 流行病学与其他学科的关系及发展前景

一、流行病学与其他学科的关系

流行病学的理念和研究方法已经渗透到医学乃至社会学、管理学等多学科领域，而与临床医学、预防医学及基础医学关系更为密切。

（一）流行病学与临床医学

流行病学不仅在公共卫生领域中占有重要地位，而且在临床医学实践和临床医学研究中也具有重要作用。临床医学实践有赖于患病群体的研究数据，例如，病人询问医生“我还能活多久”，医生回答“六个月到一年左右”，医生是如何进行预测的呢？其实，医生是在大量的患有相同疾病、处于相同患病阶段、接受相同治疗病人的随访观察和研究的基础上做出的判断，所以，临床预测有赖于群体数据。同时，恰当的治疗方案的选择也有赖于群体数据，临床试验就是在大量患病群体中研究治疗效果，以确定最理想的治疗方法的。因此，群体研究数据在临床实践中起着重要的作用。实际上，医生的临床实践也应该是其应用群体研究证据的过程。

长期以来，临床医学在其发展过程中多致力于对病人个体实施某种医疗方案，临床医师重视对病人个体的临床表现及转归的深入研究和经验积累。但是今天的临床医学家已经意识到，社会需要临床医生必须从关心医院内的病人个体转向研究社区中的病人群体，从单纯治疗疾病转向预防、保健及康复。即使针对每一个接受治疗的患者，医疗过程中各个阶段的正确决策也都必须建立在有充分证据的基础之上，医疗水平的提高必须从传统的经验医学向循证医学转变，在这一进程中，流行病学起到任何其他学科都无法替代的作用。临床流行病学是采用流行病学原理和方法解决临床医学中遇到的各种问题，特别是关于医学研究的设计、测量和评价方面的问题，从 1982 年建立国际流行病学网络（INCLEN）迄今仅 30 余年，但全球五大洲无论发达国家或发展中国家都陆续建立了相应的学术研究团队，流行病学将在临床医学中发挥越来越大的作用。

值得提出的是，医院是流行病学研究和防病实践的重要现场，除了用流行病学的观点和方法解决疾病的病因、诊断与治疗、预后、临床决策等方面的问题之外，许多流行病学监测以及重大公共卫生事件发生的“前奏”信息来源于医院，例如，WHO 对儿童流感样病例死亡的监测数据显示，2009 年春末夏初这些病例异乎寻常地大幅增加，打破了既往冬春增加，然后迅速下降的态势，这一现象敲响了 2009 年甲型 H1N1 流感世界大流行的警钟，同期的病原学监测也显示新型流感病毒已悄然走向世界各地，而此时，可能许多人还在坚持传染病威胁已不是重要公共卫生问题的观点，因此，医院的“风吹草动”是流行病学工作者必须关注的宝贵的流行病学资料，许多新发传染病及突发公共卫生事件的第一哨点在医院，流行病学工作者必须闻“风”而动，积极应对，如果我们充耳不闻，视而不见，将会酿成疾病暴发甚至流行，SARS 在我国的流行充分说明了这一点，正是因为经过了应对 SARS 流行的历练，我国以流行病学为主要力量的疾控团队和临床医学团队从松散走向合作，遵从传染病流行病学基本规律，对作为病人集散地的医院的临床资料及医院感染资料进行认真梳理分析，迅即做出以定点医院收治为主的综合防控措施，社区的流行病学调查、接触人群及疫点疫区的划定、疑似病例的发现及入院隔离、传播链的追踪、院感的严格控制，无一不是流行病学和临床医学合作的成果，事实又一次告诫我们，流行病学在弥合两大学科裂痕中发挥了特殊的作用。

（二）流行病学与预防医学

流行病学是预防医学的骨干学科，当今预防医学涵盖营养与食品卫生学、职业与环境卫生学、儿童少年卫生学、社会医学、毒理学、流行病学、卫生统计学等分支学科，一方面，流行病学的基本理论与方法成为预防医学各分支学科的方法学，环境流行病学、职业流行病学、卫生毒理流行病学、营养流行病学、社会流行病学、健康流行病学等都是流行病学基本理论和方法在预防医学各领域中的应用及与这些学科交融发展的产物。在预防医学各分支学科中，卫生统计学与流行病学的关系最为密切，前者以关注概率与机遇在医疗卫生研究中的作用为特点，而后者把人为因素导致的偏倚、无关事件导致的混杂作为自身研究的特色，二者相辅相成，共同解释医学研究中的非真实现象，揭示客观规律，可以说，原始数据只有用流行病学与统计学原则及方法进行解析，才能成为指导工作或深入研究的信息。另一方面，预防医学的分支学科提供了流行病学发现问题、解决问题的广阔空间，流行病学与预防医学其他学科紧密结合，相辅相成，共同促进公共卫生与预防医学的发展。

（三）流行病学与基础医学

尽管流行病学研究是基于现场和人群的研究，但是基于分子生物学的、免疫学等方法手段进行环境和群体生物材料的相关暴露和结局的测量离不开基础医学。在生物医学模式阶段，研究者解释疾病流行的原因主要从生物病原体考虑，微生物学、病毒学、寄生虫学、免疫学等基础学科成为流行病学探究病原体的主要手段。现今，一些已经根除或得到控制的传染病死灰复燃，同时又出现许多新的传染病，如：艾滋病、各类腹泻病、莱姆病、禽流感、埃博拉出血热等开始蔓延流行，即使以往病因明确的传染病如病毒性肝炎、出血热等也相继发现新的病原体类型，许多以往认为非生物源性病因的非传染性疾病也相继发现与病原微生物有关，比如幽门螺杆菌与消化道溃疡，人细小病毒 B19 与慢性溶血性贫血，人 T 细胞白血病病毒与白血病等。在研究各类慢性非传染性疾病的过程中，流行病学研究使用了许多的病理学、生物化学、遗传学等实验室指标。随着流行病学对环境因素、社会心理因素在疾病流行中地位和作用的深入探索，物理学、化学、医学心理学、心理生理学、行为科学等更广泛的相关学科已介入流行病学研究之中。分子流行病学是分子生物学等学科与流行病学研究方法相结合的学科，也是流行病学的重要分支学科，在探索病因、调查传播来源、研发防治药物等方面展示了其他学科无法比拟的独特作用。随着人类基因组计划的完成，评估人类基因组与人群健康的关系成为研究者关注的热点课题，流行病学需要对大量的基因组变异、基因和蛋白表达谱的变化进行分析研究，阐释其对人群健康和疾病流行状态成为流行病学研究的重要内容。

另一方面，在基础医学的实验研究中，研究人员越来越注重采用流行病学的思维方式从实验设计、信息收集、结果分析到逻辑推理等各个阶段考察结果的真实性与可靠性。偏倚、混杂、因果推断、相对危险度等流行病学概念越来越多地出现在基础医学各学科的相关研究中。

二、流行病学发展前景

在现代流行病学时期，流行病学理论及方法有了长足的发展，对人类疾病防制及健康促进作出了重大贡献，流行病学与不同学科的交叉融合空前广泛，但是，世界范围疾病谱的变化形势严峻，古老的传染病死灰复燃，新的传染病不断出现，慢性病疾病负担异常严重，一些致死性疾病如艾滋病、恶性肿瘤等有效防治令人担忧，意外伤害死因位居前列，营养不良与过剩并存、社会压力与身心健康等问题甚为复杂，流行病学面临着更多新的机遇及挑战，可以相信，流行病学未来将会在以下几个方面取得更大发展。

（一）宏观与微观结合

基因组学、蛋白组学、代谢组学、表观遗传学及其他先进的生物学理论和技术日新月异的发展，为流行病学发展提供了机遇，为此，流行病学发展中出现了基因组流行病学、表观遗传流行病学等新名词，世界范围对基因－基因、基因－环境、环境－环境因素之间错综复杂关系的探讨，以及遗传因素与环境因素对疾病发生发展作用的研究热度空前，在某些疾病易感基因的筛选和确定、群体水平的功能验证等方面有了不同程度的进展和可喜的成果，同时，流行病学重视人群的自然属性和社会属性，重视理化环境、生物环境、社会环境等对人群疾病和健康的影响，以及防制疾病与促进健康的有效干预等，这些均属“宏观”流行病学范畴，宏观与微观结合才能全面客观揭示健康相关事件发生发展规律。

（二）传染病和慢性非传染性疾病并重

传染病和慢性非传染病性疾病并重始终是流行病学疾病防制的观点。首先，随着社会医疗水平的提高，尽管传染病的发病和死亡已经大幅度下降，但必须清醒地认识到任何传染病的预防与控制都是常规措施和应急措施双管齐下的，前者更为重要，常规措施稍有疏漏，传染病的暴发流行随时可能出现；第二，古老传染病如结核病、血吸虫病的再度流行已经给了我们足够的教训；第三，近年新发现的传染病如SARS、埃博拉出血热、中东呼吸综合征等已有几十种，有传播速度快，致死程度高等特点；第四，值得我们注意的是有些病原体既能形成急性显性感染，又能造成慢性隐匿性感染甚至病原体的终身携带，还可导致恶性肿瘤发生，如乙型肝炎病毒、幽门螺杆菌、人乳头瘤病毒等，这些病原体所致的疾病已经跨越了传染病的界限，危害严重。因此，传染病的防制任重道远，要加强疾病监测，注重全球疫情信息的及时交流和资源共享，做好传染病防制常规工作，依法管理法定传染病，提高应对新发传染病及突发公共卫生事件的能力。

我国已进入老龄化社会，慢性非传染性疾病负担日益加重，这类疾病多潜隐发病，终身带病生存，卫生资源消耗大，是当前和今后相当长时期的重要公共卫生问题，也是流行病学研究和疾病防制的重点和难点，要努力探索其复杂的病因，寻找危险因素，尤其是病因中弱相关问题的研究，这是一项任重道远有待于突破的任务。

（三）健康促进与零级预防

现代流行病学以探讨人群健康状态和影响因素以及提出健康促进的策略和措施为己任，但流行病学相关研究和健康促进工作仍然薄弱。1978 年 Strasser 引入零级预防的概念，其理论基础是通过全人群健康干预，全面控制疾病危险因素在人群流行，从而提高人群的健康水平，保持完好的健康状态。零级预防与传统的三级预防相比，预防工作的关口前移。零级预防强调以人群健康为中心，以健康或疾病风险因素发生前的防控为重点，强调从“新的生命出生之前”“风险未出现时”“身体未衰老时”的全人群初始健康干预，重点强调从生命孕育、发育、成长、衰老到死亡全过程的健康管理和健康干预。有趣的是 1998 年第三届国际心脏健康大会就把“预防心脏健康风险，从子宫到坟墓”定为主题，体现了零级预防的理念。预防为主是流行病学的特征，是公共卫生的核心，很多实例都说明了零级预防的重要性，如为了防止非洲埃博拉出血热传入我国，最有效的办法就是政府禁止从疫区进口可能携带病毒的绿猴以及其他灵长类动物，并告诫国人不要到疫区旅游；1988 年上海因生吃毛蚶引起甲肝暴发流行，于是政府下令取缔毛蚶上市，斩断致病因子的传播链，此后上海再也没有发生类似疫情。

（四）疾病病因学及因果关联研究逐步深化

流行病学的重要任务之一是探索疾病病因，了解健康相关事件的原因，在确定病因和因果关系方面，流行病学相关的理论和系统的研究方法是其他学科不可比拟和代替的，在未来流行病学发展中，阐明疾病病因和危险因素是流行病学义不容辞的责任，目前，流行病学开展了众多的不同类型的队列研究，利用现代生物学技术更加精准地测量及评估环境因素及遗传因素对疾病和健康的影响，暴露组学、系统流行病学等新概念的提出和内涵的发展，能够更加精准地测量疾病和健康结局事件及中间过程，更加科学地分析基因－基因、基因－环境、环境－环境因素之间错综复杂关系及其对疾病和健康状态的影响，相信未来流行病学联合多学科共同攻关，在疾病病因学及因果关联研究方面会获得引起世人关注的创新性研究成果。

（五）研究方法不断完善与创新

流行病学发展到今天，已经形成一整套成熟的研究方法，现况调查、暴发调查、生态学研究、病例对照研究、队列研究、实验研究、数学模型研究等已经成为经典的流行病学研究手段。其中队列研究成为论证因果关系的基本研究形式，许多新的研究方法如巢式病例对照研究、病例－病例对照研究、病例－队列研究等都是由此种基本设计方式而来。由于学科交叉及相互渗透，不少研究方法由社会学、心理学、教育学、行为学等相关学科引进，Meta 分析就是借鉴教育学研究手段发展而来。为了探索环境与基因交互作用、探索潜变量之间的交互作用，流行病学工作者采用了单纯病例研究（case only study）、结构方程模型等手段。为了分析群体水平和个体水平变量对个体水平结局的影响，采用多水平分析（multilevel analysis）；随着各种疾病明显的病因因素逐渐得到证实，流行病学又把重点转向判断和测量低危险度或保护因素的研究；在描述疾病分布、预测流行趋势、实施疾病监测时采用地理信息系统（geographic information system，GIS）等。但是我们应当清醒地认识到，目前的流行病学研究方法还不够丰富，譬如，在人类基因组序列已经确定的今天，流行病学如何解决基因与环境之间错综复杂的交互作用还面临巨大的挑战。因此，流行病学工作者应当拓宽发展思路，去发掘更多的流行病学研究手段和方法。

流行病学的发展机遇和挑战还有诸多方面需要思考和梳理，比如，应急流行病学的发展，流行病学在循证浪潮中作用的强化，与多学科的进一步交叉融合等，特别是医学大数据的研究价值已经受到流行病学界的重视，并渗透到流行病学科学研究和防病实践中，而精准医学理念的提出，对预防和控制疾病及促进健康措施的研究和评价提出了更为严峻的挑战。总之，半个世纪以来，流行病学得到了长足的发展，研究范围日益扩大、研究内容日益深入、研究方法不断完善与更新，精准预防的理念步步深入，呈现出一派欣欣向荣、蒸蒸日上的蓬勃生机，在疾病预防与控制和健康促进等方面取得了举世瞩目的成就，并发挥着越来越重要的作用。

（王素萍）

第二章　疾病的分布

疾病分布（distribution of disease）是指通过描述疾病在群体水平不同疾病结局（发病、患病及死亡）频率状态，综合分析疾病在人群、时间和地区分布的流行特征，了解疾病的流行规律和探索疾病的致病病因，为确定人群健康问题和发现疾病高危人群提供基础数据，为制订和评价防制疾病和促进健康的策略和措施提供科学依据。描述疾病的分布特征既是流行病学研究工作的起点和基础，也是研究疾病流行规律和病因的重要组成部分。

第一节　疾病频率常用的测量指标

一、发病频率测量指标

（一）发病率

1. 定义　发病率（incidence rate）是指一定时期内，一定人群中某病新病例出现的频率。

$$\text{发病率} = \frac{\text{一定时期内某人群中某病新病例数}}{\text{同时期暴露人口数}} \times K \qquad \text{式（2-1）}$$

$K = 100\%$，$1000‰$，10000/万，100000/10 万

2. 应用　用于描述疾病的分布状态，反映疾病流行强度，测量疾病发病的危险度，探讨导致疾病发生的危险因素，评价防制措施的效果。

3. 注意事项

（1）确定观察时间：计算发病率时可根据研究目的与研究的问题选择时间单位，一般多以年为观察的时间单位。

（2）分子的确定：指一定时期内新发病人数。若在观察期内发病一次（如麻疹、脊髓灰质炎等），可以明确地将观察期内的新发病例计入分子中；若在观察期间某人多次发病（如流行性感冒和感染性腹泻等），在进行该病发病率计算时，一定时期内一人发病几次都应计入新发病人数中；若发病时间很难判定，可以用初次诊断时间作为发病时间。

（3）分母的确定：暴露人数是指在观察期内某地区人群中有可能发生该观察疾病的人数，理论上只有存在发病风险的人群才能作为计算发病率的分母。如计算 0～5 岁儿童乙肝发病率时，接种过乙型肝炎疫苗及慢性乙肝患儿不能计入分母，但在实际工作中很难将不具有发病风险的人从观察人群中分离出来。因此，一般用该人群某时期内的平均人口数作为分母，比如，可用该地年初人数和年末人数之和除以 2，也可用该年年中人口数作分母。

（4）发病率的标准化：发病率的高低受人群的年龄、性别、职业、民族、种族等因素

的影响，可按上述特征分别计算发病率。在对不同地区发病率进行比较时，应考虑年龄、性别等因素构成对发病率的影响，需要进行率的标准化。

（5）其他因素的影响：疾病诊断标准的变化、发现病人的方法（如普查、筛检等）不同、漏报率和随访率的差异等都会对发病率产生一定影响。

（二）罹患率

1. 定义　罹患率（attack rate）是指小范围人群短时期内某病新病例出现的频率。

$$罹患率=\frac{观察期间内新发病例数}{同期暴露人口数}\times K \qquad 式（2-2）$$

$K=100\%$，$1000‰$

罹患率的性质和发病率一样，也是反映人群新病例数的出现频率。与发病率最主要的区别是观察范围小、时间短，可以根据暴露程度精确地测量发病概率。计算罹患率时一般以日、周、旬、月或一个流行期为时间单位。

2. 应用　用于局部地区疾病的暴发，即食物中毒、职业中毒、传染病暴发等疾病流行强度的描述和探讨疾病发生的病因。

3. 注意事项　应用时应注意分子、分母的准确性，注明观察的时间长短。

（三）续发率

1. 定义　续发率（secondary attack rate）即二代发病率，是指在一个相对封闭的环境中，易感接触者受到感染，在该传染病的最短潜伏期至最长潜伏期之间的发病人数占易感接触者总人数的百分比。

$$续发率=\frac{潜伏期内易感接触者中发病人数}{易感接触者总人数}\times 100\% \qquad 式（2-3）$$

2. 应用　用于衡量传染病的传染力强弱，分析传染病流行因素，评价卫生防疫措施的效果。

3. 注意事项　分子为二代病例数，即易感者与原发病人接触后，在该传染病的最短潜伏期至最长潜伏期间发病者为二代病例。因此，在计算续发率时原发病例、短于最短潜伏期发病者或长于最长潜伏期发病者一般不计入分子和分母中。

二、患病频率测量指标

（一）患病率

1. 定义　患病率（prevalence rate）是指一定时期内某特定人群中某病患者（包括新病例和旧病例）所占的比例。一般可以根据研究需要计算期间患病率和时点患病率。

$$时点患病率=\frac{某一时点一定人群中某病新旧病例数}{该时点人口数（被视察人数）}\times K \qquad 式（2-4）$$

$$期间患病率=\frac{某一观察期间一定人群中某病新旧病例数}{同期的平均人口数（被视察人数）}\times K \qquad 式（2-5）$$

$K=100\%$，$1000‰$，10000/万，100000/10万

2. 应用　用于描述病程较长的慢性病的患病状态或流行情况，判断疾病对人群健康的

影响程度，评价医疗卫生工作水平和卫生资源配置状况，如医院床位周转率、卫生设施和人力资源的供需状况等。

3. 注意事项

（1）分子是一定时期内的新、旧病例数。

（2）观察时间：时点患病率观察时间一般不超过 1 个月。期间患病率的时间范围较长，通常超过 1 个月，但不超过 1 年。

（3）在对不同地区患病率进行比较时，应考虑年龄、性别等构成的影响，需进行率的标准化。

（4）患病率：受发病率和病程的影响。在两者均稳定的情况下，患病率等于发病率乘以病程。所有影响人群中新发病例和现患病例数量增减的因素均可导致患病率的变化。

图 2－1 说明患病率如同一个蓄水池，当流出量一定，水源（发病率）流入量大时，蓄水池水量增高，则患病率增高；若流入量（发病率）减少时，则患病率降低。当流入量一定，流出量增大（病程缩短，如死亡增加或痊愈及康复增快）时，则蓄水量（患病率）降低。可见患病率水平（所有病例）是随着发病率（新病例）增高而增高，并随着疾病恢复或死亡的加速而下降。

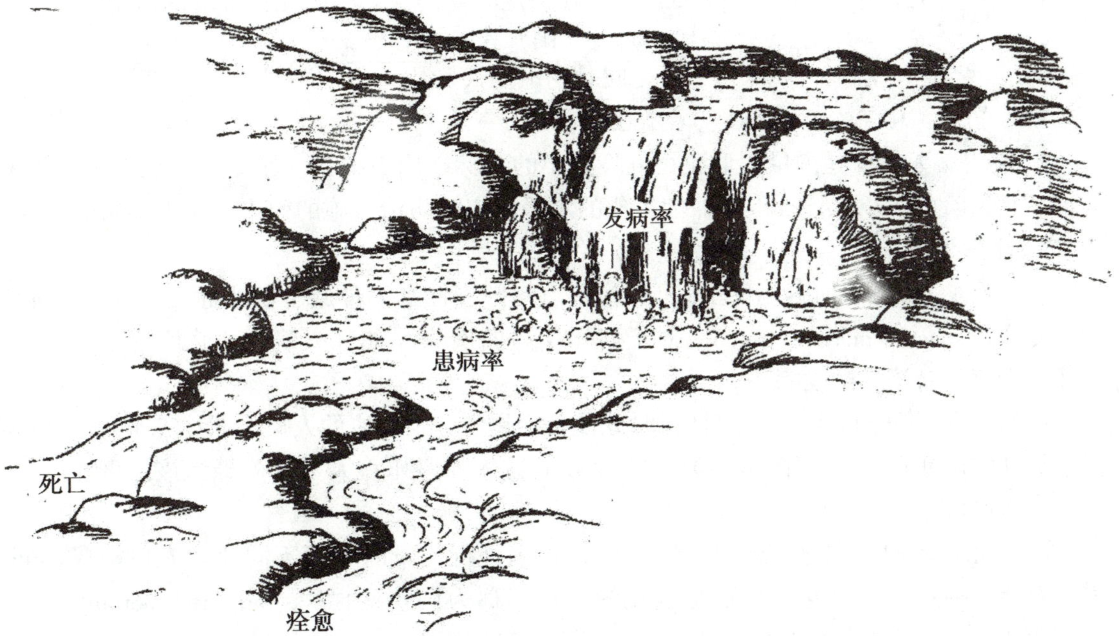

图 2－1　患病率与发病率的关系（Baker，1998）

4. 影响患病率高低的因素

（1）使患病率升高的主要因素：①新病例的增加；②疾病的病程延长；③患者寿命延长；④病例迁入；⑤健康者迁出；⑥易感人口迁入；⑦诊断水平提高；⑧报告率提高。

（2）使患病率降低的主要因素：①新病例减少；②疾病的病程缩短；③治愈率提高；

④病死率增高；⑤病例迁出；⑥健康者迁入。

（二）感染率

1. 定义　感染率（infection rate）是指某时期内所检查的人群中某病原体感染者所占的比例。

$$感染率=\frac{受检者中感染人数}{受检人数}\times 100\% \quad 式（2-6）$$

2. 应用　感染率的性质与患病率相似，可以通过病原学或血清学方法检测感染者。用于评价人群健康状况，研究某些传染病特别是隐性感染或寄生虫疾病（如结核病、甲型病毒性肝炎、乙型病毒性肝炎、蛔虫病等）的流行情况，评价卫生防制措施的效果，预测疾病的流行趋势。

3. 注意事项　感染者的判断需要应用某种检测技术，如血清学或分子生物学检测手段，以检测所研究疾病病原体感染指标，从而判定受检者中感染者的人数。

三、死亡频率测量指标

（一）死亡率

1. 定义　死亡率（mortality rate）是指在一定时期内某人群中死亡者所占的比例。

$$死亡率=\frac{某时期内（因某病）死亡总数}{同时期平均人口数}\times K \quad 式（2-7）$$

$K=100\%$，1000‰，10000/万，100000/10 万

2. 应用　死亡率是测量人群死亡危险大小的指标。用于衡量一个地区居民健康状况和人群死亡风险的大小，评价卫生保健工作的水平和疾病防治措施的效果，探索疾病的病因。

3. 注意事项

（1）死亡专率的应用：死亡率可按病种、年龄、性别、种族、职业等分别计算，即为死亡专率（specific mortality rate）。对于病死率高的疾病（如狂犬病、胰腺癌等），可用某病死亡专率代替该病的发病率。

（2）分子分母同质：死亡率计算时分母必须是与分子对应的人口。如计算某地区 40 岁以上男性肺癌死亡率，分子为该地区 40 岁以上男性肺癌死亡人数，分母为该地区 40 岁以上男性人口数。

（3）死亡率的标准化：当对不同地区死亡率进行比较时，因不同地区人口构成不同，需要对死亡率进行标准化。经过标准化的死亡率称为调整死亡率（adjusted mortality rate）或标化死亡率。它仅供相互比较使用，不能反映实际死亡水平。

（二）病死率

1. 定义　病死率（fatality rate）是指一定时期内患某病人群中因该病而死亡的频率。常以百分率表示。

$$病死率=\frac{某时期内因某病死亡人数}{同期患某病的病人数}\times 100\% \quad 式（2-8）$$

2. 应用　病死率多用于急性病，较少用于慢性病。用于衡量疾病的严重程度和医疗水

平，反映医院诊断与治疗水平。

3. 注意事项

（1）用病死率评价不同级别医院的医疗水平时，要注意不同级别医院间基础设施、医院规模、病源结构等数据的可比性问题。

（2）病死率分母中患者情况不同，指标的意义亦不同。以医院为基础的病死率，分母为该病病人的住院人数；以人群为基础的病死率，分母为目标人群中所有发病人数。因此，不能用医院的病死率代表所在地区的病死率。

（三）生存率

1. 定义　生存率（survival rate）是指接受某种治疗的病人或患某病的人群中，经若干年随访后，尚存活病人所占的比例。

$$生存率=\frac{随访满\ n\ 年尚存活的病例数}{随访满\ n\ 年的病例数}\times 100\% \qquad 式（2-9）$$

2. 应用　生存率用于评价病程较长的慢性病，如肿瘤、心脑血管病和慢性传染病（结核病、艾滋病）等疾病的严重程度和远期疗效。

3. 注意事项　计算生存率时，应明确起、止时间。一般以确诊日期、治疗或手术日期、出院日期作为起始时间，随访时间通常以 1、3、5、10 年计算。

四、残疾失能测量指标

（一）残疾率

1. 定义　残疾率（prevalence of disability）是指某时期内所调查人群中确诊的病残人数所占的比例。残疾者的确定一般是通过询问、调查或健康检查而获得。

$$残疾率=\frac{残疾人数}{调查人数}\times 100\% \qquad 式（2-10）$$

2. 应用　残疾率是评价人群健康状况的重要指标之一，用于评估某种疾病对人群健康的危害程度。

（二）潜在减寿年数

1. 定义　潜在减寿年数（potential years of life lost，PYLL）是指某病某年龄组人群死亡者的期望寿命与实际死亡年龄之差的总和，即死亡所造成的寿命损失。

$$PYLL=\sum_{i=1}^{e} a_i d_i \qquad 式（2-11）$$

式中：e 表示预期寿命（岁）；i 表示年龄组（通常计算其年龄组中值）；a_i 表示剩余年龄，$a_i=e-(i+0.5)$，其意义为：当死亡发生于某年龄（组）时，至活到 e 岁时，还剩余的年龄。由于死亡年龄通常以上一个生日计算，故应加上一个平均值 0.5 岁；d_i 表示某年龄组的死亡人数。

2. 应用

（1）潜在减寿年数是评价疾病对人群健康的危害程度，衡量疾病所致的负担，是评价人群健康水平的重要指标。用于分析不同疾病或不同年龄组因死亡导致的寿命损失，评价某病所致死亡对寿命的影响。

（2）用于分析不同时期和不同病种潜在寿命损失的变化趋势，可筛选和确定影响人群健康及寿命的重点疾病，是用于确定卫生问题的重要指标之一。

（3）用于防制措施效果的评价和卫生决策分析。

3. 注意事项

（1）在进行不同人群总潜在寿命损失年的比较时，由于不同人群基数和人口构成的不同，其总潜在寿命损失年存在不可比的问题，应注意总潜在寿命损失年的相对数转换，可计算每千人、万人或十万人的寿命损失年。

（2）某种疾病的平均死亡年龄不同，潜在减寿年数的值会有所不同。

（3）在对同一种疾病的死因构成与潜在减寿年数构成进行比较时，其顺位也常有差异。

（三）伤残调整寿命年

1. 定义　伤残调整寿命年（disability adjusted life year，DALY）是指从发病到死亡所损失的全部健康寿命年，是早死所致的寿命损失年（years of life lost，YLL）和疾病导致伤残引起的健康寿命损失年（years lived with disability，YLD）两部分之和，用于定量分析不同疾病对健康造成的健康损失的综合指标。

$$DALY = YLL + YLD \qquad \text{式（2-12）}$$

2. 应用

（1）用于衡量不同地区和不同病种的疾病负担，确定人群健康核心问题和健康寿命损失的高危人群。

（2）用于跟踪全球、一个国家或某个地区疾病负担的动态变化，判断人群健康状况是否改善及改善程度，评价卫生防制措施效果。

（3）进行卫生经济学评价，即成本－效用分析，比较不同干预策略和措施降低DALY的成本和获得的效果，以求采用最佳干预措施防治重点疾病。

例如，1990年及2010年两次前五位死亡统计显示慢性阻塞性肺疾病标化死亡率从1990年位居第一降至2010年的第五位，恶性肿瘤及脑血管疾病标化死亡率分别从1990年位居2、3位升至2010年的1、2位，说明近年恶性肿瘤及脑血管疾病是导致死亡的首要疾病。1990年及2010年数据均显示恶性肿瘤导致的DALY最高，其次为伤害，心血管疾病导致的DALY由1990年的第4位上升为第3位，说明恶性肿瘤、伤害及心血管疾病是近年造成死亡和健康损失的重点疾病，恶性肿瘤对健康寿命损失的贡献最大（表2－1）。

表2－1　中国1990及2010年前5位疾病死因与DALY比较

死亡原因	1990年		2010年	
	标准死亡率（1/10万）	标准DALY（1/10万）	标准死亡率（1/10万）	标准DALY（1/10万）
慢性阻塞性肺疾病	180.7（1）	3074.8（3）	70.6（3）	1190.6（5）
恶性肿瘤	170.0（2）	4471.5（1）	148.0（1）	3579.6（1）

续表

死亡原因	1990 年		2010 年	
	标准死亡率（1/10 万）	标准 DALY（1/10 万）	标准死亡率（1/10 万）	标准 DALY（1/10 万）
脑血管疾病	167.0（3）	2894.6（4）	126.9（2）	2101.5（3）
伤害	78.9（4）	4371.5（2）	56.7（5）	2939.9（2）
缺血性心脏疾病	55.7（5）	1139.8（5）	70.1（4）	1242.5（4）

注：括号中数字为位次

第二节　疾病的流行强度

疾病流行强度是指某病在某地区一定时期内疾病频率的变化及其特征，也称疾病的社会效应。描述疾病流行强度的常用术语有散发、暴发、流行、大流行。

一、散发

散发（sporadic）是指在一定地区的发病率呈历年的一般发病水平，即某病的发病人数不多，且病例间无明显的相互传播关系。一般以当地近 3 年该病的平均发病率水平作为参考，未明显超过以往的一般水平时，即可称为散发。

散发的原因有：

1. 病后免疫力持久的疾病或大范围预防接种使群体免疫水平得以提高，如大规模接种麻疹疫苗后，人群免疫水平提高及易感人群减少，使麻疹的发病呈现散发状态。
2. 隐性感染为主的疾病，常呈现散发状态，如脊髓灰质炎、乙型脑炎等。
3. 传播机制不容易实现的疾病常为散发，如斑疹伤寒、炭疽等。
4. 长潜伏期的传染病也表现为散发，如麻风。

二、暴发

暴发（outbreak）是指在集体单位或局部、小范围人群中，短时间内突然出现许多症状相同的病例。当传染病暴发时，大多数病人有相同的传染源和传播途径，病例常同时出现在该病的最短和最长潜伏期之间，如托幼机构的麻疹、手足口病、腮腺炎、甲型肝炎的暴发。

三、流行

流行（epidemic）是指某地区某病的发病率显著超过了历年的平均水平。流行出现时各病例之间呈现明显的时间和空间联系，如2014年2月开始发生西非的大规模埃博拉出血热疫情显示：病例主要发生在利比里亚、塞拉利昂和几内亚等西非三国，而且病例间有明显的关联。在疾病防制的实际工作中，应根据不同病种、不同时期和不同历史情况做出判断。

四、大流行

大流行（pandemic）是指某病的发病率远远超过该病流行的水平。其显著特点是传播迅速、波及面广，常超越省界、国界甚至洲界。如流行性感冒、霍乱曾多次形成全球性大流行。

第三节 疾病的分布

疾病的三间分布是描述疾病在人群、时间和地区的存在状态，通过疾病三间分布的描述，揭示疾病的流行特征，提出病因假设；疾病的三间分布是描述性研究的核心，是分析性研究的基础。

一、人群分布

疾病的人群分布（distribution in population）是对疾病的不同性别、年龄、职业、民族、种族、家庭和行为生活方式等分布状态的描述，分析人群特征对发病率、患病率和死亡率的影响，为发现疾病的高危人群、探讨病因和制订防制对策提供依据。

（一）年龄

1. 年龄与疾病的关系　年龄是影响疾病与健康状态在人群中分布最重要的因素之一，几乎所有疾病的发病和死亡都与年龄有关。不同类型的疾病可有不同的年龄表现，如慢性病存在随着年龄增长发病率增加的趋势，急性传染病的发病率则随着年龄的增长而降低。

大部分恶性肿瘤的发病率一般随着年龄的增加而升高，不同年龄组的发病与患病情况有所不同。如图2-2所示，美国甲状腺癌的发病率随着年龄增大逐渐升高，40～50岁达到高峰后，又随年龄增长呈下降趋势；其他几种恶性肿瘤也存在较大的年龄差异，急性淋巴细胞性白血病儿童发病率高，霍奇金淋巴瘤存在青年和老年两个发病高峰，胃癌的发病率则随着年龄增长呈持续增高趋势。某些慢性病随着暴露病原因子的变化呈现出年轻化的趋势，如乳腺癌、糖尿病和高血压等。

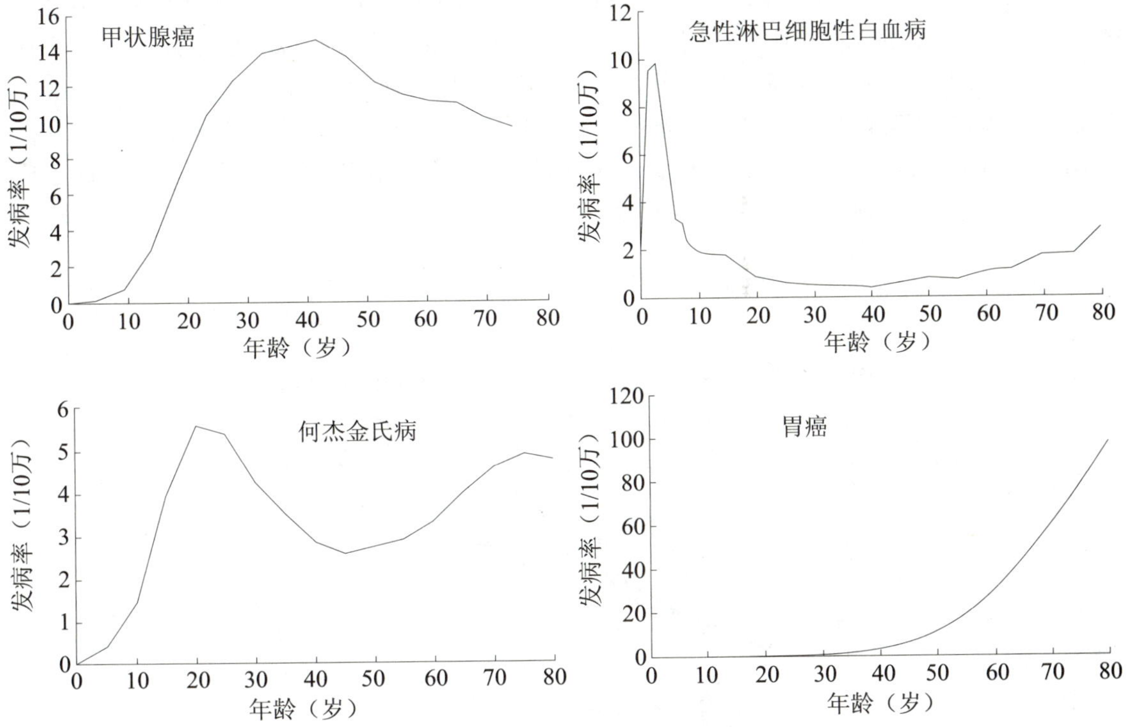

图 2-2 美国 4 种恶性肿瘤年龄分布

2. 年龄分布的分析方法 疾病年龄分布的分析方法有横断面分析（cross sectional analysis）和出生队列分析（birth cohort analysis）。

（1）横断面分析：主要描述同一时期不同年龄组或不同年代各年龄组疾病的发病率、患病率或死亡率的存在状态，多用于某时期传染病或潜伏期较短疾病的年龄分布的描述。慢性非传染性疾病由于暴露致病因素与发病之间时间间隔较长，致病因素在不同时间的强度也可能发生变化，横断面分析很难说明不同年代出生者的死亡趋势，因此不能准确地显示致病因素与年龄的关系。为揭示同时期出生或不同时期出生的人群其疾病发生频率与年龄增长的动态变化关系，可应用出生队列分析方法揭示年龄与疾病的内在关系。

（2）出生队列分析：将同一时期出生的一组人群称为出生队列，对其随访若干年，以观察发病情况，这种利用出生队列资料将疾病年龄分布和时间分布结合起来描述的方法称为出生队列分析。该方法能正确的显示致病因素与年龄的关系，有助于了解发病或死亡随年龄的变化趋势和不同出生队列的暴露特点对发病或死亡的影响。

美国国家癌症研究院一项研究对年龄与肺癌发病进行了横断面分析，依据 5 次横断面研究结果（图 2-3 上）显示：肺癌的发病率随着年龄的增加均呈上升趋势，同时随着调查时期的推移，同一年龄组的人群肺癌发病率也明显增加，提示导致肺癌发生的病因作用在持续增强，但当肺癌发病率在 70～74 岁组达到高峰后又均呈明显下降趋势。为正确解释和分析 70～74 岁以上人群肺癌发病率下降的现象，可以在连续多次横断面研究的基础上，以不同年代（1900 年、1905 年、1910 年、1915 年、1920 年及 1925 年）出生的人群作为出生队列（图2－3下），观察到各年代出生人群的肺癌年龄别发病率均随年龄的增加呈上升趋势；与出生年代早的人群相比，在同一年龄段出生年代晚的人群肺癌发病率高于出生年代早的人群，而且发病年龄高峰提前。图2－3中的6个出生队列显示70～74岁以上人群肺癌发病率均没有下降的趋势，而是随年龄增长肺癌发生率呈上升趋势，说明横断面研究结果不能揭示同年代出生或不同年代出生人群致病因素的暴露在年龄上累积作用，因此造成了70～74岁以上人群肺癌发病率下降假象。

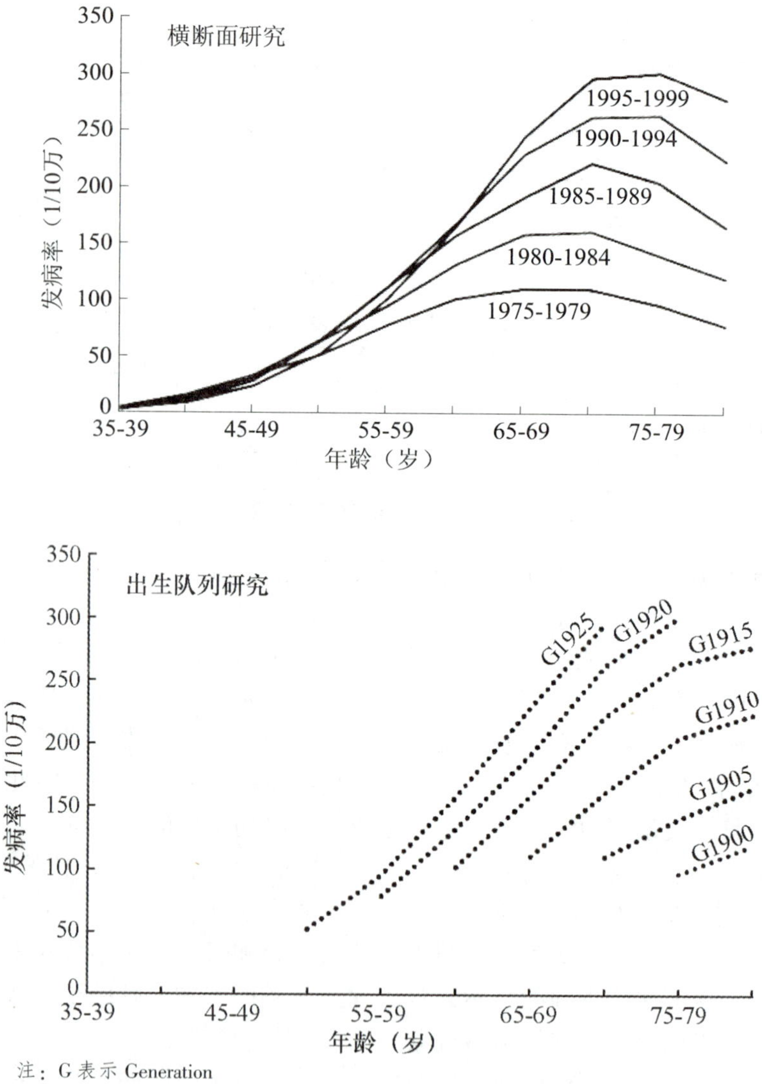

注：G表示Generation

图2－3 美国1975～1999年肺癌发病率（1/10万）

3. 疾病年龄分布差异的原因

（1）免疫状况的不同：由于6个月内的新生儿可以得到来自母体胎盘或乳汁中的抗体，获得被动免疫，很少发生麻疹、白喉、百日咳及水痘，而这些疾病在学龄前儿童发病率较高。流感、腹泻等病后免疫力不巩固的疾病，在各年龄段发病率趋于一致，没有明显的差异。

（2）暴露病因的机会不同：不同年龄阶段暴露于病因的机会和暴露水平不同，同一疾病或不同疾病在不同年龄组的发病率、死亡率和患病率等有所不同，如肺炎表现为0～5岁和老年人群高发，森林脑炎以青壮年男性人群高发。某些疾病的发生需要致病因素的长期积累和持续作用才可导致疾病的发生，其发病率或死亡率显示为随年龄的增加而增加，如食管癌随着年龄增高其发病率和死亡率也随之升高。某些慢性病通常发病年龄较晚，如女性30岁开始乳腺癌发病率随年龄增高而上升。

（3）有效的预防接种：由于预防接种改变了某些疾病固有的发病特征，如计划免疫全面实施后，麻疹发病的年龄分布发生了很大的变化，多见于大龄儿童、少年及20岁以上的成年人中。

（二）性别

某些疾病频率存在明显的性别差异，如大多数恶性肿瘤的发病率和死亡率男性高于女性，而有些疾病的患病率，如地方性甲状腺肿、胆石症、胆囊炎则女性高于男性。

疾病分布出现性别差异的原因：

（1）男女两性的解剖、生理和内分泌代谢等生物学特性不同：如宫颈癌只发生于女性，前列腺癌只发生于男性，这是由不同性别的解剖生理特征所决定的。又如冠心病和高血压在50岁以下各年龄组患病率男性高于女性，50岁以上年龄组则显示女性患病率高于男性，这与女性雌激素对心血管疾病的保护作用有关。

（2）接触致病因素的机会不同：如钩端螺旋体病、血吸虫病的发病率往往男性高于女性，这与男性参加农田劳动多，接触疫水的机会多有关。某些职业中毒和意外跌落男性发病率远高于女性，这与男性从事危险性职业更多有关。

（3）两性生活习惯、嗜好不同：如与不安全性行为有关的HIV感染率和性传播疾病，男性青壮年的发病率高于女性。与吸烟有关的肺癌死亡率男性高于女性。

（三）职业

某些疾病频率与职业密切相关，由于职业性质的不同，所处环境和暴露因素不同，使得疾病的种类和危害程度在不同职业有不同的表现。

疾病职业分布不同的主要原因：

（1）职业类型不同，所暴露致病因素的机会或暴露于致病因素的种类有所不同：如制鞋工人接触苯易患白血病，煤矿工人易患硅沉着病，皮毛加工和畜牧工作者易患炭疽，接触化学物品联苯胺的工人易患膀胱癌等。

（2）不同职业所处环境和劳动条件、体力劳动强度、精神紧张程度和社会经济地位不同：如脑力劳动者高血压和冠心病的患病率高于体力劳动者，意外跌落高发于建筑工人，硅沉着病主要发生在接触粉尘的职业人群。

（四）民族和种族

不同民族和种族的人群因受遗传因素、地理环境、宗教信仰、风俗习惯和生活方式等方面的影响，疾病的发病率和死亡率有明显的差别，如美国五个不同种族人群的恶性肿瘤发病率和死亡率差异较大（表2-2），黑人癌症发病率和死亡率高于美国白人，亚裔癌症的发病率和死亡率均低于其他种族。美国白人和黑人恶性肿瘤患病率高于西班牙人，在四个种族中亚洲人恶性肿瘤患病率最低，但患病率都随年龄增加呈上升趋势（图2-4）。

表2-2 美国2006~2010年不同种族、性别癌症发病率及死亡率

种族	男性		女性	
	发病率（1/10万）	死亡率（1/10万）	发病率（1/10万）	死亡率（1/10万）
白人	548.6	217.3	436.2	153.6
黑人	601.0	276.6	395.9	171.2
亚裔/太平洋岛	326.1	132.4	282.6	92.1
美印第安/阿拉斯加	441.1	191.0	372.0	139.0
西班牙拉丁美洲	426.8	152.1	330.8	101.2

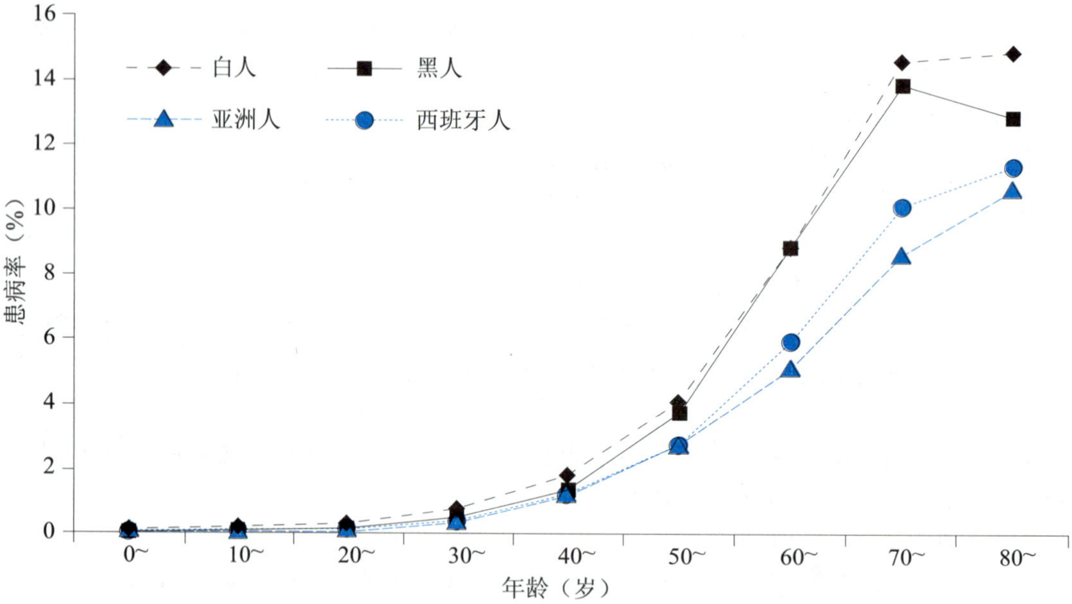

图2-4 美国1992~2010年不同种族恶性肿瘤患病率分布

（五）婚姻与家庭

婚姻和家庭对个人的健康有明显的影响。婚姻状况和家庭生活压力事件是导致成年人发病率和死亡率增高的重要因素。有研究证实，离婚者全死因死亡率最高，未婚及独身者次之，已婚者最低。在家庭矛盾和离婚事件者中自杀率和暴力事件发生率明显增高，可见离婚和家庭生活压力事件对人的精神、心理会产生很大的影响，并产生不良后果和导致疾病的发生。近亲婚配使得先天性畸形和遗传性疾病发生率增加，严重影响出生人口素质。

（六）行为与生活方式

许多疾病与不良行为和生活方式有关，有研究表明，恶性肿瘤、心脑血管疾病、糖尿病等慢性病的发生，60%～70%是由于不健康的行为和生活方式以及各种社会因素造成的。研究疾病的行为与生活方式分布特征有助于探索病因，并针对性的制订防制措施。

常见的不良行为有：吸烟、酗酒、吸毒、缺乏体力活动、偏食挑食、不安全性行为和不良的心理刺激等。有研究显示，吸烟可导致肺癌、口腔癌、咽癌、喉癌、食管癌和膀胱癌的发生，且相关癌症的发生与吸烟存在显著的剂量－反应关系。静脉吸毒、同性恋及不安全性行为导致性传播疾病和艾滋病的传播，并使这些疾病的感染率和死亡率上升。吸烟、肥胖和缺乏体育锻炼是代谢性疾病（高血压和糖尿病等）的致病因素。

（七）流动人口

流动人口是指离开户籍所在地，以工作、生活为目的异地居住的人群。随着我国城市化进程的推进，在流动人口中的疾病预防与控制问题日益突出。由于该人口具有流动性的特点，其居住和生活环境较差，医疗和预防保健机构不健全，人群免疫水平较低，因此该人群的疾病谱和疾病发病状态与一般人群有所不同。该人群在某些疾病的传播中起着重要作用，是疾病防控中需要重点关注的人群。

流动人口是传染病和性传播疾病的高危人群，在传染病和性传播疾病的城乡间传播起着纽带作用，如：鼠疫、流行性出血热、霍乱等表现为在流动人群中的高发状态；梅毒、艾滋病等性传播疾病在流动人口中的感染率和发病率均高于一般人群。流动人口也是难于开展儿童计划免疫的特殊群体，如：麻疹、脊髓灰质炎、甲型肝炎等计划免疫的缺失，在流动人口中表现为高发态势。

二、地区分布

疾病发生频率的高低存在明显的地区性差异，这种地区差异与某一地区的自然环境和社会环境密切相关，因此研究疾病的地区分布（geography distribution）可为探讨疾病流行因素和病因提供重要线索，为制订防制对策和分配卫生资源提供重要依据。不同地区疾病的分布不同，反映了致病因子在这些地区的作用不同。不同地区的特殊地理位置、地形与地貌、气象条件等自然环境因素，当地人群的生活习惯和社会文化背景等社会环境因素均会影响疾病的地区分布。

研究疾病地区分布时，地区范围的划分可以按行政区划分，在世界范围内可按州、区域、国家等分类，在一个国家内可按省、市、县、乡分类。也可以按地理条件或自然环境划分，如山区、平原、湖泊、草原、森林等。两者各有利弊，可以根据研究目的和具体情况而确定区域的划分。

（一）国家间和国家内的分布

1. 疾病在国家间的分布　有些疾病遍布全世界，但分布并不均匀，其发病率和死亡率存在很大的差别，如黄热病仅限于南美洲和非洲，古典生物型霍乱多见于印度。有些非传染病也如此，如胃癌死亡率以日本、智利等国家较高，澳大利亚、美国较低，肝癌则多见于亚洲、非洲，乳腺癌、肠癌多见于欧洲、北美洲。

据 WHO 2011 年和 2012 年统计数据显示，发达国家与欠发达国家女性乳腺癌发病率及慢性呼吸系统疾病、心血管疾病和糖尿病死亡率都存在很大差异（图 2－5、图 2－6）。美洲和欧洲女性乳腺癌发病率高于亚洲，印度、安哥拉和中国呼吸系统疾病死亡率高于其他国家，俄罗斯、阿富汗和安哥拉的心血管疾病和糖尿病死亡率高于其他国家，美国、英国、法国和日本等经济发达国家呼吸系统疾病及心血管疾病和糖尿病的死亡率均低于欠发达国家。

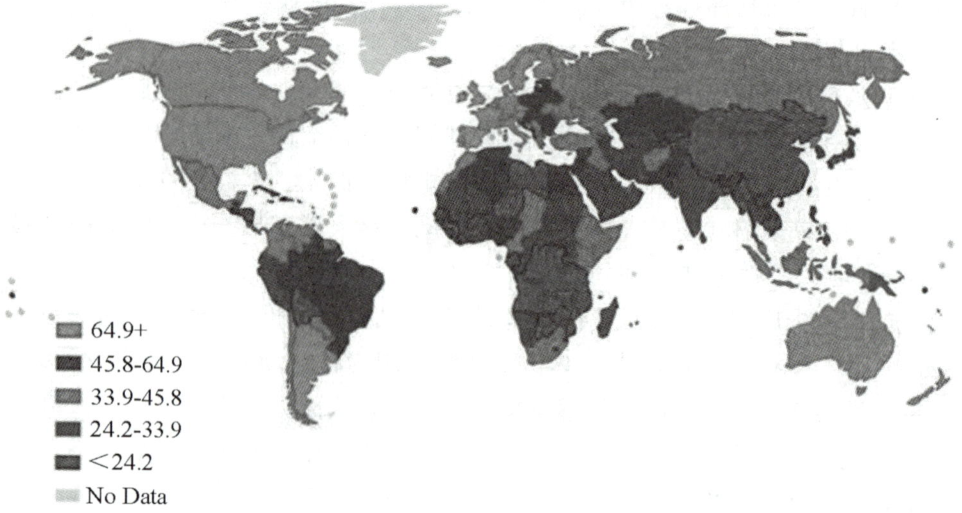

图 2－5　2012 年世界女性乳腺癌发病率（1/10 万）

2. 疾病在同一国家内不同地区的分布　同一国家的不同地区疾病的病种顺位有所不同，同一疾病在不同地区的发病率和死亡率也存在明显差异，如我国血吸虫病仅限于在长江以南的一些省份流行，长江以北则未见此病，这主要与血吸虫致病因素钉螺的分布密切相关。鼻咽癌多见于广东省，食管癌以河南、河北、山西三省交界的太行山地区的患病率最高，肝癌主要分布于东南沿海，原发性高血压则北方高于南方。

（二）城乡分布

由于城乡间人口密度、自然环境、卫生环境、生活条件、经济水平、人口流动性的不同，疾病的病种及其顺位、疾病的发病率和死亡率都表现为明显的城乡差异。城市因其人口稠密、居住面积狭窄、交通拥挤、人口流动性大等因素，呼吸道传染病易于传播，如水痘、流行性腮腺炎、流行性感冒等常有流行。城市环境污染较严重，与大气污染相关疾病的发病率和死亡率城市一般高于农村。

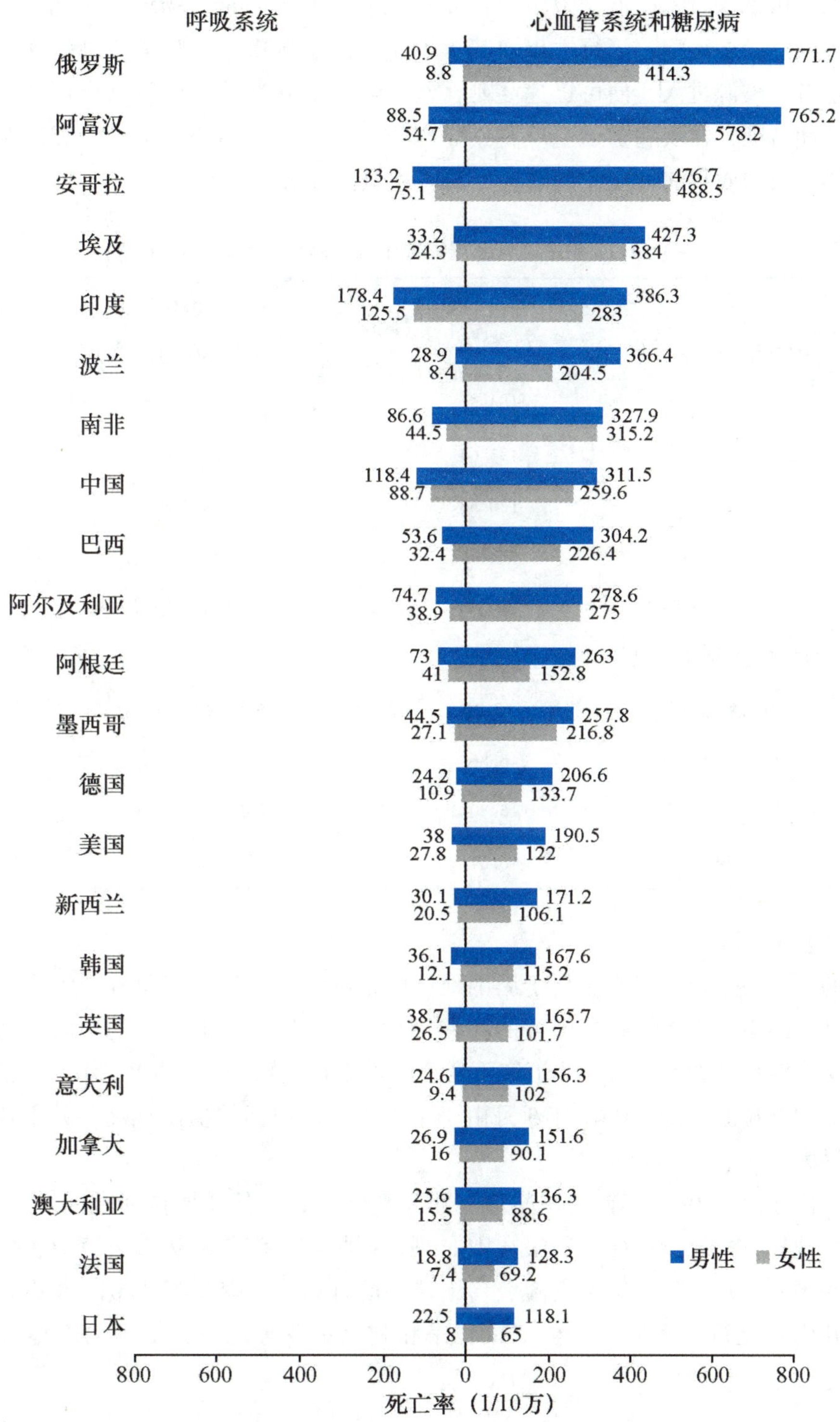

图 2-6　2011 年部分国家慢性呼吸系统疾病、心血管疾病和糖尿病死亡率（1/10 万）

农村地区由于人口密度低、卫生条件差、交通不便等因素，肠道传染病较易流行。农村的虫媒传染病，如疟疾、流行性出血热等的发生高于城市。呼吸道传染病在农村不易流行，但一旦有传染源进入，便可迅速蔓延，甚至可能引起暴发。城乡结合部往往具备城市与农村两方面特征，在疾病防治上应特别予以重视。由于我国经济水平的提高和城镇化的推进，近年城市与农村病种顺位的前五位具有相似性（表2－3）。

表2－3　2012年中国城乡居民前十位疾病死亡专率（1/10万）

顺位	城市 死亡原因（ICD－10）	死亡专率（1/10万）	顺位	农村 死亡原因（ICD-10）	死亡专率（1/10万）
1	恶性肿瘤	164.51	1	恶性肿瘤	151.47
2	心脏病	131.64	2	脑血管病	135.95
3	脑血管病	120.33	3	心脏病	119.50
4	呼吸系统疾病	75.59	4	呼吸系统疾病	103.90
5	损伤和中毒外部原因	34.79	5	损伤和中毒外部原因	58.86
6	内分泌营养和代谢疾病	17.32	6	消化系统疾病	16.79
7	消化系统疾病	15.25	7	内分泌营养和代谢疾病	10.66
8	神经系统疾病	6.86	8	传染病	7.77
9	泌尿生殖系统疾病	6.30	9	泌尿生殖系统疾病	6.62
10	传染病	6.07	10	神经系统疾病	6.26

（三）地方聚集性

某病的发病率或死亡率明显高于周围地区的情况，称为地方聚集性。疾病的地方聚集性可提示某个感染或中毒等致病因素的存在，对探讨病因及采取相应的预防策略和措施具有重要意义。疾病的地区分布并非恒定不变，如埃尔托生物型霍乱1961年5月前仅局限于印度尼西亚的苏拉威西岛，1961年5月由于至今未知的原因传播出该岛，并很快造成霍乱第7次世界大流行。

埃博拉出血热自1976年首次在苏丹南部和刚果（金）的埃博拉河地区发现它的存在，目前该病呈现地方性流行特征，局限在中非热带雨林和东南非洲热带大草原，主要涉及刚果民主共和国、苏丹、加蓬、喀麦隆、乌干达、尼日利亚、南非等。2014年2月开始在西非地区的几内亚流行，逐步蔓延至塞拉利昂和利比里亚等地区，呈现局部地区高发现象（图2－7）。

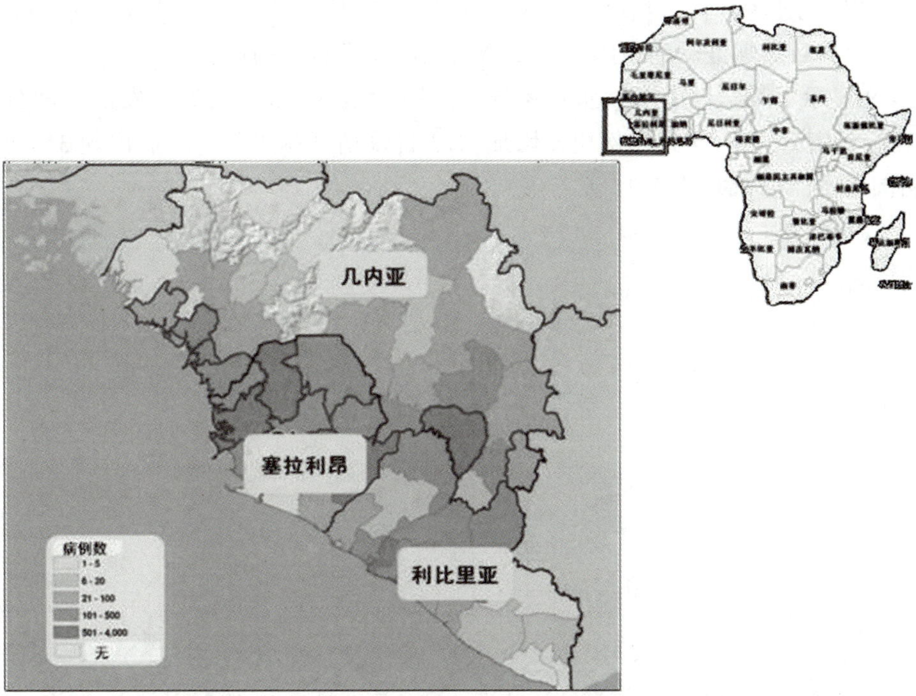

图 2 - 7　2014 年西非地区埃博拉病毒的暴发流行特征

（四）地方性疾病

由于自然环境和社会因素的影响，使一些疾病无需从外地输入传染源，而局限于某一特定地区，称为地方性疾病，简称地方病。

判断一种疾病是否属于地方性疾病的依据是：①该地区的各类居民、任何民族发病率较高；②其他地区的相似人群发病率较低，甚至不发病；③迁入该地区的人群经一段时间后，其发病率与当地居民一致；④人群迁出该地区后，发病率降低或疾病症状减轻或自愈；⑤除人之外，当地的易感动物也发生同样的疾病。

三、时间分布

无论是传染病还是非传染病的流行，均随着时间的推移而不断变化。随着时间的推移，病因的种类或分布、环境状况和人群的易感性会发生变化。研究疾病的时间分布可为病因的研究提供重要线索，为预防策略与措施的制订提供依据，通过干预措施实施前后疾病频率的变化评价预防措施的效果。疾病时间分布的描述（distribution by time）包括：短期波动、季节性、周期性和长期趋势。

（一）短期波动

短期波动（rapid fluctuation）与暴发有所不同，两者区别在于暴发用于人数少，范围小的疫情；而短期波动用于人数多，范围大的疫情。传染病和非传染病均可表现短期波动，如食物或水源受污染等引起的疫情。多数病例发生于该病的最短潜伏期与最长潜伏期之间。

流行的高峰相当于该病的平均潜伏期，因此可以根据发病时间推算出潜伏期，进而推算暴露时间，找出导致短期波动的原因，为疫情的控制提供重要的依据。

图2-8显示了某学校由于饮水污染导致埃可病毒30型脑膜炎暴发的时间分布，4月12日出现首个病例，于14日病例快速增加，17日疫情开始下降，之后出现3个小峰值，5月2日病例终止，疫情共持续21天。

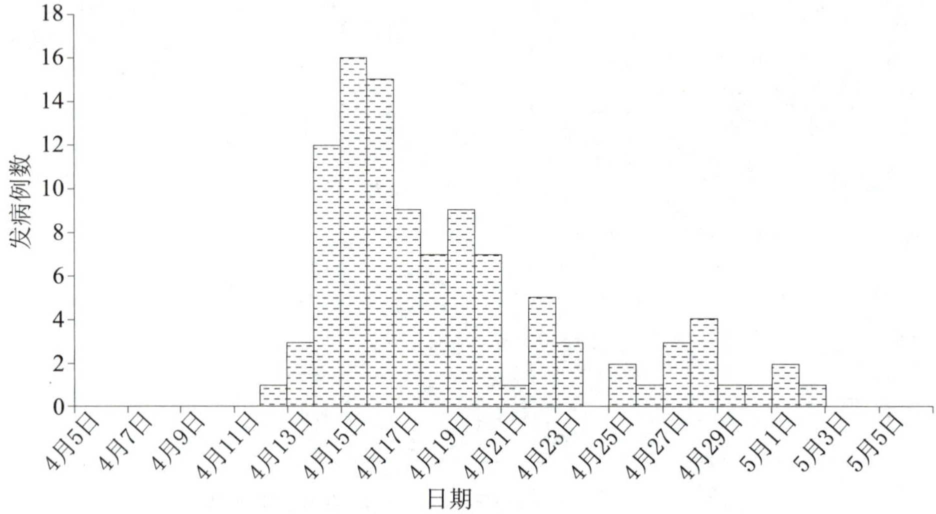

图2-8　某学校病毒性脑膜炎暴发的时间分布图

（二）季节性

季节性（seasonal variation）是指疾病每年在一定季节内呈现发病率或死亡率升高的现象。疾病有以下两种季节性特点。

1. 严格的季节性　某些传染病发病仅集中于一年中的某几个月内，其他月份则无病例发生。如疟疾、流行性乙型脑炎的发病和流行仅见于夏秋季，该流行特征与导致疾病传播的虫媒的生活周期有关。

2. 季节性升高　许多疾病一年四季均可发病，但不同的疾病发病率升高的季节不同，如肠道传染病多见于夏秋季高发，呼吸道传染病则在冬春季升高。非传染病也有季节性升高的流行特征，如花粉热多发生于春夏之交，克山病在东北、西北病区的病人多集中出现在冬季，而在西南地区却以6~8月为高峰，脑出血多发生于冬季。图2-9显示了2001-2011年韩国百日咳的流行特点，在不同年度的同时段监测数据均显示出了秋季升高的季节性特征。

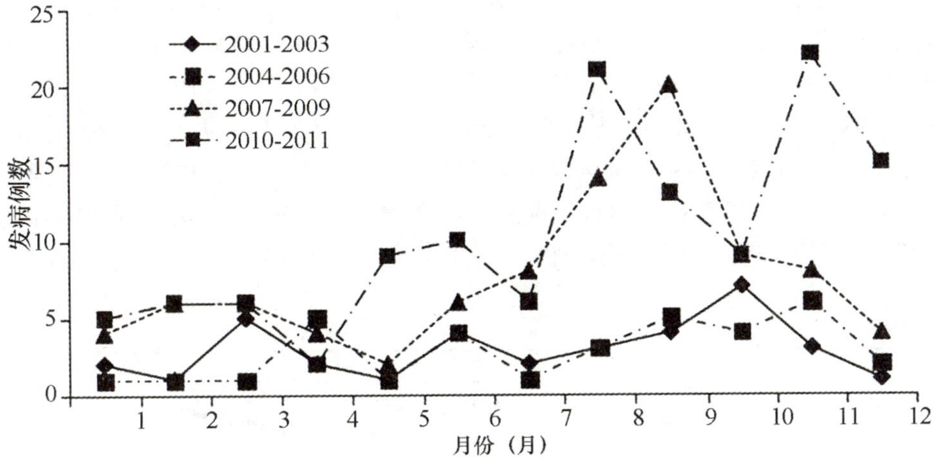

图 2－9　韩国百日咳季节分布（2001～2011 年）

（三）周期性

周期性（cyclic change）是指疾病的发生每间隔一定时期出现一次高峰的现象，其间隔时间可以是 1～2 年或数年。某些呼吸道传染病常呈现较规律的周期性流行，如图 2－10，我国 1965 年大规模接种麻疹疫苗前，城市中每隔 1 年发生 1 次麻疹流行，通过对易感人群普遍接种麻疹疫苗后，麻疹的发病率和死亡率呈明显降低趋势，死亡率的下降尤为明显。1993 年后麻疹的发病率在低发病率状态下，仍显示出一定的流行规律，这可能与流动人口的累积和麻疹疫苗接种的覆盖率有关。百日咳约 3～4 年发生 1 次流行，流行性脑脊髓膜炎约 8～10 年流行 1 次，流行性感冒每隔 10～15 年出现 1 次世界性的大流行。

周期性流行的主要原因与人群免疫水平、感染后免疫持续时间、易感人口的累积、病原体的变异和变异速度等密切相关。

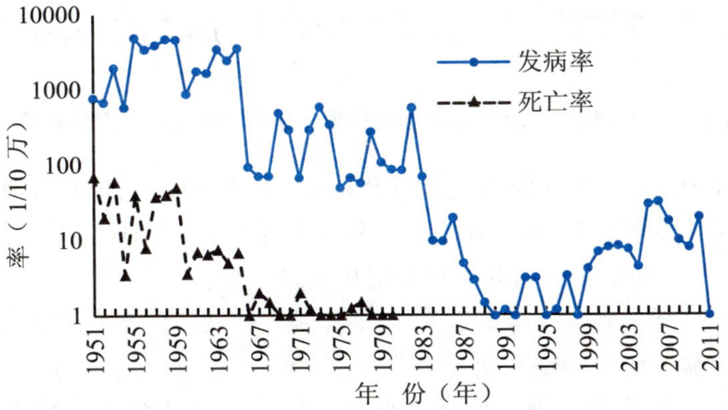

图 2－10　1951～2011 年北京市麻疹发病率和死亡率的变化趋势

（四）长期趋势

长期趋势（secular trend）又称长期变异，是指经过相当长的时间，疾病发生的频率、疾病的病种顺位、疾病的临床表现、分布特征和流行强度等出现的变动趋势。如近 50 年来，我国传染病发病率明显下降，但近年来部分传染病（如肺结核）又有上升趋势。各种恶性肿瘤的长期变异也不尽相同，上海市子宫颈癌发病率由 1972～1974 年的 26.8/10 万下降为 1982～1984 年的 5.3/10 万。从 1930～2010 年的 80 年间美国男性不同种癌症的死亡率的变化趋势显示，肺癌由 1930 年的第 4 位逐年快速上升为第一位，1990 年后呈现逐年下降趋势，但仍是导致美国男性死亡的首位癌症。胃癌死亡率在 80 年中呈现逐年下降趋势，由 1930 年的第一位下降至 2010 年的第 7 位。80 年中结肠癌和前列腺癌一直处于第 2、第 3 位（图 2－11）。

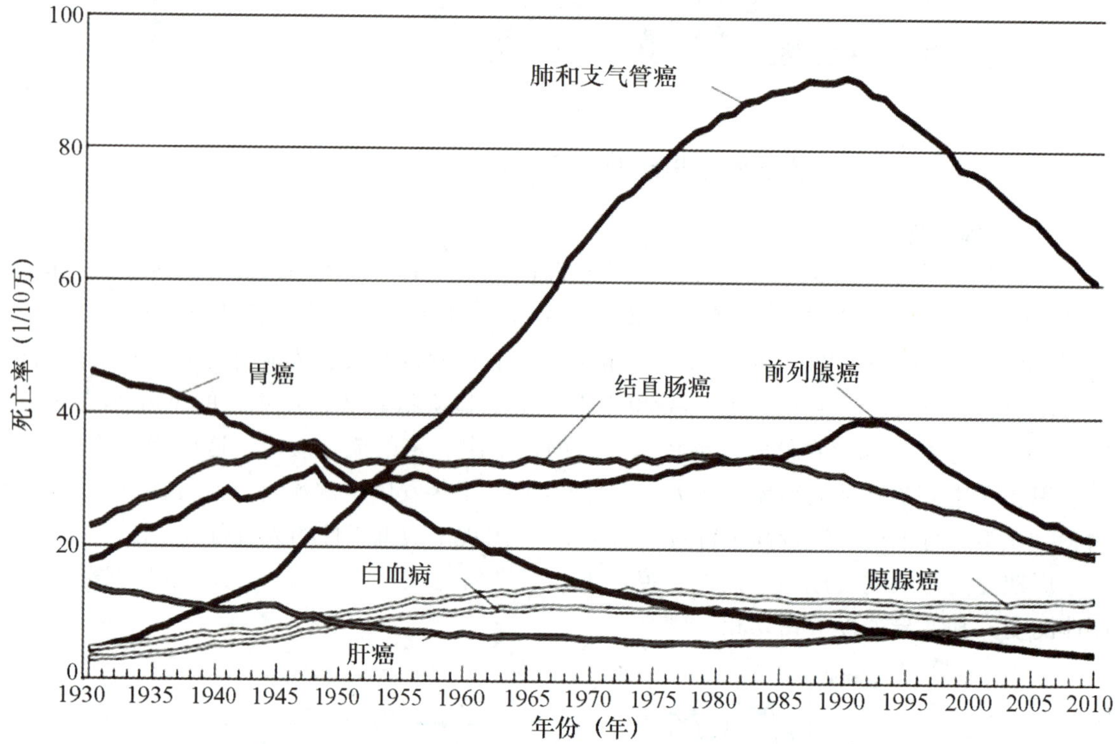

图 2－11　1930～2010 年美国男性癌症年龄调整死亡率变化趋势图

中国历时 8 年 HIV/AIDS 的流行趋势研究显示（图 2－12），HIV/AIDS 发病率及死亡率呈现逐年上升趋势，病死率在 2006 年后的三年间明显上升，2008 年后呈现下降趋势，这与中国全面启动了 AIDS 的免费抗病毒治疗密切相关。

通过疾病长期变异的观察与分析，一方面根据病种顺位的变化明确影响人群健康的核心病种，为制订疾病预防的策略及措施提供重要的科学依据；另一方面说明影响疾病长期变异的各种因素发生了变化，如病原体的变异、致病因素的变化、机体免疫水平的改变、医疗和防制水平的提高、报告和登记制度的完善等。

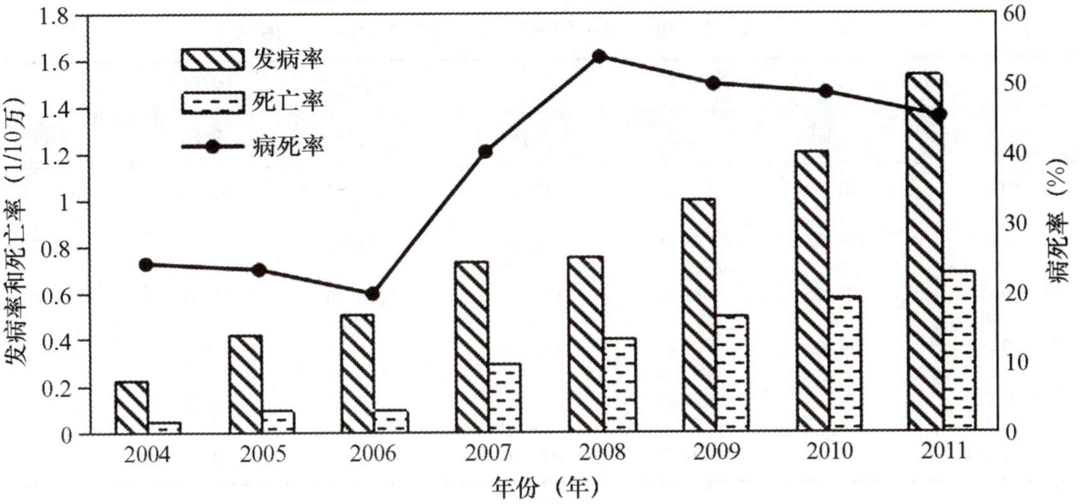

图 2－12　2004～2011 年中国 HIV/AIDS 的流行趋势

四、疾病分布的综合描述

在疾病预防及控制的实际工作中，由于人群生活在不同的地域环境中，即使在同一区域生活的人群，各种影响疾病发生及导致死亡的因素也会随时间发生变化。为准确获得致病因素的线索，发现疾病的高危人群，聚焦影响人群健康的核心问题，制订适宜的防制策略及措施，就需要对疾病的地区、人群及时间分布进行综合描述和分析。

（一）疾病人群、地区、时间分布的综合描述

通过多次横断面调查数据，分析不同地区、不同人群和不同时间疾病的分布状态和变化趋势，为确定疾病的防制重点和制订防控对策及措施提供科学依据。我国 1990～2012 年间 6 次脑血管病死亡率调查结果显示（表 2－4），城市居民脑血管病死亡率在 12 年间有一定波动，没有呈现逐年上升趋势，农村居民脑血管病死亡率则呈逐年上升趋势，在 2010 年农村居民脑血管病死亡率超过城市居民的死亡率。城市及农村男性脑血管病死亡率均高于女性，不同性别脑血管病的死亡率随年代推移，城乡间差距不断缩小，2010 年农村男性和女性脑血管病的死亡率均超过了城市人群。由此说明男性居民对导致脑血管病的各种致病因素的暴露高于女性人群，提示农村人群存在对脑血管病致病因素的高暴露。

通过横断面研究的综合分析，为发现高危人群，探索可疑的致病因素提供病因线索，为评价防控措施的效果提供依据。2012 年我国 30～79 岁居民脑血管病死亡率显示，随着年龄的增长，城乡男女性脑血管病死亡率均呈上升趋势，且无论城市与农村，各年龄组男性脑血管病死亡率高于女性，60 岁以上中老年人群脑血管病死亡率呈显著上升趋势，农村男性中老年人群脑血管病死亡率高于城市同年龄组人群（图 2－13）。

表 2-4 1990-2012 年中国居民脑血管病死亡率（1/10 万）

年份	城市			农村		
	合计	男性	女性	合计	男性	女性
1990	121.84	126.40	117.02	103.93	104.04	103.81
1995	130.48	136.66	124.00	108.05	113.28	102.58
2000	127.96	135.14	120.47	115.20	124.05	105.89
2005	111.02	116.63	105.19	111.74	116.46	106.11
2010	125.15	137.30	112.56	145.71	159.27	131.54
2012	120.33	130.68	109.80	135.95	150.62	120.80

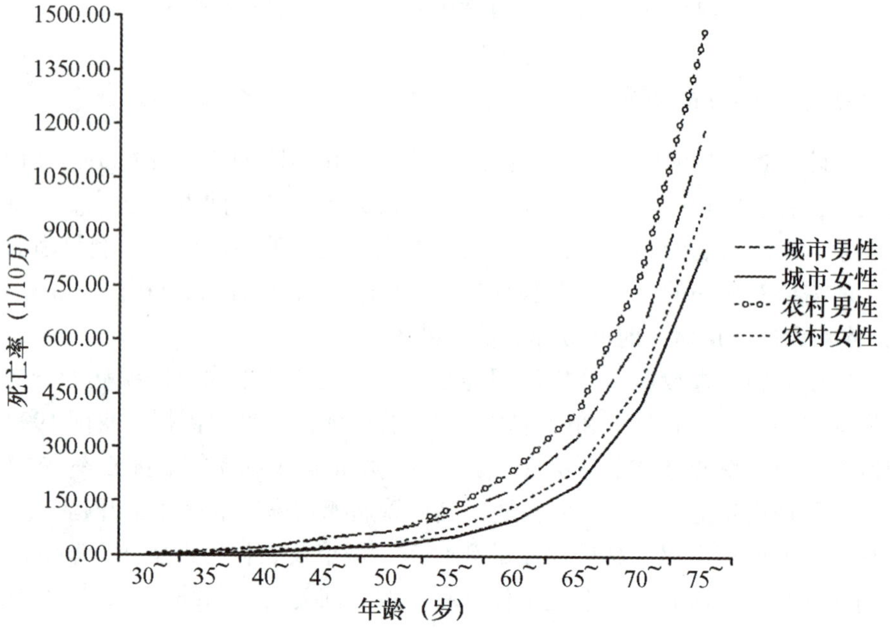

图 2-13 2012 年我国 30～79 岁居民脑血管病死亡率分布

（二）移民流行病学

移民（immigrant）是指由原居住地迁移到另外一个居住地，并永久性变更了居住地的人群。移民流行病学（migrant epidemiology）是指通过观察某种疾病在移民人群、移居地当地人群及原居住地人群的发病率或死亡率的差别，分析疾病的病因是遗传因素为主还是环境因素为主。移民流行病学是病因研究的一种方法，常用于肿瘤、慢性病和一些遗传病的病因研究中，是疾病人群、地区、时间分布综合分析的典型。

移民流行病学分析病因性质的原则：

1. 若某病病因以环境因素为主，则该病在移民人群中发病率或死亡率与原居住地的人群不同，而接近于移居地当地人群的发病率或死亡率。

2. 若该病的病因以遗传因素为主，则移民与原居住地人群的发病率或死亡率接近，而不同于移居地当地居民。

在应用移民流行病学研究时，应考虑移民人群所处环境和生活条件的改变程度，原居住地和移居地的医疗卫生水平的差异，移民人群与移居地人群特征，如年龄及性别构成、文化水平、经济状况、民族及宗教信仰等的不同，移民在移居地生活时间的长短和世代数的多少等。一般幼儿到移居地后，受环境的影响较大，其疾病发病状况与移居国当地居民发病状况相似。移民在新环境居住的世代数越多，越接近移居国居民的发病水平。

美国白人与本土居民和部分亚裔女性乳腺癌的发病率相比（表2－5，图2－14），中国人、日本人及菲律宾人乳腺癌的发病率有所不同，但美国出生人群各年龄组乳腺癌发病率均高于非美国出生人群。年龄 >55 岁的美国白人女性乳腺癌发病率均高于同龄组美国出生和非美国出生的移民人群，而且美国出生的移民又高于非美国出生的移民，说明遗传和环境因素共同作用于乳腺癌的发生，美国白人女性乳腺癌发生的遗传负荷高于其他人群。移民人群在抵达移居国后，环境因素的暴露与当地居民具有了相似性，但宗教信仰、生活习惯和文化背景等因素不会在短时期发生根本性改变，因此在开展移民流行病学研究时应考虑环境因素的复杂性。

表2－5　1988～2004年部分亚裔美国人及美国白人女性乳腺癌发病率比较（1/10万）

	≤44岁	45～54岁	≥55岁
美国白人	27.1	240.7	449.2
中国裔			
美国出生	39.8	276.9	275.6
非美国出生	18.9	134.8	167.9
日本裔			
美国出生	23.9	205.8	294.2
非美国出生	24.8	196.0	283.6
菲律宾裔			
美国出生	43.1	334.3	263.8
非美国出生	25.9	215.1	245.0

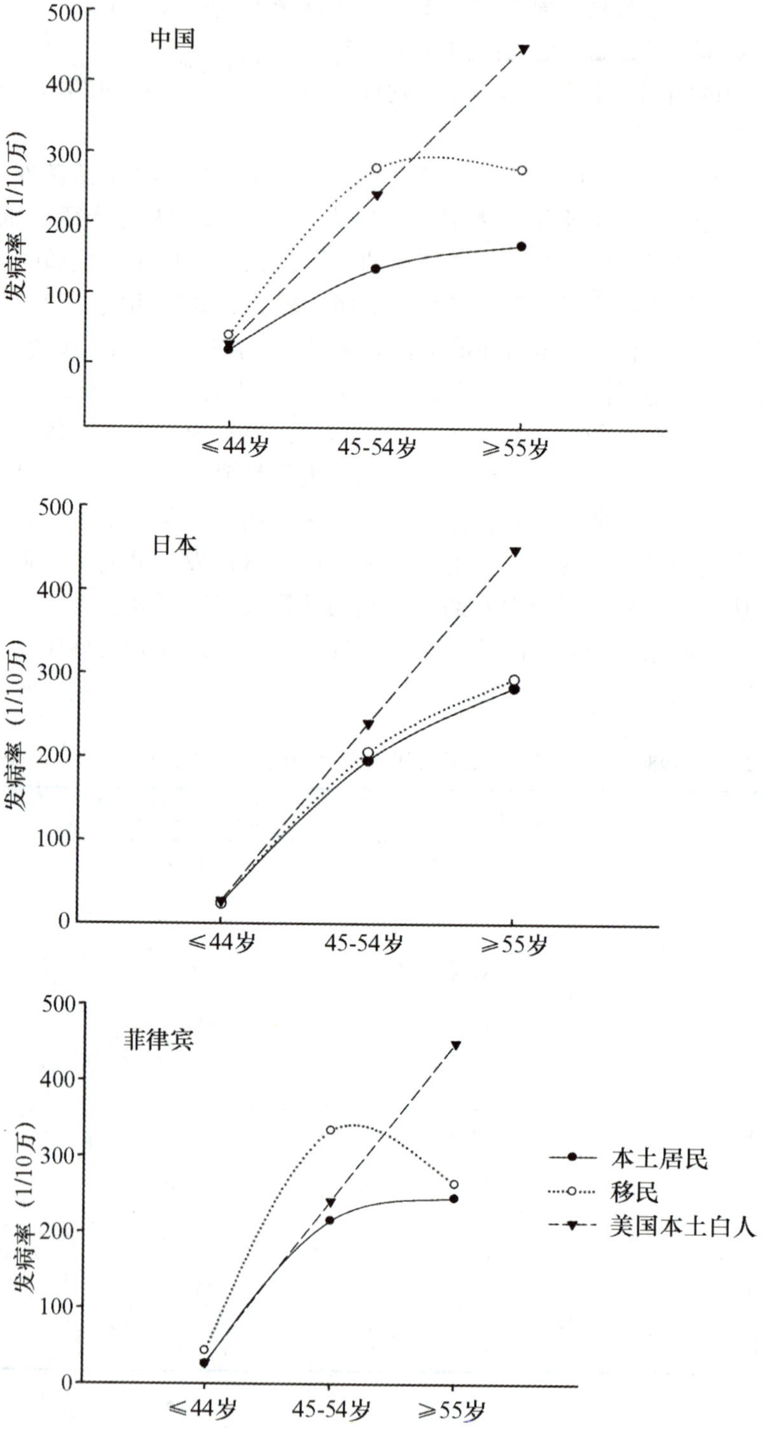

图2－14 原居住国人群和美国移民与美国白人女性乳腺癌发病率比较（1/10万）

（白亚娜）

第三章　病因及其推断

在人类与疾病的斗争中，无论是预防疾病或治疗疾病，最重要的是明确发病原因，不然人们永远不可能有效地预防和治疗疾病。因为只有消除或控制了病因，才能消除或控制疾病的发生和发展。所以，病因研究一直是医学工作者在防治疾病、促进健康过程中的重要内容。本章的内容着重介绍病因的概念、分类及其在发病中的作用，以及怎样应用科学的研究方法获得可靠的资料，并进行恰当的资料分析来判断和确定病因。只有这样，预防医学工作者才能采取切实的措施预防和控制疾病，临床医学工作者也才能治“本”（真正的原因）。

第一节　病因概念

一、人们对发病原因的认识

在我们的生活中，发生疾病是常见的现象。至于发病的原因，有些看起来并不复杂。比如，患普通感冒，我们可能通俗地认为是受凉的结果；夏天患了腹泻，可以认为是食物被污染的结果。但要认真分析起来，发病的原因并非如此简单。以腹泻为例，如果这些食物不被污染，吃了不会患感染性腹泻；其次即便食物被污染，但在食用前采取了消毒等措施，同样也不会发生感染性腹泻；再者，即使食物被轻微污染，但食用者具有免疫力，可能也不会患感染性腹泻。因此，发病的原因是多方面的。现在让我们回顾一下既往人们对病因的认识。

在人类的原始阶段，大多数民族都把疾病看作是神的意志或上帝的惩罚。因此人们认为人间发生疾病是天意、是妖鬼作祟，我们称之为发病的神灵学说。随着社会的发展，人们对环境的物质基础和人与环境的关系有了一定的认识，逐步形成朴素的唯物主义，把疾病的发生看作是金、木、水、火、土、气等所致，我们称之为发病的朴素唯物学说。到19世纪微生物被发现，由于当时传染病流行猖獗，人们进一步认识到，疾病的发生（尤其是传染病）主要由病原微生物引起的，从而产生了生物特异病因学说。现代社会的发展，使人们更加清醒地认识到，人的进化来自自然，人与自然界共生，但人又不同于自然界一般的生物，即人有思维、有语言、有社会活动等，从而产生了社会－心理－生物医学模式，也就形成了发病的环境、宿主、病因的生态失衡学说，这里的环境包括自然环境和社会环境，病因是指与发病具有密切关系的某些环境因素和宿主因素的总和。为了能较清楚地表达人们对病因的认识和理解，现将病因概念的演变归纳为图3－1。

发病学说发病示意图

1. 神灵学说　　上帝、妖鬼 → 人 → 疾病
2. 朴素唯物学说　　金木水火土气 → 人 → 疾病
3. 生物特异病因学说　　病原微生物 → 人 → 疾病
4. 生态失衡学说

（1）三角模式

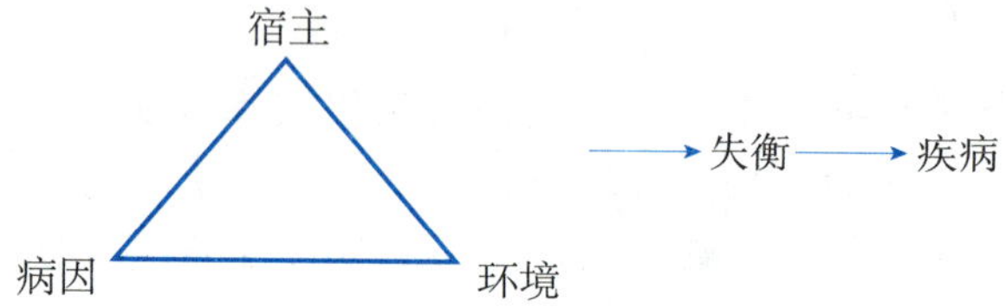

（2）天平模式

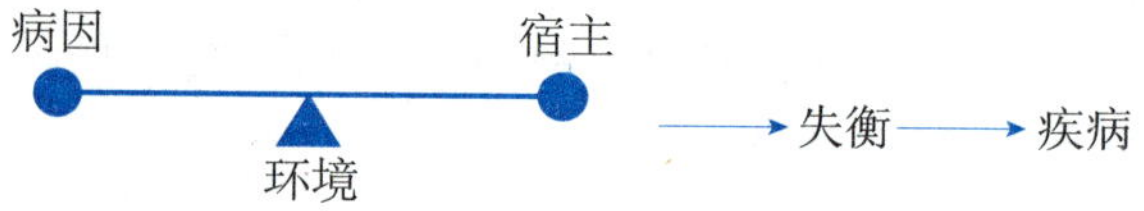

（3）轮状模式

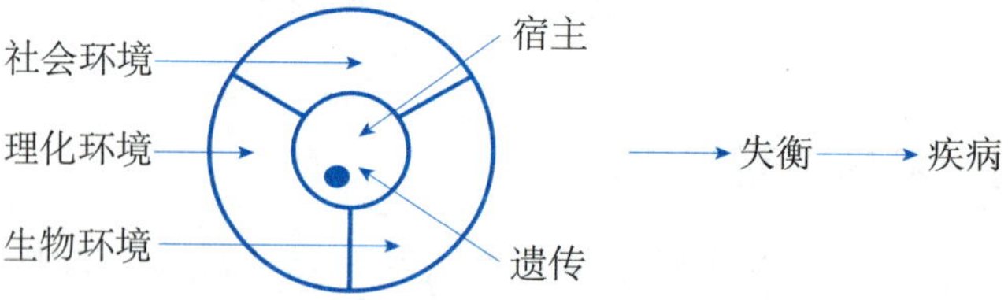

图3-1　病因概念的演化

从上述的病因学说中可以看出，人们对疾病发生原因的认识由原来的虚无病因学说，发展到模糊的物质病因学说。随着科学的进步，人们又发现了很多能够引起疾病的特异物质，尤其是生物因素，因而产生了生物特异病因学说。近年来随着人们对自然和社会的更全面认识，人们在原有特异单病因学说的基础上，逐步形成了更为科学的多病因学说。可以说，任何一种疾病的发生，任何一个病人的发病，都是由多种原因引起的，单一因素引起的疾病几乎是不存在的。

近年来，围绕多病因概念，还不断提出一些新的病因模式，如病因链、网状病因模式等，其目的都是力求把多病因概念及其相互关系表达得更为清楚。

二、定义及分类

（一）定义

根据近年来人们对病因的理解和认识，目前我们对病因定义为：某种因素能使人群某病发病概率增加，则称为该病的病因因素（或病因因子，causal factor of disease），简称病因（cause of disease）。在流行病学研究中，通常把尚未最后确定的可能病因因素称为危险因素（或危险因子，risk factor）。

从上述定义可以看出，对于一种疾病而言，其所有病因因素的集合构成了这种疾病的

全病因。而对于其中一个病人来说，可能是该病全部病因因素的一部分导致发病。某个人或某个群体，包含（或暴露）的病因因素越多，他（他们）发病的概率就越大，这就是多因论的病因论或概率病因论。

（二）分类

1. 按病因的性质分类　病因因素依它们的性质，可以分为环境因素和宿主因素两大类。其中，环境病因包括：生物因素、物理因素、化学因素、社会因素等。宿主病因包括：遗传因素、免疫因素、心理因素等。

2. 按病因的作用分类

（1）必要病因因素：任何一种事件的发生，都具有一定的原因和条件，即“有果必有因”，疾病的发生也是如此。但在诸多病因因素中，有些因素是必需的，也就是说，结果发生必具有（或几乎都具有）该因素。因此，我们对必要病因因素定义如下。

某种疾病的发生必具有某（些）因素，则这个（些）因素被称为该病的必要病因因素（necessary factor of cause）（简称必要病因，necessary cause）。如霍乱弧菌与霍乱的关系，霍乱发生必然具有霍乱弧菌，因为没有霍乱弧菌不可能发生霍乱，则霍乱弧菌是霍乱的必要病因因素。

但在实际工作和研究中，必要病因因素的概念也不是绝对的。因为在慢性非传染性疾病研究中，我们常常难以找到完全的必要病因因素（即100%具有），即便是在传染性疾病的研究中，由于种种原因也不是100%的病例都能找到病原体。因此，这里的“必具有”可以理解为“几乎都具有”，认识到这一点有利于我们对病因的判断。

（2）促成病因因素：在疾病的发生过程中，有些因素不是必要病因因素，但它们的存在同样可以引起疾病发生概率增加，如上述的霍乱，仅有霍乱弧菌存在并不一定都发生霍乱，还需要有其他因素，如饮用生水、胃酸被稀释、饭前不洗手、缺乏免疫力等，这些因素可能会在部分病人中出现，而且导致他们所在群体发病概率增加。再如肺结核，结核杆菌是肺结核的必要病因因素，但并非暴露于结核杆菌的人均患肺结核，其他因素如机体免疫状态低下、营养不良、过度疲劳、遗传因素等都可能影响肺结核是否发生。在慢性非传染性疾病中，如吸烟与肺癌，吸烟可以引起肺癌发生概率增加，但肺癌病人不一定都吸烟。对这一类病因因素，我们定义如下：如果某个（些）因素存在，可能导致某病发生的概率增加，但该病发生并非一定具有该因素，则这个（些）因素称为该病的促成病因因素（contributory factor of cause）（简称促成病因，contributory cause）。

我们可以这样认为，除必要病因因素以外，其他任何能引起发病概率增加的因素都是促成病因因素，只是它们在决定疾病发生概率中的作用大小或出现频率不同而已。

在疾病预防控制中，如果我们能找到并消除或有效控制某病的必要病因因素，基本可以防止或有效地控制该类疾病的发生。但是，很多情况下我们难以找到必要病因因素（如许多慢性非传染性疾病），或者知道必要病因因素（如传染性疾病），但暂时无法消除或有效控制它（们），如艾滋病。在这样的情况下，如果我们能发现足够多的促成病因因素，并设法对重要的促成病因因素予以消除或控制，同样可以极大降低人群疾病发生频率。

下面用图示法表示必要病因因素与促成病因因素的意义（图3－2）：

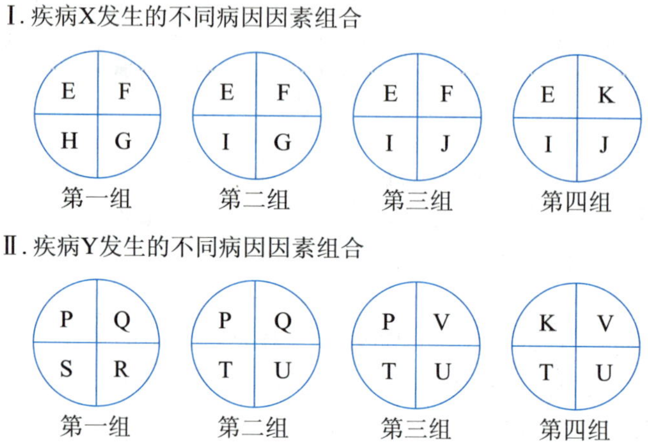

图3-2 疾病发生的不同病因因素组合模式示意图

在图3-2中，疾病X发生的必要因素是E，促成因素有F、G、H、I、J、K；其中，EFGH、EFGI、EFIJ、EIJK组合都可以发病；因此，在具有必要因素E的前提下，具有促成因素越多，则发病概率也越大。在疾病Y发生的病因因素组合中，没有发现必要病因因素，P、Q、R、S、T、U、V、K都是促成病因因素；其中，PQRS、PQTU、PTUV、TUVK组合都可以引起发病；同样，具有的病因因素越多，发病的概率就越大。

因此，不管是哪一种发病类型，对于个体而言，如果具有的病因因素越多，则发病的概率就越大；对于群体而言，具有的病因因素越多，病因因素的分布频率越高，则发病的频率一般也就越高。

也有学者将病因分为：必要病因，即相应疾病的发生必然有该病因的存在；充分病因（sufficient cause），即该病因存在必定导致相应疾病发生。这里的充分病因其实相当于上述某病促成病因的总和。如果将充分病因作为病因因素看待，则可以有四种病因组合：①必要且充分病因；②必要但不充分病因；③充分但不必要病因；④不充分也不必要病因。

（三）疾病发生类型

1. 单因单果型　即一种（组）因素仅可引起一种疾病或结局，而且该疾病或结局只由该因素引起。例如，在疾病X发病过程中，病因因素在病例中出现的频率E=100%，且F、G、H、I、J、K均等于零。这种情况几乎是不存在的，有学者认为，像血友病等单基因遗传性疾病属于单因单果型。

2. 单因多果型　即一种（组）因素可以引起几种疾病或结局。如车祸可以导致车祸性骨折，也可以导致车祸性内脏损伤；免疫低下可以导致多种感染等。如图3-2中，因素K既是疾病X的病因也是疾病Y的病因。

3. 多因单果型　这种类型可有如下几种方式，多种（组）因素都可独立引起一种疾病或结局；多种（组）因素协同作用引起一种疾病或结局；多种（组）因素因果相连引起一种疾病或结局。如在上述的疾病X或疾病Y发病中，各病因因素在某种病例中出现的频率都不等于零。

4. 多因多果型　即多种（组）因素可以引起多种疾病或结局。如在上述疾病 X 和疾病 Y 发病中，各病因因素在多种病例中出现频率都不等于零。

以上仅是简要说明问题。事实上，在疾病的发生过程中，多个病因因素之间的作用方式及相互关系常常是很复杂的。

第二节　病因研究

一、病因研究程序

探索病因是发病机制研究、早期诊断、治疗、预防以及康复等工作的基础。一般情况下，进行病因探索需要经过如下研究步骤。

（一）描述疾病分布

描述疾病分布是流行病学的基础工作，也是病因探索的先导。一般来说，病例分布高水平的地区和人群，也应当是暴露因素（病因）分布高水平的地区和人群，即疾病分布与暴露因素分布的一致性。所以，通过描述疾病的分布，可以为病因研究提供重点范围。比如，河南林州市（原林县）食管癌病例分布水平较高，因此我们可以认为林州市食管癌病因的分布水平（或人群暴露水平）应当是高的。根据疾病分布的描述，以及对高分布地区和人群中某些环境和人群特征的了解，使研究者对可能的病因有一个初步的设想，进而可以提出一系列病因假说。比如林州市人喜爱吃酸菜，可以提出食用酸菜可能是食管癌的危险因素的假设。

提供病因线索的方法还有特殊病例报告、病例系列研究等。特殊病例主要指具有强烈的病因暴露和发病相关情况的病例，常常可以为研究者提供很有价值的病因资料。病例系列研究是通过一些同质病例的分析（如艾滋病的发现），发现其共同特征，其不仅可以提供病因线索，也可以间接反映疾病流行强度。

（二）提出假说

根据疾病分布特点和环境、人群等特征，研究者可以获得许多病因线索，通过一定的逻辑推理方法提出病因假说。穆勒（Mill）提出了因果推理的科学方法四则，即 Mill 准则（Mill Canon）四法：求同法、求异法、共变法、剩余法。此后，学者们对其进行了一些修改和完善，提出 Mill 准则五法等。根据 Mill 准则的基本原则，提出病因假说可以使用如下方法。

1. 求同法（method of agreement）　这种推理判断方法主要是找出不同条件下事物的共性，也即不同条件下找出患者、高发人群以及高发地区之间的共同特点。如某年东北某市春节期间发生百余名发热出疹病人，分散在市内不同区域、不同职业；病人中有成年人和儿童，有男性和女性。但调查获悉所有病人在发病前都曾分别有聚餐并食涮羊肉的历史。作为共性，涮羊肉成为可疑病因。继续调查表明，散养羊感染了旋毛虫，聚餐食用了涮羊肉而导致旋毛虫感染。再如1958年川西平原发生大规模不明热疾病流行，调查发现农民罹患率高、参加过支农的国家干部发病者也甚多。继之调查发现这两类人群近期内都曾下水田劳动和垦荒。假设形成：下水田劳动或垦荒可能是发病和流行的重要因素。进一步研究表明：这是一次既往罕见的钩端螺旋体病的大流行，传播途径就是接触疫水。

2. 求异法（method of difference） 根据疾病发生的因果关系，患者和非患者，高发人群和非高发人群，高发地区和非高发地区等相互之间，必然存在病因分布差异。因此，注意寻找它们之间的差异，即低发人群（或地区）没有，而高发人群（或地区等）所具有的特异因素无疑可能是疾病危险因素。如在西北某地区，察布查尔病只发生在锡伯族，而不发生在当地的其他民族。比较该地锡伯族和其他民族之间的差异，经过筛选和权衡，提出该病可能与锡伯族的民族特殊食品“米送乎乎”（自制甜面酱的半成品）有关。后经证实该病为米送乎乎污染肉毒毒素所致。

3. 共变法（method of concomitant variation） 从某病在不同时间、地区发病率的变化中，找出哪些因素也在发生变化，揭示和核实发病率的变动与这些因素的变动在人群、时间和地区分布的一致性，从而可以形成病因假设。也即在暴露较低的人群（或地区、时间）发病率水平较低，而在暴露高的人群中发病水平较高。如美国人均烟草消耗量越高的州，其冠心病死亡率也越高，反之，则死亡率较低，因此可以形成吸烟是冠心病危险因素的假设。

4. 类比法（method of analogy） 如果某种病因不明疾病的分布与某已知病因的疾病或事件的分布一致，则可考虑它们的共性，经过筛选确定发病危险因素。如Burkitt发现，非洲Burkitt淋巴瘤的分布与黄热病的分布很一致，则可考虑它们具有共同危险因素。由于黄热病由蚊虫传播，则考虑本病可能也是由埃及伊蚊传播的病毒性疾病。进一步研究证明，在Burkitt淋巴瘤细胞中有EB病毒存在，但EB病毒在世界上传播广泛，它不经蚊虫传播。因此Burkitt又设想本病的发生是否是婴儿期感染EB病毒，以后又感染疟疾导致Burkitt淋巴瘤，因为在非洲，黄热病的流行区与疟疾的流行区相重合。事实证明这样的思路是正确的。

5. 排除法（method of exclusion） 在研究病因时，有时往往可以获得很多病因线索，给流行病学研究带来很大困难。此时应用排除法的逻辑推理和科学上因果不能成立的排除手段，可以缩小病因研究范围，提高研究的效力。或者将已经明确的事物之间的联系一一排除，再研究剩余的因素与疾病之间的关系。

上述方法可根据具体情况灵活应用，可以单独应用，也可联合使用，如同异并用法等。

（三）初步检验假说

一旦建立病因假说，就要对这些假说进行验证。常用的方法是病例对照研究、队列研究等。这些研究旨在分析暴露和疾病之间是否存在联系，以及联系强度和特异性等。病例对照研究的核心是比较病例人群与对照人群（非病例）危险因素的暴露比例是否具有差异及其程度。队列研究是比较危险因素的暴露组与非暴露组的发病率（或死亡率）水平是否具有差异及其程度。这些方法在后面的章节中将会进行系统地介绍。

（四）证实假说

通过病例对照研究和队列研究等对病因假说初步验证之后，一般需要进行流行病学实验研究或干预研究来证实病因假说。实验研究和干预研究都是人为控制暴露因素（干预因素或处理因素），在统计学上完全可比的情况下，比较暴露组（干预组）与非暴露组（非干预组）的发病或死亡水平的差异，从而证实病因假设的真实性。

二、病因研究举例

现在以上述疾病 X 发病类型为例，对病因研究和疾病预防控制效果进行模拟分析研究。

例：假设某人群中，疾病 X 的发病率为 10%，E、F、G、H、I、J、K 的暴露率均为 20%，第一、二、三、四组病因均可引起疾病 X，而且每组病因引起的病例所占比例相等，即均为 25%。假设该人群有 100000 人，则：

（一）描述性研究

疾病 X 的发病人数为：100000 × 10% = 10000（人）

每组病因引起的病例数为：10000 × 25% = 2500（人）

每种病因因素的暴露人数为：100000 × 20% = 20000（人）

在病例中，不同暴露因素的暴露比例为：

E：（2500 × 4）/ 10000 = 100%

F：（2500 × 3）/ 10000 = 75%

G：（2500 × 2）/ 10000 = 50%

H：（2500 × 1）/ 10000 = 25%

其他暴露因素的暴露比例，可以此类推计算得出。我们发现 E、F 暴露率在患者群体中远远高于一般人群。因此得出病因线索，E、F 可能是发病危险因素，进行分析流行病学研究。

（二）分析性研究

1. 暴露因素 E 与疾病 X 的关系

（1）病例对照研究

表 3-1　暴露因素 E 与疾病 X 的病例对照研究

	暴露	非暴露	合计
病例	100	0*	100
对照	20	80	100
合计	120	80	200

注：OR =（100 × 80）/（1 × 20）= 400；*：取病例组非暴露为 1；x^2 = 130.38，$P < 0.01$

（2）队列研究

表 3－2　暴露因素 E 与疾病 X 的队列研究

	病例	非病例	合计
暴露	500	500	1000
非暴露	0*	1000	1000
合计	500	1500	2000

注：$RR=(500\div1000)/(1\div1000)=500$；*：取非暴露组病例为 1；$x^2=663.68$，$P<0.01$

上述结果表明，因素 E 暴露与不暴露相比，疾病 X 的发病危险性高几百倍。因此，因素 E 是疾病 X 的发病危险因素。

2. 暴露因素 F 与疾病 X 的关系

（1）病例对照研究

表 3－3　暴露因素 F 与疾病 X 的病例对照研究

	暴露	非暴露	合计
病例	75	25	100
对照	20	80	100
合计	95	105	200

注：$OR=(75\times80)/(25\times20)=12$；$x^2=60.65$，$P<0.01$

（2）队列研究

表 3－4　暴露因素 F 与疾病 X 的队列研究

	病例	非病例	合计
暴露	375	625	1000
非暴露	25	975	1000
合计	400	1600	2000

注：$RR=(375\div1000)/(25\div1000)=15$；$x^2=382.81$，$P<0.01$

上述结果显示，因素 F 暴露与不暴露相比，疾病 X 的发病危险性高 10 余倍。因此，因素 F 是疾病 X 的发病危险因素。

为了进一步证实因素 E、F 是否为疾病 X 的病因，可以进行流行病学实验研究或干预研究。

（三）干预研究

1. 干预暴露因素 E

表 3-5　暴露因素 E 去除后的发病情况

	病例	非病例	合计	发病率
干预组	0*	1000	1000	0%
对照组	100	900	1000	10%
合计	100	1900	2000	5%

注：$x^2 = 102.30$，$P < 0.01$；*：取干预组病例数为 1

2. 干预暴露因素 F

表 3-6　暴露因素 F 去除后的发病情况

	病例	非病例	合计	发病率
干预组	25	975	1000	2.5%
对照组	100	900	1000	10%
合计	125	1875	2000	

注：$x^2 = 48.00$，$P < 0.01$

3. 干预暴露因素 F+I（或 J 或 K）

表 3-7　暴露因素 E+I（或 J 或 K）去除后的发病情况

	病例	非病例	合计	发病率
干预组	0*	1000	1000	0%
对照组	100	900	1000	10%
合计	100	1900	2000	

注：$x^2 = 102.30$，$P < 0.01$；*：取干预组病例数为 1

以上是部分暴露因素的单因素或组合因素干预情况，此外，还可以有很多其他的组合。可以看出，干预必要病因因素（如因素 E）可以完全防止某种疾病的发生，但干预促成因素的组合（如因素 F+I）也可以获得同样的效果。因此，在疾病预防控制中，不一定非要干预那些所谓的“重要病因因素”，而一些比较容易干预而且有效的病因因素的组合干预，同样是非常重要的。

第三节 病因的推断

一、因果关联判定的步骤

通过流行病学病因的初步研究，可以基本确定一些发病危险因素，即建立了疾病的因果联系。但这些联系是否为真实的，尚需进行科学推论和判断。因为在研究过程中，由于设计、资料搜集、资料分析等多方面都可能会发生人为的和客观的误差，从而造成虚假联系。因此，在确定真实病因时，首先要排除各种误差与错误、间接联系等，再判断因果联系的真实性。

（一）统计误差与人为错误

误差是指观测值与真实值之差。病因研究中可以产生的误差很多。因此，避免和控制误差是至关重要的。下面简单介绍一下常见的几种误差。

1. 人为误差　人为误差也称过失误差。在病因研究过程中，研究者常常由于工作失误，比如测量结果纪录错误、抄录错误、分析错误等，产生误差而导致研究结果与真实情况不符。在因果关联的判断时，应首先排除这类误差。

2. 抽样误差与统计推断错误　在进行流行病学研究中，一般情况下不可能把全部人群（即总体）作为研究对象，通常研究其中的一部分（样本），这就需要进行抽样。根据统计学原理可知，由于个体变异，抽样就会出现抽样误差，因为研究者不可能每次抽样都获得与总体完全相同的指标。如一个患病率为10%的人群，在抽样时，第一次可能抽到的样本患病率为8%，而第二次抽到的样本患病率可能是9%或12%；一个平均身高为175cm的人群，第一次抽样可能得到的平均身高为178cm，第二次抽样可能得到170cm。所以在因果关联的推断中，必须认识到抽样误差的存在。

再者，在进行假设检验时，首先作出检验假设，然后计算统计量和P值，再根据检验水准，拒绝检验假设或不拒绝检验假设，这里存在第一类错误与第二类错误。虽然错误的概率很小，比如小于5%，但在多因素分析中，多次检验发生错误的概率必须予以认真考虑。

因此，确定一种因素与疾病的联系，需要多次同质的研究结果的综合分析，方可获得真实的结论。

（二）偏倚与间接联系

许多事物之间虽然没有直接的因果联系，但由于其他相关因素的存在，使它们之间常常可以具有统计学联系。这种联系是客观的，但不是直接的，而是一种间接或非因果的联系。在病因学研究中对这类间接联系要给予足够重视。如事物A既与事物B有联系，又与事物C有联系，则在事物B和C之间也将存在统计学联系。比如吸烟可以引起肺癌，也可引起胃溃疡，当研究胃溃疡与肺癌的联系时，很容易获得它们之间的关联，但这显然是间接联系。再如1854年伦敦发生霍乱大流行，Snow对其进行了认真细致的调查，结果发现霍乱流行与饮用被污染的水有关，这是在霍乱弧菌被发现以前，通过流行病学研究初步确立霍乱病因及传播途径的最好例证。但当时正值霍乱发病的“瘴气”学说十分盛行，某统计学家发现海拔高度与霍乱死亡率呈负相关，这个资料符合这一学说，因而受到瘴气学说拥护者的接受和赞誉。事实是海拔高度的不同与水源被污染的程度和概率有关，从而造成了死亡率的差异，海拔高度与死亡率的这种联系是一种间接联系，而真正的因果联系是水源污染霍乱弧菌和霍乱发病。但瘴气学说者对这种间接联系的不同理解和应用，导致了病因学上的谬误。

造成间接关联的主要原因是偏倚。理论上说，偏倚可以测量，也可以避免或控制。但在研究中，完全避免偏倚也是不大可能的。关于偏倚的测量与控制见有关章节。

二、因果关联判定的条件

在排除了某因素与结局之间的关系可能是人为错误、统计误差、偏倚等造成的以后，还需要对它们之间的因果关联（association）进行推断和论证，下面的一些准则可供参考。

1. 关联的强度（strength of association）　关联的强度一般用相对危险度或比值比来衡量。相对危险度越高，则联系的强度越大，研究因素和结局的因果关系可能性越大。当相对危险度很高时，一般可以认为研究因素与结局之间有因果联系。因为这种情况由各种虚假联系和间接联系而致的可能性较小。如上述例子中的因素 E 和疾病 X 的相对危险度很大，一般可以认为它们具有因果关系。

2. 关联的时间顺序（temporality of association）　如果可疑因素是疾病的病因，则暴露应在疾病发生之前。但对于一些潜伏期较长的慢性病来说，确定暴露发病的时间先后顺序并不是一件容易的事。

3. 剂量反应关系（dose-response relationship）　当研究的可疑致病因子（或特征）可以定量或分级，而且这些因子量的变化影响人群中发病率的相应变化，则二者之间可能存在因果关系。比如研究表明，平均每日吸烟支数愈多的人，死于肺癌的概率越大，对判断吸烟与肺癌的因果联系具有说服力。但不出现剂量反应（或效应）关系也不能完全排除因果关系，因为有可能存在阈值效应或饱和效应，或者由于暴露水平测定分类错误等。

4. 关联的一致性（coherence of association）　如果在不同人群、不同地区、不同时间由不同的研究者所得到的研究结果相同或类似，即某（些）因素与某病有关联，则这种联系可能是真实的。也有将关联的一致性认为是可重复性。

5. 分布的相符性（distribution accordance）　研究的可疑致病因子的分布（即人群分布、时间分布和地区分布）与疾病的分布相符合或基本符合，则它们可能是因果联系。如传播疟疾的按蚊的地区分布与疟疾的地区分布基本符合。

6. 关联的特异性（specificity of association）　在传染病的病因研究中，常可确立病原体和疾病的特异性因果关联；而对于非传染病来说，大多情况下不易确立研究因素与疾病关联的特异性。因为大多非传染病的病因复杂，而且常常是一种因素与多种疾病有联系，如吸烟与慢性支气管炎、溃疡病、心血管病等有联系，与肺癌、膀胱癌、口腔癌等也有联系。但认真分析仍可发现其具有一定的特异性联系；如 Dorn 研究表明，吸烟人群中肺癌观察值（死亡数）与理论值的比（死亡比）高达 9.85，吸烟人群中其他病的死亡比通常在

1.09至2.0之间，二者之间相差悬殊，所以可以认为吸烟与肺癌的联系是特异的，尤其是吸纸烟与支气管鳞状上皮癌的发生。随着研究的深入，人们对病因因素分类越来越具体，对疾病早期效应的认识进入分子和基因水平，联系的特异性在疾病因果关系判断中的作用还是很重要的。一般来说，联系的特异性是因果推断的有力证据，但当不存在联系的特异性时，并不能因此而排除因果关系。

7. 实验证据（experimental evidence） 可疑致病因子的减少或去除，引起疾病频率的下降，进一步支持因果联系。这种资料多来自于实验流行病学，故称实验证据。例如，乙型肝炎疫苗接种后，人群乙型肝炎病毒的感染率明显下降，随后出现肝癌死亡率的下降，可以认为乙型肝炎病毒感染是肝癌的病因。这种证据因为前因后果的时间关系明确，较少受到偏倚的干扰，所以论证强度较高。

8. 关联的生物学合理性（plausibility of association） 在判断因果关系时，应根据已知的生物学和医学知识，以及其他研究证据，来论证研究所得的可疑病因和疾病的因果关系是否具有生物学上的合理性和可阐释性。

上述是病因推断的一些重要准则，但并非绝对。在病因研究和判定中要掌握其精髓，利用丰富的知识，对众多的研究结果去伪存真，去粗取精，综合分析，灵活运用，以便在复杂的病因研究中，尽早求得真正的病因。图3－3是病因推断的主要步骤示意图。

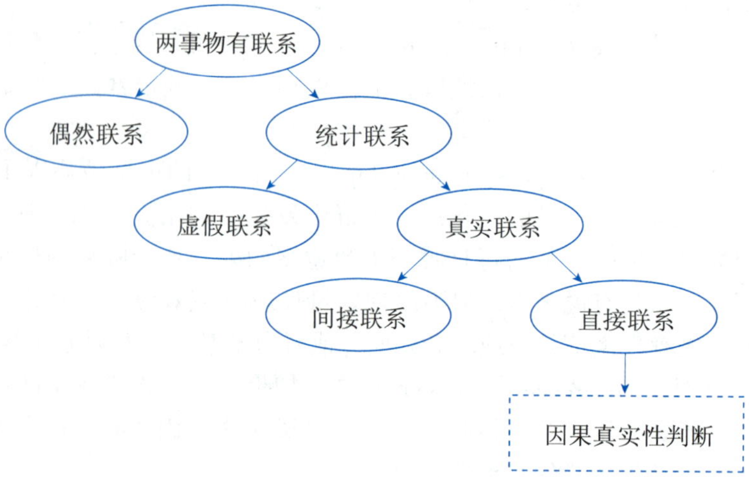

图3－3 两事物是否有因果关联的推断步骤

（段广才）

第四章 描述性研究

从流行病学病因研究程序上讲，描述性研究是流行病学研究的基础和起点，通过描述性研究可以发现某特定人群中存在的主要疾病或健康问题及可能的危险因素，了解特定人群中疾病、危险因素及其他公共卫生问题的分布规律，提出初步的病因假说，在此基础上进一步开展分析性研究及实验性研究来验证病因假说，或针对描述性研究中发现的特定人群中存在的公共卫生问题开展干预性研究。

第一节 概 述

一、概念

描述性研究（descriptive study）又称描述流行病学（descriptive epidemiology），是指利用已有的或专门调查的数据资料，按不同地区、时间和人群特征进行分组，描述人群中有关疾病或健康状况的分布情况及有关特征或危险因素的暴露情况，提出病因假说。在探索病因过程中，描述性研究是最基础的工作。例如，当对某疾病的情况了解不多的时候，往往从描述性研究着手，取得该疾病的地区、人群和时间分布特征，从而获得研究假设的启发，进而逐步建立研究假设，为分析性研究提供线索。描述性研究主要包括病例报告、病例系列报告、生态学研究和现况研究。

二、特点

1. 对研究对象不施加干预措施　即在不改变研究对象的疾病状态、危险因素暴露状态及其周围环境（自然及社会环境）的条件下，观察疾病、健康状况的自然分布规律及其影响因素。

2. 不设立特别的对照　在研究设计时不需要设立特别的对照人群。描述性研究通常是对符合要求的研究对象进行普查（census）或抽样调查（sampling survey），在分析数据时，根据研究对象的疾病及暴露特征，自然产生出疾病与非疾病、暴露与非暴露的对照，并进行互相比较。

3. 研究期限较短　描述性研究是分析人群中疾病或健康状况分布情况的瞬间或一段时间的特征，研究时间较短，通常为一个时点，也可以是一天、一周或几周。

4. 一般只能得出疾病的患病率　通过描述性研究一般不能获得疾病的发病率。因为研究的时间较短，在人群中观察到的是疾病的现症患者，是具有某种暴露特征的研究对象，很少观察到新发生的早期病例及新发生的暴露者，对慢性非传染性疾病尤其如此，所以不易得出发病率。

5. 一般不能推断因果联系　因为在研究时暴露与疾病的发生是共存的，不能区分出因果关联的时间顺序。从循证医学的角度来看，提供的证据强度较低，不能得出因果联系，只能提供病因线索。但对于性别、种族、血型、基因型等这类不会因为是否患病而发生改变的因素与疾病的关系，现况研究可以提供相对真实的暴露（特征）与疾病的时间先后顺序的联系，可以进行因果推论。

6. 容易实施，较短时间内即可获得疾病、危险因素分布的结果。

以上是描述性研究方法共有的特点，但不同的描述性研究方法具有各自的特点，包括设计的要点、优点和局限性等。

三、应用

1. 描述疾病的患病率在不同地区和不同人群特征上的分布规律，不同间隔时间连续的描述性研究也可以提供疾病的时间趋势数据。

2. 描述疾病危险因素的人群、时间和地区分布规律。

3. 提供病因线索，形成初步的病因假设。

4. 发现某疾病早期及不同病期的患者，达到早期治疗的目的；同时，通过描述性研究可以在人群中发现某种疾病不同时期的患者及不同的感染谱，从而可以用于研究疾病的自然史。

5. 提供流行病学研究中的基线数据（baseline data），作为纵向研究（longitudinal study）的基础，很多著名的队列研究都是在定期重复进行的描述性研究基础上建立的，但研究结果提供的证据要显著优于描述性研究。

6. 对同一人群进行干预措施实施前后的描述性研究，可以评价该措施的效果。

第二节　病例报告和病例系列报告

一、概念

病例报告（case report）通常是对某种新发现的或者特殊/罕见的疾病及其特征进行的描述流行病学研究。研究内容包括患者的人口学特征（性别、年龄、种族、教育水平、职业、婚姻状况、经济收入、宗教等）、临床症状、体征、实验室检查结果、临床诊断（如果能够做出）、治疗方案及治疗结果。一个完整的病例报告还需要包括患者的流行病学资料，例如发病前的生活方式特征及可疑危险因素的暴露史等。如果是传染性疾病，还要注意调查和报告发病前后可能接触到的人、动物及环境。

病例系列报告（case series report）是在病例报告基础上进行的，它是对一系列（几例、几十例或几百例等）前后发生或同时发生的临床特征或诊断相似的个案病例进行描述的流行病学研究。研究内容与前述病例报告完全相同，但这里需要强调的是病例系列报告要特别注重每个个案病例的人口学特征，尤其是危险因素暴露及临床特征的相似性，关注病例发生的时间顺序及相互之间的联系，这样就更有利于形成病因假设，因此，病例系列报告提供的证据通常优于病例报告。

因为医院是发现潜在新发疾病及特殊/罕见疾病的重要场所，所以病例报告及病例系列报告通常由临床医生实施，但只有那些经过系统流行病学培训、具有敏感视野的人，才可以捕捉到日常诊疗活动中的异样病例，及时向当地疾病预防控制中心报告，完成病例报告或病例系列报告，并及时采取预防疾病进一步传播的措施。上述两种研究方法既适用于传染性疾病也适用于慢性非传染性疾病的描述流行病学研究。

二、用途

1. 认识新的疾病　当一种新的疾病发生时，需要通过病例报告及病例系列报告的方式详细描述患者的临床、人口统计学、生活方式特征、行为危险因素暴露、工作及居住环境特点，引起人们对这种疾病特征的认识，并探讨可能的病因，便于进行诊断及预防。在以上研究内容的基础上，临床医生还可以探讨治疗措施并评价其效果，拓展病例报告和病例系列报告的研究内容。

2. 初步建立诊断标准　基于病例报告及病例系列报告提供的患者临床症状、体征、实验室及其他临床检查结果，结合患者的人口学特征、流行病学资料（生活方式特征、危险因素暴露史、发病时间和地点等），归纳出患者共性的临床与流行病学特征，可以初步建立诊断标准，用于对以后发生的同类疾病的识别与诊断。

3. 提供病因线索　从个案病例的特征，可以初步推测具有某些特征可能会与发病相关，从病例系列报告可以获得多个同类型病人的特征，分析这些病人的特征，能够提供更多关于暴露与疾病关系的信息，在此基础上，可以形成某些特征可能是该疾病病因的初步假设。但是，因为这样的病因假设是基于个案病例或若干例有限的病例系列得出来的，加之后述的该类研究方法的局限性，所以其提供的证据强度很低，仅仅是一个初步的病因线索，还需要应用其他流行病学方法进行深入研究，并经过因果关系的论证，才可以验证该病因假设。

4. 识别疾病的早期暴发与流行　疾病暴发（outbreak）与流行（epidemic）的早期表现通常是发生一例或几例病例，然后在易感的接触者中再发生更多具有相同特征的病例。如果早期没有识别及控制疫情，该疾病就会在人群中继续蔓延，并导致暴发与流行。因此，临床医生要具有敏锐的流行病学思维及视野，当遇到不寻常的疾病或疾病症状及体征时，就要十分警觉，考虑到这可能是某种传染性疾病早期暴发与流行的迹象，要及时上报当地疾病预防控制中心，并采取相应的预防控制措施。

三、局限性

虽然病例报告和病例系列报告在形成病因假设方面非常有用，但是由于其局限性的存在，后续的分析性研究有可能推翻其形成的因果关系的推断。

（一）病例报告和病例系列报告缺乏疾病频率计算所必需的分母

分母是指从中产生某疾病患者的人口数。例如，一份病例系列报告描述了15例年轻女性乳腺癌的发生情况，其中9名女性报告一周至少摄入一次含有雌激素化学制品双酚A（estrogenic chemical bisphenol A，BPA）包装的食品，欲计算暴露于BPA中女性乳腺癌的发病比例或发病率时，需要知道暴露于BPA的总人数或人年总数，即：

$$\text{暴露于 BPA 中乳腺癌的发病比例} = \frac{\text{暴露于 BPA 中乳腺癌发病人数}}{\text{暴露于 BPA 中的女性人数}}$$

$$\text{暴露于 BPA 中乳腺癌的发病率} = \frac{\text{暴露于 BPA 于中乳腺癌发病人数}}{\text{暴露于 BPA 中风险人年总数}}$$

该发病率需要与以往报告的发病率进行比较，或与所选对照组的率进行比较。但是获得必要的分母并不容易，在这个例子中，需要额外的数据来确定发生乳腺癌新发病例暴露于BPA的总人数。仅有病例系列的数据并不能计算乳腺癌的发病率，因为这些数据中不包含暴露于BPA的女性人数。

（二）病例报告和病例系列报告缺乏对照组

在前述的实例中，15例乳腺癌病例中60%（9/15）暴露于BPA，该暴露率看起来很高，但是在不患乳腺癌的女性中暴露率如何呢？这个比较说明BPA可能是乳腺癌原因这一假设的关键，但在病例报告和病例系列报告中缺乏这样的对照组。

（三）报告的病例缺乏良好的代表性

病例报告和病例系列报告描述的病例通常是高度选择的研究对象，这些对象不能很好地代表普通人群中的情况。例如，15例乳腺癌病例可能来源于同一个严重空气污染或其他潜在致癌物质浓度过高的社区医院。在这种情况下，需要合理估计同一社区中不暴露于BPA女性乳腺癌发病率来推论BPA与乳腺癌的关系，这样可以避免过高估计两者间的联系。同时，这些高度选择的病例被早期报告的可能性很大，需要累积更多的病例包括不典型的、各临床期别（尤其中晚期）的病例，才可以看到疾病自然史的全貌。

（四）病例报告和病例系列报告具有抽样变异性

因为人类疾病进展过程中可能存在很大的自然变异，虽然15例乳腺癌女性中有9例暴露于BPA是一个非常有意义的发现，然而，在下一个15例乳腺癌病例系列报告中由于偶然性的原因可能发生非常不同的改变。要精确估计疾病的发病率，消除偶然性即样本变异的影响，就需要增加病例的数量。

第三节　生态学研究

一、概念

生态学研究（ecological study）又称相关性研究（correlational study），是比较群体而不是个体的一种研究方法。该研究方法是在群体水平上描述不同人群中某些因素或特征的暴露情况及疾病的频率，分析某些因素或特征与疾病的关系。采用这种研究方法的原因是在比较的各个组别中缺乏个体至少两个或所有暴露变量及疾病变量的数据，但可从这些个体的集合体的单位即群体中获得这些数据。

二、研究设计类型

在生态学研究设计中，分析的单位是群体而不是个体。生态学研究设计通常考虑两个方面：即测量暴露变量的方法和分组的方法。关于第一个方面，如果在研究中没有包括特别的暴露变量或感兴趣的暴露变量（其原因是我们不知道所要研究疾病的病因或危险因素），试图通过生态学研究来得到病因假设，这样的研究设计称为探索性研究（exploratory study）；如果包括了暴露变量，则称之为分析性研究（analytic study）。关于第二个方面（分组的方法），可将生态学研究分为多组比较设计（multi-group design）（即按照不同地区分组比较）、时间趋势设计（time-trend design）（即比较不同时间疾病发病率的趋势）和混合型设计（mixed design）（即将地区和时间结合起来进行分析）。下面将详细介绍按照前述测量暴露变量方法和分组方法结合起来的研究设计类型。

（一）多组比较设计

1. 探索性研究　在多组比较的探索性研究中，可以比较同一时期同一疾病在不同地区的率，目的是探索疾病地区分布模式，为建立环境病因或某特定病因假设提供帮助。本类型研究的特点是没有在研究中包括某种疾病的病因或危险因素（探索性），同时进行多组比较。如美国国立肿瘤研究中心以县为单位绘制出了口腔癌在1950～1969年间的年龄调整死亡率地图，从中发现其分布存在着显著的地区差异。男性的死亡率在东北部的城市地区最高，女性的死亡率在东南部最高。从这样的分布推测吸烟可能是口腔癌的一个危险因素，因为南方妇女吸烟的现象很常见。以后的病例对照研究也支持该病因假设。在探索性的生态学研究中，也可以应用移民流行病学的研究方法，比较移民及其子女的发病率与原居住地居民和移居地居民的发病率，从而分析遗传因素或环境因素与疾病的关系。

2. 分析性研究　在多组比较的分析性研究中，可以分析多个组别间危险因素的平均暴露水平与疾病的发病率或患病率间的生态学联系。这是最常见的生态学研究设计，分析的单位通常是地理或行政区域。本类型研究的特点是包括了某种疾病的病因或危险因素，同时进行多组比较。例如通过比较不同地区啤酒销售量与直肠癌发病率之间的关系，来评价啤酒饮用量与直肠癌发病的关系（图4－1），从中发现随着啤酒饮用量的增加，年龄调整直肠癌的发病率呈增加趋势，推测大量饮用啤酒可能是直肠癌的一个危险因素。

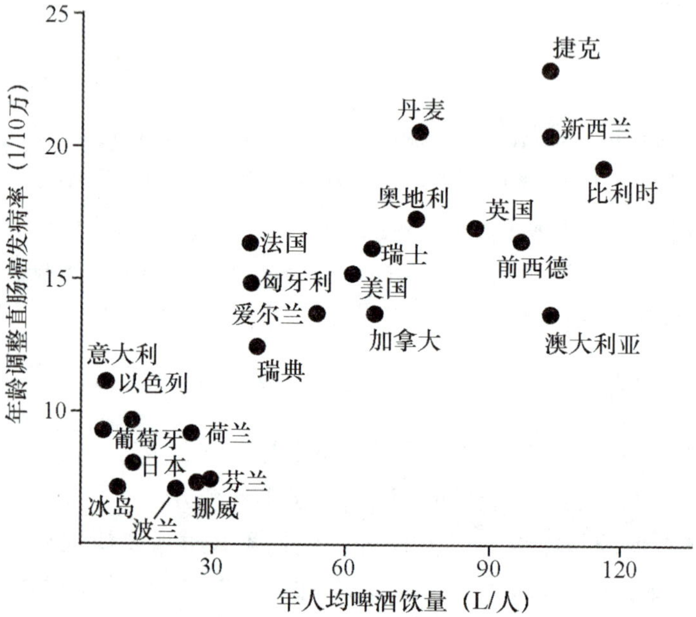

图4－1　啤酒饮用量与直肠癌发病率的关系（Kelsty J L 等，1986）

（二）时间趋势设计

1. 探索性研究　探索性时间趋势研究是在一个人群中比较疾病的率随时间变化的趋势，除此之外，还可用作预测疾病的发生率趋势。本类型研究的特点是没有包括某种疾病的病因或危险因素（探索性），在一个人群（或地区）中进行不同时间某种疾病发生频率的比较。例如比较某一地区心血管疾病的患病率或发病率的时间变化趋势，根据其上升或下降的时间趋势，推测其背后的可疑原因（例如烟草、酒精的销售量）。

2. 分析性研究　分析性时间趋势研究是在同一个地区的人群中，分析暴露因素的平均水平与疾病的患病率及其变化间的生态学联系。本类型研究的特点是包括了某种疾病的病因或危险因素，在一个人群（或地区）中进行不同时间某种疾病危险因素的暴露率与该疾病发生频率的比较。图4－2为1900～1998年美国人均烟草消费量及1930～1998年的性别肺癌死亡率。烟草的消费量从1900～1960年呈显著上升趋势，1960～1998年则呈现下降趋势，相应的1930～1990年男性肺癌的死亡率呈直线上升趋势，而从1990年开始表现为下降趋势；女性的肺癌死亡率的上升趋势也在1990年后趋缓。通过上述分析性时间趋势研究，可以推测吸烟是肺癌的可疑病因。因为烟草暴露与肺癌发生间存在较长的潜隐期，烟草消费下降30年后才观察到人群肺癌死亡率的下降。

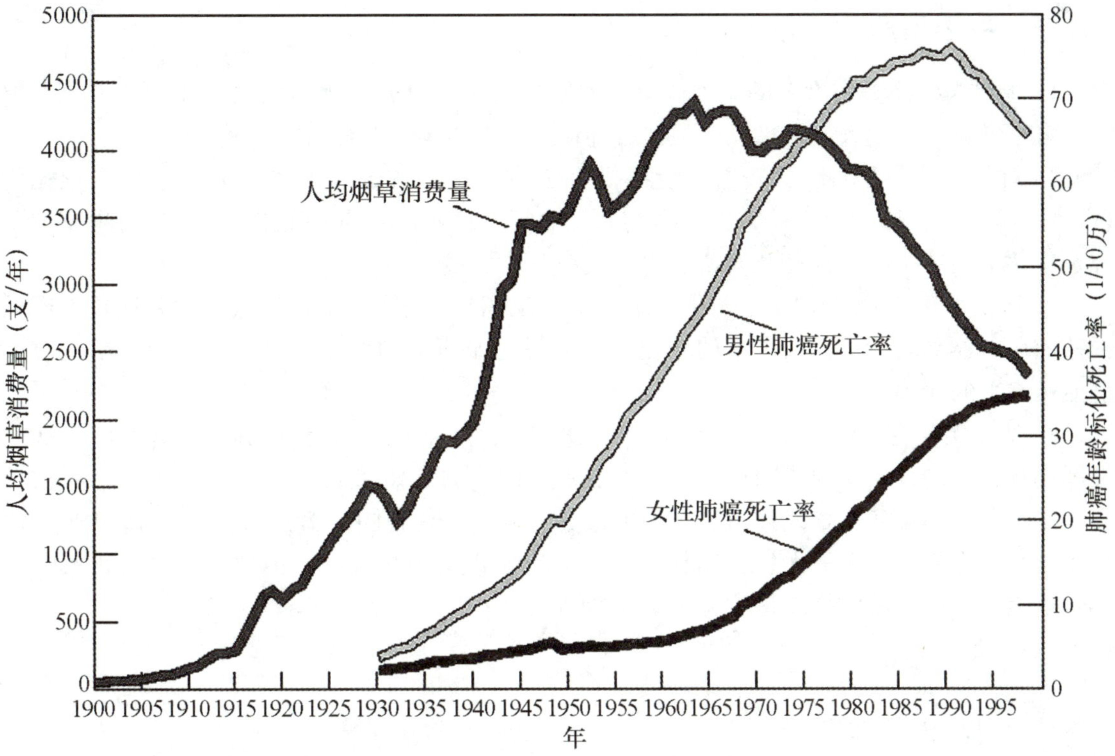

图 4-2 美国 1900～1998 年人均烟草消费量与 1930～1998 年肺癌死亡率变化趋势的关系
（American Cancer Society，2000）

（三）混合型设计

1. 探索性研究　探索性混合型研究设计是将探索性多组比较和探索性时间趋势设计的基本特点结合起来的一种设计。其特点是没有包括危险因素（探索性），在多个地区（多组比较）和不同时间（时间趋势）研究某种疾病的发生频率，用以探讨该疾病的可疑病因。例如，比较多个地区心血管疾病的患病率或发病率的时间变化趋势，根据不同地区的上升或下降的时间趋势，推测其背后的可疑原因（如烟草、酒精的销售量等）。

2. 分析性研究　在分析性混合型研究设计中，分析多个比较组之间危险因素的平均暴露水平变化和疾病的患病率及其变化间的生态学关联。这样的分析更深入地说明了暴露与疾病的联系，因为同时分析了同一组内这种变化的时间趋势及不同组间的差异。其特点是包括了危险因素（探索性），在多个地区（多组比较）和不同时间（时间趋势）分析某种疾病的危险因素与该疾病的发生频率间的关系。例如，有研究者比较了英国的 83 个城镇 1948～1964 年间不同水质硬度、性别和年龄与心血管疾病死亡率的关系，结果发现在不同性别及所有年龄组中，心血管疾病的死亡率与水质硬度呈负相关关系，即在水质硬度高的城镇心血管疾病死亡率的增加小于水质硬度低的城镇，这种关系在男性人群中尤为明显。

三、主要用途

1. 提出与疾病分布有关的病因假设　如通过生态学研究发现大肠癌在发达国家比发展中国家更常见，促使人们考虑饮食习惯或环境污染是否与大肠癌发病有关。

2. 对一些已存在的疾病病因假设提供肯定或否定的佐证　如已知大气总悬浮颗粒物（total suspended particle，TSP）的暴露与心脑血管疾病死亡率的增加相关，可通过生态学研究定量评价某地TSP浓度变化与心脑血管疾病死亡率的关系。

3. 评价干预实验或现场实验的效果　如在某人群中推广低钠盐摄入，然后比较推广低钠盐前后人群平均钠盐摄入水平的变化与人群平均血压值的变化趋势，以评价低钠盐对人群血压水平的干预效果。

4. 估计疾病变化的趋势　在疾病监测工作中，可应用生态趋势研究来估计监测疾病的发展趋势，为制订疾病预防与控制策略和措施提供依据。如在1959～1966年期间，英格兰和威尔士发现哮喘病死亡人数与支气管扩张剂的销售量具有同步增长的关系，于1968年停止支气管扩张剂在药店的无处方销售后，哮喘病死亡率明显下降。因此，制订禁止支气管扩张剂无处方销售的依据就是生态学研究的结果。

四、设计与实施

（一）提出研究假设

在前期的基础、临床研究或病例报告及病例系列报告基础上，提出研究假设；也可以基于疾病预防控制工作的实际需要，提出研究假设。

（二）确定研究设计类型

需要根据获得数据的可能性及数据的质量，决定采用何种研究设计类型。能够同时获得人群疾病频率（或暴露总体水平）和危险因素数据，就要优先考虑分析性设计，如果历年的这些数据可以获得，则进行生态趋势研究。否则，就只能考虑探索性研究或生态比较研究。

（三）确定研究人群范围

根据具体情况，选择适宜的人群范围作为观察单位，可以选择不同的乡（镇）、县（市）、省（区）、甚至国家作为观察单位，也可以是不同自然和社会特征的区域之间的比较。确定研究人群时，必需考虑到能否收集到有关研究人群疾病的发病率、死亡率及有关暴露的资料。

（四）资料收集

生态学研究常以群体为单位进行数据收集。①疾病或健康状况数据：如收集不同研究人群的总体发病、患病、伤残和死亡数据，如果可能，可以收集性别、年龄分类的发病或死亡数据。②相应人群中研究因素的暴露数据：暴露数据的收集取决于研究假设和获得数据的可能性。可以得到的群体暴露数据可能非常有限，经济水平、食品、烟草、酒类的消费量数据通常是易于得到的数据；气象条件、自然景观特征、地理信息系统数据、环境质量数据也可以获得。在时间趋势设计的研究中，还需要长时间、系统地收集上述资料或查阅历史数据获得。

（五）数据分析

1. 多组比较设计数据的分析 对于探索性研究数据，需要比较不同地区疾病频率指标的差异，并绘制疾病频率分布的统计地图。对于分析性研究数据，可以按照暴露水平的不同进行分组，然后比较其相应的疾病频率的均值，还可以将暴露水平的数值和其相应的疾病频率进行相关和回归分析。

2. 时间趋势设计数据的分析 在探索性研究中，可以绘制疾病频率随时间变化的线图，并应用正确的统计学方法检验其时间趋势。对于分析性研究数据，首先分别绘制危险因素暴露水平和疾病频率随时间变化的线图，并检验危险因素暴露和疾病频率的时间趋势；然后进行不同时间危险因素暴露水平和其相应疾病频率间的相关和回归分析。由于所分析的各人群人数可能有很大不同，因而各人群所提供的信息也就不同，因此，在作相关和回归分析时，常需进行人口标化（加权分析）。

3. 混合型研究设计数据的分析 如果是混合型的设计，则将多组比较设计和时间趋势设计的分析方法结合起来进行综合的数据分析。

五、优点及局限性

（一）优点

1. 生态学研究常可利用已有的常规资料进行研究，因而节省时间和经费，很快得出结果。应用前瞻性研究测量一种生物学指标与某种疾病的关系需要较长时间，先应用生态学方法进行初步研究可缩小研究风险。如研究血清胆固醇水平与冠心病的关系，应用巢式病例对照研究或队列研究需随访 10 年，应用生态学研究方法可快速得出初步结果，从而降低前瞻性研究的风险。

2. 生态学研究对病因未明疾病的病因学研究可提供病因线索，以供进一步的深入研究，这是生态学研究最显著的特点。

3. 在环境领域或其他研究领域中，当个体水平的累积暴露量不易测量时，生态学研究是唯一可供选择的研究方法。如在研究市区空气污染与肺癌的关系时，很难准确估计每个个体吸入污染空气的量，此时可以应用生态学多组比较的方法来进行研究。

4. 当一个人群中个体暴露变异范围不够大，则在一个人群中（甚至在一个国家的人群范围内）某些暴露因素与疾病的关系难以检出，而在生态学水平研究多个暴露水平的不同人群，就有可能发现这种暴露因素与疾病的关系。如西方国家不仅高脂肪膳食习惯相似，而且摄入量普遍较高。如果只在西方国家的人群中研究个体脂肪摄入量与冠心病的关系，将很难发现两者之间的关联。如果选择东方国家低脂肪饮食的民族作对比研究，就有可能发现有意义的结果。

5. 生态学研究更适于对人群干预措施做出评价。在某些情况下，如不是直接控制危险因素，而是通过综合方式（如健康教育与健康促进）降低人群对危险因素的暴露水平，对此干预措施的评价只需要在人群水平上进行，则生态学研究更为合适。如通过生态学研究发现人体内叶酸缺乏会导致胎儿患神经管畸形，在妊娠人群进行补充叶酸，胎儿神经管畸形发生率明显下降。

（二）局限性

1. 群体水平上变量间的联系不一定代表和反映个体水平上存在的联系，应用群体研究结果推论到个体水平可能会发生错误，这种偏倚称为生态学谬误（ecological fallacy）或生态学偏倚（ecological bias）。一组或多组群体水平上的因果联系，在该群体的个体水平上可能不存在；群体水平下变量间存在的联系在个体水平上不一定能够重现；一组人群水平上存在的联系在另一组人群中可能消失，甚至出现相反的结果。因此，公共卫生政策的制定与实施，都要基于特定人群水平（个人、城市、地区等）的证据，即相应人群水平上真实的因果关系证据。

2. 缺乏暴露与疾病联合分布的资料，不能在特定的个体中将暴露与疾病联系起来，即不能直接测量发病率。

3. 缺乏控制可疑混杂因素的能力，不能收集协变量资料，无法消除潜在的混杂偏倚对结果的影响，因为生态学研究是利用群体的暴露资料和疾病资料评价二者之间关系的。

4. 生态学数据反映群体平均的暴露水平，而不是个体的真实暴露情况。因此，当生态学研究得出暴露因素与疾病存在正或负的线性相关关系时，实际上可能掩盖了一个更复杂的暴露与疾病之间的关系。当暴露因素与疾病之间存在非线性关系时，生态学研究很难得出正确结论。

5. 生态学研究分析的单位是群体而不是个体，并不能回答有关个体风险的问题，不能假定群体水平下结局的原因与个体水平下的原因一致。不能确定暴露先于疾病的发生，因此，生态学研究不能说明暴露和结局的因果联系。

第四节　现况研究

一、概念

现况研究又称横断面研究（cross-sectional study），是在特定的时间内研究特定范围内的人群中疾病或健康状况的分布，并描述有关因素与疾病或健康关系的一种流行病学研究方法。由于现况研究只能得到疾病在特定时点与范围内该群体的患病率，所以又称为患病率研究（prevalence study）。通过现况研究能够了解人群中某种疾病、异常、生命事件（vital events）如出生、死亡发生的情况。现况研究是描述人群中一个特定时间上疾病及其影响因素的一幅快照（snapshot）或静物照片（still photograph）。

二、目的与用途

1. 描述疾病或健康状况在不同人群、不同地区和不同时间特征的分布情况，从而发现高危人群，为该疾病防治措施的制订提供依据。

2. 提供某些因素与疾病或健康状况之间的联系，以便建立初步的病因假设。

3. 为评价防治措施及其效果提供有价值的信息。通过现况研究，对某病采取干预措施前后的患病情况进行比较，从而评价该措施的有效性。

4. 为疾病监测或其他流行病学研究提供资料，以补充常规资料（疾病报告、死亡报告等）的不足。

现况研究能揭示人群中疾病或健康的当前状态，是流行病学研究的基础和出发点，也是公共卫生决策的依据之一，在流行病学中占据重要地位。现况研究可用作描述疾病及其相关因素在不同人群分布的差异。一般来讲，现况研究较少用作研究疾病的病因，它只能说明观察到的某种差异的存在，而不能说明差异为什么存在，也得不出因果联系。现况研究不能确定疾病的确切病因，只能产生关于病因的假设，指导进一步的研究。现况研究的数据对公共卫生规划的制订及评价具有重要意义。例如，知道某种疾病的分布情况，对规划医院数量及是否需要设立专科医院，医院的床位数，大型医疗仪器的配置以及储备药品的数量等具有重要的指导意义。

三、分类

通常根据是否对所定义的目标人群（target population）中的研究对象进行全部调查或部分调查，将现况研究分为普查（census）和抽样调查（sampling survey）。在实际工作中需要根据研究目的、研究课题的特点、经费、人力、物力及实施的难易程度决定采用普查还是抽样调查。

（一）普查

1. 概念　普查是指为了解某疾病的患病率或健康状况，在一定时间内对一定范围人群中的每一位成员所做的调查或检查。这里强调的是“一定范围人群中的每一位成员”，他们可以是某个地区或某个单位的几个年龄组或从事某种职业的人群中的每一个人。一定时间意味着时间较短，可以是某一时点，也可以是几天或1～2周。时间太长，人群中疾病或健康状况会有所变动，影响普查的结果。

2. 普查的目的　普查的目的主要包括：①早期发现病人并进一步早期诊断和治疗，如妇女的宫颈癌普查；②全面了解疾病及其危险因素的分布情况，如高血压的普查和针对疫区开展的普查等；③发现人群中的疾病和健康问题，从而了解该人群的健康水平，如居民膳食与营养状况调查；④了解某人群中某种疾病或危险因素的分布状况及人群的健康水平，建立某些生理参考值，如青少年身高、体重的测量等。

3. 开展普查必须具备的条件

（1）有足够的人力、物力和设备用于发现病例和及时治疗。

（2）所普查疾病的患病率应该较高，这样才可以发现较多的病人，提高普查的效益。

（3）疾病的检查方法应简便易行、操作性强，实验的灵敏度和特异度较高，易于在现场实施。

4. 普查的优点和缺点

（1）优点

1）调查某一人群中的所有成员，在确定调查对象时比较简单，减小抽样误差。

2）可同时调查目标人群中多种疾病或健康状况的分布情况。

3）能发现目标人群中的全部病例，并给予及时治疗。

4）通过普查还可进行一次全面的与普查课题有关的健康教育和健康促进活动，宣传和普及医学科学知识，使公众对某种疾病及其防治措施有所了解，提高研究对象的健康素养。

（2）缺点

1）不适用于患病率很低和诊断方法复杂的疾病的调查。

2）由于普查涉及的人群范围相对较大，调查时人力、物力和时间消耗较多；调查期限短暂，可能存在漏诊和误诊，无应答的比例也可能较高，影响研究结果的代表性。

3）由于工作量大，很难进行深入细致的调查，因而不适合需要复杂调查方法和技术才可进行诊断的疾病研究。

4）由于参加普查的工作人员较多，掌握调查技术和调查方法的熟练程度不一，使调查和检查质量不易得到控制，增加研究质量控制的难度。

5）只能得到患病率或阳性率，不能得到发病率。

（二）抽样调查

1. 概念　抽样调查是指仅调查所研究目标人群中一部分有代表性的个体即样本，根据调查结果估计该人群某病的患病率、某些特征或某些变量的分布情况，即通过对样本中研究对象的调查研究来推论其所在总体的情况。在实际调查工作中，若不是为了早期发现和早期治疗病人，而只是要描述疾病的分布规律，常常不需要开展普查，采用抽样调查的方法就可以解决问题。

从目标人群中抽取一个有代表性的样本，必须遵循随机化原则和样本大小适当的原则。随机化原则是指整个研究人群中的每一个单位（可以是个人，也可以是个人的集合体如学校、连队、班级或居民委员会等）被选入样本的概率相等。样本大小适当的原则是指样本应达到一定数量。样本含量过小或过大都有其弊端：样本量过大，虽然会降低抽样误差，但同时也会增加实际工作的困难，导致人力、物力和时间上的浪费；此外，过多观察对象的引入，可能会增加工作的难度，从而影响调查数据的质量。样本含量过小，抽样误差则会较大，所得研究指标不稳定，用以推断总体的精密度较差；此外，样本含量越小，检验功效亦越低，会使应有的差别不能显示出来，出现“假阴性”结果。如果样本抽取过程中遵循随机化的原则，样本含量大小适当，调查数据可靠，由此所获得的调查结果或推论出的结论就能够在相当程度上代表整个研究人群。

2. 抽样方法　目前常用的随机抽样方法有单纯随机抽样、系统抽样、分层抽样、整群抽样、多阶段抽样等。

（1）单纯随机抽样（simple random sampling）：也称简单随机抽样，是最简单、最基本的抽样方法。它的重要原则是总体中每个研究对象被抽到的概率相等（均为 n/N）。具体方法是先将调查总体的全部观察单位编号，从而形成抽样框（sampling frame），再用随机数字表或者通过计算器产生随机数字等方法在抽样框中随机抽取部分观察单位组成样本。

如某班有学生100名，欲随机抽取15人参加英语口语考试。可采用随机数字表法进行抽样，先将100个学生编号为0～99，然后利用随机数字表，从任意一个随机数字开始，依次读取15个随机数（有相同数据时跳过），编号为这15个随机数字者被抽中即为样本。

单纯随机抽样简单直观，均数（或率）及其标准误计算简便，是最基本的抽样方法，也是其他抽样方法的基础。缺点是总体较大时，难以对总体中每个个体一一编号，且样本分散，不易组织实施。在流行病学研究中，由于总体往往很大，编号及随机抽样相对比较麻烦，因此较少单独使用。

（2）系统抽样（systematic sampling）：又称机械抽样，是按照某种顺序给总体中的个体编号，然后随机抽取一个编号为第一个调查对象，其他的调查对象按照某种确定的规则抽取。最常用的系统抽样是等距抽样，即将总体内的所有单位排序编号，根据样本含量的大小，机械地每隔若干号码抽取相应个体组成样本。抽取的样本编号依次为：

$$i,\ i+k,\ i+2k,\ i+3k,\ ...,\ i+(n-1)k$$

其中，k 为抽样间距，n 为样本含量，i 为随机抽取的作为起点的样本编号。

如某总体中有 250000 个单位，拟抽取 1000 个观察单位进行调查。可采用系统抽样的方法进行抽样，首先确定抽样间距 $k=250000/1000=250$，然后采用单纯随机抽样法从 1 ~ 250 号中随机抽出 1 个号作为起点，若随机抽取的编号 $i=25$，以后每隔 250 号再抽一个，则抽取的个体编号依次为：25，275，525，775，1025…

系统抽样的抽样误差大小随总体性质、抽样间隔的大小而异。一般情况下，系统抽样的误差较单纯随机抽样的误差小。

系统抽样方便可行，特别是当样本量比较大时，系统抽样比单纯随机抽样节省时间，也容易得到一个有代表性的样本。其优点主要有三点：首先，不必事先准确知道总体内的单位数，可根据估计数而确定抽样间隔；其次，在某些场合（如按户或门牌号调查），易于在现场进行；再者，由于样本是从总体的各部分单位中抽取的，分布比较均匀，代表性较好。但其缺点是当总体中的观察个体有周期性的递增或递减规律时，容易产生明显的偏倚，获取的样本对总体的代表性会不同程度地下降。

（3）分层抽样（stratified sampling）：抽样前按照某些特征（如年龄、性别、居住地、经济状况等）将研究人群分为若干组、类型或区（统计学上称为“层”），然后从每层内随机抽取一定数量的观察单位组成样本。分层抽样的方式又分为两种，一是等比例分配（proportional allocation），即从每层中按相同比例抽取样本，使各层的抽取比例与该层在总体中的比例相同，即 $n_i/n=N_i/N$（n_i 为从第 i 层中抽出的样本数，n 为总样本含量，N_i 为第 i 层的个体数，N 为总体中的个体数）。如某市欲按地区进行抽样，已知甲、乙两个地区的人口在全市人口构成中分别占 40% 和 60%，那么就应该在甲、乙两个地区应分别抽取样本总含量的 40% 和 60% 的人数组成样本。二是非等比例分配（nonproportional allocation），即根据特殊要求或针对各层特点，不同层抽取样本的比例不同，如可以在某一重要的层或较小的层抽取相对较大的样本，此时所获得的样本均数或样本率的方差最小。

分层抽样的优点首先在于能够保证每一层的个体都会被抽到，这样便于对各层进行独立分析；其次，该方法获得的样本对总体的代表性要好于其他抽样方法；另外，在大型调查中，按照行政或地理区域分层，易于组织、实施和进行质量控制；最后，抽样误差比简单随机抽样误差小。

（4）整群抽样（cluster sampling）：先将总体分成若干群体（通常按照行政区域划分），

形成一个抽样框；然后从中随机抽取几个群体组成样本，对抽中群体的全部个体进行调查。如为研究某地中学生近视眼的患病率，从该地4所中学（抽样框）中随机抽取2所中学，对所抽取的2所中学中全部学生进行调查，即为整群抽样。

“群”的大小有一定的相对性，可以是居民小组、村、乡甚至县等，也可以是人为划分的一个特定人群。划分群时，每群的单位数可以相等，也可以不等，但一般相差不要太大，比如较小的两个自然村可以合并为一个“群”以便抽到足够的样本含量。

整群抽样的优点是在实际工作中易为群众所接受，便于组织实施，容易控制调查质量，也可节省人力、物力，因而多用于大规模调查。缺点是当样本含量一定时，其抽样误差大于单纯随机抽样，因此统计分析效率较低。如欲得到相同的抽样误差，往往较其他抽样方法需更多的样本含量。

以上介绍了四种基本的抽样方法，当样本含量一定时，各种抽样方法抽样误差从大到小的顺序为：整群抽样 > 单纯随机抽样 > 系统抽样 > 分层抽样。各种抽样方法各有其优缺点（表4－1），研究者可根据具体的研究课题慎重决定采用哪一种抽样方法。

表4－1 四种基本抽样方法比较

	单纯随机抽样	系统抽样	整群抽样	分层抽样
优点	简单直观，是其他抽样的基础； 均数（或概率）及标准误计算简便	简便易行； 易得到按比例分配的样本； 样本在总体中的分布较均匀	便于组织； 节省经费； 容易控制调查质量	减少抽样误差； 便于对不同层采用不同抽样方法或者进行独立分析
缺点	例数较多时，编号麻烦； 当总体变异大时，代表性不如分层抽样； 样本分散，难以组织调查	观察单位按顺序有周期趋势或单调递增（减）时易产生偏差	样本例数一定时，抽样误差大于单纯随机抽样	分层变量选择不当、层内变异较大、层间变异小时，分层抽样就失去意义
适用范围	主要用于总体不太大的情形	主要用于按抽样顺序个体随机分布的情形	主要用于群间差异较小的情形	主要用于层间差异较大的对象

（5）多阶段抽样：上述四种基本的抽样方法各有优缺点，因此在大型现场调查过程中，常将几种方法结合起来使用。如 InterASIA Study（international collaborative study of cardiovascular disease in Asia）研究中采取了如下多阶段抽样方法。

第一阶段：抽样单位是省市。分别从南部和北部抽取五个在经济和地理位置上有代表性的城市，共抽得10个省市。需要说明的是，为了充分考虑地理和经济水平的代表性，该阶段未采用随机抽样，但以后的三个阶段则采用随机抽样方法。

第二阶段：抽样单位是县和城区。即从第一个阶段所选的省市中随机抽取一个县和一个城区，共抽得10个县和10个城区。

第三阶段：抽样单位是街道、镇或乡，从每个城区和县中随机抽取1个街道和1个镇

（或乡），共抽得 20 个街道和 20 个镇（或乡）。

第四阶段：抽样单位是个体。全体街道或镇的居民名单将作为样本来源（限年龄在 35～74 岁），每个现场抽得男性、女性居民各 400 人。

以上这种将整个抽样过程分成若干阶段进行的抽样方法称为多阶段抽样。

多阶段抽样的优点是节省人力和物力，可以充分利用各种抽样方法的优势，克服各自的不足。缺点是在抽样前要掌握各级调查单位的人口资料及其特点，有时是十分困难的；此外，数据的统计分析方法也比较复杂，如计算抽样误差时还要考虑复杂抽样设计（complex sampling design）的抽样权重，在估计抽样误差、计算率和均值时需要应用抽样权重进行校正，如果采用该抽样方法，请查阅相关的统计学书籍进行正确计算，这里不再进一步讨论。

3. 抽样调查的优点和缺点

（1）优点：抽样调查和普查相比具有省时、省力、省材料和省经费的特点。由于调查样本相对较小，因而较易集中人力、物力和器材设备，调查结果也易做到细致、准确。

（2）缺点：抽样调查不适于患病率较低的疾病调查，因为小样本不能提供所需的资料，但是如果样本量大到总体的 75% 时，则不如进行普查。抽样调查的设计、组织实施以及数据分析等方面比较复杂，重复和遗漏不易发现，也不适用于变异较大的人群。

四、设计与实施

现况研究在医疗卫生工作实践中得到了广泛的应用，是应用频率较高的一种流行病学研究方法。为了更好地开展该类研究，必须在研究开始之前进行周密的计划，保障研究的顺利实施并获得真实可靠的结果。下面将讨论设计与实施的有关问题。

（一）明确研究目的

根据实际工作情况或从文献中选择拟研究的问题，然后需要明确是要了解疾病的分布特征，或是了解危险因素的暴露情况，或是要了解疾病和危险因素两方面的信息，还需要明确本次研究是病因研究的一部分，或是为了早期发现病人，亦或是用于卫生资源的配置等。

（二）确定研究对象

根据研究目的，选择适宜的人群作为研究对象，可以选择某个（些）行政区的全部人群，也可以只选择其中具有不同人口学特征的亚人群。在确定研究人群时，必须考虑是否能收集到有关人群疾病或健康状况的频数或频率（发病率、死亡率等）及有关暴露的资料。

（三）确定研究方法

研究目的确定后，进一步决定是采用普查或是抽样调查。如果是普查，则需要确定普查的范围。如果采用抽样调查，则需要确定样本大小、抽样方法和具体的实施程序。

（四）估计样本含量

样本含量是在保证研究结论具有一定可靠性的前提下所需要的最小观察单位数。决定现况研究样本大小的因素来自多方面，但主要的影响因素包括如下几个方面：①预期的现患率（P）或标准差（S），P 越小，样本含量越大，S 越大，样本含量越大；②对调查结果精度的要求，即容许误差（d）越大，所需样本量就越小；③第一类错误的概率 α，即检验水准，α 越小所需样本含量越大，对于相同的检验水准，双侧检验比单侧检验所需的样本含量更大，α 通常取 0.05 或 0.01。

实际工作中研究变量一般分为数值变量和分类变量两大类，因此，其相应的样本量大小估计所应用的公式也不同。

1. 数值变量样本含量的估计　通过抽样调查了解目标人群某些指标（如血压、身高、总胆固醇等）的平均水平时，单纯随机抽样样本含量可以通过下式估算。

$$n=\left(\frac{Z_\alpha S}{d}\right)^2 \qquad \text{式（4-1）}$$

公式中 n 为样本含量，d 为容许误差，即样本均数与总体均数之差，由调查设计者根据实际情况规定。S 为样本标准差，Z_α 为检验水准 α 下的正态临界值，α 通常取 0.05，此时 $Z_\alpha=1.96\approx2$，则公式（4-1）可写为：

$$n=\frac{4S^2}{d^2} \qquad \text{式（4-2）}$$

例如，某厂有职工 6500 人，用简单随机抽样调查该厂职工的白细胞水平，希望允许误差不超过 100 个/mm^3，根据该厂以往的资料，职工白细胞总数的标准差为 950 个/mm^3，若取 $\alpha=0.05$，问应调查多少人？

$d=100$ 个/mm^3，　$S=950$ 个/mm^3，　$\alpha=0.05$，　$Z_\alpha=1.96$

$$n=\left(\frac{1.96\times950}{100}\right)^2=4\left(\frac{950}{100}\right)^2=361\text{ 人}$$

2. 分类变量样本含量的估计　对率（符合二项分布）做单纯随机抽样时，样本含量可以通过下式估算。

$$n=\frac{t^2PQ}{d^2} \qquad \text{式（4-3）}$$

公式中 n 为样本含量，P 为估计的总体患病率，$Q=1-P$；d 为允许误差；t 为假设检验时的统计量。

设 d 为 P 的一个分数，当容许误差 $d=0.1P$，$\alpha=0.05$ 时，$t=1.96\approx2$，则公式（4-3）可写为：

$$n=400\times Q/P \qquad \text{式（4-4）}$$

例如：某地区计划调查当地 HBsAg 阳性率，过去调查的结果为 10%，本次调查允许误差不超过 $0.1P$，$\alpha=0.05$，估计应调查多少人？

$$P=0.1,\ d=0.01,\ \alpha=0.05,\ t=1.96\approx2,\ Q=1-P=1-0.1=0.9$$

$$n=400\times0.9/0.1=3600\text{ 人}$$

以上样本量估算公式仅适用于二项分布的数据，即要求 $np>5$，$n(1-p)>5$，否则宜用 Poisson 分布的方法来估算样本含量。如肿瘤往往以万或 10 万人口为基数计算患病率，在自然环境较均匀的范围内，此类疾病的分布多呈 Poisson 分布，可用 Poisson 分布期望值可信限表估计所需样本量。

例如，某市估计大肠癌的现患率为 30/10 万，问应抽样调查多少人？若随机抽取 1 万作为调查对象，按照 30/10 万的现患率，调查结果期望得到的病例数为 3 例，查表 4－2 可知，当期望估计病例数（$1-2\alpha$）为 2 时，其 95% 可信限下限为 0.24 人，上限为 7.22 人，也就是说，若样本数为 1 万人时，调查结果可能一个病例也不出现，使调查结果失去了意义；若要使调查结果至少有 1 例大肠癌患者，由表 4－2 可知，95% 可信限下限为 1.09 时，期望病例数为 4 例，要达到调查结果中至少有 4 例大肠癌患者出现，则有 $4/X=30/10$ 万，故 $X=13\,334$ 人，即至少要调查 13 334 人。实际操作时，可在此基础上适当增加样本含量，以免估计的现患率与目标人群的现患率出现误差。

表 4－2　Poisson 分布期望值可信限简表（部分）

$1-2\alpha$	0.95		0.90	
	下限	上限	下限	上限
0	0.00	3.69	0.00	3.00
1	0.03	5.57	0.05	4.74
2	0.24	7.22	0.36	6.30
3	0.62	8.77	0.82	7.75
4	1.09	10.24	1.37	9.15
5	1.62	11.67	1.97	10.51
6	2.20	13.06	2.61	11.84
7	2.81	14.42	3.29	13.15
8	3.45	15.76	3.93	14.43
9	4.12	17.08	4.70	15.71
10	4.30	18.29	5.43	16.96

以上介绍的样本含量的计算方法只适用于单纯随机抽样，但在现场流行病学调查中，由于整群抽样易于组织实施而更常被采用。整群抽样的误差大，若采用单纯随机抽样的样本含量计算方法来估算整群抽样的样本含量时，其结果必然偏少，所以可以考虑在应用单纯随机抽样方法估算的样本含量基础上扩大 50%，即乘以 1.5 作为整群抽样的样本含量。

（五）选择研究变量

根据因果联系的关系，在流行病学研究中的变量可分为两大类，即暴露变量（也称为自变量）和结局变量（也称为因变量）。暴露变量是指影响疾病发生或健康状况分布的变量，是原因变量；结局变量是在暴露变量的作用下产生反应的变量，如疾病或健康状况。在选择研究变量时首先需要考虑选择哪些暴露变量和结局变量，主要根据研究目的和具体的研究选题来选择，与研究目的有关的项目要详尽，不可遗漏，不要包括无关的变量。同时要充分考虑到暴露变量和结局变量之间生物学及逻辑学的合理性，然后要对每个变量的定义和测量方法做出明确的规定，采用标准的问卷、规范的定义、国际或国内统一的诊断标准。

1. 暴露变量的选择　常见的暴露变量包括研究对象人口学特征、行为危险因素、营养/膳食因素、体力活动、精神/心理因素、家族/遗传因素、职业/环境特殊暴露因素、社会经济因素、生理、生化和分子生物学标志物等。

2. 结局变量的选择　不同的研究课题和研究目的其结局变量不同，结局变量又可分为直接结局变量和间接结局变量，前者包括疾病的发生、死亡；后者是指病因和疾病发生之间的那些中间变量，例如，如果直接结局变量是冠心病的发生，那么血脂的各项测量指标、血压水平就是间接结局变量。直接结局变量提供的证据级别高，但有时在现况研究中不易获得，这时也可以应用间接结局变量代替。

（六）设计调查问卷

调查问卷（questionnaire）没有固定的格式，内容的繁简、提问和回答的方式应服从于调查目的，并适应于整理和分析资料的要求。所以研究人员应依据本次调查的目的和研究的变量，结合自己的工作实践并吸取他人的经验，拟订调查问卷。

调查问卷一般包括三部分内容，第一部分为研究对象的人口学特征，包括姓名、性别、年龄、出生年月、出生地、文化程度、职业、民族、工作单位、现住址、联系电话等。姓名、现住址、联系电话等一般不直接用于分析，主要是为了保证分析项目填写完整、正确、便于核查，补填或更正而设置的。

第二部分是研究对象的暴露和结局变量的测量。本部分是调查问卷的核心内容，反映疾病及其影响因素的调查项目均在该部分体现。可以是行为危险因素的暴露情况，也可以是体格检查或人体测量的结果、临床检验、实验室检测、某疾病的家族史、患病情况及其诊断依据等。在设计该部分内容时，有下列几项原则可供参考：每个调查项目都要用通俗的文字准确无误地表达出来，不应使被调查者产生误解或出现不同的理解；应尽量选用那些能以客观指标来回答的问题询问调查对象，现况研究中通常对危险因素的调查不必过多，但是，如果是队列研究的一部分，本次研究结果作为其基线调查的数据，则需要包括应有的调查项目，不能遗漏。

第三部分是关于调查者的信息和质量控制的内容。可以列出“调查者”和“调查日期”，有助于查询和明确责任。还可以设计调查问卷的质量控制内容，如问卷开始的时间和结束时间，用于评估调查所花费的时间，如果个别调查员的问卷时间显著短于平均时间，则这些问卷的质量就十分可疑。

通常有两种方式设计调查问卷中的问题和答案，即开放式问题和封闭式问题。开放式问题即不事先规定问题的可能答案，由研究对象根据具体情况进行回答。对于数值变量问题可以采用开放式的方式。封闭式问题是事先规定了问题的可能答案供研究对象选择。为了便于分类编码及数据的计算机处理，可对调查问卷进行编码。

（七）研究的实施

1. 建立研究工作的组织机构，制订现场工作手册　大型的或多中心协作的流行病学研究需要建立管理课题的组织机构，通常设立有研究的指导委员会，下设各现场中心、数据中心等，负责解决课题设计、实施、数据分析和论文发表等事宜。同时需要制订现场工作手册，包括课题研究的背景、研究的组织机构、研究目的、研究设计、研究实施步骤、调查方法及对问卷中各项目的解释等，该手册指导现场工作的开展。

2. 现场的准备工作　在现场工作开始之前首先要对研究的参加者进行责任分工，并根据分工不同进行规范培训，之后还要进行考核。其次要准备好现场需要的仪器设备和各种物品。经过上述准备工作之后就要进行预调查，并开展充分的宣传和动员工作。

3. 现场的具体操作　在保障研究质量的前提下规划每天的工作量，将研究对象分为若干个小组，将不同的小组分在不同的时间进行调查和测量，具体的时间间隔由各个小组的实际人数以及现场操作的速度来决定。在现场需要设立不同的功能分区，首先需要一个控制整个现场工作的前台，然后根据具体的研究课题可以设立体格检查室、人体测量室、问卷室等，并按照工作程序对其进行编号。研究对象需要首先来到前台，在这里进行登记、再次被告知研究目的和意义、如何配合研究工作、签署知情同意书、领取各种测量表格和问卷。完成当天的调查工作后要对当天现场工作进行审查、总结，做好质量控制。

（八）数据的统计学分析

1. 研究对象人口学特征的描述　详细描述研究对象在性别、年龄、文化程度、职业、婚姻状况、社会经济地位等方面的分布情况，这样便于了解研究对象的基本特征并可以用于和其他研究进行比较。

2. 疾病分布特征的分析　按照研究对象不同的人群（性别、年龄、文化程度、职业、婚姻状况、社会经济地位等）、地区（城乡、南北、山区、平原或行政区划等）和时间特征（季节、月份或年份等）进行分组，计算和比较某疾病的患病率或某数值变量的均值和抽样误差，并应用正确的统计学方法检验不同组别的差异。如有必要，在比较时需要进行率的标准化。

3. 暴露因素与疾病关系的分析　按照暴露因素的有无或暴露水平分级，比较某疾病的患病率或某数值变量的均值。也可以应用分析性流行病学方法（如病例对照研究）中测量联系和联系强度的指标比值比（odds ratio，*OR*），计算暴露因素与疾病的 *OR* 值及其95%可信区间（confidence interval，*CI*），不仅计算单因素分析的 *OR* 值，也需要计算多因素调整的 *OR* 值。这里需要强调的是现况研究中病因的论证强度较低，提供的证据级别不高，仅能提供初步的病因线索。

五、偏倚及其控制

（一）常见的偏倚

偏倚（bias）是指从设计到实施、数据处理和统计分析的各个环节中产生的系统误差，使得研究结果与真实值之间出现倾向性的差异，从而不能正确地得到疾病的患病率或危险因素的暴露率或暴露水平。现况研究中常见的偏倚包括选择偏倚、信息偏倚和混杂偏倚。

1. 选择偏倚（selection bias）是指纳入到研究中的调查对象与没有纳入者的特征不同所造成的系统误差。该类偏倚主要来源于以下三个方面：①选择性偏倚：指在选择调查对象时，由于没有严格按照随机化原则抽样、主观选择调查对象或将随机抽样当作随意抽样，从而导致研究样本偏离总体的情况。如调查乙型肝炎病毒感染率，在肝炎专科医院收集样本，则得出的感染率一定高于一般人群实际的感染率。②无应答偏倚（non-response bias）：指调查过程中研究对象不合作或因各种原因不能或不愿意参加从而造成了漏查，以后亦未补查而导致的偏倚。如应答率过低（低于80%甚至85%），则有可能产生无应答偏倚，这时就较难应用调查结果来估计整个研究人群的情况。③幸存者偏倚（survivor bias）：指在现况研究时，常选择疾病的幸存者（现患病例）为研究对象，而现患病例和死亡病例可能会有不同的特征，从而导致研究不能概括所调查疾病的全貌，因此它带有一定的局限性和片面性。

2. 信息偏倚（information bias）是指在调查过程中，从研究对象获取信息时所产生的系统误差。信息偏倚可来自调查对象、调查者，也可来自测量仪器、设备、方法等。①调查对象所引起的偏倚：研究对象对既往病史、药物应用史、危险因素暴露史等，往往记不清楚或者完全忘记而引起的偏倚。有些患者可能对某些病史或暴露史记忆得特别清楚，而健康者可能不留意而记不起，这样的信息偏倚即所谓的回忆偏倚（recall bias）；有些人虽然记忆清晰，但由于顾虑或不愿意暴露隐私而故意不予回答，即所谓的报告偏倚（reporting bias），例如调查青少年的吸烟状况，中小学生往往不能如实报告。②调查者偏倚：调查者在收集、记录和解释来自调查对象的信息时所发生的偏倚。来自调查者的偏倚有两种情况，一种是调查者间的，即不同调查者对同一对象的调查结果不同；一种是调查者自身的，即同一调查者对同一对象的几次调查结果不同。③测量偏倚：仪器不准确、操作程序有误等均可引起系统误差，即测量偏倚。如应用的血压计未校准，则所有的测量结果均偏高或偏低。仪器、试剂不规范也会出现误差，例如测量儿童血压，袖带的宽度不合适，就会影响结果，如果都采用较宽的袖带或成人的袖带，血压读数会偏低。应用的调查手段不统一，也会出现偏倚。

3. 混杂偏倚（confounding bias）：根据现况研究的特点，一般来说最常发生的偏倚是选择偏倚，其次是信息偏倚，如果分析暴露因素与疾病的联系，那么就会存在混杂偏倚。有关混杂偏倚的详细内容，请参考本书第十章。

（二）偏倚的控制

偏倚可使调查结果偏离总体的真实值，因此在现况研究中要特别注意偏倚的控制，尽可能消除偏倚或将其降低到最小程度，从而能正确地、真实地描述疾病或事件的实际情况。现况研究中常见的偏倚控制方法如下。

1. 在抽取调查对象时，严格遵守随机化原则，保证样本的代表性。
2. 提高调查对象的依从性和受检率。
3. 正确选择测量仪器、设备和检测方法，包括调查问卷的编制等。
4. 培训调查员，统一调查标准和认识，开展互相监督和抽查工作。
5. 调查结束后，做好资料的复核、补查等工作。
6. 资料分析过程中，选择正确的统计分析方法，注意混杂因素的识别及影响因素的分析。

六、优点及局限性

（一）优点

1. 实施时间短，可以较快地获得研究结果，短时间内可以完成研究任务。

2. 和其他研究类型（如队列研究和实验研究等）比较，现况研究是一种相对廉价的研究方法。

3. 可以提供疾病与影响疾病的因素间的联系，建立初步的病因假设。

4. 为制订疾病的预防控制规划提供依据。

（二）局限性

1. 因为该研究调查某一时点或一段时间的情况，发现的病例是正处于患病状态的病例，很难发现调查期间新发的病例，通常只能得到患病率，不能得到发病率，除非在一个稳定的群体中，连续进行同样的现况调查。

2. 不适宜于调查患病率很低的疾病及其影响因素，因为这样所需要的样本量大，且预期发现的阳性事件少，研究的收益有限。

3. 研究时不能确定暴露与疾病的时间关系，因而得不出因果联系，只能提供初步的病因线索。

（胡东生）

第五章 筛 检

按照疾病的自然史，疾病可分为易感期、临床前期、临床期和结局（痊愈、死亡、残疾等）4个阶段（图5－1）。如果在疾病的临床前期出现可识别的异常特征，如肿瘤的早期标识物、血压升高、血脂升高等，则可使用一种或多种方法将疾病筛检出来，并对其做进一步的诊断和治疗，以延缓疾病的发展，改善其预后，筛检就是在这样的背景下产生的。

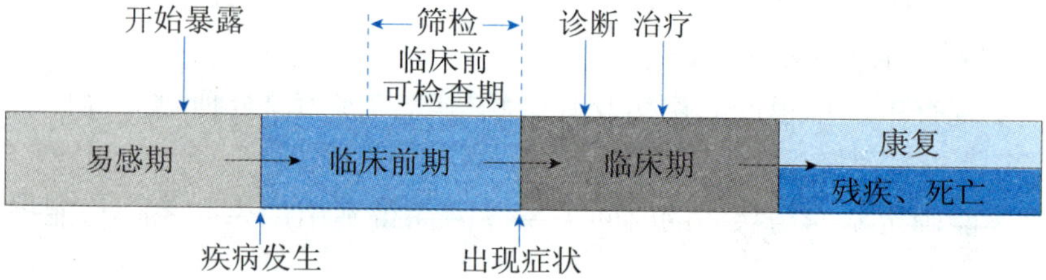

图5－1 疾病自然史与筛检示意图

筛检（screening）是流行病学调查中常用的方法，广泛地应用于临床医学、公共卫生、健康教育等领域。随着医学的发展以及人们对健康需求的提高，筛检的用途已由最初的早期诊断、早期治疗病人，拓展到及时发现某病的高危人群、开展流行病学监测、促进健康等相关工作。筛检是医疗卫生机构和研究人员主动地发现高危人群及处于临床前期的病人、并进行疾病的一级和二级预防的有效方法和重要手段。

第一节 概 述

一、概念

筛检是运用快速、简便的试验、检查或其他方法，在健康人群中将那些可能有病或缺陷、但表面健康的人，同那些可能无病的人鉴别开来。筛检试验不是诊断性的试验，仅是一种初步检查，对筛检阳性或可疑阳性者应当进一步确诊，以便采取必要的治疗措施，对筛检阴性者应定期重复筛检。筛检是一个连续的过程，其过程见图5－2。

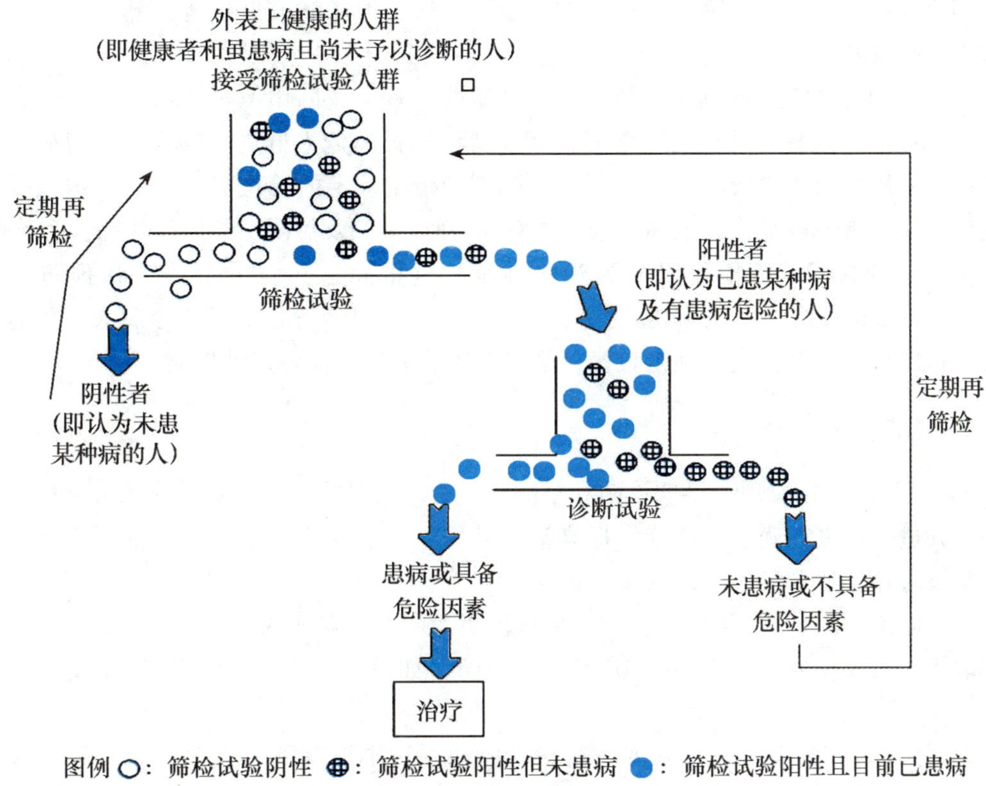

图 5－2　筛检过程示意图

（Mausner JS，1985）

筛检通常是应用简便易行的方法从人群中区分可能正常与可能异常的过程，所筛检疾病或状态应是该地区当前重大的公共卫生问题。筛检要求具备可供识别的检查或测量标志，且在发现病人及高危人群后，能进行及时有效的干预和治疗。如通过检查尿糖水平筛检糖尿病患者，阳性者再作进一步检查，达到早期诊断与治疗的目的。在健康人群中开展某种疾病或健康危险因素的筛检，可以确定疾病的高危人群，并通过采取相应的干预措施，减缓或阻止疾病的发生和发展，降低疾病的发生率和死亡率，对疾病的预防和控制及健康促进具有重要意义，如筛检高血压预防脑卒中、筛检高胆固醇血症预防冠心病等。

筛检试验的优点是方法简便易行，用较短的时间和较少的人力物力即可对较大的人群进行筛检，使受检对象免受某些临床检查所带来的创痛（如病理学检查取材等），减轻受检对象的经济和心理负担。其缺点是筛检试验的结果不像临床诊断试验那样准确，可能漏掉一部分确实患病但症状不明显的病人，也可能使非病人被误认为是可疑病人。

二、类型

按筛检项目的数量，筛检可以分为单项筛检（single screening）和多项筛检（multiple screening）。单项筛检是指用一种筛检试验进行筛检，如以儿童呼吸次数筛检可疑儿童肺炎；多项筛检是指同时使用多项筛检方法进行筛检，可以同时筛检一种或多种疾病，如同时进行胸透、血液检查、尿液检查等发现可疑肺结核、糖尿病或肝癌等，然后再进一步检查并做出明确诊断。

按照筛检对象的范围，筛检可以分为选择性筛检（selective screening）和整群筛检（mass screening）。选择性筛检是根据流行病学特征选择高危人群进行筛检，如对矿工进行矽肺筛检、采用直肠指检法筛检直肠癌；整群筛检指用一定的筛检方法，对一定范围内人群的全体对象开展普遍筛检，也称普查，如对35岁以上妇女做阴道细胞涂片筛检宫颈癌。

按照筛检的目的，筛检可以分为治疗性筛检（therapeutic screening）和预防性筛检（preventive screening）。治疗性筛检是为了早期发现、早期诊断和早期治疗病人；预防性筛检是为了查出高危人群，进行健康教育，采取必要的治疗，预防某种疾病。

三、目的

（一）疾病的早期发现、早期诊断和早期治疗　通过筛检可以发现某病的可疑患者和早期病例，并进一步进行确诊、治疗，提高治疗效果，延缓疾病的发展，降低死亡率，改善预后，延长寿命，达到疾病二级预防的目的。

（二）确定高危人群　简便易行的筛检试验可及时发现某病的高危个体，并从病因学的角度采取措施，预防疾病的发生，实现一级预防，如筛检肥胖儿童以预防成人期心血管疾病。

（三）了解疾病的自然史或开展流行病学监测　识别疾病的早期阶段，了解疾病从发生、发展到结局的整个过程，开展疾病的流行病学监测。

四、筛检试验与诊断试验的区别

诊断试验是应用一定的诊断方法把前来就诊的人区分为患某病的病人和非病人，并对确诊的人给予一定的治疗。表面上，筛检试验和诊断试验都是用一些试验、检查等手段确定受检者的健康状况，但实际上，二者存在许多不同点（表5-1）。

表5-1　筛检试验与诊断试验的区别

	筛检试验	诊断试验
对象	健康人或无症状的病人	病人或某些指标异常者
目的	把病人及可疑病人与无病者区分开	进一步把病人与可疑有病但实际无病的人区分开来
要求	快速、简便、安全，高灵敏度，尽可能发现所有的病人	复杂、准确性和特异度高，尽可能排除所有的非病人
费用	经济、廉价	花费较高
处理	阳性者需进一步确诊	阳性者需进一步观察和治疗

五、应用原则

在疾病预防控制中，并非任何疾病都适合筛检，因此制订大规模的筛检计划时，应该慎重考虑。1968 年 Wilse 和 Junger 提出实施筛检计划应该遵循的 10 条原则，受到医学界的普遍接受和认可，并广泛用于制订和评价各种筛检计划。其基本内容包括合适的筛检疾病、筛检试验和筛检计划。具体如下：

1. 所筛检疾病或状态应是该地区当前重大的公共卫生问题。
2. 所筛检疾病或状态经确诊后有可行的治疗方法。
3. 所筛检疾病或状态应有可识别的早期临床症状和体征。
4. 对所筛检疾病的自然史，从潜伏期到临床期的全部过程有比较清楚的了解。
5. 用于筛检的试验必须具备快速、经济、有效的特点。
6. 所用筛检技术应易于被群众接受。
7. 对筛检试验阳性者，保证能提供进一步的诊断和治疗。
8. 对病人的治疗标准应有统一规定。
9. 必须考虑整个筛检、诊断与治疗的成本与效益问题。
10. 筛检计划是一个连续过程，应定期进行，而不是查完一次即告终止。

总之，对某种疾病的筛检应尽量满足以上条件，具备的条件越多，说明越适于执行筛检计划。其中适当的筛检方法、适用的确诊方法和有效的治疗手段是最基本的三个条件，三者缺一不可。否则，不适当的筛检将会给社会、家庭及患者或高危人群造成一系列不良后果，导致卫生资源的巨大浪费，增加不必要的精神负担和社会压力。

第二节 筛检试验的评价

一、评价步骤

（一）确定“金标准”

所谓“金标准”是指当前临床医学界公认的诊断疾病的最可靠方法。其目的是正确区分有病和无病、正常和异常。应用“金标准”诊断的有病和无病或正常和异常，可以认为确实有病和确实无病。“金标准”通常具有精确、复杂、昂贵和创伤的特性，常用的“金标准”有病理学诊断（包括组织活检和尸体解剖）、外科手术所见、特殊的影像学诊断（如冠状动脉造影诊断冠心病）、微生物培养和生物学标志检测、已公认的综合临床诊断标准以及长期随访的结果等。

应该指出的是，任何疾病的“金标准”都是在特定历史条件下产生的，不会永远是诊断某种疾病最准确的方法，随着医学的发展，“金标准”会不断更新。确定“金标准”的目的是保证进入病例组和对照组的研究对象诊断的准确性，否则就会造成研究对象在病例组和对照组划分上的错误，从而影响对筛检试验的正确评价。

（二）选择研究对象

筛检试验评价中，研究对象的选择原则是要保证研究对象对筛检试验可能应用的目标人群有良好的代表性，即病例组应能代表患病人群，包括该病的各种临床类型，如疾病的轻、中、重型，病程的早、中、晚期，临床症状的典型和不典型，有无并发症，治疗过的和未治疗过的等，以使研究结果具有较好的代表性；对照组应选择用“金标准”证实没有目标疾病的其他病例，尤其是易与该病相混淆的疾病，以评价筛检试验鉴别诊断的价值。此外，在选择研究对象过程中，必须遵守随机化的原则，避免任意选择研究对象；在试验过程中应实行双盲法，即试验操作者和报告者皆不知道分组的情况，避免产生信息偏倚。

（三）估计样本含量

研究对象的代表性亦受样本含量的影响，在筛检试验评价时必须考虑样本量大小的问题。

1. 影响样本含量的因素　①待筛检试验的灵敏度和特异度 p 的大小，p 越接近于 50%，样本含量越大。病例组样本含量用灵敏度估计，对照组样本含量用特异度估计。②允许误差 δ 的大小，δ 越大，样本含量越小，δ 一般定在 0.05～0.10 之间。③显著性检验水平 α，α 值越小，样本含量越大，一般取 $\alpha=0.05$。

2. 样本含量的计算　可以采用患病率的抽样调查时样本含量估计的公式，即：

$$n=\frac{u_\alpha^{2}p(1-p)}{\delta^2} \qquad \text{式（5-1）}$$

式中，n 为所需的样本量；u_α 为正态分布中累积概率为 $\alpha/2$ 时的 u 值（$u_{0.05}=1.96$）；δ 为允许误差，一般定在 0.05～0.10 之间；p 分别代表灵敏度或特异度。

可以采用筛检试验灵敏度的估计值来计算病例组需要的样本量，用特异度的估计值来计算对照组的样本量。

举例：应用甲胎蛋白来筛检肝癌，估计灵敏度为 88%，估计其特异度为 54%，试问需要多少样本量才有统计学意义？

设 $\delta=0.08$

$$n_1=\frac{1.96^2\times0.88\times(1-0.88)}{0.88^2}=63.4\approx64\text{ 人}$$

$$n_2=\frac{1.96^2\times0.54\times(1-0.54)}{0.88^2}=149.1\approx150\text{ 人}$$

在上述条件下，评价甲胎蛋白筛检肝癌的研究病例组需要 64 人，对照组需要 150 人。

筛检试验评价的研究是在样本中进行的，在将结论推广到总体时要考虑选择样本量的影响，因此在资料的统计分析中，还应计算灵敏度和特异度的 95% 可信区间。计算公式为：

$$p\pm Z_{\alpha/2}\sqrt{\frac{p(1-p)}{n}} \qquad \text{式（5-2）}$$

式中，p 为灵敏度或特异度；$\alpha=0.05$ 时，$Z_{\alpha/2}=Z_{0.025}=1.96$；$n$ 为病例组或对照组的样本量，分别用于灵敏度或特异度可信区间的计算。

利用上述公式计算灵敏度和特异度可信区间时，必须具备的条件是 $np\geq5$ 和 $n(1-p)\geq5$。

（四）资料整理分析

1. 资料的整理 用“金标准”确定了合适的病例组和对照组后，再用待评价的筛检试验对病例组和对照组做相同的检查，两组人群被分成四组，即“金标准”确诊的患者，可能被筛检试验判为有病（a，真阳性）或无病（c，假阴性），而“金标准”确诊的非患者，也可能被筛检试验确认为有病（b，假阳性）或无病（d，真阴性），得出的检查结果可以整理成如下的四格表（表5－2）。

表5－2 筛检试验评价

筛检试验	金标准		合计
	患者	非患者	
阳性	a（真阳性）	b（假阳性）	a＋b
阴性	c（假阴性）	d（真阴性）	c＋d
合计	a＋c	b＋d	N

2. 资料的分析 分析和评价筛检试验的真实性、可靠性和收益，具体分析方法在筛检实验的评价中叙述。

（五）质量控制

1. 正确选择研究对象 为保证筛检试验对象对目标人群的代表性，选择研究对象时，必须使用恰当的“金标准”，遵循随机化的原则，有足够的样本含量，病例组应能代表患病人群（包括该病的各种临床类型），对照组应包括易与该病相混淆的其他疾病的病人。

2. 盲法 研究者应在不了解研究对象被“金标准”测量的情况下进行筛检试验结果的判断，以减少人为的偏差，保证结果的真实性。如果不采用盲法，研究者可能对患有研究疾病的病人和非病人的试验结果做出不同的判断，对可疑的结果，病人可能被判为阳性或异常，而非病人则更多地被判为阴性或正常，这样就会过高估计筛检试验的效果。

3. 控制其他影响因素 ①筛检试验所用的仪器型号、试验条件、试验步骤、试剂质量等要统一、标准化。②筛检试验所涉及的方法需反复测试。③观察指标要客观、特异，判断结果的标准要明确具体。④参与调查的研究者应经过严格培训，将造成人为误差的可能性降到最低。

二、评价内容

理想的筛检试验应该是操作简便、快速、费用低廉、对人体无害且容易被人们所接受的方法。但目前理想的筛检试验较少，一项筛检是否适用于现场人群，应该从真实性、可靠性和收益三方面来评价。

（一）真实性

真实性（validity）又称效度或准确度（accuracy），指一种测量工具的实际测量值与真实值的符合程度。在筛检试验评价中，真实性是指筛检试验所获得的测量值与“金标准”的测量结果之间的符合程度。用于评价筛检试验真实性的指标有灵敏度、特异度、一致性、正确指数、似然比和 ROC 曲线。

1. 灵敏度（sensitivity）　又称真阳性率（true positive rate），即实际有病而按该筛检试验的标准被正确地判为有病的百分比。它反映筛检试验发现病人的能力。依据表 5-2，计算公式为：

$$灵敏度 = \frac{a}{a+c} \times 100\% \qquad 式（5-3）$$

与灵敏度相关的另一指标是假阴性率（false negative rate），又称漏诊率或第Ⅱ类错误。指实际有病，但根据筛检试验被定为无病的百分比。它反映的是筛检试验漏诊病人的情况。依据表 5-2，计算公式为：

$$假阴性率 = \frac{c}{a+c} \times 100\% \qquad 式（5-4）$$

$$假阴性率 = 1 - 灵敏度 \qquad 式（5-5）$$

灵敏度与假阴性率之间相互制约，即灵敏度越高，假阴性率越低，反之假阴性率越高，灵敏度越低。

2. 特异度（specificity）　又称真阴性率（true negative rate），即实际无病按该筛检试验的标准被正确地判为无病的百分比。它反映筛检试验确定非病人的能力。依据表 5-2，计算公式为：

$$特异度 = \frac{d}{b+d} \times 100\% \qquad 式（5-6）$$

与特异度相关的另一指标是假阳性率（false positive rate），又称误诊率或第Ⅰ类错误。即实际无病，但根据筛检被判为有病的百分比。依据表 5-2，计算公式为：

$$假阳性率 = \frac{b}{b+d} \times 100\% \qquad 式（5-7）$$

$$假阳性率 = 1 - 特异度 \qquad 式（5-8）$$

特异度与假阳性率之间相互制约，即特异度越高，假阳性率越低，反之，假阳性率越高，特异度越低。

3. 一致性　又称符合率，有粗一致性（crude agreement）和调整一致性（adjusted agreement），说明筛检试验阳性与阴性结果均正确的百分比。它表示筛检试验的真实性。依据表 5-2，计算公式为：

$$粗一致性 = \frac{a+d}{a+b+c+d} \times 100\% \qquad 式（5-9）$$

$$调整一致性 = \frac{1}{4}\left(\frac{a}{a+c} + \frac{a}{a+b} + \frac{d}{b+d} + \frac{d}{c+b}\right) \times 100\% \qquad 式（5-10）$$

4. 正确指数　又称约登指数（Youden's index），是灵敏度和特异度之和减去 1。表示筛检方法发现真正病人与非病人的能力。指数范围从 0～1，越接近于 1，筛检试验的真实性越好，反之越差。计算公式为：

$$约登指数 = （灵敏度 + 特异度） - 1 \qquad 式（5-11）$$

5. 似然比（likelihood ratio，LR） 即有病者中得出某一筛检试验结果的概率与无病者得出相应结果概率的比值。该指标是同时反映灵敏度和特异度的复合指标，可全面反映筛检试验的诊断价值，且非常稳定。由于检测结果分为阳性和阴性，似然比也相应地分为阳性似然比和阴性似然比。

阳性似然比（positive likelihood ratio）是筛检结果的真阳性率与假阳性率之比。说明筛检试验正确判断阳性的可能性是错误判断阳性可能性的倍数。比值越大，试验结果阳性时为真阳性的概率越大，筛检试验的真实性越好。依据表5－2，计算公式为：

$$阳性似然比=\frac{a/(a+c)}{b/(b+d)} \qquad 式（5－12）$$

阴性似然比（negative likelihood ratio）是筛检结果的假阴性率与真阴性率之比。表示错误判断阴性的可能性是正确判断阴性可能性的倍数。其比值越小，试验结果阴性时为真阴性的可能性越大，筛检试验的真实性越好。依据表5－2，计算公式为：

$$阴性似然比=\frac{c/(a+c)}{d/(b+d)} \qquad 式（5－13）$$

阳性似然比越大，筛检试验的诊断价值越高；阴性似然比越小，筛检试验的诊断价值也越高。因此，在选择筛检试验时应选择阳性似然比高且阴性似然比小的方法。

6. ROC曲线 即受试者工作特征曲线（receiver operating characteristic curve，ROC curve），它是以不同分界值下的灵敏度（真阳性率）为纵轴，以假阳性率（1－特异度）为横轴而构建的曲线，图5－3为采用血清PC－594和CA19－9试验筛检胰腺癌的ROC曲线，其中a为PC－594试验，b为CA19－9试验。

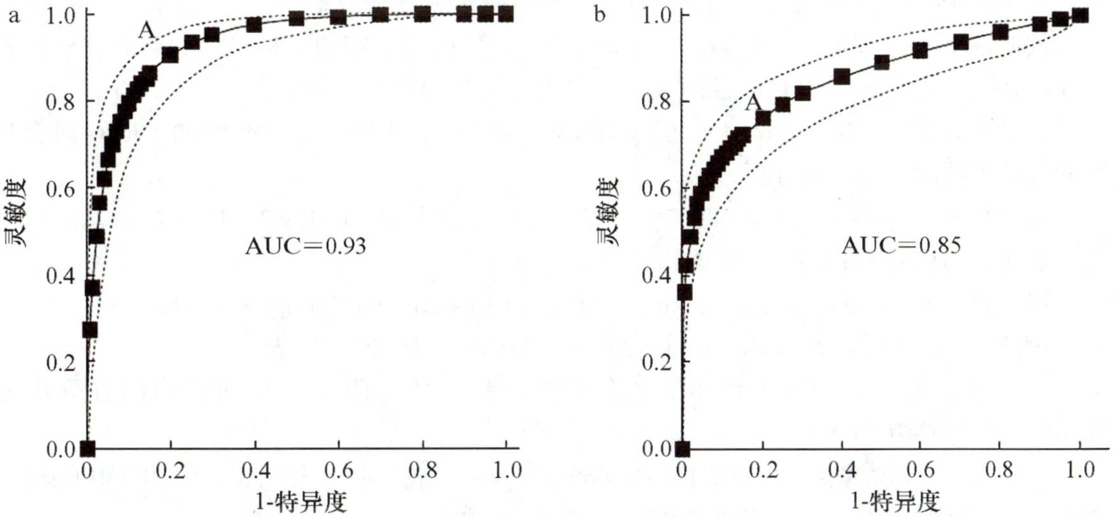

图5－3 胰腺癌血清PC－594和CA19－9试验的ROC曲线

注：a. PC－594；b. CA19－9；虚线表示95%可信区间

（Ritchie SA，2015）

ROC曲线不仅反映了一个试验的灵敏度和特异度，而且有助于确定最佳分界点。一般说来最佳分界点位于或接近于 ROC 曲线的“肩部”（图 5－3 中 A 点）。ROC 曲线可以全面地评价筛检试验的真实性，ROC 曲线下面积（the area under the receiver operating characteristic curve，ROC-AUC）越大，筛检试验的真实性越好，图 5－3 中，PC－594 试验的 AUC 为 0.93，CA19－9 试验的 AUC 为 0.85，采用 PC－594 试验筛检胰腺癌的真实性要优于 CA19－9 试验。

举例：美国密歇根大学病理系 Arul M Chinnaiyan 教授研究组一直致力于改进前列腺癌的尿液检测法，他们曾研究证实，在前列腺癌中两个独立的基因融合在一起，形成了新的融合基因，即 TMPRSS2：ERG 融合基因，将尿液中 TMPRSS2：ERG 融合基因检测结果与前列腺穿刺活检结果进行比较，结果如表 5－3 所示。

表 5－3　尿液中 TMPRSS2：ERG 融合基因筛检前列腺癌的结果

TMPRSS2：ERG	前列腺穿刺活检		合计
	阳性	阴性	
阳性	10	4	14
阴性	5	26	31
合计	15	30	45

依据表 5－3 资料计算下列指标：

灵敏度 = a/(a + c) = 10/(10 + 5) × 100% = 66.7%，经前列腺穿刺活检确诊的前列腺癌病人中 TMPRSS2：ERG 融合基因阳性的人数所占的比例为 66.7%。

假阴性率 = 1 － 灵敏度 = 1 － 66.7% = 33.3%，经前列腺穿刺活检确诊的前列腺癌病人中 TMPRSS2：ERG 融合基因阴性的人数所占的比例为 33.3%，即漏诊率为 33.3%。

特异度 = d/(b + d) = 26/(4 + 26) × 100% = 86.7%，正常人中 TMPRSS2：ERG 融合基因阴性的人数所占的比例为 86.7%。

假阳性率 = 1 － 特异度 = 1 － 86.7% = 13.3%，正常人中 TMPRSS2：ERG 融合基因阳性的人数所占的比例为 13.3%，即误诊率为 13.3%。

粗一致性 = (a + d)/(a + b + c + d) × 100% = (10 + 26)/45 × 100% = 80.0%

调整一致性 = 1/4(10/15 + 10/14 + 26/30 + 26/31) × 100% = 76.5%

粗一致性说明 TMPRSS2：ERG 融合基因试验阳性与阴性结果均正确的百分比为 80.0%，经调整为 76.5%。

正确指数 = (灵敏度 + 特异度) － 1 = (66.7% + 86.7%) － 1 = 53.4%，表明 TMPRSS2：ERG 融合基因试验发现真正前列腺癌病人和非病人的能力。

阳性似然比 = 灵敏度/假阳性率 = 66.7%/13.3% = 5.02，说明前列腺癌病人中出现 TMPRSS2：ERG 融合基因阳性结果的概率是非前列腺癌病人中出现这一结果的 5.02 倍。

阴性似然比 = 假阴性率/特异度 = 33.3%/86.7% = 0.38，说明前列腺癌病人中出现 TMPRSS2：ERG 融合基因阴性结果的概率是非前列腺癌病人中出现这一结果的 0.38 倍。

7. 灵敏度与特异度的关系 灵敏度和特异度是反映筛检试验真实性的两个重要指标，灵敏度越高，筛检试验的真实性越好，特异度越高，筛检试验的真实性也越好。但就一个筛检试验而言，其灵敏度和特异度存在制约关系，即提高灵敏度，特异度将会降低；反之，提高特异度，灵敏度也会下降。原因是多数筛检试验正常人和病人的测定结果有重叠（图5-4)，例如空腹血糖、血压等连续性指标。

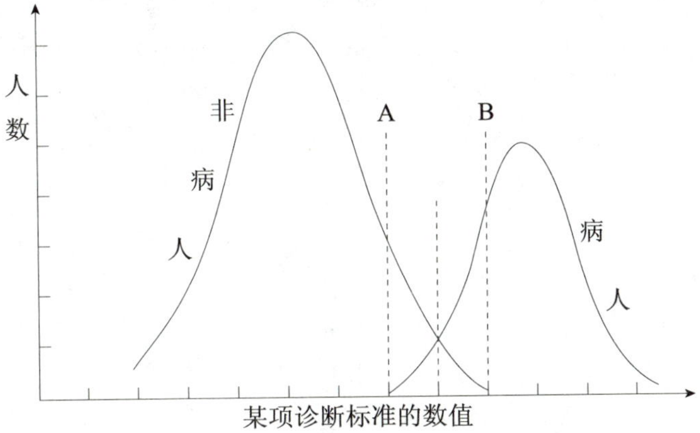

图5-4 病人与非病人不同数值的分布示意图

（王建华，2004）

正常、异常分界点的选择，将会影响筛检试验的灵敏度和特异度。如选择在A点，灵敏度可达100%，即可以发现所有的病人，但同时有很多的误诊，特异度降低；如果分界点选择在B点，特异度为100%，即正常人没有被误诊，但有较多的漏诊病例，灵敏度降低。因此，在选择筛检试验时应考虑其灵敏度和特异度。如果漏诊会造成严重后果时，应选择灵敏度高的筛检试验。例如，某些疾病虽然危险，但是一旦检出尚可治疗，如结核、梅毒、霍奇金病。当假阳性结果会在身体、精神或经济上对患者造成伤害时，应选择特异度高的试验，降低误诊率。

很显然，一项筛检试验的灵敏度和特异度都高是不可能的，在灵敏度和特异度之间存在着制约关系，特别是当检测数据是连续性数值范围时，这种特性表现得更为明显。表5-4以糖尿病为例，说明灵敏度和特异度的这种关系。如果提高灵敏度，必然以降低特异度为代价，反之亦然。所以只用一项检查是不能同时改善灵敏度和特异度的。

表5-4 诊断糖尿病时灵敏度与特异度之间的关系

饭后2小时的血糖（mg/100ml）	灵敏度（%）	特异度（%）
70	98.6	8.8
80	97.1	25.5
90	94.3	47.6

续表

饭后2小时的血糖（mg/100ml）	灵敏度（%）	特异度（%）
100	88.6	69.8
110	85.7	84.1
120	71.4	92.5
130	64.3	96.9
140	57.1	99.4
150	50.0	99.6
160	47.1	99.8
170	42.9	100.0
180	38.6	100.0
190	34.3	100.0
200	27.1	100.0

（二）可靠性

可靠性（reliability）又称信度、精确度或可重复性，是指在相同条件下用某测量工具，重复测量同一对象时获得相同结果的稳定程度。在筛检试验中，可靠性是指某一筛检方法在相同条件下，重复测量同一受试者时所获结果的一致性或重现性。实际工作中，可以根据两次测量结果计算相应指标，进行分析评价。

1. 影响筛检试验可靠性的因素

（1）研究对象的生物学变异：由于研究对象的很多生理、生化或免疫学指标受生理状态和精神状态的影响，使得对于同一调查对象在不同时间获得的测量指标有所波动，例如血压、脉搏等指标，在一天内的不同时间测量结果会有所波动，这种波动是由于生物节律的变化所致。

（2）观察者变异：同一观察者在不同时间或不同观察者在同一时间检查同一样本时所得结果的不一致程度，即为观察者变异。例如血压测量者的不一致性、X线片与化验结果判断的不一致性等。

（3）仪器、药品和试剂的变异：重复测量时，测量仪器不稳定，或试验方法本身不稳定，或不同厂家、同一厂家生产的不同批号的试剂盒的纯度、有效成分的含量、试剂的稳定性等均有不同，由此可能引起测量误差。

2. 评价指标

（1）标准差与变异系数：这两项指标常用于分析评价计量资料的可靠性，计算方法见有关统计书籍。

（2）符合率和卡帕（Kappa）值：符合率（agreement rate，consistency rate）又称一致

性，是同一研究对象两次诊断试验的结果均为阴性或均为阳性的人数占所有进行诊断试验的人数总和的百分比，可用于比较两个医师筛检诊断同一组病人或同一医师两次筛检诊断同一组病人的结果。依据表5－2，计算公式为：

$$符合率=\frac{a+d}{N}\times 100\% \qquad 式（5－14）$$

Kappa值与符合率不同，在分析评价两种检验方法或同一方法两次检测结果的一致性时，考虑了机遇因素对一致性的影响。现举例说明Kappa值的意义和推论过程。

采用甲苯胺红不加热血清试验（TRUST）和胶体金免疫层析试验（GICA）检测血清中的梅毒反应素和梅毒螺旋体抗体来快速检测梅毒，结果见表5－5。

表5－5 采用TRUST试验和GICA试验检测梅毒的结果

TRUST试验	GICA试验		合计
	阳性	阴性	
阳性	85（a）	266（b）	351（r_1）
阴性	6（c）	2511（d）	2517（r_2）
合计	91（c_1）	2777（c_2）	2868（N）

两种试验检测梅毒均阳性85例、均阴性2511例。

观察一致率（P_0）$=(a+d)/N=(85+2511)/2868=0.91$

机遇一致率（P_c）$=(r_1c_1/N+r_2c_2/N)/N=(351\times91/2868+2517\times2777/2868)/2868=0.85$

非机遇一致率$=1-0.85=0.15$

实际一致率$=P_0-P_c=0.91-0.15=0.76$

Kappa值$=(P_0-P_c)/(1-P_c)=$实际一致率/非机遇一致率$=0.76/0.15=5.07$

Kappa值的计算方法可用简化的公式计算。

Kappa值$=[N(a+d)-(r_1c_1+r_2c_2)]/[N^2-(r_1c_1+r_2c_2)]$

目前对判断Kappa值一致性强度的意义可参照Kanidis和Koch提出的标准（表5－6）。

表5－6 Kappa值判断标准

Kappa值	一致性强度
<0	弱
0～0.2	轻
0.21～0.40	尚好
0.41～0.60	中度
0.61～0.80	高度
0.81～1	最强

（三）收益

筛检试验的收益（yield）是指应用筛检试验能发现多少原来未被发现的病人。通常从预测值、筛检发现病人的数量以及病例预后改善情况等几方面评价筛检的收益。

1. 预测值

（1）概念：预测值（predictive value，PN）又称诊断价值，是评价筛检试验效益的指标，指受检者筛检试验阳性时患病的概率或阴性时不患病的概率，前者是阳性预测值（positive predictive value，PPV），后者是阴性预测值（negative predictive value，NPV）。

（2）计算方法：如果筛检试验评价所用的四格表中病人与非病人的比例与实际筛检人群中病人与非病人的比例相同时，可利用该四格表直接计算预测值。依据表5-2，计算公式为：

$$\text{阳性预测值} = a/(a+b) \times 100\% \qquad \text{式（5-15）}$$

$$\text{阴性预测值} = d/(c+d) \times 100\% \qquad \text{式（5-16）}$$

以表5-3中的数据为例：

$$\text{阳性预测值} = 10/(10+4) \times 100\% = 71.4\%$$

$$\text{阴性预测值} = 26/(5+26) \times 100\% = 83.9\%$$

说明以TMPRSS2：ERG融合基因试验筛检前列腺癌病人时，对前列腺癌患病率为33.3%的人群进行筛检，阳性者患前列腺癌的可能性为71.4%，阴性者不患前列腺癌的可能性为83.9%。

如果将要对其进行筛检的人群患病率与四格表中病人的比例不一致，则不能利用四格表直接计算预测值，而应当利用Bayes公式计算预测值，公式如下。

$$\text{阳性预测值} = \frac{\text{灵敏度} \times \text{患病率}}{\text{灵敏度} \times \text{患病率} + (1-\text{特异度})(1-\text{患病率})} \qquad \text{式（5-17）}$$

$$\text{阴性预测值} = \frac{\text{特异度} \times (1-\text{患病率})}{\text{特异度} \times (1-\text{患病率}) + (1-\text{灵敏度}) \times \text{患病率}} \qquad \text{式（5-18）}$$

（3）影响因素：由Bayes公式可以看出，预测值的大小受灵敏度、特异度和人群患病率的影响。在患病率一定时，一项筛检试验的灵敏度越高，其阴性预测值也越好（试验获得阴性结果时，更有把握排除所怀疑的疾病）；相反，筛检试验的特异度越高，其阳性预测值也越好（试验获得阳性结果时，诊断某病的把握度加大）。例如采用D-二聚体不同折点界值判断急性主动脉夹层时，其预测值与灵敏度和特异度的关系见表5-7。

表5-7　D-二聚体不同折点界值判断急性主动脉夹层的诊断参考（患病率一定）

D-二聚体折点界值（μg/L）	灵敏度（%）	特异度（%）	阳性预测值（%）	阴性预测值（%）
250	100.00	54.60	68.78	100.00
500	98.30	81.90	84.45	97.97
1000	89.70	93.80	93.54	90.11

续表

D－二聚体折点界值（μg/L）	灵敏度（%）	特异度（%）	阳性预测值（%）	阴性预测值（%）
2500	69.00	98.20	97.46	76.01
5000	50.00	99.60	99.21	66.58

由于预测值也受患病率的影响，当筛检试验的灵敏度和特异度一定时，阳性预测值随患病率的降低而降低，阴性预测值随患病率的降低而升高，见表5－8。

表5－8 预测值与患病率的关系（灵敏度和特异度均为95%）

患病率（%）	阳性预测值（%）	阴性预测值（%）
50	95	95.0
40	93	97.0
30	89	98.0
20	83	99.0
10	68	99.4
5	50	99.7

2. 筛检发现病人的数量　筛检发现并进一步确诊且有效治疗的患者越多，筛检的收益越大，对人群健康的促进作用也越大。发现病人的数量取决于所用筛检试验的灵敏度和目标人群某病患病率，灵敏度越高，患病率越高，发现病人的数量就越多。

3. 筛检发现的病例预后改善情况　通过筛检发现的病例比因出现症状后，主动就医而发现的病例预后改善情况越好，筛检的收益越大。

4. 提高筛检收益的方法　为了提高筛检的收益，尽可能多的从人群中发现无症状病人，可以采用以下方法。

（1）选择患病率高的人群开展筛检试验：有些疾病在特定年龄、性别、种族和职业暴露等特征人群中有较高的患病率，在这些高危人群中开展选择性筛检，往往可以获得较一般人群高的收益。这样既可以发现更多的病人，又可以提高阳性预测值，进一步增加筛检收益。

（2）选用高灵敏度的筛检试验：一项筛检计划必须能够筛检出相当数量的病例，如果筛检试验的灵敏度低，只能筛检出少量病人，不管其他因素如何，收益依然是低的。

（3）采用联合试验：在实际工作中，疾病的筛检方法一旦确定，该方法的灵敏度和特异度即确定，若想进一步增加筛检的收益，可采用多项筛检试验检查同一受试对象，以提高试验的灵敏度或特异度，这种方法称为联合试验。基本的联合试验方法有平行试验和系列试验两种。平行试验又称并联试验，应用该方法对人群进行筛检时，两个或两个以上筛检试验中有一个阳性，即判断为阳性；所有的筛检试验均阴性才判断为阴性。在患病率相同的情况下，并联试验提高了筛检试验的灵敏度，特异度有一定的降低，减少了漏诊，阴性结果预测值高于只做其中一项检查。系列试验又称串联试验，是指受试对象经过两个或两个以上的试验方法的检查，均阳性才判断为阳性结果，其中一项试验为阴性，即为阴性。串联试验提高了筛检试验的特异度，降低了灵敏度，减少了误诊，提高了阳性预测值。

联合试验的结果判断方式见表5－9。

表5－9　联合试验的方式

联合方式	试验1	试验2	判断结果
平行试验	+	+	+
	+	−	+
	−	+	+
	−	−	−
系列试验	+	+	+
	+	−	−
	−	不必做	−

举例应用血清1,3-β-D葡聚糖（G试验）和半乳甘露聚糖（GM试验）检测侵袭性肺曲霉病（invasive pulmonary aspergillosis，IPA），取得如下结果（表5－10）。

表5－10　G试验和GM试验单独与联合检测IPA的结果

试验结果		IPA	非IPA
G试验	GM试验		
+	+	36	5
+	−	6	8
−	+	4	5
−	−	4	50
合计		50	68

G试验：

$$灵敏度=\frac{36+6}{50}\times100\%=84.0\%$$

$$特异度=\frac{5+50}{68}\times100\%=80.9\%$$

GM试验：

$$灵敏度 = \frac{36+4}{50} \times 100\% = 80.0\%$$

$$特异度 = \frac{8+50}{68} \times 100\% = 85.3\%$$

平行试验：

$$灵敏度 = \frac{36+6+4}{50} \times 100\% = 92.0\%$$

$$特异度 = \frac{50}{68} \times 100\% = 73.5\%$$

系列试验：

$$灵敏度 = \frac{36}{50} \times 100\% = 72.0\%$$

$$特异度 = \frac{8+5+50}{68} \times 100\% = 92.6\%$$

第三节　筛检效果的评价

一、生物学效果评价

筛检发现的新病例通常处于疾病的早期，与未筛检的人群相比，早发现、早诊断、早治疗应有利于某病患者治愈率、生存率的提高，而该病患者的病死率和死亡率应下降。因此，可通过比较经筛检患者的病死率是否低于未经筛检的患者，来评价筛检的生物学效果。需要说明的是该指标使用时，要求有时间性，否则比较的意义不大。也可以通过比较筛检人群与未筛检人群之间死亡率的差异，来达到评价筛检生物学效果的目的。但它不是一项很好的评价指标，也受观察时间长短的影响，观察时间越长，筛检出的患者存活者越少，其年死亡率之差就会减少。此外，对于筛检发现的高危人群，可以通过与未筛检人群比较发病率，评价筛检的生物学效果。

二、社会经济效益评价

一项好的筛检计划应符合效率高和经济廉价的原则，效率高是指筛检试验灵敏度和特异度高，阳性预测值高，经济廉价是指筛检费用低，即要求尽可能多的发现和确诊病人，尽可能少的消耗卫生资源。筛检的经济效益的评价方法有以下 3 种。

（一）成本 - 效果分析

成本 - 效果分析（cost-effectiveness analysis）是指研究实施筛检计划投入的费用及其获得的生物学效果。通常可估计平均每个病例筛检成本（直接与间接），及在健康改善方面所取得的效果（临床指标的改善和生存期的延长等），并以此计算成本效果的比率（每延长一年生存期所消耗的成本）。

（二）成本－效益分析

成本－效益分析（cost-benefit analysis）是指研究实施筛检计划投入的费用及其获得的经济效益比值。投入费用和经济效益均以货币单位衡量。可用直接和间接投入的成本与直接和间接获得的效益进行比较。

（三）成本－效用分析

成本－效用分析（cost-utility analysis）是指研究实施筛检计划投入的成本与取得的生命质量改善之间的分析。生命质量包括生理、心理和社会幸福感等健康状况，及有关经济、家庭和工作等社会环境状况的满意程度，以评分法进行定量测量。

除筛检的经济效益外，必须考虑社会效益。社会效益是指筛检给社会、人群的精神和健康所带来的益处。有些疾病对社会环境和人群健康造成严重的危害，虽然筛检可能发现的病例数很少或极少，且筛检花费甚大，但为了达到控制和消除该病的目的，避免给社会和人群健康带来严重危害，也必须在一定地区进行这样的筛检。

三、常见偏倚及其控制

在评价筛检计划的流行病学及临床意义时，要注意某些偏倚可能对筛检的效果产生影响，如领先时间偏倚、病程长短偏倚、志愿者偏倚等。

（一）领先时间偏倚

领先时间偏倚（lead time bias），领先时间是指通过筛检试验，在慢性病自然史的早期阶段，如症状出现前，提前做出诊断，从而赢得提前治疗疾病的时间。筛检的意义在于在这段赢得的时间里对病人做出有效的处理。领先时间偏倚指筛检诊断时间和临床诊断时间之差被解释为因筛检延长的生存时间。这种表面上延长的生存时间，实际上是筛检导致诊断时间提前所致的偏倚。

（二）病程长短偏倚

病程长短偏倚（length bias），一些恶性程度低的癌症病人常有较长的临床前期，而恶性程度高的同类癌症病人的临床前期较短，因此前者被筛检到的机会较后者大，而前者的生存期又比后者长，从而产生一种筛检者要比未筛检者生存时间长的假象。

（三）病人自我选择偏倚

病人自我选择偏倚（volunteer bias）又称志愿者偏倚，同所有使用志愿者的研究一样，筛检参加者与不参加者之间，某些与生活有关的特征可能存在不同。如参加筛检者可能因文化水平、卫生保健知识水平较高，平时比较注重健康问题，对吸烟、饮酒等不良生活习惯较为注意，对身体出现的异常症状也较为警惕，有较好的医疗依从性，这些都会对今后的存活率产生影响，而引起偏倚。

（刘雅文）

第六章 病例对照研究

病例对照研究（case-control study）是分析流行病学的重要研究方法之一，主要用于探索疾病危险因素和检验病因假设。该研究方法最早始于1943年Guy提交的一份关于职业暴露与肺结核发生关系的报告，20世纪50年代以后得到广泛应用，其中Doll和Hill应用该方法研究吸烟与肺癌之间的关系，是病例对照研究的一个经典案例。近年来，在传统的病例对照研究基础上又出现很多衍生的研究类型（见第七章队列研究），弥补了传统病例对照研究方法的不足，使得该方法在实际工作中得到更广泛应用。

近年来，病例对照研究无论是在疾病危险因素的探索、健康状态影响因素的筛选，还是在宏观暴露因素的调查分析和微观生物标志物与疾病或健康状态关系的探讨，以及疾病预防、预后相关因素的研究等方面都有广泛的应用，且作用突出。

第一节 概 述

一、概念

病例对照研究是按照目标人群中是否患有所研究疾病的状态分为病例组和对照组，分别调查其既往暴露于某个（或某些）因素的情况及程度，并进行比较，从而判断疾病与暴露因素之间是否存在关联以及关联程度大小的一种观察性研究方法。由于病例组和对照组的结局（有病、无病）状态在研究开始时已经明确，故对危险因素的调查往往通过研究对象的回忆获得，在时间顺序上属于回顾性质，因此，又称为回顾性研究。

病例对照研究中有几个常常涉及的基本概念，如暴露、危险因素和保护因素等。

暴露（exposure）是指研究对象接触过某种因素或具有某种特征，这些因素或特征就被称为暴露因素或研究因素，在资料分析时，也被称为研究变量。所谓因素可以是外界的一些因子，如某种（些）病原体、某种（些）有害的化学物质、某种（些）食物等；也可以是遗传因素、内分泌因素和精神因素等机体内部的因素。所谓特征多指人口学特征，如性别、年龄、职业和民族等。暴露可能会使人群发病的风险增加，也可能使风险降低。

危险因素（risk factor）和保护因素（protective factor）是指影响人群发病风险的内外环境因素。其中，能使疾病发生率升高的因素称为危险因素，常被泛称为病因，如吸烟是肺癌的危险因素；那些能使疾病发生率下降的因素称为保护因素，如经常性的体育锻炼能降低人群冠心病的发病率，是冠心病的保护因素。

病例对照研究就是要从众多的暴露因素中寻找与疾病或健康事件相关的可能危险因素和保护因素。

二、基本原理

病例对照研究的基本原理是以现在确认患有某种疾病的人群作为病例组，以不患有该疾病的可比人群作为对照组，通过回顾性询问调查、实验室检查或复查病历档案等，搜集既往各种因素的暴露情况，包括有无暴露及暴露的程度，测量并比较病例组与对照组暴露比例之间的差别是否有统计学意义，如图6－1所示。

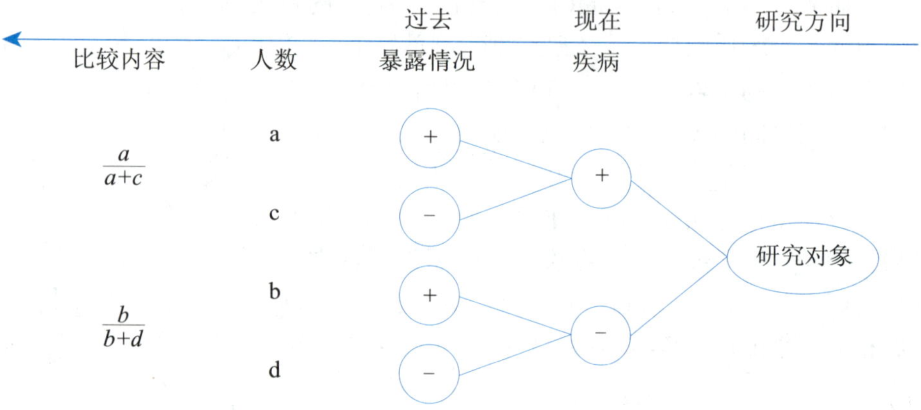

图6－1　病例对照研究基本原理示意图

如果病例组中某因素的暴露比例即 $a/(a+c)$ 显著大于对照组的比例 $b/(b+d)$，则说明该暴露因素可能是该疾病的危险因素；如果 $a/(a+c)$ 显著小于 $b/(b+d)$，则可以认为该暴露因素可能是一种保护性因素。

三、特点

病例对照研究除了具有分析性研究的共有特征外，还具有以下几方面的显著特点。

（一）暴露资料一般由回顾调查获得

病例对照研究在调查暴露情况的时候，一般是通过直接调查病人和对照，追溯过去，获得当时客观存在的暴露情况，进而分析暴露与疾病的关系。

（二）“由果到因”的研究方法

病例对照研究是根据研究对象中在研究开始时是否患有所研究疾病而分为病例组和对照组，即在研究开始时已有确定的结局（果），通过与既往暴露（因）之间的关联强度来探求可能的致病关系。故在时间顺序上，是一种“由果到因”的研究方法。也因此，病例对照研究并未观察到由暴露到疾病发生的全过程，其因果论证强度低于队列研究，不能确证暴露与疾病的因果关联。

（三）研究开始时设有对照

病例对照研究在设计上必须设立一组或多组与病例组可比的对照组，目的是能与病例组比较研究因素的暴露率。

（四）可以同时研究多个因素

病例对照研究的调查内容可以设置众多的项目（因素），所以这种研究方法最适合于筛选疾病的危险因素；而且整个研究所需的人力、物力、财力和时间较为节省，研究效率颇高。

四、用途

（一）探索疾病发生的影响因素

从众多与疾病发生相关的可疑因素中筛选可能的危险因素和保护因素是病例对照研究的一个重要用途，特别适合于某些病因不明疾病的病因探索，可以为后续的队列研究或实验性研究提供病因线索。例如，结直肠癌的发生与很多因素有关，是环境与宿主因素交互作用的结果。经多次病例对照研究发现，饮酒、肥胖、体力活动缺乏、肠息肉史等是结直肠癌的危险因素；而饮用深井水、食用绿色蔬菜等是结直肠癌的保护因素。

（二）检验病因假说

对于一些已经形成的疾病病因假说，则可应用病例对照研究方法来进行病因假说的检验。例如，Doll 和 Hill 基于肺癌发病率升高与吸烟有关这一病因假说，采用病例对照研究，以肺癌病人为病例组，非肺癌病人为对照组，发现病例组不吸烟比例较低，重度吸烟比例较高，烟草消耗量较大，经统计学分析，得到吸烟者发生肺癌的危险性比不吸烟者大，从而进一步检验了原有的病因假说。

（三）了解预防和治疗措施的作用

病例对照研究也被广泛应用于疾病预防措施的评价和临床治疗效果及副作用的初步研究方面。例如，通过对某个传染病的一组病人及其相应的一组正常人的回顾性调查，了解他们过去的预防接种史等情况，然后比较分析这两组的预防接种的暴露率而做出预防接种措施的效果评价。临床上对某病的各种治疗方案的总结、遴选和评价等也可应用病例对照研究的方法。例如将某病的所有经治病人，按临床治疗有无疗效分为“病例组”和“对照组”，然后让他们回顾或通过病案资料的复习以确定这两组病人所采用的各种治疗方法并作比较分析，从中了解有疗效的治疗方法或方案。病例对照研究可了解预防和治疗措施的作用，但预防和治疗措施效果的评价要应用流行病学实验研究进行。

（四）研究疾病预后的影响因素

通过应用病例对照研究方法，也可用来筛选和评价影响疾病预后的因素。例如将某癌症病人按其生存期长短分为“病例组”和“对照组”，再回顾调查这两组曾经接受的各种治疗方法以及其他诸如病期、病情的情况及年龄、社会经济水平等个体因素，并做对比分析，以找出影响该癌症预后的主要影响因素，指导临床实践。

五、类型

病例对照研究常采用匹配设计和不匹配设计两种方法。匹配是选择对照的一种方法，它使对照在一些特征或因素上与病例相同。这些用来匹配的特征则称为匹配因素或匹配条件。根据选择对照是否有这种限制可将病例对照研究分为以下两大类。

（一）非匹配病例对照研究

非匹配病例对照研究又称成组病例对照研究，是指在设计规定的病例和对照人群中，分别抽取一定数量的研究对象，除对照数量上要求等于或多于病例人数之外，无任何其他限制或规定。这种设计类型适合于探索性病例对照研究，实施比较方便，获得的信息也较多。

（二）匹配病例对照研究

匹配（matching）又称配比，即根据研究设计的要求，按照匹配条件来选择对照，目的是使匹配因素（常用的如性别、年龄等）在病例组和对照组间均衡，使得在进行两组比较分析时匹配因素的干扰得以排除。其优点是可增加分析时的统计学检验能力，但这种方法在选择对照时较为复杂，资料整理与统计分析也较麻烦。匹配方法可分为以下两种。

1. 频数匹配（frequency matching） 又称成组匹配（category matching），是指在选择对照时，对某些因素进行限制，要求对照中匹配因素的分布与病例中的分布在整体上相同。例如病例组中男性的比例是50%，则选择对照时，应使男性的比例等于或接近50%。频数匹配的特点是，匹配不是在单个个体的基础上进行，而是使某种或某些因素在两组间的分布相同或相近。

2. 个体匹配（individual matching） 根据匹配因素一致的原则，病例和对照以个体为单位进行匹配。其中1∶1匹配，即一个病例配一个对照时，称为配对（pair matching）。根据需要，也可按1∶2、1∶3……1∶R比例进行匹配。个体匹配的特点是，每一对子或匹配组在匹配因素（条件）上一致，排除了两组间因匹配因素不同而导致的结果差异。

第二节 设计与实施要点

在病例对照研究的设计与实施过程中，首先需要通过查阅文献资料，了解所要研究问题目前的知识水平以及对此问题已有的假说或见解，以避免不必要的重复研究，从而保证研究课题的先进性。然后，在此基础上提出所要研究的目的。明确研究目的，提出合理的研究假说，是任何科学研究的第一步。

一、研究因素

（一）研究因素的选择

研究因素即研究变量，是研究者感兴趣的与所研究疾病有关的暴露因素，包括所研究的病因因素、其他可疑的因素以及可能的混杂因素等。病例对照研究所要调查的研究因素并不是越多越好，应以满足研究目的的需要为前提，即需要分析的内容越详细越好，无关的内容或不准备分析的项目一个也不要列入，力求内容精简扼要。病例对照研究中，一般可以通过以下方法选择研究因素。

1. 描述性研究提供的线索 在各项横断面研究、生态学研究以及暴发流行调查中，会提供有关疾病的三间分布信息，根据这些研究所提供的描述资料，从中找出可能存在的疾病病因信息。

2. 现有的病例对照研究提出的线索　通过查阅文献资料，了解在不同地区、不同人群、不同环境背景下进行的有关研究，综合比较各个研究者对研究因素的探索与认识，从而为现在的研究注入灵感。

3. 临床观察等实践中提供的线索　历史上有许多研究是基于临床工作者的临床实践。例如，著名的己烯雌酚与阴道腺癌关系的病例对照研究就是由美国波士顿 Vincent 纪念医院的妇产科医师 Herbst 进行的。Herbst 作为临床医师，在医院诊疗期间发现了研究线索并进行了该项研究，结果表明母亲妊娠早期服用己烯雌酚是其女儿青春期发生阴道腺癌的危险因素，这一研究也成为了应用病例对照研究进行病因学研究的典范之一。

（二）研究因素的测量

1. 因素的规定　这里所指的研究因素即暴露因素，每个暴露因素都要有明确的定义，应尽可能采用国际或国内的统一标准，以方便不同研究之间的比较与交流。例如定义是否饮酒时，某研究者将饮酒定义为每日至少饮酒 1 次并持续 6 个月以上，而另一研究者则将饮酒定义为每周饮酒 1 次以上并持续 6 个月，则他们的研究结果很可能不一样。

2. 因素的测量方法　研究者需根据实际情况对暴露因素规定一个具体的、操作性强的测量方法。在问卷调查中每个研究对象的暴露剂量及等级等都应在调查表中明确记录，同时，对照须采用与病例相同的调查表及测量方法。研究中尽量对暴露进行定量测量，如果只能进行定性测量的，尽量转化为等级资料，以便后续的资料分析。病例对照研究中，暴露因素测量的方法有面对面访谈、信函、电话访问、现场调查以及环境和生物学标本检测等。

二、研究对象

（一）病例的选择

选择病例的原则是进入病例组的病例足以代表总体（即产生这组病人的目标人群）中该病的全部病例。

1. 病例的定义　组成病例组的病例必须有明确的定义。明确疾病的定义主要是为了防止疾病的错误分类。非病例由于误诊而进入病例组，可导致研究的病例组被稀释，降低研究的效力。对所研究疾病的病人中哪些人可以成为合适的病例，也应有明确的规定。例如，研究某城市结直肠癌的危险因素，则须将郊区农村及其他城市的结直肠癌病例排斥在研究病例组之外。

2. 病例的类型　通常有以下三种类型的病例可供选择。

（1）新发病例（incident case）：是指研究期间发生并诊断的病例。由于从发生到诊断而进入研究的时间甚短，具有下述优点：①是研究期间内的全部合格病例，不受生存因素的影响；②由疾病引起的变化，如体内代谢产物、生活方式等的改变，不易误认为研究的病因因素；③由于疾病刚刚发生，回忆暴露史比较容易，且信息可靠；④重要的混杂因素较易获得。但是，采用新发病例的缺点是需要较长时间才能获得以满足研究样本所需的足够多的病例数。

（2）现患病例（prevalent case）：是指研究人群中业已存在的某病的病人。在一个人群中，现患病例的多少受到影响疾病频率（发病率）因素和病程长短等生存因素的影响。因此，使用现患病人往往很难将影响发病率的因素和影响病程（存活）的因素区分开来。这是采用现患病人必须注意的最重要的问题。现患病例对暴露史回忆的可靠程度要比新发病例差，且有可能将疾病的后果误认为疾病的病因因素。然而，获取足够的现患病例所花时间较短，费用也较低。

通常情况下进行病例对照研究时，常常选择新近的观察病例作为病例组。譬如，当年的病例数已满足样本量的要求，就不选择去年发生的病例。这样，既满足了病例组样本量的需要，又尽量使用了“新发”（新近）的病例。

（3）死亡病例（death case）：是指研究中收集暴露史（调查时）之前已死亡的病例。一般在没有其他选择的情况下，或者作为一种快速的探讨性研究（相似于预试验），或者有关的暴露因素有很详细的历史资料（如病案记录等），才采用死亡病例作为研究对象。

3. 病例的来源主要有以下两种。

（1）医院：可以是一个医院的住院或门诊已明确诊断的病例，也可以是几个医院甚至某个区域内的全部医院中已诊断的病例。

（2）一般人群：可以从现况调查中获得，也可以从疾病发病或死亡登记报告资料中获得。

从医院中选择病例作为研究对象应慎重，因为可能有选择偏倚的介入。一般提倡在自然人群中选择病例构成病例组。

（二）对照的选择

在病例对照研究中，设立对照的目的是用来估计在产生病例的人群中暴露的分布情况，也即是说对照要能代表目标人群中主要的暴露因素、混杂因素等的分布特征。

1. 选择对照的原则　选择对照应符合以下原则：①代表性，即选择的对照应当在主要的暴露因素水平、混杂因素等的分布上与产生病例的人群一致；②可比性，即除研究因素（暴露因素）以外，其他有关因素（如年龄、性别等）在病例组与对照组间的分布应一致。若在资料分析阶段能对混杂因素进行控制，即使这些因素在比较组间存在差异，也不会影响研究的真实性；③暴露不能作为选择对照的依据，即选择对照时不能根据研究因素的有无来选择是否可以作为对照。

2. 对照的类型与来源　病例对照研究中的病例组是目标人群中的全部病例或其中一个代表性样本，而该目标人群中的非病例的一个随机样本则是很好的对照组，此即所谓的人群对照。这种研究方式即所谓的人群为基础的病例对照研究（population-based case-control study）。如果，这个目标人群不是一个自然人群，例如，当选择医院的住院病人作为病例组时，产生这组病例的人群，在地域范围等方面可能不一定是相同的自然人群。显然，在这种情况下，选择医院的其他病人就比较合适，即更能代表产生病例的人群。这种对照方式称为医院对照，这种研究方式则称为医院为基础的病例对照研究（hospital-based case-control study）。另外，针对各种来源的病例，还可以从其邻居、朋友、配偶及亲属中选择对照，但需要注意贯彻随机化的原则，且要有明确的具体的规定。有关病例和对照的选择可参考表6－1。

表6－1　病例对照研究中病例与对照的来源

病例	对照
社区人群或其样本中的病例	社区人群或其样本中的非该病病例及健康人
社区团体人群或其样本中的病例	社会团体人群或其样本中的非该病病例及健康人
疾病报告登记、社区医疗等机构病例	相同地区人群或其样本中的非该病病例及健康人
某个医院病例	与病例同一医院诊断的其他病人
几个医院的病例	与病例相同医院诊断的其他病人
上述任何方法选择的病例	病例的邻居、朋友、配偶、亲属等

实际工作中，由于从目标人群中抽取一个全人群的代表性样本常常非常困难，故往往是根据病例的一些特征（如居住地、年龄、性别等）来选择对照。在以医院为基础的病例对照研究中，对照组应从同一医院的其他病人中选择。选择同一医院的其他病人作为对照时，应注意：①尽量选择多个病种的病人作为对照，以避免由于过于集中地选择了某种疾病的病人，而该疾病恰与研究疾病有共同的危险因素，从而影响研究结果；②对照不应选择患有与所研究疾病在病因学上有共同危险因素的疾病。例如，在研究吸烟与肺癌的关系时，对照不应选择慢性支气管炎的病人，因为吸烟可能是两者共同的危险因素；③尽可能选择新发病例作为对照。

3. 对照的选择方法　根据研究目的，确定适宜的对照选择方式。一般而言，研究目的若是广泛探索疾病的危险因素，采用群体匹配或不匹配的设计更能满足要求。如果所研究的是罕见病，或所能获得的合格病例数很少，则可采用1∶R个体匹配的设计方法。如果进行匹配设计的病例对照研究，则作为选择对照的匹配因素（条件）必须是混杂因素，且匹配因素不宜过多，更不应用所要研究的暴露因素作为匹配条件。匹配因素过多或研究因素作为匹配因素，都会导致匹配过头（over-matching）。

另外，还应注意匹配适度的问题，即每个病例应配多少个对照最为合理。一般情况下，如果病例来源不困难，那么1∶1配对可提供最满意的统计学效力。而当病例数量有限时，可通过给每个病例选择多个匹配对照的办法来解决。然而，当病例与对照之比大于1∶4时，统计学功效增加并不明显，此可用Pitman效率公式来说明。Pitman效率的计算公式为：$2R/(R+1)$，式中R为对照数。当R分别取1、2、3、4、5、6和无穷大时，Pitman效率指数分别为1.0、1.33、1.50、1.60、1.71和2.0。由此可以看出，当对照数大于4时，效率增加则变得非常缓慢。因此，增加匹配对照数虽可增加研究的效率，但增加对照数的同时，工作量也在增加，故须权衡这两者的利弊，确定一个适当的匹配比（R值）。一般从实际经验来看，匹配数以不超过4为宜。

三、样本含量

样本含量的估计是病例对照研究中的必要步骤之一，其中不同的设计类型有不同的估算样本量的方法。

（一）样本大小的影响因素

有以下4个方面的因素决定病例对照研究所需的样本量。

1. 研究因素在对照人群（对照组）中的估计暴露率 P_0。

2. 研究因素与疾病关联强度的估计值，相对危险度（relative risk，*RR*）或暴露的比值比（odds ratio，*OR*）。

3. 假设检验的显著性水平，即第Ⅰ类错误的概率（α）。

4. 检验的把握度（1－β），β为第Ⅱ类错误的概率。

（二）样本大小的估计方法

1. 不匹配（成组）设计的病例对照研究样本含量的估计

（1）病例和对照组人数相同的样本含量估计：采用以下公式计算。

$$N=\frac{(u_\alpha\sqrt{2\bar{p}\bar{q}}+u_\beta\sqrt{p_1q_1+p_0q_0})^2}{(p_1-p_0)^2} \qquad 式（6－1）$$

上式中，u_α 和 u_β 分别为不同α或β水平的标准正态离差，可查阅正态分布表获得，p_1、p_0 分别为病例组与对照组有暴露史的估计比例（暴露率），其中 $q_1=1-p_1$，$q_0=1-p_0$，$\bar{p}=(p_1+p_0)/2$，$\bar{q}=1-\bar{p}$；其中，p_1 也可用下式计算而得。

$$p_1=(OR\times P_0)/(1-P_0+OR\times P_0) \qquad 式（6－2）$$

例1：一项乙型肝炎与肝细胞癌的病例对照研究，通过文献复习得 $P_0=0.15$，即一般人群或对照人群中的乙肝暴露率，乙肝导致肝癌的比值比（*OR*）为3，要求 $\alpha=0.05$（双侧），$\beta=0.10$，求样本含量 *N*。利用式（6－1）及式（6－2）计算如下。

$p_1=(3\times0.15)/(1-0.15+3\times0.15)=0.346$

$q_1=1-0.346=0.654$

$q_0=1-0.15=0.85$

$\bar{p}=(0.15+0.346)/2=0.248$

$\bar{q}=1-0.248=0.752$

查表得 $u_{0.05}=1.96$；$u_{0.1}=1.282$。

将上述各项数值代入式（6－1）求N：

$$N=\frac{(1.96\sqrt{2\times0.248\times0.752}+1.282\sqrt{0.346\times0.654+0.15\times0.85})^2}{(0.346-0.15)^2}=99.9\approx100$$

即病例组与对照组各需要100人。

（2）病例和对照组人数不同的样本含量估计：设病例组人数∶对照组人数＝1∶r，所需的病例数可通过下式计算。

$$N=\frac{(1+\frac{1}{r})\ \bar{p}\bar{q}\ (u_\alpha+u_\beta)^2}{(p_1-p_0)^2} \qquad 式（6－3）$$

式中，$\bar{p}=(p_1+rp_0)/(1+r)$，$\bar{q}=1-\bar{p}$

p_1 的计算公式同（6－2），对照组人数＝rn

如果例 1 中要求病例组人数与对照组人数之比为 1∶2，求所需要的样本量大小。

$p_1=(3\times0.15)/(1-0.15+3\times0.15)=0.346$

$\bar{p}=(0.346+2\times0.15)/(1+2)=0.215$

$\bar{q}=1-0.215=0.785$

将上述各项数值代入式（6－3）求 N：

$$N=\frac{\left(1+\frac{1}{2}\right)\times0.215\times0.785\times(1.96+1.282)^2}{(0.346-0.15)^2}\approx70$$

即病例组需 70 人，对照组需 140 人。

2. 匹配设计的病例对照研究样本含量的估计　匹配设计要用匹配设计的样本含量估计公式。Schlesselman 曾提出了 1∶1 配对设计的病例对照研究样本含量的估计公式。个体配对时，病例与对照暴露状态不一致的对子对研究的问题才有意义，故样本含量也就建立在这个基础之上。具体计算时，先求病例与对照暴露状态不一致的对子数（m）：

$$m=\frac{\left[u_\alpha/2+u_\beta\sqrt{p(1-P)}\right]^2}{(p-0.5)^2}\qquad 式（6－4）$$

式（6－4）中：

$$p=OR/(1+OR)\approx RR/(1+RR)\qquad 式（6－5）$$

再按下式求需要调查的总对子数（M）：

$$M\approx m/p_e\qquad 式（6－6）$$

式 6－6 中：

$$p_e\approx p_0q_1+p_1q_0\qquad 式（6－7）$$

上式中，p_1，p_0分别代表目标人群中病例组和对照组的估计暴露率（同不匹配设计的样本含量估计）。

如将例 1（见不匹配设计的样本含量估计）改为 1∶1 配对设计，则计算过程如下：

上例中，$\alpha=0.05$（双侧）；$\beta=0.10$；$p_0=0.15$；$OR=3$，利用式（6－5）求得，

$P=3/(1+3)=0.75$，并查表得 $u_\alpha=1.96$，$u_\beta=1.282$，则

$$m=\frac{(1.96/2+1.282\sqrt{0.75\times0.25})^2}{(0.75-0.5)^2}=37.71\approx38$$

再利用式（6－2）求得$p_1=0.346$，则按式（6－6）及式（6－7）得：

$$M=38/(0.15\times0.654+0.346\times0.85)=96.9\approx97$$

即需要调查的对子数为 97 对。

（三）样本含量估计时的注意事项

样本含量估计时需要注意以下几个方面：第一，样本含量的估计是有条件的，而这些条件并非一成不变，因此，所估计的样本含量并非绝对精确的数值；第二，样本含量并非越大越好，样本量过大，常会影响调查工作的质量，增加负担和费用；第三，病例组和对照组样本含量相等时研究的统计学效率最高。此外，样本含量估计时，若存在多个因素，每个因素都有各自的 OR 值和p_0值时，理论上应选择其中最小的 OR 值和p_0值，以获得较高

的水准（与 α 有关）和较强的效率（与 β 有关）。但这种情况下所需的样本含量可能很大，会影响研究的可行性。因此需要研究者在客观情况与理论计算之间进行权衡，不能死板地套用公式。通常有两种解决问题的办法：①通过努力，尽可能获得按公式计算得到的足够大的样本含量；②舍弃对次要的或 OR 值较低因素的探讨，从而可适当减少样本含量。

四、质量控制

进行病例对照研究时需要有严格的质量控制，并贯穿于研究的整个过程。在研究设计阶段，对暴露、疾病要有明确的规定；应使病例与对照的来源相同；尽量使病例组与对照组具有可比性。在研究的实施阶段，要特别注意收集资料时的质量控制，包括问卷调查中调查员的选择与培训，制订调查员手册，调查表应完整详尽，以及现场调查时的监管与督导；暴露测量时要有合适的方法和统一标准，对病例组与对照组采用同样的手段和方式测量暴露情况。在资料整理与分析阶段，需要对收集的资料进行一定比例的复查，问卷录入时采用双录入实时检校的方式，尽可能减少录入时出现的错误，对建立的数据库要进行调查内容的逻辑性检校；资料分析中适当应用分层分析、多因素分析方法来解析危险因素和混杂因素的作用。

第三节　资料分析

在病例对照研究过程中收集的资料都要经过复核、纠错、检校合格后才能归档，建立供分析用的数据库。在进入资料分析时，应最后对全部资料进行再次核查，确保资料尽可能正确和完整。这一过程对资料分析者而言也是一个全面熟悉原始资料的机会，以便于合理和有效地安排资料的分析。

资料分析的一般步骤包括以下几个方面：首先要对所收集的资料做描述性统计分析，即对研究对象的一般特征，如年龄、性别、职业等的分布频率做描述，并分析病例组与对照组在某些因素与特征方面的可比性。然后，进行推断性的统计分析，即分析病例组与对照组之间有关因素的暴露比例有无显著差异，以及这种暴露与疾病的关联强度。

病例对照研究资料分析的目的是通过比较病例与对照中暴露的比例，估计暴露于某因素下罹患该疾病的危险度。如果没有采用匹配设计，则必须采用分层分析或多因素分析的方法来控制可能的混杂因素。若采用匹配设计，但是分层的因素不是所要研究的因素时，也可以考虑将对子打开。如果要考虑的分层因素太多，分层分析可能会降低研究的效力。匹配和非匹配的病例对照研究分别有相应的统计分析方法。

一、非匹配资料的分析

不匹配（成组）设计的病例对照研究中，对每一个暴露因素的资料均可以归纳成如下典型的四格表（表6－2）。

表 6－2 病例对照研究资料整理表

暴露史	病例	对照	合计
有	a	b	a + b
无	c	d	c + d
合计	a + c	b + d	t

具体的统计分析方法如下：

1. 两组暴露率的统计学显著性检验　一般可用四格表的 χ^2 检验或校正的 χ^2 检验公式来计算各个研究因素的 χ^2 值，以此来检验病例组与对照组之间的每一个研究因素的暴露比例是否有差异及差异的显著性水平。公式如下：

四格表的 χ^2 检验：

$$\chi^2 = \frac{(ad-bc)^2 n}{(a+b)\ (c+d)\ (a+c)\ (b+d)} \qquad 式（6－8）$$

当四格表中一个格子的理论数 >1 但 <5，总例数 >40 时，用校正 χ^2 检验，公式如下：

$$\chi_{校正}{}^2 = \frac{(|ad-bc| - n/2)^2 n}{(a+b)(c+d)(a+c)(b+d)} \qquad 式（6－9）$$

例 2：某研究欲探讨 HBV 感染与原发性肝癌的关系，进行的病例对照研究结果见表 6－3。

表 6－3 HBV 感染与原发性肝癌的病例对照研究资料整理表

	病例	对照	合计
HBV（+）	98	49	147
HBV（－）	11	60	71
合计	109	109	218

利用式 6－8 求得：

$$\chi^2 = \frac{(98 \times 60 - 49 \times 11)^2 \times 218}{(98+49)\ \times\ (11+60)\ \times\ (98+11)\ \times\ (49+60)} = 50.15$$

当 df = 1，$\chi^2 > 6.63$，则 $P < 0.01$。上述结果表明，病例组与对照组的暴露率差异有统计学意义，病例组显著高于对照组，即 HBV 感染与原发性肝癌有关联。

2. 计算暴露与疾病的关联强度　描述暴露与疾病的关联强度的指标是相对危险度（relative risk，RR）。RR 是指暴露队列的发病率与非暴露队列的发病率之比，故又称率比（rate ratio，RR），其在前瞻性的队列研究中方可求得（见第七章队列研究）。一般而言，在病例对照研究中，因不能计算发病率而不能直接求得该指标，故用“比值比”（OR）来代替。

（1）比值比的概念及意义：所谓比值比（odds ratio，OR），是指某事物发生的可能性与不发生的可能性之比。在病例对照研究中，OR 可以定义为病例组和对照组的两个暴露比值$\left(分别为\frac{a}{a+c}/\frac{c}{a+c}和\frac{b}{b+d}/\frac{d}{b+d}\right)$之比，即暴露优势比，用此来估计患病（发病）优势比（RR）。

OR的数值范围为从0到无限大，其意义与RR相同，即其数值为1时，表示暴露与疾病危险无关联，OR＞1说明疾病的危险度增加，常把该分析的因素称为危险因素；OR＜1说明疾病的危险度减少，并常把该因素称为保护因素。

具体计算公式如下：

$$OR=\left(\frac{a}{a+c}/\frac{c}{a+c}\right)/\left(\frac{b}{b+d}/\frac{d}{b+d}\right)=\frac{ad}{bc} \qquad 式（6-10）$$

依据例2的资料分析暴露与疾病的关联强度，利用式6-10计算可得：

$$OR=\frac{98\times60}{49\times11}=10.91$$

（2）OR的95%可信区间的意义：OR的95%可信区间有两种估计方法。

1）Miettinen法：根据χ^2值计算，公式为：

$$OR\ 95\%\ CI=OR^{(1\pm1.96/\sqrt{\chi2})} \qquad 式（6-11）$$

式中χ^2为不作连续性校正的χ^2值。校正χ^2值较小，可信区间范围偏大。

2）Woolf法：基本原理是OR的对数即*LnOR*呈近似正态分布，因此经*Ln*转换后，可用正态分布的95%可信区间计算方法来估计。*LnOR*的95%可信区间为：

$$LnOR\pm1.96\times\sqrt{Var\ (LnOR)} \qquad 式（6-12）$$

则*OR*的95%可信区间是：

$$Ln^{-1}\left[LnOR\pm1.96\times\sqrt{Var\ (LnOR)}\right] \qquad 式（6-13）$$

上式中Var(*LnOR*)为*LnOR*的方差，计算公式如下：

$$Var(LnOR)=\frac{1}{a}+\frac{1}{b}+\frac{1}{b}+\frac{1}{d} \qquad 式（6-14）$$

如表6-2中，当有某一格的数值为0时，可在每格的数值上各加0.5，再求出它的例数之和。

依据例2的资料计算*OR*的95%可信区间，用Miettinen法计算可得：

$$OR\ 95\%\ CI=10.91^{(1\pm1.96/\sqrt{50.15})}$$

$$OR_L=10.91^{(1-1.96/\sqrt{50.15})}=5.63\ ,\quad OR_U=10.91^{(1+1.96/\sqrt{50.15})}=21.14$$

即*OR* 95% *CI*为5.63～21.14。

用Woolf法计算，先计算Var(LnOR)：

$$Var(LnOR)=\frac{1}{98}+\frac{1}{49}+\frac{1}{11}+\frac{1}{60}=0.1382$$

$$LnOR\ 95\%\ CI=Ln10.91\pm1.96\times0.3718=1.6610,\ 3.1184$$

其反自然对数即为*OR* 95% CI，$OR_L=\exp(1.6610)=5.26$，$OR_U=\exp(3.1184)=22.61$

得*OR* 95% CI为5.26～22.61，较Miettinen法计算得到的值范围更大一点，但两法所得的*OR* 95% CI接近，均不包括1，且都大于1，说明该研究得到的OR值不是抽样误差造成的，因此，有理由认为HBV感染是原发性肝癌的危险因素。

（3）估计归因危险度百分比和人群归因危险度百分比

1）归因危险度百分比（attributable risk percent，AR% 或 ARP）：指该暴露因素所致的发病（或死亡）占全部发病（或死亡）的比例，也即如果去除该暴露因素，暴露者中发病（或死亡）可以减少的百分比。队列研究中 $AR\% = \frac{RR-1}{RR} \times 100\%$，在病例对照研究中，则可用 OR 来代表 RR，AR% 的计算式可改写成

$$AR\% = \frac{OR-1}{OR} \times 100\% \qquad \text{式（6－15）}$$

依据例 2 中的数据，得到

$$AR\% = \frac{10.91-1}{10.91} \times 100\% = 90.83\%$$

即由于 HBV 感染所导致的原发性肝癌占全部发病的 90.83%。

2）人群归因危险度百分比（population attributable risk percent，PAR% 或 PARP）：指由于该暴露所致的发病（或死亡）占目标人群中全部发病（或死亡）的比例，也即去除该暴露后，目标人群中发病（或死亡）可以降低的比例。可用 Levin 推导的公式来计算：

$$PAR\% = \frac{P_e(RR-1)}{P_e(RR-1)+1} \times 100\% \qquad \text{式（6－16）}$$

上式中 P_e 为人群中暴露于某因素的比例。在病例对照研究中，则可用 OR 代表 RR，则 Levin 公式可改写成：

$$PAR\% = \frac{P_e(OR-1)}{P_e(OR-1)+1} \times 100\% \qquad \text{式（6－17）}$$

假设人群中 HBV 感染率为 9.23%，依据例 2 中的数据，可得：

$$PAR\% = \frac{9.23\% \times (10.91-1)}{9.23\% \times (10.91-1)+1} \times 100\% = 47.77\%$$

即由于 HBV 感染所导致的原发性肝癌占全人群中原发性肝癌发病的 47.77%。

二、匹配资料的分析

病例对照研究中，1：1 配对资料可以整理成如下的表格（表 6－4），表中括弧内的数字为假定的一个研究结果。

表 6－4　1：1 配对资料整理表

对照	病例		合计
	有暴露	无暴露	
有暴露	a（42）	b（24）	66
无暴露	c（102）	d（88）	190
合计	144	112	256

1. 显著性检验　上述表6－4的显著性检验可用McNemar法公式如下。

$$\chi^2=\frac{(b-c)^2}{(b+c)} \quad 式（6－18）$$

当b＋c小于40时，则采用校正χ^2公式：

$$\chi_{校正}{}^2=\frac{(|b-c|-1)^2}{b+c} \quad 式（6－19）$$

上例（表6－4）中：

$$\chi^2=\frac{(24-102)^2}{(24+102)}=48.265$$

当df＝1，$\chi^2>6.63$，则$P<0.01$，表明病例与对照的暴露比率差异存在统计学意义。

2. 危险度估计　公式如下。

$$OR=\frac{c}{b} \quad 式（6－20）$$

OR 95%可信区间：

$$OR^{(1\pm1.96/\sqrt{\chi 2})} \quad 式（6－21）$$

式中χ^2为非校正的值。

上例中，$OR=\frac{102}{24}=4.25$，表示暴露可以使疾病发生的危险增加3.25倍。上例OR的95%可信区间为：$OR\ 95\%\ CI=4.25^{(1\pm1.96/\sqrt{48.256})}=2.83\sim6.39$，结果未包含1，说明$OR$值具有统计学意义，即这种暴露与疾病发生的正相关不是随机发生的。

三、分层分析

（一）目的

为了分析或控制混杂因素的影响，常常需要按潜在的混杂因素分层后进行分析。分层分析（stratified analysis），是把病例组和对照组按某些特征（一般为可疑的混杂因素，如性别、年龄、职业等）分为不同的层次，再分别在每一层内分析暴露与疾病的关联强度。由于在同一层内分层因素对病例组和对照组的作用是一致的，所以可以控制该因素对暴露与疾病关系的歪曲作用，从而得到评价研究因素与研究疾病的客观关联。

（二）方法

分层分析的资料整理如表6－5所示。

表6－5　分层分析第i层的资料整理表

暴露	病例	对照	合计
有	a_i	b_i	n_{1i}
无	c_i	d_i	n_{0i}
合计	m_{1i}	m_{0i}	t_i

1. 先将各层资料分别单独分析　具体方法参照不匹配资料的分析。计算各层 *OR* 值，当各层间 *OR* 值相差不大或一致，即经 Woolf 齐性检验（test of homogeneity）差异无统计学意义时，应计算总 χ^2、总 *OR* 及 *OR*95% *CI*，以分析和判断可疑混杂因素是否起混杂作用；当各层间的 *OR* 值相差较大，即经齐性检验差异具有统计学意义时，表示各层资料具有不同质性，不宜直接计算总 χ^2 和总 *OR*，此时可将 *OR* 进行标准化处理，计算标准化死亡比（standardized mortality ratio，SMR）。其中，Woolf 齐性检验的具体计算方法请参照有关书籍。

2. 计算总的 χ^2 值　公式如下。

$$\chi^2_{MH}=\frac{[\sum a_i-\sum E(a_i)]^2}{\sum Var(a_i)}$$ 式（6－22）

式中 $E(a_i)$ 为 a_i 的理论值，即：

$$\sum E(a_i)=\sum m_{1i}n_{1i}/t_i$$ 式（6－23）

$\sum Var(a_i)$ 为 a_i 的方差，即：

$$\sum Var(a_i)=\sum m_{1i}m_{0i}n_{1i}n_{0i}/t_i^{\,2}(t_i-1)$$ 式（6－24）

当四格表中一个格子的理论数 >1 但 <5，总例数 >40 时，用校正 χ^2_{MH} 检验，公式如下。

$$\chi^2_{MH}=\frac{[|\sum a_i-\sum E(a_i)|-0.5]^2}{\sum Var(a_i)}$$ 式（6－25）

3. 计算总的 *OR* 及其可信区间　公式如下。

$$OR_{MH}=\frac{\sum(a_id_i/t_i)}{\sum(b_ic_i/t_i)}$$ 式（6－26）

$$OR_{MH}\text{的 95\% 可信区间}=OR_{MH}^{(1\pm 1.96/\sqrt{\chi^2})}$$ 式（6－27）

上式中，χ^2 为未校正的 χ^2 值。

4. 计算 *SMR*　如果上述分析中，发现各层的诸如年龄、性别等构成很不一致或各层间的 *OR* 相差较大，总 *OR* 则需标准化处理，此时可计算标准化死亡比 *SMR*。

$$SMR=\sum a_i/\sum(b_i\times c_i/d_i)$$ 式（6－28）

（三）实例

例 3：将 1950 年 Doll 和 Hill 的吸烟与肺癌关系的病例对照研究结果整理成如下表 6－6 所示。

表 6－6　不同性别肺癌病例与对照吸烟史的比较

	男			女			合计		
	病例	对照	总计	病例	对照	总计	病例	对照	总计
吸烟	647	622	1269	41	28	69	688	650	1338
不吸烟	2	27	29	19	32	51	21	59	80
总计	649	649	1298	60	60	120	709	709	1418

如对表6-6中“合计”一栏的数据作四格表χ^2检验和OR值估计，即为未作男女性别分层的统计分析。本例中，性别未分层前的吸烟与肺癌的$OR=2.97$；$\chi^2=19.13$，$P<0.05$，说明吸烟是肺癌的一个危险因素，且在统计学上有显著意义。

考虑到性别与吸烟行为有关，以往研究也表明性别与肺癌的发生有关。因此，研究者怀疑性别可能是混杂因素，故进行分层分析，具体方法如下。

1. 计算按性别分层后的χ^2和OR值。

男性：$\chi^2=22.04>6.63$，$P<0.01$；根据公式6-10计算OR得：

$$OR=\frac{647\times27}{2\times622}=14.04$$

$OR95\%$可信区间：$OR^{(1\pm1.96/\sqrt{22.04})}=4.67\sim42.31$

女性：$\chi^2=5.76>3.84$，$P<0.05$；根据公式6-10计算OR，得：

$$OR=\frac{41\times32}{19\times28}=2.47$$

$OR95\%$可信区间：$OR^{(1\pm1.96/\sqrt{5.76})}=1.18\sim5.15$

2. 总χ^2值的计算，根据公式6-22可得：

$$\chi^2_{MH}=\frac{\left[(647+41)-\left(\frac{1269\times649}{1298}+\frac{69\times60}{120}\right)\right]^2}{\frac{649\times649\times1269\times29}{1298^2(1298-1)}+\frac{60\times60\times69\times51}{120^2(120-1)}}=24.93$$

$\chi^2>6.63$，$P<0.01$。

3. 总OR值的计算，根据公式6-26可得：

$$OR_{MH}=\frac{\frac{647\times27}{1298}+\frac{41\times32}{120}}{\frac{622\times2}{1298}+\frac{28\times19}{120}}=4.52$$

$OR95\%$可信区间：$OR_{MH}{}^{(1\pm1.96/\sqrt{24.93})}=2.50\sim8.17$

上述计算结果表明，经分层分析后的OR值（4.52）也具有统计学意义，并且比未分层时的OR值（2.97）要大，两者并不相等，经Woolf齐性检验表明差异有统计学意义，故不宜求总的OR值来分析（上述总OR值的计算仅为举例），应计算SMR。

4. 计算SMR，根据公式6-28可得：

$$SMR=\frac{647+41}{\frac{622\times2}{27}+\frac{28\times19}{32}}=10.97$$

这说明在控制了性别因素后，吸烟比不吸烟者罹患肺癌的危险性高了10.97倍。

四、分级资料分析

（一）目的

病例对照研究中，如果暴露是分等级的，则可以获得某因素不同暴露水平的资料，并以此分析疾病和暴露的剂量反应关系。

（二）方法

分级资料可以根据暴露水平由小到大（或由大到小）整理成如下表所示（表6－7）。

表6－7 分级资料整理表

	暴露分级（x_i）						
	x_0	x_1	x_2	x_3	……	x_t	合计
病例（a_i）	a_0（=c）	a_1	a_2	a_3	……	a_t	n_1
对照（b_i）	b_0（=d）	b_1	b_2	b_3	……	b_t	n_2
合计（m_i）	m_0	m_1	m_2	m_3	……	m_t	n

1. 暴露水平分布的检验可用行×列χ^2检验。

2. 各暴露水平资料的单独分析见不匹配资料的分析方法。

3. 剂量反应关系通常以不暴露或最低水平的暴露为参照组，可用趋势χ^2检验来检验剂量反应关系是否具有统计学意义。

自由度为1的χ^2趋势检验公式：

$$\chi^2=\frac{\left(T_1-\frac{n_1T_2}{n}\right)^2}{Var} \qquad \text{式（6－29）}$$

其中：$Var=\frac{n_1n_2(nT_3-T_2^{\ 2})}{n^2(n-1)}$，$T_1=\sum_{i=0}^{t}a_iX_i$，$T_2=\sum_{i=0}^{t}m_iX_i$，$T_3=\sum_{i=0}^{t}m_iX_i^2$

X_i有两种取值方法：一是每个暴露水平的中点值；另一种是取第i暴露水平的$X_i=i$。

（三）实例

例4：将1956年Doll和Hill发表的男性吸烟与肺癌关系的研究数据按每日吸烟支数的等级整理成如下表6－8所示。

表6－8 男性每日吸烟的支数与肺癌的关系

	每日吸烟支数				
	0	1～	5～	15～	合计
病例	2	33	250	364	649
对照	27	55	293	274	649
合计	29	88	543	638	1298
χ^2		9.74	17.17	28.18	
OR	1.0	8.10	11.52	17.93	
*OR*95% *CI*		2.18～30.13	3.62～36.68	6.00～48.90	

经行×列χ^2检验，$\chi^2=43.15$，$df=3$，$P<0.001$，说明肺癌组和对照组吸烟量分布的差别有统计学意义。各级的*OR*值随着吸烟量的增加均存在递增趋势，经χ^2趋势检验，呈现明显的剂量反应关系（$\chi_{趋势}{}^2=40.01$，$df=1$，$P<0.05$）。

五、多因素分析

病例对照研究常常涉及的研究因素较多，并需要从中筛选出重要的因素。使用简单的单因素分析及分层分析方法无法对多个因素与疾病的关系做出判断，也无法同时对多个混杂因素加以控制。因此，随着计算机技术与流行病学理论与方法的发展，出现了许多新的分析模型用于分析多因素与疾病之间的关联，如多元线性回归、Logistic 回归分析、主成分分析及因子分析等方法。其中，Logistic 回归模型在研究多因素的病例对照研究中使用最为广泛。条件 Logistic 回归分析常常被用来处理、分析匹配设计的病例对照研究资料，效果颇佳，不但可以用来分析各研究因素与疾病之间的联系有无统计学差异，还可用来进行危险度估计。非条件 Logistic 回归分析适用于非匹配资料，它是研究二分类（可扩展到多分类）观察结果与一些影响因素之间关系的一种分析方法。

第四节　偏倚及其控制

由于病例对照研究是一种回顾性的观察研究，因此比较容易产生偏倚。偏倚的发生可以出现在研究中的任何环节，包括研究的设计、实施以及数据分析阶段。病例对照研究的常见偏倚有选择偏倚、信息偏倚和混杂偏倚，这些偏倚可以通过严谨的设计、规范的实施和细致的分析加以识别、控制和减少。因此，应充分认识偏倚的可能来源，并尽量减少和控制偏倚。一项研究很难做到完全没有偏倚，但是，将偏倚尽可能控制在较低程度是完全有可能的。

一、选择偏倚

选择偏倚（selection bias）是指在选择研究对象的时候，由于样本与其所代表的目标人群之间存在某些特征差异，从而导致的系统误差。在病例对照研究中，常见的选择偏倚有以下几种类型。

（一）入院率偏倚

入院率偏倚（admission rate bias）又称伯克森偏倚（Berkson's bias），是指在以医院为基础的病例对照研究中，医院收治病人有不同的选择；病人到哪个医院就诊，或去不去医院就诊也有不同的选择；不同病种也有不同的入院频率。因此，在这种情况下，选择的研究对象就不是所要研究总体的一个随机样本，这使研究结果不能推论到一般人群。而且，如果病例组和对照组的入院率有差别，则可使病例组与对照组间缺乏可比性。这种由于入院选择而导致的偏倚，称为入院率偏倚。

在研究的设计阶段尽可能选择一般人群中的病例，若以医院为基础的病例对照研究，则最好能在多个医院选择一定期间内连续观察的某种疾病的全部病例或其随机样本。同时，对照组从同一医疗机构中选取也可一定程度上避免入院率偏倚。

（二）现患－新发病例偏倚

现患－新发病例偏倚（prevalence-incidence bias）又称奈曼偏倚（Neyman bias），是指在病例对照研究中，当病例组选择的是一些现患病例而非新发病例时，所得到的信息多是提供与生存相关的因素，而非与疾病相关的因素。另外，现患病例常会因为发病而改变原有的暴露情况。这些由于夸大或缩小了暴露情况导致的研究因素与疾病的错误关联，即现患－新发病例偏倚。

研究时应尽量选择新发病例作为研究对象，以此来减少偏倚的程度。

（三）检出症候偏倚

检出症候偏倚（detection signal bias）又称暴露偏倚（unmasking bias），是指某些因素与疾病无病因学上的联系，但是由于该因素的存在，导致研究对象出现某些体征或症状而就医，提高了疾病早期病例的检出率，从而过高地估计了暴露程度而导致的偏倚。

在选择病例组研究对象时，可同时包括该疾病的各个时期病人，使暴露在病例组的分布比例趋向总体中病例的分布状态，从而减少该种偏倚。

（四）时间效应偏倚

时间效应偏倚（time effect bias）某些慢性疾病如冠心病、肿瘤等，从接触暴露因素到发病就医有一段很长的潜隐期，在这段时间内，某些个体可能因为处在将要发病但还未发病阶段或处于发病早期未被检出而被错误地当作对照。由此导致的研究因素与疾病的关系被歪曲的情况，称为时间效应偏倚。

在研究中尽量采用敏感的早期检查技术，或开展观察期较长的纵向调查，从而尽可能地控制时间效应偏倚。

二、信息偏倚

信息偏倚（information bias），又称观察偏倚（observation bias）或测量偏倚（measurement bias），主要产生于研究的实施过程，特别是在资料的收集阶段。譬如，由于暴露因素的定义不明确，或在各比较组间的标准不一而导致暴露的错误分类和暴露水平的错误分级等原因引起。病例对照研究中，常见的信息偏倚有回忆偏倚和调查偏倚。

（一）回忆偏倚

回忆偏倚（recall bias）是病例对照研究中最容易出现或不易排除的一类偏倚。由于在病例对照研究进行的回顾性调查中需要研究对象回忆既往的暴露情况，若回忆的准确性和完整性有误而造成的系统误差就是回忆偏倚。病程、所发生事件的重要性、调查者的询问方式和询问技巧等因素都会影响研究对象的回忆。病例组与对照组的回忆误差很有可能不一样，因为病例组由于发病，会对既往的暴露史记忆更准确，但同时也可能容易提供一些自认为与疾病有关的不真实的暴露信息。

因此，在调查时，应尽量选择让人记忆深刻的重要指标，调查员需要经过培训，具有一定的调查技巧和合理的询问方式，这些都会对研究者正确回忆既往暴露史有帮助。

（二）调查偏倚

调查偏倚（investigation bias）可来自调查员和调查对象两方面。一方面，由于对病例和对照所处的环境、时间或被询问的方式等不同导致的数据有差别；另一方面，由于调查员的主观因素，如对病例组和对照组采取不一样的询问方式或态度，或因为自己对研究问题的猜测在调查时用带有诱导性的口吻询问，最终影响了研究的真实性，由此产生系统误差就是调查偏倚。

可通过随机抽取一定比例的研究对象进行重复调查的方式进行质量控制，尽量使调查时的条件保持一致，最好采用盲法进行调查。调查项目繁简得当、询问客观、调查员和被调查者心态平和等都能有效避免该类偏倚。

三、混杂偏倚

在病例对照研究中，某些因素既与暴露因素有关，又与所研究的疾病有关，这些因素的存在可能会使暴露与疾病之间的关联受到歪曲或干扰，从而导致研究结果偏离真实情况。这类因素就是混杂因素（confounding factor），若其在病例组与对照组中的分布又不均衡，就会产生混杂效应（confounding effect），由此导致的系统误差就是混杂偏倚（confounding bias）。对混杂因素的识别是一个非常复杂的过程，要根据既有的有关疾病的病因学知识进行判断。

对混杂偏倚的控制，在研究设计时可采用限制的方法，即在选择对照时，人为地使对照组在这些混杂因素上与病例组保持一致。匹配的设计方法是对照选择时加以限制的一种极端方法，其使潜在的混杂因素在病例组和对照组间分布一致；在资料分析阶段，可采用分层分析、标准化处理或应用多因素分析等方法来消除混杂因素的影响。

在实际操作中，由于影响因素或混杂因素很多，研究者可以保留一部分的影响因素不做匹配，而是留待后续资料统计分析阶段再做处理。这样，可以节省样本量和研究时间，提高研究的可行性。

第五节　优点与局限性

病例对照研究是一种应用颇为广泛的分析性研究方法。一般而言，只要设计严密、合理，实施时重视质量控制，并能有效地预防与控制各类偏倚对研究结果的影响，则病例对照研究不失为一种值得选择的有效的研究方法。

一、优点

（一）适用于罕见病的研究

罕见病的人群发病率低，如果采用队列研究等方法，则需要一个很大的观察样本或等待很长的时间，才能观察到足够多的病例出现，满足统计分析的需要。这在实际工作中，常常是不可行的。而病例对照研究在研究开始时，病例已经发生，只要找到足够的病例数，或通过增加对照的数量来满足对样本含量的要求即可进行研究。

（二）适用于潜伏期较长的疾病研究

从致病因素作用于人体到临床上出现症状、体征（发病）的整个时期为潜伏期。与上述第一点中同样的道理，对这种类型疾病的病因探索，病例对照研究具有其他研究方法不可替代的优越性。

（三）可同时调查分析多种因素

虽然横断面研究等方法也可在一次研究中搜寻许多因素，但其一般不能提供任何因果关联的证据。对病因未明疾病的致病因素或危险因素的探索，应当首选病例对照研究方法。

（四）研究效率更高

病例对照研究方法最大的一个优势是所需的研究时间短，人力、财力和物力均较节省。

（五）应用范围广

病例对照研究不仅广泛应用于疾病病因探索、检验病因假说的研究，也可用于临床治疗、公共卫生预防控制的效果评价等。

二、局限性

（一）不适用于研究人群中暴露比例很低的因素

当人群中所要研究分析的因素暴露率很低的时候，所需的样本量会很大，从而影响研究的可行性。

（二）各种偏倚介入对结果影响的可能性较大

由于选择的病例和对照不合理，如病例组采用医院病例而对照组来自人群，或者采用的现患病人年代久远而研究疾病的病死率又相当高等，均可导致研究对象缺乏代表性，而产生选择偏倚。回顾调查由于某种原因导致研究对象有倾向性回忆，会使研究结果失真，即回忆偏倚。如对各项研究因素的定义不明确或测量尺度不合理会由此产生测量上的偏倚。

（三）一般不能计算发生率

病例对照研究时一般不具备其目标人群的发病和人口等背景资料，无法计算按暴露和非暴露分组的发病率及其比值，因此用病例组和对照组的暴露比值来估计所研究疾病的危险度，即只能用 OR 来估计 RR。相对危险度无法直接计算得到，因此不能直接估计某因素与某疾病的因果关系，还需要前瞻性研究进一步的确证。

（四）研究结果的论证强度较弱

由于病例对照研究中暴露因素的测量通常通过回顾调查获得，暴露与疾病的时间顺序常常难以正确判断，即病例对照研究未观察到从因素暴露到疾病发生的全过程，需要有更进一步地深入研究如队列研究来确定因果关系。

（陈　坤）

第七章 队列研究

队列研究（cohort study）是分析流行病学的重要研究方法，广泛用于检验病因假设。最早的大型队列研究始于20世纪40年代，1948年启动的美国Framingham心脏病研究，至今已历经了半个多世纪，成为全球大规模队列研究的先驱。队列研究作为一种研究疾病病因的方法，通过观察和比较某因素在不同暴露状况人群中疾病等结局事件的发生情况及其差异，可以获得暴露因素与结局事件之间有无因果关联及关联强度的结论。鉴于此，队列研究在阐明疾病病因、预测发病趋势及寻找有效干预措施等方面具有重要科学意义及应用价值。

第一节 概 述

一、概念及基本原理

（一）定义及相关概念

队列研究是将特定人群按照是否暴露于某因素分为暴露组和非暴露组或不同暴露水平的几组亚人群，随访观察一定时期内各组人群中某种（或某些）结局事件的发生情况，通过比较两组或各组人群结局的发生率，以检验该暴露因素与结局事件之间有无因果关联及关联强度的一种观察性研究方法。由于队列研究的性质为前瞻性，通常采取随访观察收集资料，通过对结局发生率的比较而获得结论，故又将队列研究称为前瞻性研究（prospective study）、发生率研究（incidence study）、随访研究（follow up study）等。

队列研究中，暴露与结局均是研究者所感兴趣的。暴露泛指能影响结局的各种因素，既可以是有害也可以是有益的因素，既可以是一种暴露因素，也可以是多种暴露因素；结局是由暴露引发的各种事件，既可以是某种长期效应，如发病或死亡，也可以是某种短期效应，如生物学指标的变化或亚健康状态等。

队列（cohort）是指有共同经历或暴露于某因素或具备某特征的一组人群。队列研究中通常包括暴露队列（即暴露组）和非暴露队列（即非暴露组）。根据研究对象进入队列的时间不同，可将队列分为固定队列（fixed cohort）和动态队列（dynamic cohort）两种。固定队列指研究人群均在某一固定时间或较短时间内进入队列，或者是指一相对稳定或相对大的人群，这种队列在随访观察的整个过程中不再加入或基本上不加入新的观察对象；动态队列指在整个随访过程中，原有的队列成员可以不断退出，新的观察对象可以随时进入，即整个观察期内队列成员不固定。应注意，队列研究与出生队列研究中的队列不同，出生队列（birth cohort）是指特定时期内出生并按此出生时期确定的一组人群，可被认为是队列的一种特殊形式，主要用于分析年龄与疾病的关系。

（二）基本原理

队列研究的基本原理是在某一特定人群中，根据目前或过去某个时期是否暴露于某个（或某些）待研究的因素，将研究对象分为暴露组和非暴露组，随访观察一定时期内各组人群中研究结局（疾病、死亡、健康事件等）的发生情况，通过比较各组结局事件的发生率，从而判断暴露因素与结局事件的病因学关系。如果暴露组的发生率明显高于非暴露组，则可认为该暴露因素为疾病发生的可能病因；如果暴露组的发生率明显低于非暴露组，则可认为该暴露因素为疾病发生的保护因素（图 7 - 1）。

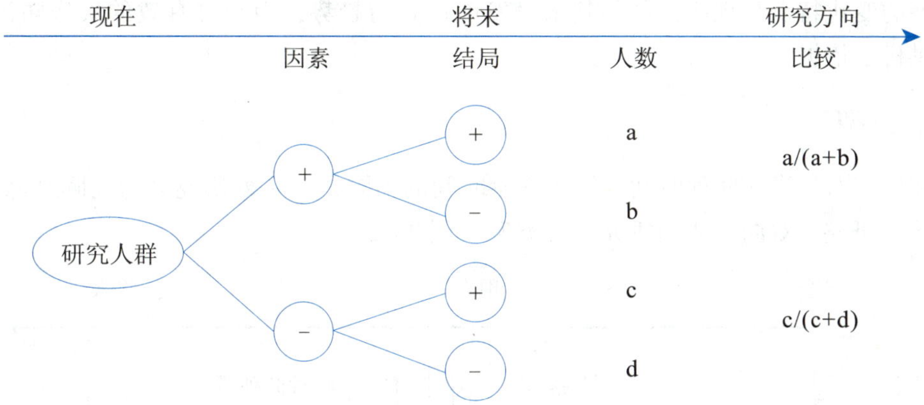

图 7 - 1 队列研究基本原理示意图

二、特点

1. 属于观察性研究　暴露与结局事件都是在自然情况下发生的，没有给予任何干预，这一特点构成了与实验性研究的本质区别。

2. 设立对照　设立对照组旨在比较，这一点与病例对照研究相同，也是分析流行病学与实验流行病学研究的共同特点之一，而有别于描述性流行病学研究。对照组与暴露组可来自同一人群，也可来自不同人群。

3. 由“因”推“果”　在队列研究中，先观其因，后究其果，研究性质为前瞻性。这一点与实验性研究相一致，而与病例对照研究不同。

4. 可确证暴露与结局的因果关系　队列研究从暴露入手，在疾病发生之前即进行随访观察，能确切掌握暴露因素的作用及结局的发生情况，符合先因后果的病因推断规则，从而可证明两者之间的因果关系。

三、用途

1. 检验病因假设　这是队列研究最主要的目的和用途。经过大量临床观察、描述性研究或病例对照研究，可提供某因素为某种疾病可能病因的假设，队列研究可检验这些假设，从而确定存在病因学关系的可能性。一次队列研究既可以检验一种因素与一种疾病或健康状况的关系，也可以同时检验多种因素与多种结局的因果关联。

2. 描述疾病的自然史　人群疾病的自然发展史包括疾病的发生、发展到结局等一系列连续过程。队列研究从暴露开始观察，可以了解到疾病或健康等结局事件从发生、发展到结局的全过程，并对其进行描述，可为疾病预防措施的制订提供可靠信息。

3. 评价自发的预防效果　在实施队列研究的过程中，常有部分研究对象由于认识到暴露的危害而自发地转为非暴露，如原来吸烟者自行戒烟。对这些暴露行为转变者进行研究，可评价其预防效果，为病因判断提供可靠依据。

4. 预测疾病发展趋势　通过队列研究长期随访观察积累的资料，可以分析某种疾病发生、发展的变化特点与规律，预测其未来发展动态与趋势，为制订有效的疾病防治策略和措施提供科学依据。

四、类型

按照研究对象进入队列时间及终止观察时间的不同，将队列研究分为前瞻性队列研究、历史性队列研究和双向性队列研究三大类型（图7－2）。

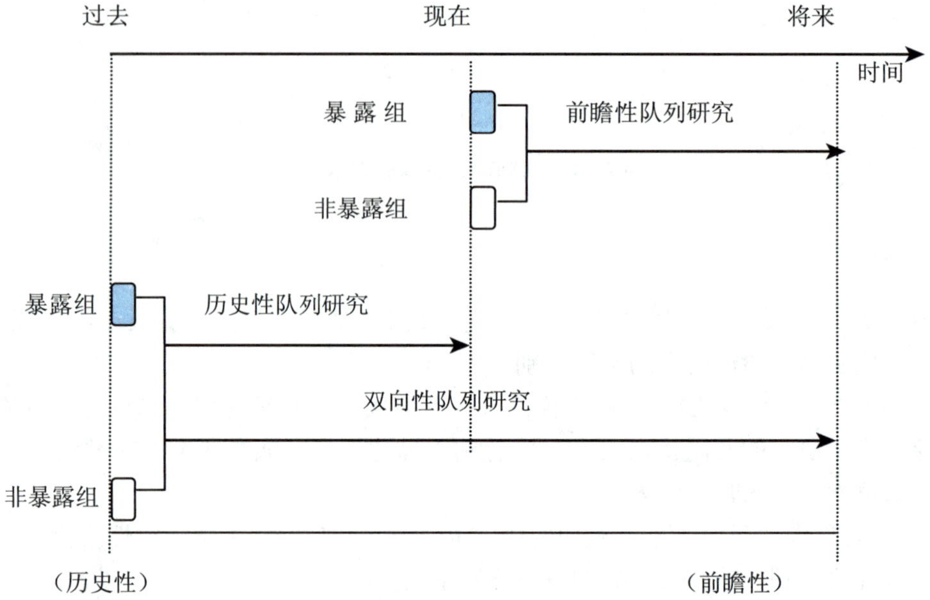

图7－2　队列研究类型示意图

（一）前瞻性队列研究

前瞻性队列研究（prospective cohort study）是队列研究最基本的类型。研究对象的确定与分组是依据研究开始时的暴露状态，研究结局需要前瞻性追踪观察一定时间才能获得。这种研究的优点是所获得的资料真实可靠，偏倚较小，所得结果和结论可信。但存在需要观察的人群数量较大、观察时间较长、费用较高、可行性较差等缺点，特别是对长潜伏期疾病进行前瞻性研究时，这种影响更加突出。

前瞻性队列研究的选择指征：①有明确的研究目的和检验假设；②所研究疾病或某种结局的发生率不能过低，一般不低于5%；③能提供足够数量的观察人群，并保证其能被长期随访而获得完整可靠的资料；④有较大把握获得观察人群的暴露资料；⑤有确定发病或死亡等结局的简便、可行的手段和方法；⑥有足够的人力、物力和经费。

（二）历史性队列研究

历史性队列研究（historical cohort study）又称为回顾性队列研究（retrospective cohort study），是将研究起点定位于过去某个时点，依据当时的暴露状态进行研究对象的确定与分组，从已掌握的历史资料（疾病或死亡报告、病案记录、体格检查记录等）中获得研究的结局，通过两组研究结局发生率的比较，推断暴露因素与疾病等事件的相关关系。这类性质上相当于从过去某时点开始的前瞻性队列研究的随访，实际上在研究当时暴露与疾病或死亡均已成事实。该类研究最大的优点是节省时间、人力和物力，出结果快，因而适宜于长诱导期和长潜伏期的疾病，也经常用于具有特殊暴露的职业人群的研究。但此研究相对于前瞻性队列研究而言，资料的偏性较大，而且由于对影响暴露与结局的混杂因素难以控制，从而使研究结论的可信度受到影响。

历史性队列研究的选择指征：除了考虑上述前瞻性队列研究选择指征的内容外，可提供研究所需的完整、准确而可靠的有关记录或档案资料是选择该研究最主要的前提。

（三）双向性队列研究

双向性队列研究（ambispective cohort study）也叫历史前瞻性队列研究（或回顾前瞻性队列研究），是继历史性队列研究之后，再进行一段时间的前瞻性队列研究。这种混合型的研究兼有上述两类研究的优点，并在一定程度上弥补了两者的不足。这种设计最适宜于评价对人体健康同时具有短期效应和长期效应的暴露因素的研究。

第二节 设计与实施要点

一、暴露因素

1. 暴露因素的确定 队列研究中的研究因素一般较少，有时仅为单一因素，因而应慎重选择、确定。通常是在病例对照研究或描述性研究的基础上，将与疾病发生存在因果联系可能性较大的因素作为暴露因素，以进一步证实其因果关系或提供进一步研究的可靠依据。例如，20世纪上半叶英国肺癌的死亡率呈迅速上升趋势，而且与烟草的消耗量呈平行关系，这种分布特征使卫生工作者意识到肺癌与吸烟之间可能存在联系。英国医师Doll与Hill从1948年开始进行了吸烟与肺癌关系的病例对照研究，发现肺癌患者中吸烟比例明显高于对照组，提示吸烟有可能是肺癌的病因。在此基础上，他们于1951年开始，对居住在英国国内的注册医生进行了长达20余年的前瞻性队列研究，证实了吸烟是肺癌的病因假设。

2. 暴露因素的测量和界定 暴露因素既可以是导致疾病事件增加的危险因素，也可以是降低疾病事件发生概率的保护因素，还可以是另一个暴露因素所产生的后果。例如，高血压是脑卒中的危险因素，但它同时也是肥胖、血脂异常等因素产生的结果。暴露的测量应采用敏感、精确、简单和可靠的方法。暴露因素一旦确定以后，便应给予明确的定性或定量界定，即规定暴露的测量标准以及暴露的剂量水平，同时尚应考虑暴露的时间长短、暴露的方式、是否连续暴露等问题。如 Doll 和 Hill 研究吸烟与肺癌关系时，不仅规定了是否吸烟的暴露标准，同时对吸烟的暴露量、开始吸烟年龄、吸烟持续时间、是否戒烟及戒烟年限等进行了随访观察。这样有利于探讨暴露因素的致病机制，判断暴露与结局之间有无剂量反应关系，增强对因果关系的判断依据。暴露因素的执行定义一旦确定，在研究的整个实施过程中便不可更改。

二、研究结局

结局（outcome）是指随访观察中出现的预期结果事件。结局是队列研究的观察终点，任何研究对象一旦出现结局，便可终止对其观察。在队列研究中可以同时收集某一因素与多种结局的资料并加以分析，如在 Doll 与 Hill 关于吸烟与肺癌的队列研究中，在重点随访肺癌结局的同时，也观察了其他癌症、呼吸道疾病、冠状动脉栓塞等多种疾病死亡的情况。因此，队列研究中所观察的结局既可以是随访终点的结果（如发病或死亡），也可以是中间结局（如生物代谢指标、健康指标）；结局变量既可以定性，也可定量设定。

结局的确定应有明确而统一的标准，最好按照国际或国内统一的标准判断。在观察结局的过程中，对于与结局相关的一些现象也应注意记录，如以发病为结局的观察中，应注意记录疾病的不同类型、不同临床表现等，供详细分析之用。

三、研究对象

队列研究中的研究对象包括暴露组和非暴露组（对照组）两组人群。前者指暴露于某研究因素的人群或处于不同暴露水平的人群；后者指未暴露于该因素的人群。暴露组和非暴露组均应由未发生观察结局（如发病）但有可能出现该结局的人群组成。

依据暴露因素特征和研究目的的不同，可选择不同人群作为研究对象。

（一）暴露人群

1. 特殊暴露人群　指对研究因素有较高暴露的人群。当研究因素在一般人群中暴露率较低时，常选择高度暴露人群作为暴露组，有利于达到检验或验证暴露与疾病关联性的目的。在某些职业中常常存在特殊暴露因子，使职业人群中某些疾病的发病率或死亡率比一般人群高，因此，常选择某些职业人群作为特殊暴露人群。如选择染料厂接触联苯胺的工人作为研究对象，研究联苯胺致膀胱癌的作用；选择石棉作业工人研究石棉与肺癌的关系。选择特殊暴露人群进行队列研究时，由于对暴露因素的危害作用往往不是一开始就认识到的，一旦认识到了，大多已采取了防护措施，所以不宜进行前瞻性队列研究，而常用历史性队列研究。

2. 社区人群　从某行政区域或自然地理区域内选择暴露于所研究因素的人群作为暴露组。通常在以下三种情况下考虑用社区人群作为观察对象：①所研究的暴露因素与疾病在人群中较常见；②主要以观察一般人群的发病情况为目的；③为了观察环境因素与疾病或健康的关系。如1948年美国Framingham著名的心血管病的前瞻性研究就是选择了当地30～60岁居民作为研究对象。选择社区一般人群作为暴露组代表性好。但应保证：①该人群数量足够；②该人群比较稳定，便于观察；③当地医疗机构和技术水平较高，领导支持，群众配合。

3. 有组织的人群团体　这种队列可看作是一般人群的特殊形式，如某一机关、团体或学校的成员，某学会的会员等。这种选择便于有效地随访观察，减少失访偏倚。如Doll和Hill关于吸烟与肺癌的研究即是选择了英国所有注册登记的男性医生中的吸烟者作为暴露组，成为利用社会团体进行队列研究的典范。

（二）对照人群

对照人群即非暴露人群，对照人群的选择是否合适直接影响到研究结果的真实性，其重要性与暴露组比较毫不逊色。选择对照时应把握与暴露人群具有可比性的原则，即对照组除了未暴露于所研究的因素外，其他可能影响发病或死亡等结局事件的重要因素应尽可能与暴露组一致或相近。在实际工作中，选择恰当的对照人群往往比暴露人群的选择更困难。

1. 内对照　是指对照组与暴露组来自同一人群，将没有暴露或暴露水平最低的人员作为对照的形式。如Doll和Hill进行吸烟与肺癌的研究时即将男性医生中不吸烟者作为内对照。选择内对照具有可比性好、对照易选取、工作实施较容易等优点。

2. 外对照　以特殊暴露人群为暴露组时，往往不宜从该人群中选择对照，常需要在该人群之外选择对照，这样选择的对照称为外对照，也称平行对照（parallel control），即暴露组与非暴露组来自不同的人群。如研究某职业暴露与疾病的关系时，可选择某工厂暴露于该职业因素的全体工人作为暴露组，而选择其他工厂无该暴露因素的工人作为对照组。选择外对照时要特别注意与暴露组之间的均衡可比性。

3. 一般人群对照　将暴露人群与全人群的资料进行比较，即利用整个地区（如全国或某省、市、区县等）已有的发病、死亡等统计资料作比较。这种对照的优点是对比资料容易得到，可节省大量的时间、人力和经费，但存在资料比较粗糙或缺少某些资料，或与暴露组在人口特征方面的可比性差，或由于时间上的不一致等原因，所导致的偏倚。

4. 多重对照　为了增强研究的科学性，使结果更加真实、可靠，可以选用多重对照。即同时设立上述两种或两种以上的对照组，以减少单一对照带来的偏倚，如在设一个内对照或外对照的同时，可以再与一般人群做比较。设立多重对照将增加研究的工作量，同时应注意保证暴露组与不同对照组之间的可比性。

四、样本含量

（一）样本含量的影响因素

在队列研究中影响样本大小的主要因素为：

1. 暴露组与对照组结局事件的发生率之差（d）　d为暴露人群结局的发生率（p_1）与非暴露人群该结局发生率（p_0）之差（$d=p_1-p_0$），d值越大，所需样本量越小。

2. 暴露因素与结局事件的关联强度　一般用相对危险度（RR）表示。暴露因素与结局事件的关联强度越大，所需的样本含量越小，反之亦然。

3. 显著性水平（α） α为第一类错误的概率，也称假阳性率。一般情况下，将α定为0.05或0.01。α值越小，所需的观察人数越多。

4. 把握度（1－β） β为第二类错误的概率，也称假阴性率。1－β为拒绝无效假设的能力，或避免假阴性的能力。通常将1－β定为0.90，一般不应低于0.80。把握度要求越高，所需观察人数越多。

（二）样本大小的估计

队列研究样本大小可按7－1公式计算。

$$n=\frac{(z_\alpha\sqrt{2\,\overline{pq}}+z_\beta\sqrt{p_0q_0+p_1q_1})^2}{(p_1-p_0)^2} \qquad \text{式（7－1）}$$

在此，p_1 和 p_0 分别代表暴露组和非暴露组的发病率，如果不能获得 p_1，可由式 $p_1=RR\times P_0$ 求得；$q_1=1-p_1$，$q_0=1-p_0$；$\bar{p}$ 为两组发病率的平均值，即 $\bar{p}=(p_1+p_0)/2$；$\bar{q}=1-\bar{p}$；Z_α 和 Z_β 分别为 α 与 β 对应的标准正态分布临界值，可查表获得。

举例：为了考察母亲孕期使用雌激素与所生子女患先天性心脏病的联系，拟进行队列研究。已知非暴露孕妇所生婴儿的先天性心脏病发病率（p_0）为2‰，使用雌激素引起子女患该病的 RR 为2。设 $\alpha=0.05$（双侧），$\beta=0.10$，求样本大小。

已知：$p_0=0.002$，$RR=2$，则

$p_1=RR\times p_0=2\times0.002=0.004$，$q_1=0.996$ $q_0=0.998$

$\bar{p}=(0.004+0.002)/2=0.003$，$\bar{q}=1-\bar{p}=0.997$

查表得：$Z\alpha=1.96$，$Z\beta=1.28$

代入公式7－1得：

$$n=\frac{(1.96\times\sqrt{2\times0.003\times0.997}+1.28\times\sqrt{0.002\times0.998+0.004\times0.996})^2}{(0.004-0.002)^2}$$

即暴露组与非暴露组各需15700人年。

考虑到失访的可能性，尚需再加10%的样本量，则两组实际各需要样本量为15700＋1570＝17270人年。

（三）估计样本含量时应注意的问题

1. 暴露组与非暴露组的比例 一般来说对照组（非暴露组）的样本含量不应少于暴露组，通常采取两组等量的做法，但当暴露人数较少时也可扩大对照组的数量。

2. 失访 队列研究由于观察人数较多、随访观察时间较长，研究对象的失访在所难免。为了防止在研究后期由于数量不足而影响结果的分析，通常按照计算所得的样本含量再加10%作为实际观察的样本量。

五、资料的收集

（一）基线资料的收集

基线资料是指在研究开始时收集的有关研究对象与暴露因素的信息。

1. 研究对象的确定及相关资料的收集 在队列研究开始时，应对所选择的研究对象进行检查，剔除不合格者，对于已患有所研究疾病或发生结局者必须排除，如研究高血脂与高血压关系时，应对所有研究对象测量血压，将高血压患者剔除。同时应详细收集研究对象的人口学特征、生活习惯、生活方式、居住环境和条件、既往病史与其他疾病现患史、家庭情况及家庭成员患病史等资料。

2. 暴露的确定及暴露因素的收集 队列研究中暴露的确定至关重要，应按照已制订的统一而规范的标准执行，同时对于暴露程度和暴露方式也应详细调查和记录。定量收集暴露因素，有利于了解暴露因素的致病机制，增强对疾病因果关系判断的可信度。基线资料的获取方式主要有：①查阅医院、工厂、单位等机构及个人的健康记录或档案；②进行专项调查，按照制订的统一且详细的调查表直接询问研究对象或其他知情人；③对研究对象进行相关的体格检查、实验室检查或特殊项目的检查；④如果所研究疾病的暴露因素为环境中的某些理化、生物、气象或污染因子等，可通过查阅环境、卫生、气象等监测部门的有关记录获得，必要时还需进行工作或生活环境中某些毒物或污染物浓度监测；⑤如果需要，尚需进行研究对象血液、尿液等生物标本中相关生物指标或代谢产物的检测。

（二）随访

随访（follow up）是队列研究收集资料的主要形式。

1. 随访对象 暴露组和非暴露组均为随访对象。应采用统一的方法定期或不定期地收集各组成员的资料，确定研究对象是否仍处于观察之中，了解研究人群中结局事件的发生情况，同时收集有关暴露和混杂因素变化的资料。应注意对两组对象的随访应等同对待，同时进行，直至观察结束。对于失访者应尽量进行补访，未能追访到者应尽量了解其失访原因，以估计可能产生的偏倚及其大小。

2. 随访内容 不同的研究依据其研究目的有不同的随访内容。主要涉及以下几个方面：①有关暴露的信息，确定暴露组与非暴露组的人数，特别注意在随访过程中某些暴露者和非暴露者的变更情况，同时应收集暴露因素的变化及研究对象暴露程度的变化等信息；②有关结局的信息，即按照设计规定的标准确定结局的有无以及与结局相关的资料；③有关与暴露和疾病相关的可能产生混杂作用的信息。通常将随访内容设计成调查表，可防止缺项、漏项的发生，也便于核查资料的完整性。

3. 随访方法 有直接随访，如函调、面谈、定期体检；有间接随访，如医院病历，死亡登记、疾病报告卡、人事档案、劳保资料、保险档案等。需根据结局的性质选用。某些暴露或结局的信息，可通过对研究对象进行某些生物指标的测定以及对相关环境因素进行调查或监测等途径获取。

4. 随访开始时间及随访期限 对每个观察对象开始随访的时间及随访时间的长短直接关系到研究的功效。随访开始时间应在了解了疾病的潜隐期或潜伏期并提出了病因假设的基础上确定。理论上随访应在疾病的最短潜隐期和潜伏期之后进行，而不要在暴露一发生就开始随访，但是在实施中往往难以做到。随访时间的长短取决于暴露与疾病的关联强度和疾病潜伏期的长短，暴露与疾病的关联强度越大，随访时间越短；潜伏期较短的急性病，随访期短，而对潜伏期较长的慢性病，随访时间也较长。多数队列研究的随访期都比较长，因而需要在随访期限内实施多次随访，确定随访间隔与随访次数时应根据研究结局出现的速度、研究的人力、物力等条件而定。一般慢性病的随访间隔期可定为1～2年，如Framingham心血管病的随访研究就是每两年随访一次。对于随访期比较短的队列研究，通常在终止观察时一次收集结局资料即可。

5. 随访终点和终止时间　随访终点也叫观察终点，是指观察对象出现了预期的结局而不再对该对象继续进行观察的时间。随访终点一般规定为某种疾病的发生或死亡，如在研究高血压与脑卒中关系时，将随访终点定为脑卒中的发生，有时也可将随访终点规定为某些生物学检测指标或其他健康指标达到某水平的时间。随访终止时间则是指整个随访观察工作截止的时间，即经过了一个完整的随访期到达的终点时间。

6. 失访及其处理　由于队列研究随访对象多、时间长，失访问题在所难免。对于失访者应尽可能地进行补访，未能追访到者，应尽可能取得失访者结局的信息，或从失访者中抽取样本调查其结局，对失访原因做进一步的分析，与在访人群的结局进行比较，以推测失访对结果的影响。如果暴露组与未暴露组的失访率相似，失访者与未失访者的结局发生率也相似，则失访对研究结果的影响作用较小。比较现实可行的方法是把失访者与未失访者的基线资料中的一些特征加以比较，如差别不大，则可假定结局发生率的差别可能也不大。否则，对选择偏倚可能产生的影响应有充分估计。

（三）质量控制

同任何流行病学调查研究一样，队列研究中资料收集的质量控制尤为重要，关乎研究结果的真实性，因此，在收集资料的各个环节均应予以足够的重视。

1. 调查员的选择与培训　随访和收集资料的人员通常应具有医学背景和调查所需的专业知识，具备相应的专业技术水平，具有严谨认真、实事求是的工作作风和科学态度，与研究对象交流和沟通时无语言障碍。在资料收集前，应对所有参加调查的人员进行严格的培训，使其掌握统一的资料收集方法、标准、技术和技巧，考核合格后方可参与调查。

2. 编制调查员手册　队列研究所涉及的调查员多，调查内容复杂，因此，在实施研究之前应编制调查员手册，重点包括全部操作程序、注意事项、调查问卷的完整说明等。

3. 监督检查　为保证调查质量，在随访期间应有专人对随访工作的质量进行定期监督和检查，建立严格的检查考核制度和良好的组织机构。监督检查内容主要包括进行数据检查或逻辑检错、抽样重复调查、定期观察和考核调查员的工作质量等，及时发现和纠正问题。

第三节　资料分析

一、资料的整理与描述

在随访过程中和随访结束后，应及时对资料进行审查，核实资料的正确性与完整性。对有明显错误的资料应进行重新调查修正，或剔除；对不完整的资料要设法补齐。继而对合格资料归档，建立数据库。在此基础上，对资料进行描述性分析，即对暴露组和非暴露组人群的年龄、性别等一般人口学特征，研究结局、失访等事件的发生情况等进行描述，分析两组的可比性及资料的可靠性。

二、率的计算

在描述性分析的基础上，按暴露组和非暴露组某结局事件（以发病为例）发生的人数和人年数，归纳整理成表 7－1 的形式。计算各组结局事件的发生率（发病率或死亡率等），通过两组率的差别的比较进行暴露与疾病病因关联的推断性统计分析。

表 7－1 队列研究资料整理归纳表

	病例	非病例	合计	发病率
暴露组	a	b	$a+b=n_1$	a/n_1
非暴露组	c	d	$c+d=n_0$	c/n_0
合计	$a+c=m_1$	$b+d=m_0$	$a+b+c+d=N$	

由于队列研究观察的时间较长、观察人数较多，在进行暴露组和非暴露组结局发生率的计算时应根据研究对象和资料的性质特征，选择适宜的率的计算方法。

（一）累积发病率

当观察人群流动性小，比较稳定时，不论观察时间的长短和发病频率的高低，以观察开始时的人数作为分母，整个观察期内发生的病例数（或死亡数）作为分子，可计算该观察期内的累积发病率（cumulative incidence，CI）或累积死亡率（cumulative mortality，CM）。

$$CI = n/N \quad 式（7－2）$$

式中，n 表示观察期内的发病人数；N 表示观察开始时的人数。

（二）发病密度

当观察人群变动较大（有失访、迁移、死于他病、中途加入等）时，用观察开始的总人数作分母计算率则显然不够合理，而用发病密度来测量发病频率较为适宜。发病密度是一定时期内的平均发病率，其分子仍是一个人群在观察期内新发生的病例数（n），分母则是该人群中每一成员所提供的人时数的总和（式 7－3）。人时（person-time，PT）为观察人数与观察时间的乘积。因为以人时为单位计算的率带有瞬时频率的性质，故称为发病密度（incidence density，ID）。观察时间可以为年、月、日等，一般以年为单位，即以人年（person-year）为单位计算发病率或死亡率。发病密度包含了观察人群中发生的新病例数、观察人群的数量、发生这些例数所经历的时间等信息，可以较好地反映动态人群中研究结局的发生频率。

$$ID = n/(PT) \quad 式（7－3）$$

式中，n 表示观察期内的发病或死亡人数；PT 表示观察人时的总和。

（三）观察人时的计算

暴露人年是最常用的一种人时概念。常用的计算方法有精确法、近似估计法和寿命表法。

1. 精确法　该方法是将每一个观察对象贡献的确切的人年数相加所得的总和。计算所得结果准确，但计算过程复杂，过去一般用于观察人数较少的研究。随着计算机技术的迅速发展和广泛应用，已有许多专门用于人年计算的统计学软件问世并应用，如较常用的 PYRS 软件、OCMAP 软件等，使暴露人年的精确法计算变得简便、快捷，同时也适合于观察人数较多的研究。该方法具有计算结果准确、可靠的优势，被推荐为首选方法。

2. 近似估计法　当随访观察的人数较多，且对于每一个成员进入和退出的确切时间不明确时，就不能用精确法直接计算暴露人年，可以用平均观察人数乘以观察年数进行暴露人年的估计。平均人数可取相邻两时段人口的平均值估计，也可以取年中观察人数。

例如：Doll 和 Hill 从 1951 年 11 月 1 日开始观察男性医生 34494 人，至 1956 年 4 月共观察了 4 年零 5 个月，观察期间每 12 个月统计一次各年龄组的人数，各期存活人数及暴露人年数的计算结果见表 7－2。如 45～岁组的人年数＝(7117＋7257)÷2＋(7257＋7381)÷2＋(7381＋7351)÷2＋(7351＋7215)÷2＋(7215＋7191)÷2×5/12＝32156 人年。

表 7－2　男性医生随访人数整理表

年龄（岁）	观　察　人　数						人年数
	1951. 11. 01	1952. 11. 01	1953. 11. 01	1954. 11. 01	1955. 11. 01	1956. 04. 01	
35～	8836	9149	9287	9414	9710	9796	41211
45～	7117	7257	7381	7351	7215	7191	32156
55～64	4094	4212	4375	4601	5057	5243	19909
合计	20097	20618	21043	21366	21982	22230	93276

3. 寿命表法　当观察人数比较多，人群流动性较大时，应用寿命表法估计暴露人年较为科学合理。在寿命表法计算人年时，将当年进入队列和失访或出现研究结局的人均按 0.5 人年计。表 7－3 为利用寿命表法计算暴露人年的结果。

计算公式：

$$L_x = I_x + 1/2\ (N_x - D_x - W_x) \qquad 式（7－4）$$

$$L_{x+1} = I_x + N_x - D_x - W_x \qquad 式（7－5）$$

式中：L_x为 x 时间内暴露人年数；I_x为 χ 时间开始观察的人数；N_x为 x 时间内进入队列的人数；D_x为 x 时间内出现研究结局的人数；W_x为 χ 时间内失访的人数，包括死于非研究结局的人。

表 7-3 寿命表法计算暴露人年

观察时间（年）x	年初人数 I_x	年内进入人数 N_x	年内发病人数 D_x	年内失访人数 W_x	暴露人年数 L_x
1	1403	79	4	30	1425.5
2	1448	45	2	11	1464.0
3	1480	60	3	8	1504.5
4	1529	5	2	19	1521.0
5	1513	10	7	25	1502.0
6	1491	18	8	29	1481.5
7	1472	13	3	73	1440.5
8	1409	12	5	74	1375.5
9	1342	9	2	467	1112.0
10	882	3	1	819	473.5
11	65	0	0	57	36.5
合计			37		13336.5 人年

如：第一年的暴露人年数为：

$$L_1 = I_1 + 1/2(N_1 - D_1 - W_1) = 1403 + 1/2(79 - 4 - 30) = 1425.5 \text{ 人年}$$

$$I_2 = I_1 + N_1 - D_1 - W_1 = 1403 + 79 - 4 - 30 = 1448 \text{ 人}$$

第二年的暴露人年数为：

$$L_2 = I_2 + 1/2(N_2 - D_2 - W_2) = 1448 + 1/2(45 - 2 - 11) = 1464$$

依次类推，合计总人年数得 13336.5 人年。

整个观察期内发病人数为 37，则人年发病率为 37/13336.5 = 2.77‰。

（四）率的差异性检验

队列研究是通过比较暴露组与非暴露组的发病率或死亡率的差别来反映暴露与疾病有无关联。如果观察时间比较短、观察人群变动不大，可进行率的差异性检验，如 χ^2 检验或 U 检验。但队列研究一般观察时间较长，常以人年为单位计算发病率或死亡率，用一般率的显著性检验方法则不合适，应用特殊的方法加以检验，如二项分布、χ 检验、标准化率的计算等进行率的差异性推断，计算方法可参阅有关书籍。

三、效应估计

（一）相对危险度

相对危险度（relative risk，RR）为反映暴露与疾病关联强度大小最重要的指标，是暴露组与非暴露组人群发病率或死亡率的比值，又称作率比（rate ratio），表明暴露组发病或死亡的危险性是对照组的若干倍，故又称作危险比（risk ratio）。

$$RR = I_e / I_0 \quad \text{式（7-6）}$$

式中，I_e 和 I_0 分别表示暴露组和非暴露组的发病率或死亡率。

RR 的意义：*RR* 的数值从0～正无限大。*RR* = 1，表示暴露组与非暴露组的发病率或死亡率相同，提示暴露与疾病的发生无关；*RR* > 1，说明暴露组的发病率或死亡率高于非暴露组，提示暴露可增加疾病发生的危险性，是疾病发生的可能病因因素；*RR* < 1，表示暴露组的发病率或死亡率低于非暴露组，提示暴露对于疾病的发生起阻止作用，可减少疾病的危险性，为保护因素。

例1：Doll 和 Hill 于1951年进行了吸烟与肺癌关系的队列研究。对40701名男性医生随访观察了4年零5个月的阶段性总结时，发现吸烟与不吸烟者肺癌的死亡率分别为0.96‰和0.07‰，有显著性差别。利用公式7－6则推算得吸烟导致肺癌死亡的相对危险度为：

$$RR = 0.96‰ / 0.07‰ = 13.71$$

该结果表示吸烟者肺癌的死亡率为不吸烟者的13.71倍。*RR* > 1，说明吸烟组肺癌的死亡率高于不吸烟组，即吸烟可增加肺癌发生的危险性，为肺癌发生的病因。

RR 作为一次调查研究得到的点估计值，用以推断总体范围时，应考虑抽样误差存在的可能性，故需计算 *RR* 的可信区间（confidence interval，CI），一般计算其95%可信区间（95% *CI*）。

RR 95%可信区间的计算方法较多，常用 Woolf 法（公式7－7）进行估计。

$$\ln RR\ 95\%\ CI = \ln RR \pm 1.96\sqrt{Var(\ln RR)} \qquad 式（7－7）$$

式中 *Var*（ln*RR*）为 *RR* 自然对数的方差。

$$Var(\ln RR) = \frac{1}{a} + \frac{1}{b} + \frac{1}{c} + \frac{1}{d}$$

取 ln*RR* 95% *CI* 的反自然对数值即可得 RR 的95%可信区间。

RR 95%可信区间的意义：如果所计算的可信区间范围包含1，说明该 *RR* 值由抽样误差造成，表示暴露与疾病无关；如果所计算的可信区间范围不包含1（无论 > 1 或 < 1），说明该 *RR* 值非抽样误差所造成，表示暴露与疾病有关联。

（二）归因危险度

归因危险度（attributable risk，AR）也叫特异危险度，为暴露组的率与非暴露组的率之差，也称率差（rate difference，RD），表明暴露组与非暴露组某种结局事件发生危险相差的绝对值，故也称超额危险度（excess risk）。

$$AR = I_e - I_0 \qquad 式（7－8）$$

由 $RR = I_e / I_0$，可推得：

$$AR = RR \times I_0 - I_0 = I_0(RR - 1) \qquad 式（7－9）$$

由式7－9即可在不明确 I_e 的情况下，通过 *RR* 和 I_0 算出 *AR*。

同样，归因危险度也是一个样本的点估计值，其95%可信区间可用下式计算。

$$AR\ 95\%\ CI = AR \pm 1.96\sqrt{\frac{a}{n_1^2} + \frac{c}{n_0^2}} \qquad 式（7－10）$$

AR 的意义：*AR* 说明在暴露者中，单纯由于暴露引起或降低某结局事件发生的危险性的大小，换言之，*AR* 可反映发病或死亡等结局发生的危险性可特异地归因于该暴露因素的

程度。

由例 1 可计算归因危险度为：

$$AR = 0.96‰ - 0.07‰ = 0.89‰$$

表明在吸烟者中由吸烟引起肺癌发生的危险性为 0.89‰，即吸烟者比不吸烟者患肺癌的危险增加了 0.89‰。

RR 与 *AR* 均是表示某因素与疾病等事件发生关联强度的指标，且彼此密切相关，但它们所表明的意义却不同。*RR* 是反映某因素对个体作用大小的指标，其值越大表明某危险因素的致病作用越强，具有病因学意义；*AR* 值表示暴露于某危险因素的人群中疾病的发病或死亡危险比未暴露于该危险因素的人群增加的数量，如果对暴露人群采取措施，消除该危险因素，可降低发病或死亡危险的程度。现以表 7－4 为例说明。

表 7－4 吸烟与肺癌和心血管疾病的 *RR* 与 *AR* 比较

疾病	吸烟者（1/10 万人年）	非吸烟者（1/10 万人年）	*RR*	*AR*（1/10 万人年）
肺癌	48.33	4.49	10.8	43.84
心血管疾病	294.67	169.54	1.7	125.13

从表中数据可见，吸烟者与不吸烟者相比，对于个体而言患肺癌比患心血管病的危险性大，但就整个人群来说，吸烟引起心血管病的危险性比肺癌大，如果采取戒烟措施，预防和控制心血管病的人群效应可能更为明显。

（三）归因危险度百分比

归因危险度百分比（attributable risk percent，AR% 或 ARP）也叫病因分值（etiologic fraction，EF_e），是指暴露人群中发病等结局事件归因于暴露的成分占全部病因的比例。

$$AR\% = (I_e - I_0)/I_e \times 100\% \qquad 式（7－11）$$

结合式 7－10 可推得：

$$AR\% = (RR - 1)/RR \times 100\% \qquad 式（7－12）$$

由 7－12 可见，*AR%* 主要与 *RR* 有关。在病例对照研究中，可用 *OR* 代替 *RR* 估算 *AR%*。

ARP 的意义：ARP 反映某因素的暴露者中，单纯由于该因素引起发病等结局事件的危险占整个病因的比例。

如例 1，计算归因危险度百分比，得：

$$AR\% = (0.96‰ - 0.07‰) / 0.96‰ \times 100\% = 92.71\%$$

结果提示，在吸烟者中，由吸烟引起的肺癌占全部肺癌病因的 92.71%。

（四）人群归因危险度和人群归因危险度百分比

RR 和 *AR* 均是反映暴露的生物学效应的指标，人群归因危险度（population attributable

risk，PAR）和人群归因危险度百分比（population attributable risk percent，*PAR%*或PARP）则说明了暴露对整个人群的危害程度及其比例。这两个指标综合考虑了研究因素的致病效应（*RR*）及该因素在人群中的暴露比例，可更为全面地评价某暴露因素对人群发病等生物事件的影响。例如，石棉作业工人患肺癌的RR为3.8，但石棉在整个人群中的暴露比例很低，故对全人群的危害性较小，而只要对石棉职业暴露人群加强防护，采取科学的预防措施则可明显降低其危害。

*PAR*是指人群总发病率或死亡率与非暴露组发病率或死亡率之差。

$$PAR = I_t - I_0 \qquad 式（7-13）$$

式中，I_t和I_0分别表示一般人群和非暴露组的发病率或死亡率。

*PAR*的意义：*PAR*可表示在整个人群中，单纯由于研究因素引起发病或死亡等结局事件危险性的大小。

*PARP*又叫人群病因分值（population etiologic fraction，EF_p），表示人群中由于某因素引起发病等结局事件的危险性占整个人群病因的比例。

$$PARP = (I_t - I_0)/I_t \times 100\% \qquad 式（7-14）$$

$$PARP = \frac{p_0（RR-1）}{p_0（RR-1）+1} \qquad 式（7-15）$$

式中，p_0为某因素在人群中的暴露比例。

可见，*PARP*既与*RR*有关，也与人群对某因素的暴露比例有关。在病例对照研究中，可用*OR*代替*RR*估算*PARP*。

PARP的意义：PARP反映了在一般人群中，某因素引起某种疾病或其他生物学效应的危险占全部病因的百分比。

结合前述例1，如果全人群肺癌的死亡率为0.56‰，则

$$PAR = 0.56‰ - 0.07‰ = 0.49‰$$

$$PARP = (0.56‰ - 0.07‰)/0.56‰ \times 100\% = 87.50\%$$

表示在整个人群中，由于吸烟引起肺癌发生的危险性为0.49‰，占人群肺癌全部病因的87.50%。

（五）标化死亡比

在队列研究中，当研究对象数目较少，发病率或死亡率较低时，无论观察时间长短，都不宜计算率，通常用标准化的发病或死亡的比值来代替率。通常以全人口的发病（或死亡）率作为标准，计算出该观察人群的理论发病（或死亡）人数，即理论（或预期）发病（或死亡）人数，再求得观察人群中实际发病（或死亡）人数与此理论发病（或死亡）人数的比值，即得标化发病比（standard incidence ratio，SIR）或标化死亡比（standard mortality ratio，SMR）。

SIR（或SMR）为实际发病数（死亡数）与理论发病数（死亡数）的比值。计算公式为：

$$SIR\text{（}SMR\text{）}=\frac{\text{观察发病（或死亡）数}}{\text{预期发病（或死亡）数}}=\frac{\text{观察发病（或死亡）数}}{\text{全人口发病（或死亡）率}\times\text{观察人数}}$$

式（7-16）

SMR 的意义：*SMR* 常用来衡量某特殊暴露人群（如某职业人群）中接触某些因素的危害程度，表示某暴露人群发病或死亡的危险性为一般人群的若干倍。如果计算所得比值等于1，说明暴露于某因素发病或死亡的危险性与一般人群接近，该因素与疾病的发生无关；如果计算所得比值大于1，说明暴露于某因素发病或死亡的危险性比一般人群高，该因素为疾病的危险因素；如果比值低于1，则说明暴露人群发病或死亡的危险性较一般人群为低，该因素为保护性因素。

例2：20世纪30年代至50年代初，医学界盛行用人工气胸术（将空气注射入胸膜腔）治疗肺结核。气胸通常须维持2~3年，隔一定时间就须注入空气补充，而每次补充前都须用X线胸透观察肺萎陷程度，因此病人的胸部长期多次受到相当剂量的X线照射。为了评估胸部X线透视与以后发生乳腺癌的关系，Boice JD等（1977）选择1930~1954年间曾在美国马萨诸塞州的几个肺病疗养院中住院治疗肺结核的女性作研究对象，进行了回顾性队列研究。包括接受过气胸疗法的1047名，其他疗法的717名，年龄13~40岁。调查时，505人已死，113人失访，两组失访率相近（5.2%与8.2%）。两组乳腺癌的发生情况如表7-5。

表7-5　肺结核患者接受不同疗法后乳腺癌发生情况

疗法	观察人数	实际发病人数	预期发病人数*	率（1/‰人年）
人工气胸	1047	41	23.3	1.5
其他	717	15	14.1	0.8

注：* 预期发病数根据与马萨诸塞州相邻的康涅狄克州女性年龄别乳腺癌发病率计算

结果显示，气胸组的 $SIR = 41/23.3 = 1.76$，观察数与期望数的差异 $\chi^2 = 12.7$，$P < 0.001$，提示长期多次受小剂量X线胸部照射的女性10~15年后乳腺癌的发生率较高。

如果为了说明一个队列内何种死因危害较大，也可用 χ^2 检验比较不同死因的 *SIR*。但应注意用不同标准率算得的 *SIR* 不能互相比较，即使是根据同一标准人群死亡率算得的 *SIR*，也只有在各队列的年龄构成近似时才具可比性。

四、分级分析

队列研究中不仅可以按照暴露的有无进行暴露因素与疾病的关联性分析，也可以按照暴露因素的不同水平分别分析其与疾病之间的关联强度，进而推断暴露与疾病的剂量反应关系，增加因果联系的判断依据。

例如：Doll和Hill对35岁及以上男性医生进行吸烟量与肺癌关系的队列研究时，就每日吸烟量与肺癌死亡率的关系做了分析，如表7-6。

表7-6 各年龄组每年肺癌死亡率（1/‰）与吸烟量的关系

年龄	不吸烟	每日吸烟量（支）		
		1-14	15-24	25及以上
35～	0.05	0.07	0.00	0.11
45～	0.00	0.31	0.62	0.75
55～	0.00	0.48	2.31	3.88
65～	0.00	2.69	5.16	6.48
75～	1.11	2.68	7.27	16.33
合计	0.07	0.57	1.39	2.27
RR	1.00	8.14	19.86	32.43
AR	0.00	0.50	1.32	2.20

据上表资料可算得每日吸烟1～14支、15～24支及25支以上者肺癌死亡的*RR*和*AR*，结果提示随着吸烟量的增加，肺癌发生的危险性逐渐上升，说明吸烟可能是肺癌死亡的原因，两者存在剂量效应关系，必要时，应对率的变化做线性趋势χ^2检验。

五、多因素分析

队列研究在研究某因素与某结局的相互关系时可能会受到许多因素的干扰。如果影响因素较少，可采取频数匹配或分层分析的方法（见第六章），但由于受到匹配过头或分层分析时样本量的限制，使其应用受到局限。随着计算机技术的快速发展和广泛使用，以及流行病学研究方法的日益完善，多因素统计分析方法为流行病学研究提供了极大的便利和广泛的发展空间。队列研究中较常用的多因素分析方法有多元线性回归分析、Logistic回归分析、Cox分析等，前两种方法主要用于混杂因素的控制，Cox模型则特别适合于随访资料的分析，对于失访问题予以科学、合理的估价和判断，从而较为客观地反映了研究的真实性。

第四节 偏倚及其控制

偏倚（bias）是流行病学研究中对结果的真实性影响作用较大的问题之一，与其他流行病学研究方法一样，队列研究中也可由于偏倚的存在而影响暴露与疾病等结局真实关系的推断。

一、选择偏倚

队列研究中以所抽取的样本人群作为研究对象时，有时会发生代表性差而造成选择偏倚（selection bias）。常见的选择偏倚有：

1. 失访偏倚 失访偏倚是队列研究中最常见的一种偏倚，是指在随访观察过程中，研究对象由于种种原因而退出研究或死于非终点疾病，因而造成对研究结果的影响。失访所产生偏倚的大小主要取决于失访率的高低、失访者的特征和暴露组与非暴露组失访情况的差异。队列研究由于观察人数较多、观察时间较长，失访难以避免。失访的主要原因为研究对象的迁移、外出、不愿合作等，在进行历史性队列研究时，某些研究对象的档案缺失或记录不全是失访的特殊形式，而这些档案记录资料的缺失是导致失访的主要原因。

2. 错误分组偏倚 在确定暴露组与非暴露组时，如果对暴露的定义不严格或执行不当，可导致归类错误而引起错误分组偏倚；如果对疾病的诊断缺乏统一标准或未严格执行，将可能使某些已患所研究疾病的病人被纳入研究队列，而他们在暴露组和非暴露组的分布往往不一致，这样也会带来错误分组偏倚。

3. 志愿者偏倚 志愿者为研究对象时，由于他们具有的某些特征或习惯与一般人群之间存在差别，如年龄可能以青年或老年为主，从事某种特殊职业者或无业者较多，有某种特殊习惯或行为、心理倾向等，都会影响到研究对象的代表性，使研究结果推论到目标人群时受到影响而产生偏倚。

4. 易感性偏倚 也叫健康工人效应（health worker effect）。当选择某种职业暴露的人群为研究对象，探讨接触该职业因素对健康的影响时，有时会发现该暴露人群的发病率或死亡专率与一般人群之间无差别，甚至低于一般人群。其原因可能是由于工作需要，这些职业暴露者的健康水平较一般人群高，或者是他们在长期接触这些有害物质时对其产生了耐受性，使得对某些疾病的易感性降低。如果忽视了这方面的影响，将会产生由于易感性偏倚导致的错误结论。

选择偏倚的主要控制方法：严格制订和执行选择研究对象和确定暴露的标准；尽可能提高研究对象的依从性，避免失访的发生；以志愿者为研究对象时，应对其某些特征与一般人群进行比较，预先估计易感性偏倚产生的可能性，加以避免。

二、信息偏倚

在随访观察的整个过程中所获得资料的不准确所带来的系统误差叫信息偏倚（information bias）。队列研究中常见的信息偏倚如下。

1. 诊断和错误归类偏倚 在资料收集过程中，由于对疾病等研究结局的诊断标准定义不明确或掌握不当，造成对结局的错判或误判。这种在随访过程中发生的诊断或错误归类偏倚属于信息偏倚。

2. 测量偏倚 随访观察时由于检测仪器不准确、检验方法未统一或技术不规范，调查员的询问技巧欠佳等，均可使所收集到的信息不能反映实际情况，造成对研究结果和结论的歪曲。

3. 诊断怀疑偏倚 一般指由于研究者或被研究者的主观偏性而导致研究结果发生的偏差。研究者如果事先知道研究对象的暴露情况，在主观上可能会倾向于应该出现某种阳性结果的意向，则以不同的调查方式、态度对待暴露组和非暴露组，或判断结果时带有较大的主观偏性。同样，若研究对象了解了研究目的，并知道自己是暴露者，则可能对研究结局的出现做出主观判断。

信息偏倚的主要控制方法：严格培训调查员，提高调查和检测技术水平，统一诊断标准，统一调查与检测方法，校准实验仪器，尽量采用客观的判断暴露与结局发生的指标，如果条件允许可采用盲法收集资料，避免主观偏性对结果的影响。

三、混杂偏倚

队列研究中尽管研究因素比较单一，但任何与暴露和所研究结局均有关的各种外部变量都有可能作为混杂因素存在，干扰研究结果和结论的真实性。如吸烟与冠心病的队列研究中，研究对象的年龄、性别、血压水平、血脂含量等均可能作为混杂因素。因此，在不同类型和不同研究目的的队列研究中，应对混杂因素加以识别并予以控制。

混杂偏倚的控制方法主要有限制、匹配、分层分析和多因素分析等。

第五节　优点与局限性

一、优点

1. 由于队列研究中暴露与结局间先因后果的时间顺序清楚，资料的获得为随访观察所得，真实可靠，偏倚较小，故对检验假设或验证假设的推断结论说服力强，对病因推断的论证强度较高。

2. 队列研究中可以计算发病、死亡等结局事件的发生率，从而可直接估计暴露与疾病等相关生物事件的相对危险度、归因危险度等关联强度的指标，以充分分析研究因素的作用效应。

3. 可评价在一般人群中暴露率较低的某些特殊暴露因素对人群疾病或健康的影响，并可同时分析一种或多种暴露因素与多种疾病等结局的关系。

4. 队列研究在确定暴露与非暴露的情况下随访观察结局事件的发生情况，避免了回忆偏倚的产生。

5. 队列研究从暴露开始观察到疾病的发生或死亡，经历了疾病发生、发展、甚至结局发生的全过程，故可对疾病的自然史进行描述和研究。

二、局限性

1. 不适合研究发病率很低的疾病，即使对于常见病进行前瞻性队列研究，仍需要大样本人群，对于发病率很低的疾病所需的样本将会更大，实施的难度较大。

2. 队列研究一般实施时间较长，在长期的随访研究中，观察对象难免发生因各种原因的退出、搬迁、死亡等，造成失访，如果失访人数较多，可对研究结果产生较大影响。

3. 研究耗时间、费人力、开支大。

4. 在队列研究中，观察对象容易在了解到某些行为暴露的危害情况下改变习惯，如在研究某些饮食因素与脑卒中关系的研究中，研究对象可能自动改变饮食习惯，增加资料分析的难度。

第六节　分析性研究的衍生类型

随着流行病学研究方法在医学领域的广泛应用，特别是分子生物学技术的引入，要求流行病学在方法学上有所改进和提高，以适应不同研究目的的需要。病例对照与队列研究作为病因研究的主要方法，有其各自的优势与不足。为了扬长避短，近年来在分析性研究中衍生了多种新的研究设计类型，如巢式病例对照研究、病例队列研究、单纯病例研究、病例交叉研究、两阶段病例对照研究等。这些新型研究方法具有研究效率高、花费少、适用范围广等特点，在医学研究中越来越受到重视和应用。

一、巢式病例对照研究

（一）概念与基本原理

巢式病例对照研究（nested case-control study），又称套叠式病例对照研究，是将病例对照研究与队列研究的设计思路相结合的一种新的研究方法，即在对一个事先确定好的队列进行随访观察的基础上，再应用病例对照研究（主要是匹配病例对照研究）的设计思路进行资料分析和推断的方法。该研究的雏形起源于1973年由美国流行病学家Mantel提出的综合式病例对照研究设计，1982年被正式命名为巢式病例对照研究。按队列确定的时间进行分类，可将巢式病例对照研究分为前瞻性巢式病例对照研究（prospective nested case-control study）和回顾性巢式病例对照研究（retrospective nested case-control study）。

基本原理：首先根据一定的条件确定某一人群为研究的队列（暴露组和非暴露组），收集队列中每个成员的有关信息资料和（或）生物标本，随访观察一段时间（出现能满足病例对照研究样本量的病例数）后，将发生于各队列内的某病（即所研究的疾病）的新发病例组成病例组，按病例进入队列的时间、性别、年龄等匹配条件，从同一队列选择1个或数个非病例作对照，抽取病例与对照的基线资料及对生物标本进行检测，按匹配病例对照研究方法进行资料的统计分析和推论（图7-3）。

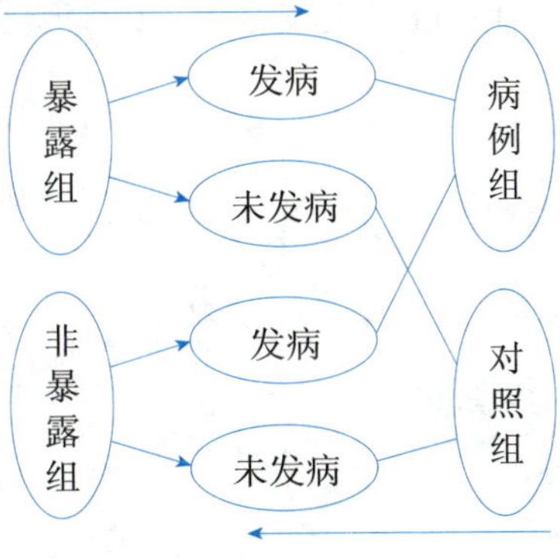

图7-3　巢式病例对照研究设计原理图

（二）应用

1. 在前瞻性队列研究随访开始后又出现了一种新的病因假设，而这种因素未被测量或者测量队列中每个成员的暴露水平价格昂贵时，用巢式病例对照研究比较适宜。

2. 在研究某些生物标志与某些疾病的关系时，采用巢式病例对照研究方法，可确定在疾病发生前这些标志物在体内的状态。

（三）优点与局限性

1. 优点

（1）与传统的病例对照研究相比具有以下优点：①巢式病例对照研究中的病例与对照来自于同一队列，因此降低了效应估计时的选择偏倚，且可比性好；②巢式病例对照研究中的暴露资料是在疾病诊断前收集的，如果研究结果显示暴露与疾病存在关联，那么该关联与因果推断的时间顺序相符合，而且回忆偏倚小或可以避免，因果联系的推断依据更强；③巢式病例对照研究的统计效率和检验效率高于病例对照研究，而且可以计算疾病频率指标。

（2）与传统队列研究相比具有以下优点：①可节约大量的人力、物力和经费；②巢式病例对照研究可用于罕见病的研究。

2. 局限性

（1）巢式病例对照研究探索病因的能力依赖于回顾性地评价研究因素水平的能力，因而可能会导致测量偏倚而影响研究效应的估计。

（2）巢式病例对照研究的统计效率逊色于队列研究。

二、病例队列研究

（一）概念与基本原理

病例队列研究（case-cohort study）又称病例参比式研究（case-base reference study），由Prentice于1986年首先提出，是将队列设计和病例对照研究设计相互交叉，融合两者的优点后形成的一种研究方法。

基本原理：首先确定某个人群作为所研究的队列（全队列），然后从全队列中随机抽取一定样本人群（即子队列）作为对照组，将全队列中通过随访观察获得的所研究疾病的全部病例作为病例组，与上述随机对照进行比较分析，以探索影响疾病发生、疾病生存时间、预后等的相关因素（图7－4）。

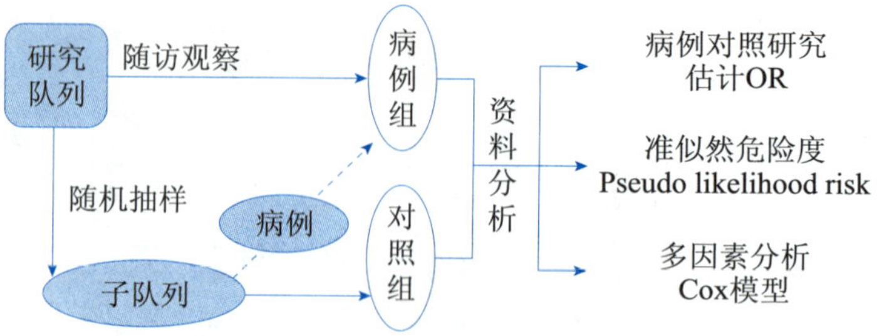

图7－4　病例队列研究设计原理图

（二）与巢式病例对照研究的区别

病例队列研究与巢式病例对照研究都是由队列研究和病例对照研究相互交叉渗透而产生的新的设计类型，但两者在许多方面存在差别，主要有：

1. 巢式病例对照研究采用危险集抽样（risk-set sampling），即在每个病例发病时，按一定的匹配条件在未发病者中随机抽取一名或几名研究对象作为对照；病例队列研究则采用随机抽样的方法，在研究一开始即抽取全队列的一个样本作为对照组。

2. 巢式病例对照研究中不同的疾病需分别选取对照，而病例队列研究中不同的疾病共用一个对照组。

3. 巢式病例对照研究中，队列成员被选为对照组的机会与其在队列中所贡献的人时数成正比，比如在危险集中一个 5 年后发病的人入选对照组的机会比 1 年即发病的人高 5 倍；在病例队列研究中，全队列中的每个成员无论对队列的人时数贡献大小，均有同等机会入选到对照组。

4. 巢式病例对照研究资料分析方法同病例对照研究；病例队列研究依据研究目的的不同，可采用病例对照或队列研究资料的分析方法，较为复杂。

（三）应用

1. 无论疾病发病率的高低，病例队列研究所得到的比值比（*OR* 值）可以估计队列的累积发病率比。因此，进行发病率很低的大型队列研究中，要分析发病时间的影响因素时，病例队列设计是最佳选择。

2. 由于对照组是初始队列的一个随机样本，从对照组收集的数据可以帮助估计人群中各种因素的频率和分布情况甚至人群归因危险度。

3. 同时研究几种疾病的相关因素，并进行相互比较时，病例队列研究为适宜方法。

（四）优点与局限性

1. 优点

（1）节约样本量，节省人力、物力和经费，一般认为病例队列设计样本量只需队列研究的 1/6，从而可节省大量的经费和人力等资源。

（2）研究效率高，一个对照组可运用于多种疾病的研究，即可同时研究几种疾病，不同疾病有不同的病例组，但对照组都是同一组随机样本。

（3）选择对照较简单，不必考虑与病例组的匹配条件。

2. 缺点

（1）病例和对照组的重叠，即对照组中存在着部分所研究的疾病的病例。因此对于相同数量的病例，病例队列研究需要比病例对照研究更多的对照才能获得同样的统计效率。

（2）病例队列研究的资料分析比较复杂。

三、单纯病例研究

（一）概念与基本原理

单纯病例研究（case only study），也称病例－病例研究（case-case study），由 Piegorsch 于 1994 年提出，是近年来被广泛应用于疾病病因研究，利用某一疾病的患者群体来评价基因与环境交互作用的方法。目前该方法也被用于疾病不同特征（如病理类型、临床分型等）影响因素的比较研究。

单纯病例研究应用的前提条件是：①在正常人群中基因型与所研究的暴露因素或环境暴露相互独立发生；②所研究疾病为罕见病，以便用 OR 值估计 RR 值。

基本原理：确定某一患病人群为研究对象（无需正常对照组），追溯每一成员的环境暴露资料，并收集其一般情况、混杂变量及其他宏观资料，采集病人的生物标本，采用分子生物学技术检测基因型。以具有某一基因型的病例作为类病例组，以无该基因型的病例作为类对照组（当基因型别较多时，也可以分成多组资料），调整其他协变量（如年龄、性别、种族、职业等）后，根据基因型与环境暴露情况，采用病例对照研究方法分析资料（图 7－5）。

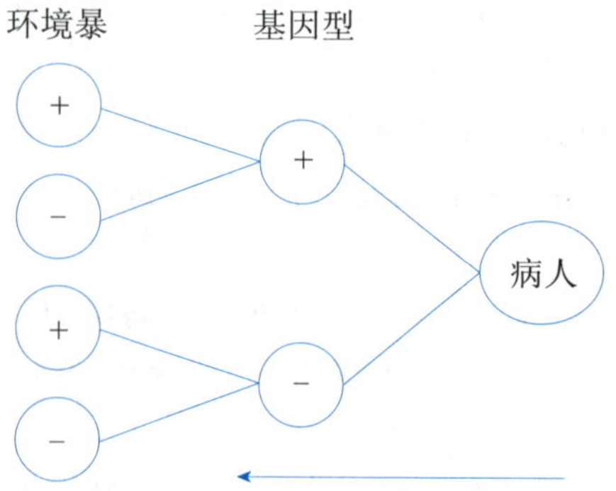

图 7－5　单纯病例研究设计原理图

（二）应用

1. 评价基因与环境因素的交互作用，即已知研究对象患某病，再追溯以前的环境暴露情况，结合基因型，判断基因与环境在该病发生中的可能交互作用。

2. 用于某种疾病不同临床特征（如病理类型、临床分型等）影响因素的比较研究。

（三）优点与局限性

1. 优点

（1）特别适合于肿瘤及罕见慢性病的研究。

（2）所有研究对象均由所研究疾病的病人组成，避免了对照收集的难度，这是单纯病例研究较显著的优势。

（3）所需样本量小于病例对照研究。

（4）节省人力、物力、时间，较易组织实施。

2. 缺点

（1）不适用于基因外显率高的疾病的研究。

（2）除了可出现病例对照研究的病例选择所引起的常见偏倚外，还可能存在不同亚人群暴露率和基因型频率不一致所引起的偏倚。

（王金桃）

第八章　流行病学实验研究

第一节　概　述

流行病学实验研究（epidemiological experiment）属实验性研究的范畴，是指对某特定现场人群所进行的实验性研究。随着流行病学理论、方法以及所适用的研究领域不断发展，流行病学实验研究的对象及其研究领域也不断拓展。

流行病学实验研究起源于20世纪20年代，研究者主要用实验性的方法来解决某些传染病的流行特征及其病原学问题。当时有些学者在实验动物群内用鼠伤寒菌、肺炎杆菌等病原微生物进行实验，造成疾病在动物群中的流行，借以探讨疾病在动物群中的流行因素及流行机制，并将所获得的知识用于阐述人类疾病的流行机制。在动物群中所进行的相关实验，在一定程度上帮助了人们对传染病流行特征及传播机制的认识。然而，在动物群中所进行的实验也存在一定的局限性。用动物群进行的实验所获得的结果，往往不能直接利用于人群。因为动物实验的条件和人群的自然致病条件不尽相同。动物实验往往都是在严格的人为控制条件下进行的，这些实验的环境条件很难代表人群疾病流行时的自然环境条件。人类不仅具有生物属性，同时也具有社会属性。人类许多疾病的流行，不仅受自然因素的影响，同时也受社会因素的影响，而动物则不受社会因素的影响。此外，动物与人还存在着种属差异，有些因素对动物致病，对人却不致病，有些因素对人致病，对动物却不致病。关于动物实验的结果不能直接用于人群或者动物实验和人群研究结果相反的例子不胜枚举。例如，黑热病的传播，在实验室条件下，黑热病可在实验动物之间经过多种途径传播。但在自然条件下，黑热病仅能经白蛉叮咬传播。经多次现场流行病学研究证明，砷可引起人类皮肤癌和肺癌，但至今不能在动物实验中得到印证。基于上述原因，流行病学实验研究已从开始的动物实验发展到人群现场试验。现在，流行病学实验研究一般是指用人群进行的实验。

尽管动物实验结果不能直接应用于人群，但由于对某些疾病而言，用人群进行实验还受到医学伦理及客观条件等的制约，在医学界也同样重视动物实验研究，它可作为流行病学实验研究的辅助方法。如果动物实验的结果与人群实验或其他流行病学研究结果相一致时，则动物实验结果可起到佐证的作用。

一、概念

流行病学实验研究是将合适的研究对象，按随机分配原则，分为两组，即实验组和对照组，按照设计要求，人为的给实验组以某种因素、措施、新药或新的治疗方法等干预措施（干预因素），而针对对照组，则不给予这些干预措施，只给予对照措施（如空白对照、安慰剂或常规措施等）。然后随访观察一定的期限，在实验结束时比较两组的结局（outcome）发生率（发病率或死亡率，病死率或致残率等）或计算结局的相对危险度，据此评价干预因素对人群某疾病发病（及其转归）的影响。流行病学实验研究要求实验组和对照组除实验因素外，其他方面的内外部特征均是可比的，也同样要求在整个实验过程中，两组均是可比的，包括对两组的处理（除干预因素外）、发现病例的方法及诊断标准等。由于流行病学实验研究是精心设计的，组的划分是随机的，并在严格控制的现场实验条件下进行的，因此通过流行病学实验验证假设的研究结果是可靠的。

二、特征

根据上述，可将流行病学实验研究的特征归纳为如下：①流行病学实验研究是前瞻性研究，即必须追踪随访研究对象，虽然对这些研究对象的观察不一定从同一天开始，但必须从一个确定的起点开始追踪；②流行病学实验研究必须对实验对象施加一种或多种干预因素，作为干预因素可以是预防某种疾病的疫苗、阻断某疾病发生的某因素、治疗某病的药物或方法等；③研究对象是符合某实验要求的特定总体的代表人群，并在分组时采取严格的随机分配原则；④必须有平行的实验组和对照组，要求在实验开始时，两组在除干预因素以外的有关各方面具有可比性，这样实验结果的差异才能归于干预因素的效应。

流行病学实验研究多用于验证病因假设、评价预防措施和预防接种效果以及考核新药或新疗法的临床疗效。

三、与队列研究的异同

流行病学实验研究与队列研究都属于前瞻性研究，两者都可以针对某一可疑病因或因素进行研究，即都可以用来验证病因假设。两者都要求除研究因素（队列研究称暴露因素，实验研究为干预因素）以外，其他因素在两组要有可比性。两种研究方法都对研究对象进行随访，观察在暴露因素（干预因素）作用下，研究对象中疾病的发生、死亡以及预后情况。两者主要的不同点是：①流行病学实验研究中，研究对象的分组是按随机分配原则将研究对象分为实验组和对照组，在进行实验前，两组所有特征都是相同的；队列研究其研究对象的分组不是按随机分配原则进行的，而是按研究对象是否暴露于某因素或是否具有某特征来进行分组的，两组所具有特征一开始就不同，一组暴露于某因素，另一组未暴露于该因素；②流行病学实验研究给实验组以某种干预因素，而只给对照组以对照因素，观察并评价干预因素对疾病或其他结局发生的影响，从而验证某一因素与疾病或其他结局间的因果联系。队列研究是在自然的状态下，观察暴露组和非暴露组两组的疾病或其他结局发生情况，从而验证暴露因素与疾病或其他结局的因果联系；③由于流行病学实验研究是在人为控制的现场条件下进行观察，而队列研究是在自然状态下进行观察，队列研究中影响研究结果的因素比流行病学实验研究更为复杂，因此在验证病因假设方面，流行病学实验研究比队列研究效力更强。

四、主要类型

根据不同研究目的和研究对象的特点，通常把流行病学实验研究分为现场试验、社区干预试验和临床试验三类。通常所说的流行病学实验研究主要指现场试验和社区干预试验。而临床试验是流行病学实验研究方法在临床研究中的应用与发展。

（一）现场试验

现场试验（field trial）的原理和结构如图 8－1 所示，是以尚未患某病的人群作为研究对象，按随机分配原则将研究对象分为实验组和对照组，实验组给予某种干预因素（要研究的因素），对照组则只给予对照因素，接受处理或某种预防措施的基本单位是个人而不是亚人群。然后随访一定的期限，收集两组的研究结局及相关资料，比较两组的结局发生率，如发病率、死亡率和抗体阳性率等指标，从而评价干预措施的效果。现场试验主要用于病因研究和疫苗预防效果的评价。

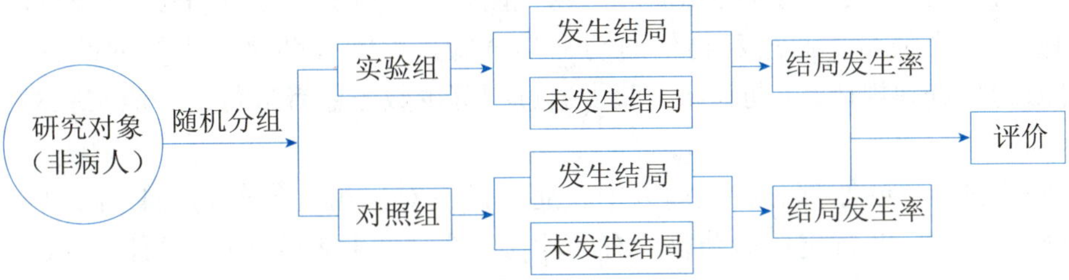

图 8－1　现场试验的结构示意图

（二）社区干预试验

社区干预试验（community intervention trial）是以社区或某一地理区域为单位来划分实验组和对照组，并相应给予干预因素和对照因素。有些实验研究其现场情况或给予干预因素不适合以个体为单位来进行，而更适合于以社区或某一地理区域为单位来划分实验组和对照组，并对实验组的群体给予干预措施。如通过改水预防地方性氟中毒的实验研究，食盐加碘预防地方性甲状腺肿的实验研究，只适合于按社区进行分组及给予干预措施。如果参与的社区比较多，也需进行随机分组，不过分组的单位是社区或亚人群而不是个体。社区干预试验与上述的现场试验没有本质的区别，只是实验对象的分组及给予干预措施的方式不同而已。

（三）临床试验

临床试验（clinical trial）是以已经确诊患有某病的病人为研究对象，按随机分配原则，将研究对象分为两个预后相类似的组（除给予的因素外，其他影响预后因素应相同），一组为实验组，另一组为对照组。实验组给予某种干预措施（新药或新疗法），对照组则只给予对照因素（空白对照、常规药物或常规疗法）。然后随访一定的期限，收集两组的临床过程及转归等资料，比较两组的结局指标，如病死率、致残、治愈率、好转率等指标，从而评价干预措施的效果。临床试验的主要目的是评价某一药物或某一治疗方法的治疗效果，其基本原理与前述现场试验基本相同，所不同的是临床试验的研究对象是已确诊患有某病的病人。临床试验的原理和结构如图8－2所示。

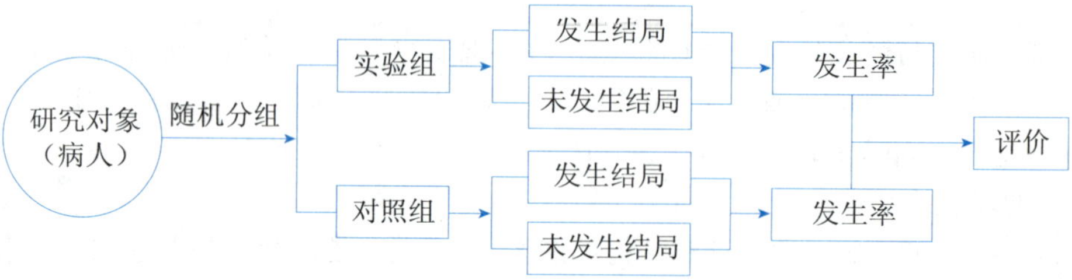

图8－2　临床试验的结构示意图

随机对照试验（randomized controlled trial，RCT）是临床试验中应用最广的一种，也是提供证据最可靠的临床试验。常用于对某种药物或治疗方法的效果进行检验和评价。

在新药的研制和开发中，临床试验进一步还可以分为四期。

Ⅰ期临床试验：主要指耐受性试验和药物代谢动力学试验。通过耐受性试验可确定药物的有效剂量和安全剂量。通过药物代谢动力学试验，可掌握药物在人体内的吸收、代谢、转化和排出的特点和规律。Ⅰ期临床试验多通过招募少数志愿者进行，一般实验对象数量不超过100人。

Ⅱ期临床试验：在小部分特定病人中，通过设立对照组进行药物的临床试验。通过Ⅱ期临床试验，可进一步确定试验药物的有效性与安全性。Ⅱ期临床试验所需人数通常在200人左右。

Ⅲ期临床试验：Ⅲ期临床试验的目的是进一步评价药物的有效性、安全性及最佳剂量。采用随机对照试验的方法进行，必要时采用多中心随机对照试验。往往根据预期治疗效果、显著性水平和把握度来确定所需的试验人数，一般需要几百或几千人。

Ⅳ期临床试验（上市后监测）：进一步观察疗效，监测副作用。通常指新药上市后所开展监测和药物流行病学研究，又称上市后临床试验（postmarketing clinical trial）。

（四）类试验（quasi-trial）

类试验又称半试验（semi-trial）。一个完全的流行病学实验必须具备前瞻性、人为干预、随机分组、设置对照四个基本特征，如果缺少一个或几个基本特征，这种实验研究叫类试验。根据是否设立对照组可将类试验分为两类。

1. 不设平行对照的类试验　这种试验研究虽然没有设立平行对照组，但不等于没有对比工作，因为有比较才能有鉴别，只有通过对比才能取得研究指标的数据差异。这种类试验的对比是通过下列两种方式进行的：一是自身的前后对照，即同一受试对象在接受干预因素前后进行比较。例如观察某种药物降血压的效果，可比较高血压病人服用该药物前后的血压水平。二是与已知的不给干预因素的结果进行比较。例如已知我国携带HbsAg的母亲发生乙型肝炎病毒（HBV）母婴传播的概率平均为40%～50%，在现阶段欲观察乙型肝炎疫苗阻断母婴传播的效果，在不设对照组的情况下，其实验结果可与已知的结果相比较。

2. 设平行对照的类试验　有些试验虽然设立了平行对照组，但研究对象的分组不是随机的。如在社区试验中，并不是总能获得随机对照，如果只能对整个居民区人群实行预防，随机分组就不可能进行，可选择具有可比性的另一社区人群作为对照组。如对某疫苗预防效果的评价，甲校为实验组注射某种疫苗，乙校为对照组不注射该种疫苗，进行试验，以观察两组血清学和流行病学观察指标的差异，最后对某疫苗的预防效果进行评价。类试验常用于研究对象范围大而实际情况不允许对研究对象做随机分组的情况。

第二节 设计与实施

一、实验设计的基本原则

在进行流行病学实验研究时，干扰实验的因素比实验室研究复杂，且不易控制。不同的流行病学实验研究要求的实验对象、实验现场以及实验观察的时机不同。因此，要想通过流行病学实验研究得到科学可靠的结论，就必须有严密可行的实验设计。实验设计的基本原则如下。

1. 确定合适的研究对象和现场　选择并确定合适的研究对象是流行病学实验研究成功与否的关键环节之一。如果选择的对象不合适，尽管在后面进行的随机分组、给予干预因素以及随访观察等都严格按要求进行，也不会得到预期的效果。例如要进行乙型脑炎疫苗预防乙型脑炎效果的实验研究，选择对乙型脑炎不易感的人群，或感染机会很小的人群作为研究对象，不管研究者实验分组及实验过程多么严格，最终也不会得到预期的结果。选择和确定何种研究对象，完全取决于实验研究的目的。一般说来，流行病学实验研究的目的主要是验证病因、评价疫苗或预防措施效果及评价临床药物或治疗方法的治疗效果。

2. 要有足够大的实验样本　流行病学实验研究与其他类型的流行病学研究一样，也要求研究对象有足够的数量，满足统计推断的把握度要求。其目的是保证在将来实验结束时，实验组和对照组的发病率能真正反映出实验因素对实验人群发病的影响，即可能获得显著性差异时所需要的最少观察人数。所需人数的多少可通过公式计算。

3. 设立对照，并进行随机化分组　在流行病学实验研究中，实验组和对照组是否具有可比性也是决定实验研究成功与否的关键环节之一。在进行实验分组时，必须保证两组的基本条件均衡，使两组在易感性和发生或感染某病的机会等方面具有可比性。要想达到这一目的，必须按随机分配原则进行分组。

4. 要有可行的保证干预措施正确实施的方法　流行病学实验研究就是要研究干预因素与疾病发生（疾病的转归）的关系，因此必须保证在研究对象中正确实施干预。在流行病学实验研究设计时，必须充分考虑到这一点。要设计出一套切实可行的保证干预措施正确实施的具体办法。

5. 发现病例的方法以及诊断标准在两组应相同　在流行病学实验研究中，应始终保证实验组与对照组的可比性，包括在实验观察过程当中的每一环节，尤其要注意发现病例的方法及诊断标准在两组应相同。

6. 明确实验期限　要根据所研究疾病的自然史并结合研究的具体情况确定实验的观察期限。一般要求实验的观察期限以能观察到两组的发病率出现显著的统计学差异的时间为准，或者以能观察到实验出现应有的结果的时间来确定实验的期限。

7. 资料的整理与分析　在实验的设计阶段就应考虑将来实验结束时的资料整理分析的方法。有些流行病学实验研究可能实验的时间较长，在整个的实验观察过程中难免会出现各种影响实验结果的因素，比如有些实验对象由于某种原因中途退出，诸如此类问题都应在实验设计阶段充分考虑，对这类资料应明确规定其处理及分析的方法。

二、实验设计的基本内容

（一）确定实验的目的及意义

在进行实验研究之前，应充分了解并掌握所研究问题的历史和现状，要明确为什么要进行这项实验，所进行的实验要解决什么问题，解决这样的问题有什么意义。因为设计是围绕目的进行的，有什么样的研究目的，就应有与之相适应的研究设计。通过严格可行的设计，并按设计要求严格实施，最终达到预期的目的。一次实验最好解决一个目的，目的不明确或太多，各项措施就不集中，力量分散，反而影响实验结果。

（二）确定实验观察对象

根据实验目的的不同，实验对象应有下列基本考虑。

1. 验证病因　在进行病因研究实验设计时，选择研究对象应考虑下列问题：①所选择的研究人群应是所研究疾病的高发人群；②有确切的资料表明在这个人群中存在着所要验证的“病因”因素。首先考虑的是所选择的人群应是所研究疾病的多发人群，具体做法是将有该病流行或多发的地区作为现场，再从这个地区的人群里选择出健康人群作为实验的对象。因为这样选出的研究对象在研究开始时是“健康”的，且又有较大的机会在实验期间发生所研究的疾病，由此可进一步观察出干预因素在人群中对该病发病率的影响，从而判断研究因素与疾病的联系。一般在进行验证病因的实验中，都是人为地加入某一因素以消除或减弱原来存在的病因因素，或是直接消除某“病因”因素后，以人群中发病率的降低与否作为验证病因的指标。因此在进行病因研究设计时，根据上述两点选择研究对象至关重要。例如，某研究者要进行一项验证缺硒是克山病病因的实验研究，选择了克山病高发且其水及土质中硒含量低的地区的居民作为研究对象，这样可通过给予实验组人群以亚硒酸钠的措施，来观察并验证缺硒是否与克山病有关。

2. 观察某预防措施或疫苗的预防效果　主要针对某种疫苗或预防措施预防某种传染病所进行的实验研究。对某一疫苗及预防措施效果进行评价时，选择研究对象应考虑下列问题：①所选的研究对象应是所研究疾病的易感人群，实验对象必须是健康的易感者；②所选的研究对象在实验观察期间内发病或流行的机会大，应选择该病传染源的易感接触者，或者根据监测资料，选择在实验期有可能发生该病流行的人群作为观察对象。例如，用痢疾菌苗预防痢疾的效果研究，应选择卫生条件差，且可能或将发生流行的人群，或选择疾病易感接触者作为研究对象。

3. 评价某药物或治疗方法的疗效　评价某一药物或治疗方法的疗效属于临床试验研究，在这类研究中应选择某病的确诊病人作为研究对象。需要注意的是，要排除那些疑似病人或诊断不清的病人，也需要将那些同时合并影响试验药物治疗效果的其他疾病的病人排除掉，并要求选择的对象有较好的代表性，包括病情的轻重，病程的长短以及临床分型等。

在选择研究对象时，还应该充分考虑到可行性问题，比如在当地现场开展此项研究的软硬环境如何？现场所在地的医疗卫生机构是否健全，领导是否支持，群众是否乐于接受等。要想设立一个好的研究现场，也需要研究者做出努力。

（三）实验人数的确定，即样本含量的估计

实验组和对照组的人数必须满足一定数量，实验观察期满时才能进行发病率（病死率、致残率、治愈率等）的比较和得出显著性检验的结果。为保证流行病学实验研究的质量，在设计时就应对研究所需的样本量加以估计，因为样本量过小会降低实验研究的把握度，影响对总体推断的精度；样本量过大，不仅导致人力、物力、财力和时间的浪费，而且给实验的质量控制带来更多的困难。

1. 影响样本含量的主要因素

（1）干预因素实施前后研究人群中该疾病的发生率：干预前人群的发病率越高，所需样本量越小；干预后效果越好，即发病率越低，所需样本量越小。反之就越大。这些数据可以根据以往的研究结果或预试验的结果进行估计。

（2）第Ⅰ类（α）错误出现的概率：即出现假阳性错误的概率，α 水平由研究者自行确定，通常要求 α 等于 0.05，有时也可要求等于 0.01，取 0.01 时，所需观察的人数比 0.05 时为多，即要求的显著性水平越高，所需样本量越大。

（3）第Ⅱ类（β）错误出现的概率：即出现假阴性错误的概率，β 水平也由研究者自行确定，一般常将 β 定为 0.2、0.1 或 0.05。1－β 称为把握度，把握度越高，则所需样本量就越大。

（4）单侧检验或双侧检验：单侧检验比双侧检验所需样本量小。如果肯定实验组的效果好于对照组或只检验实验组效果优于对照组时，就用单侧检验；当不能肯定是实验组优于对照组还是对照组优于实验组时，用双侧检验。

（5）研究对象分组数量：分组数量越多，则所需样本量越大。

2. 实验样本含量的计算　评价实验结果所用的指标不同，其样本含量的计算公式也不同。

（1）非连续变量样本含量的计算：所谓非连续变量是指计数资料，如发病率、感染率、死亡率、病死率、治愈率等，实验组和对照组之间比较时可用下列公式计算样本的大小。

$$N=\frac{\left[Z_{\alpha}\sqrt{2P(1-P)}+Z_{\beta}\sqrt{P_1(1-P_1)+P_2(1-P_2)}\right]^2}{(P_1-P_2)^2}\qquad 式（8-1）$$

式（8-1）中 P_1：对照组发病率。

P_2：实验组发病率。

P：$(P_1+P_2)/2$。

Z_{α}：α 水平相应的标准正态差，可通过查表获得。

Z_{β}：1－β 水平相应的标准正态差，可通过查表获得。

N：计算所得的一个组样本大小。

表 8-1 不同 α 或 β 水平的 Z_α 和 Z_β 值的标准正态差

α（或β）	单侧检验时 Z_α（或 Z_β *）	双侧检验时 Z_α
0.005	2.58	2.81
0.010	2.33	2.58
0.025	1.96	2.33
0.05	1.64	1.96
0.1	1.28	1.64
0.2	0.84	1.28

注：* 双侧检验时 Z_β 与单侧检验时相同

（2）连续变量样本含量的计算：所谓连续变量是指身高、体重、血压、血脂和胆固醇等计量资料。如按样本均数比较，当两组样本量相等时，可按下列公式计算样本大小。

$$N=\frac{2\left(Z_\alpha+Z_\beta\right)^2\sigma^2}{d^2}$$ 式（8-2）

式中 σ：估计的标准差。

d：两组连续变量均值之差。

Z_α、Z_β 和 N 所示意义同上述计数资料的计算公式。以上公式适用于 N≥30 时。

（四）实验分组及设立对照

确定实验对象之后，需要进一步确定是如何进行实验分组，前面已经介绍过实验分组的原则是能保证实验组和对照组具有可比性。两组具有可比性是指：①两组的基本条件可比，所谓基本条件主要指研究对象的人口统计学特征，如性别、年龄、民族、职业、文化程度和家庭经济状况等；②两组对所研究疾病的易感性可比；③两组发生或感染研究疾病的机会相等；④两组对某药物或治疗方法的敏感性相同，如病情轻重、病程长短等。要想在分组时达到上述几方面的可比性，最好的方法是按随机分配的方式进行分组。

1. 随机化分组　在流行病学实验研究中，随机化是一项极其重要的原则，即将研究对象随机分配到实验组和对照组，使每个研究对象都有同样的机会被分配到各组，以平衡实验组和对照组已知和未知的混杂因素，从而提高两组的可比性。最常用的随机化方法有下列三种。

（1）简单随机分组（simple randomization）：以研究对象个体为单位，用研究对象的某种单双顺序（如单号为实验组，双号为对照组）、掷钱币（如正面为实验组，反面为对照组）交替的将研究对象随机分配到实验组和对照组中去。较为科学的随机分配方法是随机数字表法，通过随机数字表将每个研究对象标上随机数字，根据随机数字的大小顺序将研究对象进行排列，再按一定的规则将实验对象分为实验组和对照组，例如将随机数字末尾为单号的作为实验组，末尾为双号的作为对照组。随机分组后，当样本较大时，每组数量不完全相等，一般也可进行实验研究，当样本量较小时，每组内个体数量相差较大，则需要重新随机分组，直到达到均衡的要求。

（2）分层随机分组（stratified randomization）：有时单纯用随机分配方式也不能完全实现两组的可比性，如某种特征在实验对象的个体间相差较大时，尽管采用了完全随机的方式进行分组，也很难保证两组的可比性。在这种情况下，可先按某一特征（年龄、性别、病程、病情等）分层，然后再进行随机分配，即将每一层的实验对象随机分成实验组和对照组，这样的分组方式称为分层随机分配。通过分层随机分配能更好地保证两组的可比性。

（3）整群随机分组（cluster randomization）：按社区或社团分配，即以一个家庭、一个学校、一个村庄或居民区为单位随机分组。在社区干预试验研究中常用这种随机分配方法。

2. 设立对照　设立对照是流行病学实验研究的一个重要原则，实验研究要回答的问题是干预措施效果的有无或大小。只有通过合理的对比，才能鉴别、确定干预因素是否有效以及有效的程度。在研究干预因素的效果时，直接观察到的往往是多种因素的效应交织在一起的综合作用，合理的对照能成功地将干预因素的真实效应充分的显现出来，使研究者能做出正确的判断及评价。通常干预因素的效应受以下几方面因素的影响。

（1）不可预知的结局（unpredictable outcome）：由于研究对象间存在着个体差异，往往会导致同一种疾病在不同个体间表现出来的疾病特征不一致，也就是疾病的发生、发展和结局的自然史不完全一致。具有疾病不同亚型或病情的患者，对治疗的反应可能也不同，如接受同一种有效药物治疗的一组病人其疗效高，可能与该组病人中轻型病例占的比例大有关。对于一些自然史不清楚的疾病，某种疗法在病人中所表现出的疗效也许是疾病发展的自然结果，不设立具有可比性的对照组，则很难将治疗措施的真实疗效与疾病的自然结果区分开来。如某研究者观察应用一种新药治疗慢性胃炎的效果，经 12 个月的随访观察，发现在 60 例慢性胃炎患者中，有 33 例病情得到了控制，控制率高达 55%，由于没有设立对照组，很难对其真实疗效下结论。只有个别疾病，因已知其自然史，可不设立对照。如狂犬病患者的病死率几乎高达 100%，如果某种药物或疗法可以治愈该病或显著降低其病死率，则不需要对照组就可下结论。

（2）霍桑效应（Howthorne effect）：在临床试验中，研究者对自己感兴趣的实验组研究对象比对照组更为关心，而受到“关照”的研究对象由此而产生某种心理变化，往往会夸大客观效果，这种现象称为霍桑效应。

（3）向均数回归（regression to the mean）：有些测量指标，如血压或其他生理指标，在初次测量时有些患者可以在异常水平，然而在没有干预的情况下，当再次测量时又回复到正常水平，这种现象称为向均数回归。这种向均数回归现象可能是一种正常的生理波动，并不是干预的结果。它可以造成治疗有效的假象。在临床试验中，如所测量的指标可能存在着向均数回归现象，那么就应对同一个体进行不同时间的多次测量，取均值以排除其干扰。

（4）安慰剂效应（placebo effects）：某些疾病的患者，由于依赖治疗和药物而表现的一种正向的心理效应，因此当以主观症状的改善情况作为疗效评价指标时，其效应中可能包括有安慰剂效应。

（5）潜在的未知因素的影响：人类对某些事物的认识总是有一定的局限性，很可能还有一些影响干预措施效应的因素目前尚未被我们所认识。

鉴于上述情况，为了避免在实验过程中产生偏倚，在设立实验组和对照组时，要求除了实验组接受干预措施外，两组在其他方面都必须相同或相似，具有可比性。设立对照的方式主要有以下几种。

1）标准疗法对照（有效对照）：是临床试验中最常用的一种对照方式，标准疗法对照是以常规或现行的最好疗法（药物或手术等）作为对照。适用于已知有肯定疗效的治疗方法的疾病。

2）安慰剂对照：安慰剂（placebo）是一种外表形状与所试制剂、药物相似的物质，用后机体不会产生任何对实验有影响的作用。在所研究的疾病尚无有效的预防或治疗的药物、方法或使用安慰剂后对研究对象的发病与否以及病情的轻重无影响时才使用安慰剂对照。

3）自身对照：即试验前后以同一人群做对比，如评价某预防措施的效果，在试验前，需要规定一个足够的观察期限，然后将预防措施实施前后的人群疾病的发病或患病水平进行对比。

4）交叉对照：即在试验过程中将研究对象随机分为两组，在第一阶段，一组人群给予干预因素，另一组人群为对照组，干预措施结束后，两组对换，即原来的实验组为对照组，原来的对照组为实验组，这样每个研究对象兼作实验组和对照组成员，但这种对照必须有一个前提，即第一阶段的干预一定不能对第二阶段的干预效应有影响，这在许多实验中难以保证，因此这种对照的应用受到一定的限制。

此外，尚有历史对照、空白对照等非均衡对照，由于这种对照缺乏严格的可比性，除某种特殊情况外，一般不宜采用。

（五）制订实施干预措施的方法

在实验对象中如何实施干预措施也是实验设计的重要内容。在进行设计时应考虑下列两个问题，一是要保证实验组对象中的全部或绝大部分接受所规定的干预措施；二是实施干预措施这一过程在两组要有可比性。对于第一个问题，研究者在设计时要想出一个切实可行的实施干预措施的办法。这也涉及两方面的问题，一是干预因素本身是否易于被实验对象所接受；另一问题就是研究工作的组织管理，具体讲就是能否在组织上或人力、物力上保证干预措施正确实施。在进行现场实验研究设计时，要充分考虑到干预因素的内外品质是否符合实验研究的要求。所谓内在品质是指产品的质量是否合格，是否达到了有关标准，也就是说所用的产品是否具备这种物质应有的生物学功效。所谓外在品质是指所用产品的外部包装、剂型、颜色、口味等，这些外在品质是否易于被实验对象所接受。另外要考虑的因素就是如何能保证干预措施的实施，这主要取决于课题组的组织管理水平，在课题设计时要有周密安排，并需做大量前期准备工作。至于实施干预措施这一过程在两组要有可比性，所采用的办法主要是指在给予实验组对象以干预措施的同时，给予对照组以安慰剂。在试验时是否需要给对照组以安慰剂以及是否需要采用双盲的方法，这些都需根据实验研究的目的及试验的具体情况提出要求并进行设计。

（六）制订实验随访观察的内容和方法

在实施干预措施后，就要对实验人群实施随访观察。在流行病学实验研究的过程中，随访的主要目的是获得实验人群的研究结局（发病、死亡或某些阳性的生理生化指标）资料以及干预因素对实验人群其他健康影响的资料。在进行设计时，应注意下列问题。

1. 明确疾病的诊断标准和方法　首先要制订诊断标准或判断病情的标准，最好采用公认的诊断标准和方法，这种诊断标准或方法应具有较高的灵敏度和特异度，并且在较大规模的人群实验中易于操作。

2. 发现病例的方法　要明确规定在实验人群中发现或搜寻病例的方法。一般有下列几种方法供设计时选择：①通过现场调查，研究者可根据研究疾病的特点，采取定期调查的方法去发现或搜寻病例；②通过疾病的监测网络来获取有关实验对象的发病情况，通过这种方式发现病例要依赖于健全的疾病监测网络；③同时采用上述两种方法去发现病例。当然具体采取什么样的方式要根据研究的具体情况而定。不管采取何种方式去发现病例，在设计时要强调在两组采取同样的方法，并保证在实施时采用相同的方法。还需考虑的问题是，对两组的调查应同样重视。随访时无论在调查询问及标本检测等方面，两组均应同样认真对待。

3. 对实施干预措施的观察　在进行流行病学实验研究时，有时给予干预因素不是一次性的，需连续多次给予。为保证干预措施能正确实施，也需要不断地对干预措施的实施情况进行观察，如实记录每个实验对象对干预因素的接受情况。这就要求研究者在设计时规定对干预措施落实情况进行观察的具体方法。

4. 制订质量控制的具体措施　包括对参与人员的培训，对诊断的质量控制，给予干预因素的质量控制，现场调查的质量控制等。总之，在设计的时候，要充分考虑在整个观察过程中，两组的可比性及其保证措施。要想真正实现在研究过程中两组具有可比性，不仅要求设计严密，同时也要求研究者本人及参与研究的人员有严谨的科学态度和作风，并且在实施研究前进行严格的培训。

5. 研究分组以及干预过程中应用盲法（blinding）　在研究时采用“盲法”也是保证研究过程两组有可比性的手段。不过，并不是所有的实验研究都适合用盲法，能否应用盲法，要根据研究工作的具体情况而定。盲法可分为单盲、双盲及三盲。

（1）单盲（single blind）：单盲是指只有研究者知道实验分组情况，研究对象不知道自己属于哪一组。一般处理方法是给予对照组以安慰剂。这种盲法的优点是可以避免给予实验组某种干预因素时会给实验对象带来一定的心理影响，也可以避免实施干预措施这一过程给实验组和对照组造成其他行为的改变；研究者可直观的观察了解研究对象及其结局。缺点是避免不了研究者方面所带来的偏倚，因为研究者可能自觉不自觉地重视实验组而对对照组有所忽略。

（2）双盲（double blind）：双盲是指研究的观察者和研究对象都不知道每个对象被分配到哪一组，需要第三者来负责安排、控制整个试验。这种盲法主要用于药物临床试验研究。它的优点就是可以避免研究者和研究对象主观因素所带来的偏倚。缺点是方法复杂，较难实行。

（3）三盲（triple blind）：三盲是指不仅研究者和研究对象不知道分组情况，而且负责资料收集和分析者也不知道分组情况。这样，可以更客观地评价实验结果。

（七）确定实验的观察期限

在进行实验设计时必须明确观察的时间，包括实验的起点和终点。一般来说，实验的观察期限视不同研究目的及实验的自身特点而定，所确定的观察期限应符合疾病的发生或流行规律以及干预因素对机体的作用规律。因此，观察期限不可太短，也不宜太长，只要符合实验本身的规律，即到实验结束时，能够出现实验应有的结果即可。如观察某疫苗预防效果时，宜在当地流行季节前一个月开始预防接种，观察至流行季节结束。观察药物预防和治疗效果时，一般观察时间不宜过长，通常1~2个月或更短些。而对肿瘤、心血管病等慢性非传染性疾病进行实验研究时，观察时间往往较长。

（八）资料的整理及分析

在进行实验设计时，要规定资料的整理分析及效果评价的指标与方法。采用何指标进行分析以及采用何种方法进行分析，取决于实验研究及其所获资料的特点。在观察结束时，根据所获资料的性质，将收集的资料进行归纳分组，并按观察的目的进行整理分析，可计算实验组和对照组的发病率、死亡率、病死率、治愈率等，并进行显著性检验，以评价干预因素与疾病发生（转归）等的关系。流行病学实验研究的资料整理及分析方法与队列研究基本相同。在观察结束时，根据所获资料的性质，将收集的资料进行归纳分组，并按实验的目的进行整理分析。资料整理分析的基本思路是：①观察人群接受干预措施的情况；②实验组和对照组接受干预措施的人数占实验初规定人数的比例；③接受干预措施的实验组和对照组的可比性分析；④实验组和对照组的发病率、死亡率、病死率、治愈率；⑤比较实验组和对照组的发病率、死亡率、病死率、治愈率，并评价干预因素对疾病的影响。

三、实验的实施

流行病学实验的实施阶段就是严格按设计要求进行实验的阶段。在流行病学实验的实施阶段应包括下列具体工作。

（一）实验前的准备工作

在流行病学实验前，要做好充分的准备工作，主要包括以下几个方面。

1. 考察研究现场　研究者应进一步考察研究现场，了解现场的社会、经济、卫生状况、居民的风俗习惯等。若为临床试验，应详细了解所选医院的具体条件。进一步论证本次实验设计的可行性。

2. 开展预试验　在确定现场和拟定了初步研究方案后，还应开展预试验，通过预试验对试验中的关键环节和关键方法进行评估，并在此基础上修改并完善实验设计。

3. 编制调查表　根据设计要求编制相应的调查表，其调查表的制订原则与其他流行病学调查方法相同。

4. 设立课题组　组成课题组并对课题组成员进行任务分工。

5. 对课题组成员进行业务培训　其培训的内容应包括以下两点：①本次实验的目的和意义。通过培训，统一思想，统一认识，使每位课题组成员都能以严肃认真的态度投入到本次实验研究工作中；②统一标准和方法。通过培训，统一诊断标准、操作方法和调查方法。

（二）基线调查和实验分组

对入选的研究对象进行基线调查和实验分组。

1. 基线调查　所谓基线调查就是在开始试验前（随机分组前）对研究对象的基本情况或基本特征进行调查。主要包括两方面的内容。

（1）人口统计学特征：包括性别、年龄、民族、职业、婚姻状况、受教育程度、家庭经济状况以及家庭住址和联系方式等。

（2）与疾病有关的其他特征：了解现场内人群的健康状况，近年疾病的发生情况及其相关因素的分布情况等。若为临床试验，还需掌握与将来试验结局相关的各种临床特征资料。获得准确的基线资料，将为下一步的实验分组以及研究结果的评价提供重要的基础资料。

2. 实验分组　根据研究对象的特征（由基线调查获得），选择可行的随机分配方法将实验人群分为实验组和对照组。并对实验组和对照组进行可比性分析，最后确定实验组和对照组对象的名单。

（三）对实验对象实施干预

将实验人群分成实验组和对照组后，对实验组给予干预因素，对照组给予对照因素。落实干预措施这一环节是实验研究的关键之一，必须严肃认真。在现场实验中，干预因素的给予有时是一次或少数几次，有时是连续不断的多次给予。因此落实干预措施也是实验研究过程中最艰巨的环节之一。在这一环节中，重点解决下列问题。

1. 严格按设计要求落实干预措施　在落实干预措施时，必须符合下列要求：①要严格控制干预因素的使用范围，只能在实验组对象或社区给予干预因素；②给予干预因素的方式要符合设计要求；③给予干预因素的剂量要符合设计要求。

2. 详细登记干预措施的落实情况　对每次实施干预措施的情况都应做详细的记录，包括给予的方式、剂量、人群接受的情况。对实施干预措施过程中存在的问题也应做详细的记录。研究对象是否接受了干预因素，如没有接受，其原因是什么。还应特别注意对照组中有是否有自己通过其他途径获得了干预因素，如果有也应如实记录。这样在实验结束时，才能真实准确的评价出干预措施的效果。

（四）随访观察

在实施了干预措施之后，要对实验人群进行随访观察，其主要内容包括以下三方面。

1. 实验人群研究结局的发生情况　在现场流行病学实验中，其研究结局一般为发病、死亡或某些生物学检测指标的变化。在现场试验中，其研究结局一般为死亡、功能障碍以及某种生物学标志。在前面有关流行病学实验设计的具体内容里，介绍过发现病例的两种方法，一是通过现场调查，二是通过网络上报。通过现场调查发现病例时，要按诊断标准进行诊断，将诊断结果及各项检查、化验结果如实填写在调查表中。通过网络上报的病例应进行核实诊断，将最终诊断结果及各项检查、化验结果如实填写在调查表中。

2. 观察了解实验人群的失访情况　应该按要求记录失访者姓名、性别、年龄、居住地等一般情况，调查并记录失访原因，是由于迁出失访、患其他病死亡失访、还是调查时未遇而失访。还要注意是否有个别由外地迁入而混入实验人群，也接受了干预因素（或对照因素），对这种情况也应如实记录。如有可能，尽量调查失访前是否患有研究的疾病。

3. 观察干预因素（包括对照因素）对人群有无负面反应　尽管在现场实验中所研究的干预因素都是经多次实验室研究，有较充分证据表明对人体是无害的，但还是应该对干预因素所引起的主客观反应进行观察。而临床试验，更应该重视干预因素对实验对象所致的副作用及不良反应，对出现的各种反应要如实记录。

（五）研究终点及终止实验

在随访过程中，一旦发现研究对象已发生了研究结局，应以发现结局的当日作为研究对象的观察终点，即停止对该个体研究对象进一步随访观察。对于整个实验研究来讲，要根据设计规定的观察期限，准时结束试验。在结束试验前，应做最后一次随访。

第三节　实验结果的分析与评价

一、排除和退出问题

（一）排除（exclusions）

在对研究对象进行随机分配前，应进一步的对研究对象进行筛查，凡对干预因素有禁忌证者、无法追踪者、可能失访者、拒绝参加者，以及不符合标准的研究对象，则应予以排除。例如，用呋喃唑酮治疗消化道溃疡的临床试验，研究对象纳入的标准为胃镜证实的活动性溃疡病例。排除标准为：①因胃溃疡手术的患者；②伴有严重肝病的患者；③伴有胃癌的患者；④对呋喃唑酮过敏者；⑤孕妇。经过排除后，其结果可减少偏倚，但可能影响研究结果的外推（extrapolation of the results），被排除的研究对象愈多，结果外推的范围愈小。

（二）退出（withdrawal）

退出是指研究对象在随机分配后从实验组或对照组退出。这不仅会造成原定的样本量不足，使研究工作效率降低，而且容易产生偏倚。退出的原因有下列几种。

1. 不合格（ineligibility）　在进行流行病学实验研究时，研究者往往对实验组仔细观察，因此实验组中的不合格者比较容易被发现，结果造成不合格而被退出的人数多于对照组。有时研究者对某些研究对象反应的观察与判断可能有倾向性，对效果差的可能特别注意，因此更易从中发现不符合标准者并将其退出，而留在组内的往往是效果较好的研究对象，由此得出的结论往往比实际效果要好。鉴于上述情况，有的学者主张在随机分配后发现不符合标准者，可根据入选标准将研究对象分为合格者和不合格者两个亚组分别进行分析，如果两者结论不一致下结论时应慎重。

2. 不依从（noncompliance）　是指研究对象在随机分组后，不遵守实验设计所规定的要求。实验组对象不遵守干预规程，相当于退出实验组，对照组成员不遵守对照规程而私下接受干预因素，相当于加入实验组。实验对象不遵守实验规程的原因一般有以下几种：

①实验或对照因素有副作用；②研究对象对实验不感兴趣；③研究对象的某些情况发生改变，如病情加重等。

为了防止和减少不依从者的出现，对研究对象要进行宣传教育，讲清实验的目的、意义及研究对象遵守试验规程的重要性；要注意设计的合理性，实验期限不要太长，要充分考虑干预措施的可操作性和研究对象的易接受性等，以便取得研究对象的支持与合作。

3. 失访（lost to follow-up）　是指研究对象因迁移或由于其他疾病死亡等而造成失访。在流行病学实验研究中应尽量减少失访，一般要求失访率不超过10%，在实验过程中出现失访时，应尽量采取相应的措施加以弥补，如通过电话、信函或专门访视等进行调查。

在资料分析时，应考虑两组之间失访率的差异，若失访率不同，则对资料的分析结果可能产生偏倚。即使两组的失访率相同，但失访原因或失访者的特征不同，对两组的结果也可能产生影响，所以在进行分析时还应分析两组失访者的特征有无差异。

二、结果的分析与评价

（一）对实验所获资料进行核查并建立数据库

对所有获得的资料进行核实，将不合格的调查表等资料剔出，根据实验研究的目的及所获数据的特点确定分析思路及方案。根据分析思路及方案，建立实验资料数据库。

（二）实验人群实验效果的分析

在建立完整可靠的实验资料数据库的基础上，进行实验效果的分析是流行病学实验研究的重要任务，主要包括以下方面。

1. 分析实验人群接受干预因素的情况　实验组和对照组有多少人完全接受了干预因素（对照因素），有多少人部分接受了干预因素，有多少人没有接受干预因素，计算各自的比例，并比较两组的差异。

2. 实验组和对照组的可比性分析　尽管在实验初期两组是可比的，但在整个实验过程中，由于种种原因没有接受干预因素（对照因素），或者失访等都可能影响到两组的可比性。

3. 干预因素实验效果分析　对落实干预措施后的实验效果进行统计分析。

（1）计算实验组和对照组的发病率：进行两组发病率的比较，并进行显著性检验。

表8-2　现场试验资料分析表

	观察人（时）	发病人数	发病率
实验组	n_1	a_1	a_1/n_1
对照组	n_0	a_0	a_0/n_0

表8-2是现场试验两组发病率比较的基本形式，如果观察人数较多，可以按性别、年龄等因素进行统计。如果a_1/n_1小于a_0/n_0，并且经显著性检验，具有统计学显著性意义，表明干预因素对于实验人群疾病的发生有预防作用。如果是病因的研究，研究的因素可能

是病因或危险因素，如验证缺硒是克山病病因的实验研究，如果经补硒（实验组）人群的发病率显著低于未补硒的人群（对照组），则缺硒可能是克山病病因或危险因素，反之则不是。如果该现场试验是疫苗或预防措施效果评价，表明所试验的疫苗或措施对预防疾病是有效的。一般用卡方（χ^2）检验法和u检验来检验两组发病率差异的显著性。

（2）计算保护率（protective rate，*PR*）：对疫苗或预防措施进行效果评价的现场试验，除进行两组发病率的比较及显著性检验外，还需进行保护率的计算，保护率的计算公式如下。

$$PR=\frac{P_1-P_2}{p_1}\times 100\% \qquad 式（8-3）$$

$$PR95\%CI=PR\pm 1.96\sqrt{\frac{1}{p_1{}^2}\times\frac{p_2q_2}{n_2}+\frac{p_2{}^2}{p_1{}^4}\times\frac{p_1q_1}{n_1}}\times 100\% \qquad 式（8-4）$$

式中：n_1、n_2 分别为对照组、实验组人数。

P_1、P_2 分别为对照组、实验组发病率。

$q_1=1-p_1$、$q_2=1-p_2$。

（3）病死率、有效率、治愈率和生存率：对临床试验的结果进行评价，需计算病死率、有效率、治愈率和生存率等指标。

病死率＝（因病死亡的病例数/总病例数）×100%　　式（8-5）

有效率＝（治疗有效例数/治疗的总例数）×100%　　式（8-6）

治疗有效例数包括治愈人数和好转人数。

治愈率＝（治愈人数/治疗人数）×100%　　式（8-7）

N年生存率＝（N年存活的病例数/随访满N年的病例数）×100%　式（8-8）

4. 效果指数（index of effectiveness，IE）效果指数的计算公式如下。

效果指数＝对照组发病率/实验组发病率　　式（8-9）

5. 多因素分析　可利用Cox比例风险模型进一步分析干预因素、基线特征以及其他因素对研究结局的影响。

6. 实验研究的综合评价　根据实验资料的统计分析结果，结合实验研究整个过程，对实验结果做出综合评价。如实验对象选择是否合适，实验分组是否合理，干预措施的落实情况，失访情况，最终两组的可比性等，分析上述因素对结果可能造成的影响，结合统计分析的结果，对本次实验研究做出综合评价。

三、意向治疗分析

意向治疗分析（intent-to-treat analysis）也叫实用试验或者项目效应分析。在随机对照试验中，将符合试验纳入标准的病人（试验对象）随机分配到实验组和对照组（常规治疗组），试验结束后，对两组结局发生率进行分析时，不管试验对象是否完成试验或者是否真正接受了治疗计划，他们都将保留在原来的所属分组。意向治疗分析的目的是避免选择偏倚，使各组之间仍保持随机化时的可比状态。

随机对照试验的意向治疗分析如图8-3所示。在意向治疗分析中，试验开始时的随机化不仅决定治疗措施的分配，而且决定试验结束时的数据分析。

由图 8－3 可见，试验结束时将有四组病人①组、②组、③组和④组。意向治疗分析是比较①＋②组和③＋④组，即以随机化时的分组为准，而不考虑试验对象是否完成了试验。除了意向治疗分析外，还有其他两种分析方法，依从者分析和接受治疗分析。依从者分析是比较②组和③组，而忽略①组和④组，即只考虑完成治疗计划的试验对象（依从者）。接受治疗分析是比较①＋③组和②＋④组，即分析比较接受治疗措施 B 和接受治疗措施 A 之间的差异。依从者分析和接受治疗分析没有完全遵循最初的随机分组，可能会影响各组间的可比性。

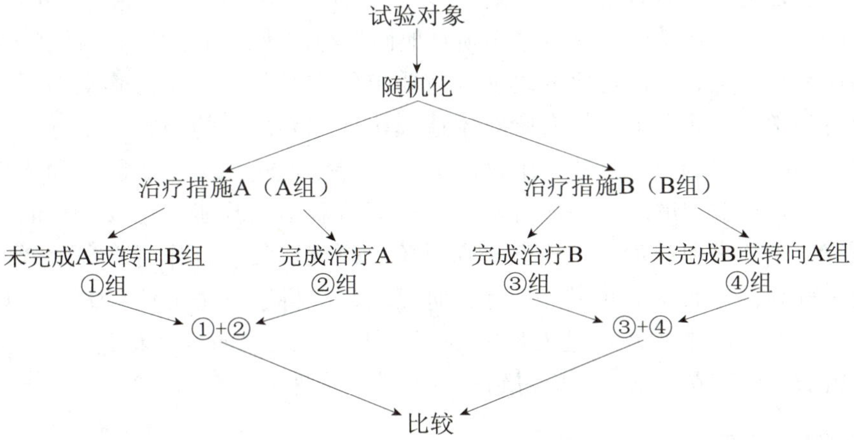

图 8－3 意向治疗分析示意图

随机对照试验的基本目标是获得试验的效力（efficacy）和效应（effectiveness）。试验的效力反映的是在一种理想状态下的治疗效果，即参加试验者真正接受并完成了该种治疗计划。试验效应则是指在一般的状态下，试验治疗的实际效果。由于各种原因，试验对象可能会不依从、停止治疗或接受了另一组的治疗措施。意向治疗分析就是在不改变随机分组状态的情况下，评价试验治疗的实际效果。

如果试验中失访、不依从者很少，或者各组之间的失访和不依从者的比例相当，意向治疗分析可得到试验效力的有效信息。但比例不相当，意向治疗分析则不能完全评价试验的效力，如果试验的药物或治疗方法确实有效，意向治疗分析可能会低估药物或治疗方法的疗效，而依从者分析和治疗者分析将高估这种疗效。因此，在评价试验的效力时，可同时使用上述三种分析方法，以获得更全面的信息。

第四节 伦理学和可行性

一、伦理学问题

流行病学实验研究中，不论是进行病因研究、对预防措施效果进行评价或进行临床试验，其实验的对象都是人。因此，研究者必须考虑实验研究中所涉及的医学伦理学问题。在流行病学实验研究中，如果使用某种新药或新疗法、新的生物制剂进行试验，而这些新药、新疗法和新的生物制剂未经相关的基础医学实验、毒理学实验以及致突变、致畸形和致癌实验，这是不人道的，违反了医学伦理学的原则。1959～1961年，在西欧一些国家先后发生的“反应停”事件及其引起的严重后果就是这方面的沉痛例子。

随着经济的发展、社会的进步，人们对医学研究中的伦理学问题越来越重视，医学伦理学已不是单纯的医学职业道德问题了，而是涉及生命伦理和健康伦理的广泛领域。在流行病学实验研究工作中，研究者必须遵循下列基本的伦理学原则。①知情同意（informed consent）原则：研究对象有权选择，并有权了解该研究对健康的危害性及可获得的结果，这就是知情同意。流行病学的研究对象必须对他们参与的研究所涉及的问题“知情”，并同意参与此项研究，研究者在进行研究之前，应要求研究对象签署知情同意书。②有益无害的原则：流行病学实验研究不应给实验对象造成机体或心理上的伤害。流行病学实验研究中所采用的干预因素（药物、疗法、生物制剂等）必须经过相关基础医学和毒理学研究证明安全无害且潜在有益的情况下，才可考虑进行流行病学实验研究。③公正的原则：流行病学实验研究应该公平和公正，不损害研究对象、研究成员、合作者、资助者的尊严，不应在研究成果等利益方面发生冲突。只有当研究结果在科学上是可信赖的，并且有益于社会或有益于认识疾病的本质及增进人群的健康水平时，实验研究才值得去做。除此之外，任何一项流行病学研究在立项时，应得到相应的医学伦理委员会的批准。

二、可行性问题

流行病学实验研究可以说是流行病学研究中最复杂、最难进行的研究。在研究过程中，会遇到各种各样的问题，有许多障碍需要研究者去排除。在进行设计时及实施前，必须充分考虑实验研究的可行性问题，包括实验过程中各个环节的可行性。因此，在实验设计及实施前，需要研究者认真细致的考察实验现场，做小规模的预试验，通过预试验把可能出现的问题找出并提出解决的办法，进一步完善实验设计。

（张永红）

第九章　理论流行病学

理论流行病学（theoretical epidemiology）是定量描述疾病流行与人群健康状况群体现象及揭示其因果规律的科学方法，是流行病学研究方法的重要组成部分。理论流行病学研究依托着丰富的流行病学科学实践，把实践认识提高到理论水平，使观察性和实验性流行病学研究结果得以升华，是更深层次的研究。借助理论流行病学研究方法，可以加深对疾病流行因素的理解，进一步阐明和揭示疾病发生、发展、预防和控制的规律，从而更有效地制订预防策略和措施，达到控制疾病流行和促进人群健康的目的。

第一节　概　述

一、概念

理论流行病学又称为数学流行病学（mathematical epidemiology）、流行病学数学模型（mathematical model of epidemiology），是以数学模型（mathematical model）为工具，探讨疾病流行的内在规律，预测疾病流行趋势，并评价预防措施和防制效果的一种流行病学研究方法。

疾病在人群中发生、发展及消亡有一定的规律性，疾病频率的变化受到病因、宿主和环境等因素影响。理论流行病学研究是在掌握群体中某疾病的分布特征、流行过程、主要的影响因素及因素间相互制约关系的基础上，进行信息简化、数学提炼和理论概括。用数学语言精练地阐释疾病流行的动态规律；用数学关系式定量地表达致病因子、宿主和环境因素对疾病流行的影响；用数学模型详实地模拟流行过程，预测各种可能发生的流行情况；并以实际流行过程的相关资料进行检验和修正，筛选最优决策和防制措施。理论流行病学研究不仅促进了有关疾病流行过程和流行机制理论的发展，而且推动了流行病学防制理论的研究。

理论流行病学研究必须扎根于流行病学调查研究的土壤。理论流行病学研究中所建立的数学模型是应用疾病流行规律的知识，在对实际数据整理分析的基础上，用恰当的数学表达式进行抽象概括而成，它必须反映疾病流行过程的基本特征及其内在联系。毋庸置疑，要建立一个实用的流行病学数学模型，必须掌握有关的流行病学原理知识，对疾病传播的各个环节及其相互关系以及疾病的生态学有比较完整、清楚的认识，收集充足、可靠的流行病学现场调查资料。否则，流行病学数学模型将成为无源之水、无本之木的数学游戏。

数学模型是理论流行病学研究的主要工具。通过对疾病传播流行过程的数学模拟，对模型中参数和变量的设定、估计和拟合，有助于透过现象看本质，加深对疾病流行机制和动态变化的理解，提高对疾病复杂现象的分析能力，并从理论上探讨不同防制措施的效果，为疾病预防策略与措施的制订提供科学依据。数学模型模拟和计算机使用在现代流行病学研究中已经成为不可缺少的手段和工具。因此，一项成功的理论流行病学研究往往需要流行病学、数学和计算机科学这三方面研究人员的密切合作，而流行病学家应始终位于研究的主导地位。

流行病学数学模型有不同的分类：根据人们对问题的认识程度分类，可分为白箱模型（机制清楚）、灰箱模型（机制“半明”）与黑箱模型（机制不明）；根据变量特征分类，可分为确定性模型与随机模型；根据变量取值情况，又可分为连续型模型与离散型模型；此外，还有线性模型与非线性模型，静态模型与动态模型等分法。而从学科特点可分为两类：一类为统计模型（如多元统计分析模型），定量描述和揭示疾病流行的群体现象的表现规律；另一类为动力学模型，定量描述和揭示影响疾病流行因素的作用及导致疾病流行的机制性动力变化规律并评价防制干预的效果，本章侧重介绍后者。

二、发展简史

理论流行病学的发展主要在20世纪，根据发展过程和大事记发生的年份顺序，大致可分为以下三个阶段。

第一阶段是早期发展阶段，其特点是以确定性模型（deterministic model）研究为主流，采用的数学模型较简单。

1760年，Bernoulli建立了天花数学模型来评估健康人群种痘的效果，这是历史上有记录的第一次把数学模型用于流行病学研究。1908年，Ross建立了一个简单的确定性模型用于研究疟疾传播规律，并在1911年进一步提出一个模型结构更为复杂的疟疾传播的数学模型。1926年，Mckendrick开始采用随机处理方法描述传染病流行过程。1928年，Reed和Frost提出Reed-Frost模型，认为某些急性传染病的传染期较短，潜伏期近乎恒定，如果在一个封闭的易感人群中发生了一例病例，此人群中将连续按代出现新病例，病例数取决于上一代易感者及感染者的人数，且新病例出现的概率符合二项分布规律。他们用概率论解决了重复感染的问题，为理论流行病学的发展做出了重要贡献。Reed-Frost模型简洁直观，多年来一直被作为理论流行病学的教学范例。1929年，Soper应用化学中的质量反应定律，以差分方程进行迭代运算，构建了麻疹流行的确定性模型。

第二阶段是中期发展阶段，其特点是确定性模型和随机性模型（stochastic models）同时发展，确定性模型占据主导地位。

1940年，Mckendrick和Kermack提出“阈定理”，建立了流行阈模型（epidemic threshold model），认为传染病流行与易感者的比例有关，只有当人群中易感者的比例达到某个阈值时，传染源的存在才可导致疾病流行；当易感者比例低于阈值，流行趋于终止。1950年，MacDonald等在Ross疟疾模型的基础上引入随机过程（stochastic process），不但对疟疾流行过程进行概括性的理论描述，而且对模型中因子相互之间的关系进行具体分析，提出“基本繁殖率”（basic reproduction rate）的新概念，建立了疟疾的Ross-MacDonald模型。1952年，Maia改进了Reed-Frost模型，提出隐性感染者模型。1957年，Bartlett等建立了可能发生周期性流行疾病的随机模型。

确定性模型所反映的各流行因素之间的关系较为直观，适用于规模较大的人群和传染者在传染期接触人数很多的情况，当模型的初值一经给定，整个流行过程的发展及结局就被确定。随机性模型是流行病学数学模型的发展趋势，它往往是在确定性模型对重要的流行因素参数准确估计的基础上，正确抉择随机过程的算式进而修改建模，以可变的参数对实际资料进行拟合，没有确定的结果，而是一系列可能的结果。在变异较大、同质性较差时使用，拟合效果较好。

第三阶段是近期快速发展阶段，其特点是多种新理论和新模型产生，实用性增强。

1957 年，Armitage 和 Doll 从人类癌症的年龄分布上提出肿瘤形成的随机模型，首次将流行病学数学模型应用于非传染病研究，拓展了理论流行病学研究领域。1959 年，Muench 发表了著名的论文《催化模型在流行病学中的应用》，将催化模型引进流行病学研究中。由于催化反应同人类传染病的发生与免疫的关系很相似，因此它对许多传染病的拟合效果较为理想。1962 年，Wauler 提出结核病流行病学模型的理论。1974 年，Dietz 等改进了疟疾流行模型，将疟疾理论流行病学研究提高到一个新高度，对制订疟疾防制策略和措施起了积极的指导作用。1975 年，日本的 Aruma 在研究结核病流行规律的基础上，对结核病流行病学指标与防制措施的相互关系进行了更深入的研究，提出了 Aruma 模式。20 世纪 80 年代，Cvjetanovic 建立多状态乙型肝炎流行病学模型，揭示了乙型肝炎流行的动力学特征，并模拟干预措施效果和进行费用效益分析。1989 年，Longini 和 Scott 等用 Markov 模型估计 AIDS 病的潜伏期分布和病程变化，较完整地描述了人类免疫缺陷病毒（HIV）感染的自然史。2003 年，国内外研究者致力于严重急性呼吸系统综合征（severe acute respiratory syndrome，SARS）传播模型的研究工作，分析并拟合了 SARS 传播过程和流行规律。2009 年，在对甲型 H1N1 流感疫情分析的基础上，研究者构建了预防控制措施下的传播模型等，有力地促进了病因研究和疫情控制。近年来，卫星遥感技术、地理信息系统及人工神经网络（artificial neural networks）等方法与技术也成功地应用于疟疾等疾病的预测。

流行病学研究的数理化促进了新的数学理论和方法的产生。随着计算机技术的日益发展和新的数理方法的不断引入，相继出现了多状态模型、时间序列模型、时空聚集性模型、分段模型等。非线性理论的发展推动了混沌论、协同论、奇异点理论、灰色模型等在理论流行病学研究中的应用，也促进了肿瘤、糖尿病、遗传性疾病等非传染性疾病及健康现象的理论流行病学研究的发展。理论流行病学在阐释疾病分布、制订疾病防制策略措施并评价其效果以及在应对生物恐怖和突发公共卫生事件中发挥着愈来愈重要的作用。

第二节　流行病学数学模型的建立

一、模型的构建过程

数学建模（mathematical modeling）是构造反映客观事物原型的数学模型，并用以分析、研究和解决实际问题的一种科学方法。疾病数学模型建立的过程是进一步调查、收集、分析、归纳和提炼有关疾病流行因素及其相互关系，提升对疾病流行过程的认识，进行深入、艰苦的创造性思维的过程。建模者必须从实际问题出发，紧紧围绕建模目的，运用观察力、想象力和逻辑思维能力，对错综复杂的实际问题进行梳理、简化，反复探索、逐步完善，直到构建出一个能用于分析、研究和解决实际问题的数学模型。因此，数学建模不仅是一种定量解决实际问题的科学方法，而且还是一种从无到有的创新活动过程。建立一个流行病学数学模型通常需要经过以下几个步骤。

（一）明确建模目的，收集准确的数据和资料

建立流行病学数学模型首先应明确建模目的。其目的可能是：阐释疾病感染和传播机制、预测疾病流行过程、评估干预措施效果等。建模的侧重点和出发点亦因建模目的不同而异。建模开始前，不仅必须掌握疾病流行过程的理论，如疾病的潜伏期、传染期、感染谱、免疫特点、传播方式、影响因素等，更重要的是要认真地进行现场流行病学调查，收集疾病实际流行过程中有关的流行信息和数据，掌握详实可靠的第一手资料，如人群总数、发病人数、易感者数和免疫者数等。根据建模目的和对疾病流行规律的了解，选择合适的模型类型。

（二）提出模型假设，构建模型结构

没有科学的假设，人们面对现实世界的感性认识就不可能上升到理性阶段。由于抽象的数学模型不可能完全等同于实际，而一个实际问题不经过简化和假设也很难转换成数学问题，即使可能，也因其过于复杂而很难求解。所以在建模之前必须设定模型条件，做出必要的假设。模型的成功与否很大程度上取决于假设是否恰当，用精确的语言做出假设是建模的关键步骤。要抓住主要矛盾，把能够反映疾病本质属性的因素及其相互关系抽象地表述出来，简化非本质的因素，使之摆脱原型（prototype）零散、复杂的形态，形成对建模有用的信息和前提条件。模型假设是否合理与所建模型的适用性和有效性密切相关，合理的假设在建模中的作用除了简化问题外，还可对模型的使用范围加以明确的限定。根据所做假设，选取具有决定作用的流行因素作为模型中的元素，确定元素间的转换关系，进而构建模型结构。

（三）估计模型参数，建立数学模型

以实际流行过程的资料对模型所涉及的参数进行恰当的估计。有些参数估计可以参考前人的经验，有些尚需专门调查，有些还必须多次调查验证。进而选择适当的数学工具和构造模型的方法对各种量进行表征，在确立各参数与变量的关系并转换成数学表达式的基础上，初步构建一个或数个数学模型并求解。一般认为，在能够达到预期目的的前提下，所用的数学工具越简单越好。

（四）反复修正，直至获得满意的模型

将模型的解释与实际数据进行拟合检验和比较分析，以检验模型结构和各项参数设立的合理性并验证模型的正确性。如果拟合结果与实际情况完全不符或差异很大，提示模型假设或模型结构不合理，应对模型的假设和结构做进一步的修改，重新建模；如果模拟结果与实际情况基本吻合，只是量的差异，则可能是参数估计不准确，可调整模型的参数值；如果模型计算出来的理论值与实际观察值的差异无统计学意义，理论上的推理符合实际并对客观实际有指导意义，则建立的模型是成功的。一个能反映疾病流行机制性动力规律的数学模型的建立，是一个对疾病流行机制不断认识和探索的过程。只有反复修正、不断完善，经过实践检验，才能获得符合实际、拟合度好的数学模型。

流行病学数学模型建构流程见图 9 – 1。

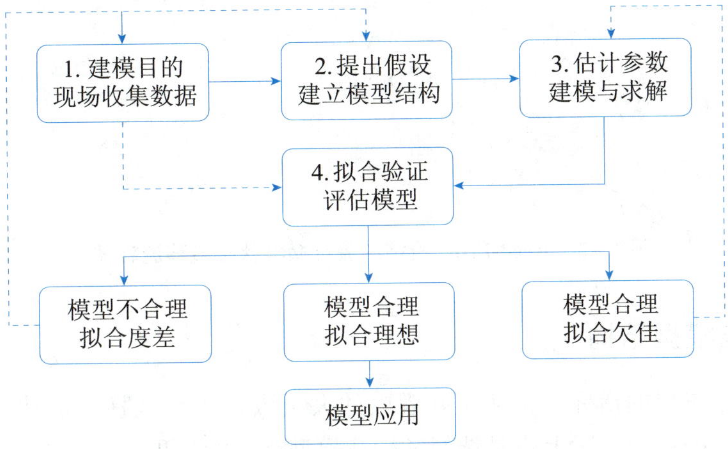

图 9 – 1　流行病学数学模型建模流程图

二、模型的假设条件

流行病学的数学模型必须正确地反映疾病的自然史和流行过程，但模型毕竟是典型而抽象的数学表达，是实际原型的模拟，而不可能是原型本身。因此，在构建流行病学数学模型前，需认真设定模型的假设和适用条件，把那些能够反映疾病流行特征的重要因子纳入模型，并确定不同因子间的转换关系。下面以 Reed-Frost 模型为例进行介绍。

Reed JR 和 Frost WH 认为某些经空气飞沫传播的急性呼吸道传染病（如麻疹、水痘）的传播是由感染者同易感者的接触而引起，近乎点传染，传染期较短，潜伏期恒定。因此，如果在一个与外界基本隔绝的、有很多易感者的封闭人群中发生 1 例病例后，该群体将会连续按批（代）出现新病例。每批发生的新病例数呈二项分布，其分布可依据上一批易感者和感染者数及个体间的有效接触率进行估算。

Reed-Frost 模型的假设条件是：①所研究的人群是一个与外界完全隔绝的、封闭的人群。②感染通过有效接触，只能人传人，直接由感染者传给易感者。③该人群中任何两个个体发生有效接触的概率不变。④任何一个易感者在某单位时间内同感染者发生有效接触后就会获得感染，并在下一单位时间内感染其他易感者，病后获得免疫，成为免疫者。⑤上述条件在整个流行过程中保持恒定不变。

在 Reed-Frost 模型的疾病流行状态转移流程中，用 S、C、I 分别代表易感者（susceptible）、病例（case）和免疫者（immune）。具体定义为：第 t 代的易感者为 $S_{(t)}$、第 t + 1 代的易感者为 $S_{(t+1)}$；第 t 代的病例为 $C_{(t)}$，第 t + 1 代的病例为 $C_{(t+1)}$；第 t 代的免疫者为 $I_{(t)}$，第 t + 1 代的免疫者为 $I_{(t+1)}$。当易感者 $S_{(t)}$ 与病例（传染源）发生有效接触后，在 t + 1 代成为病例（$C_{(t+1)}$），而后者又在下一代（t+2）成为免疫者（$I_{(t+2)}$）（图9-2）。

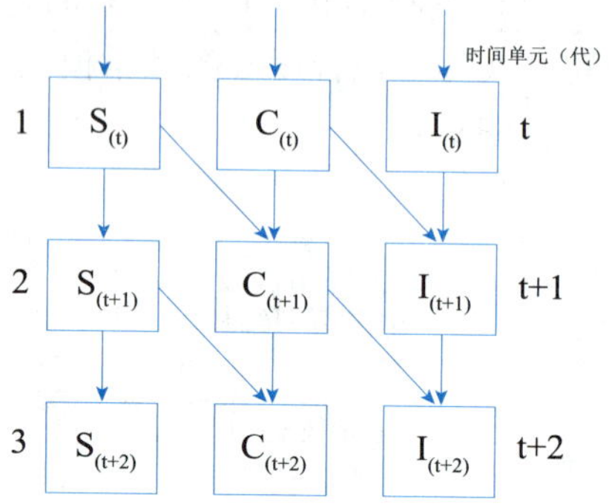

图9-2　Reed-Frost 模型的流行病学状态转移流程图

三、参数与模型结构

参数是模型中重要的指标，是从实际观察的大量数据中经概括、估计、拟合之后得出的数值。参数估计的过程实际上也是选择和构造模型结构的过程。

仍然以 Reed-Frost 模型为例。Reed-Frost 模型中最主要的参数“有效接触率”指因接触而受传染的概率。有效接触率与易感者的分布密度和抵抗力、交往频度、接触方式、接触时间、卫生状况以及气候因素等有关，是诸因素综合影响的估计概率。

假设单位时间内1个病例平均同K个人发生有效接触率为 P_0，则：

$$P_0=\frac{K}{N-1} \qquad \text{式（9-1）}$$

式中 N 是该人群人口总数，$N-1$ 表示总人口数减去同其他人接触的病例本人。有效接触率 P_0 因病种、人群、季节等不同因素的综合作用而不同，但在整个流行过程中保持不变。它是病例数和易感者数的函数，可表示为：$C_{(t+1)}=P_0\cdot C_{(t)}\cdot S_{(t)}$，即下一代将发生的病例数［$C_{(t+1)}$］为有效接触率（$P_0$）与t代的病例数［$C_{(t)}$］和t代的易感者数［$S_{(t)}$］的乘积。

实际上，人群疾病动力学所反映的“有效接触率”与“病例数”并非是简单相乘的直线关系，而是呈一种指数关系。设P为该人群中单位时间内任何两个个体间发生有效接触的概率，$q=1-P$，q为该人群单位时间内任何两个个体间未发生有效接触的概率。那么，当人群中有2个病例时，1个易感者同时避免与这2个病例发生有效接触的概率为 q^2；当人群中有 C_t 个病例时，1个易感者同时避免与他们发生有效接触的概率为 q^{ct}，这样，$(1-q^{ct})$ 则为t代时1个易感者与病例发生有效接触的概率。因此，当 $S_{(t)}$ 个易感者与 $C_{(t)}$ 个病例接触时，t+1代的新病例数应为：$C_{(t+1)}=S_{(t)}(1-q^{ct})$。这就是由 Reed-Frost 流行理论而构建的 Reed-Frost 数学模型，即t+1代将发生的病例数（$C_{(t+1)}$）为t代的易感者数（$S_{(t)}$）与当时的有效接触率（$1-q^{ct}$）的乘积。依此，可以把流程图（图9-2）中各参数与变量的关系转换成数学表达式。

$$C_{(t+1)} = S_{(t)}(1 - q^{ct}) \quad 式(9-2)$$

$$S_{(t+1)} = S_{(t)} - C_{(t+1)} \quad 式(9-3)$$

$$I_{(t+1)} = I_{(t)} + C_{(t)} \quad 式(9-4)$$

在 Reed-Frost 模型中，当初值一经给定，流行过程的发展及结局就被确定，该模型属于确定性模型。对模型参数进行估计，可先根据经验和实际资料设定若干个参数值，分别代入模型计算，然后与实际数据进行比较检验、计算拟合度，取拟合度最佳者为模型参数的估计值。参数估计的方法很多，有最小卡方值法、列线图法及最大似然法等。下面通过一个实例来说明。

某年某全托托儿所发生水痘流行，通过细致的调查，获得如下数据：流行期间该托儿所儿童总数 196 人，过去患过水痘而此次未感染的有 40 人，查不出既往水痘病史而在本次流行中感染水痘的有 96 人，既往无明确水痘病史、本次未感染的有 60 人，整个流行期 79 天，病例成批（代）出现，每代相隔 15 天左右。各代的发病时间及病例分布如表 9－1。

表 9－1　某托儿所水痘流行过程的观察值

代数（t）	每代高峰日期	高峰间隔时间（天）	每代病例数	累积病例数
1	10 月 9 日		1	1
2	10 月 24 日	15	2	3
3	11 月 8 日	15	14	17
4	11 月 25 日	17	38	55
5	12 月 8 日	14	34	89
其后零星出现的病例数			7	96

（苏德隆，1981）

该实例基本符合确定性 Reed-Frost 模型所要求的条件。在模拟前需对其参数“有效接触率”*P* 进行设定，一般取若干个数值以便比较，然后将参数设定值分别代入公式计算理论值。本例先以 $P = 0.01$、0.02 和 0.03（$q = 0.99$、0.98 和 0.97）进行模拟，表 9－2 仅显示以 $P = 0.02$ 代入模型（式 9－2）的拟合结果及各代新病例数算式。

表 9－2　水痘流行过程实例拟合结果（有效接触率 $P = 0.02$）

代数	观察值		理论值		各代新病例数
	病例数	易感者数	病例数	易感者数	$C_{(t+1)} = S_{(t)}(1 - q^{ct})$
1	1	155	1	155	1（初例）
2	2	153	3.1	151.9	$155(1 - 0.98^{1}) = 3.1$
3	14	139	9.2	142.7	$151.9(1 - 0.98^{3.1}) = 9.2$
4	38	101	24.2	118.5	$142.7(1 - 0.98^{9.2}) = 24.2$

续表

代数	观察值		理论值		各代新病例数
	病例数	易感者数	病例数	易感者数	$C_{(t+1)}=S_{(t)}(1-q^{ct})$
5	34	67	45.8	72.7	$118.5(1-0.98^{24.2})=45.8$
6	7	60	43.9	28.8	$72.7(1-0.98^{45.8})=43.9$
7	0	60	16.9	11.9	$28.8(1-0.98^{43.9})=16.9$

当 $P=0.01$ 和 $P=0.03$ 时，用同样的方法计算各代期望病例数。由于实例中流行5代，因此在比较理论值与观察值的差别时均取前5代的数值进行比较。理论值与观察值的卡方检验用 $\sum\left(\frac{O-T}{T}\right)^2$ 计算。如果理论值与观察值的差别无统计学意义，可认为模型适用；反之，则认为模型的拟合度不佳。表9－3显示水痘流行过程各代病例数的理论值与实际观察值的比较结果。

表9－3　各代病例数的理论值与实际观察值比较（有效接触率 $P=0.01$、0.02、0.03）

	各代（t）病例数					χ^2	P
	(t_1)	(t_2)	(t_3)	(t_4)	(t_5)		
实际观察值	1	2	14	38	34		
理论值（$P=0.01$）	1	2	3	4	6	362.28	<0.005
（$P=0.02$）	1	3	9	24	46	14.78	<0.005
（$P=0.03$）	1	5	21	61	57	22.13	<0.005

从表9－3结果可见，分别将有效接触率 $P=0.01$、0.02、0.03代入模型，算得的理论值与观察值的差别大，P 值均小于0.005。其中，有效接触率 $P=0.02$ 时卡方值最小，由此尝试在 $P=0.02$ 后再增加1～2位小数进行拟合，结果见表9－4。在几个设定值中，以 $P=0.023$ 拟合结果的 χ^2 值最小，但 $P<0.05$，拟合优度仍不理想，提示模型结构可能存在问题，需做修改。

表9－4　各代病例数的理论值与观察值比较（有效接触率 $P=0.02$）

	各代（t）病例数					$X^2_{(3)}$	P
	(t_1)	(t_2)	(t_3)	(t_4)	(t_5)		
实际观察值	1	2	14	38	34		
理论值（$P=0.02$）	1	3.1	9.2	24.2	45.8	13.7	<0.005
（$P=0.023$）	1	3.6	12.2	34.4	57.7	10.9	$0.01<P<0.025$

续表

	各代（t）病例数					$\chi^2_{(3)}$	P
	(t_1)	(t_2)	(t_3)	(t_4)	(t_5)		
(P=0.0231)	1	3.6	12.2	34.5	58.0	11.1	0.01 < P < 0.025
(P=0.024)	1	3.7	13.0	37.5	60.3	12.2	<0.01
(P=0.025)	1	3.9	14.2	41.3	62.0	13.6	<0.005

把 Reed-Frost 模型转换成随机模式。随机型 Reed-Frost 模型中下一代病例数 $C_{(t+1)}$ 是易感者在一定的感染概率下随机发生有效接触的结果，新病例发生的概率服从链二项定理（chain binominal theorem），此模型考虑到流行过程中多因素的影响，认为传染率是可能变化的，因此更适于实际情况。

式 9－2 模型中（$1-q^{Ct}$）表示发生有效接触者的概率，q^{Ct} 为未发生有效接触者的概率。

$$\frac{S_t!}{\gamma!\ (S_t!\ -\gamma)!}\ (1-q^{Ct})^{\gamma}\ (q^{Ct})^{(S_t-\gamma)} \qquad 式（9－5）$$

当有 S_t 个易感者时，$[(1-q^{Ct})+q^{Ct}]^{S_t}$ 构成二项式，其展开项表示发生不同病例数的概率（即从 S_t 个病例到 0 个病例发生的概率），各种结果发生的概率之和为 1。以 γ 代表 S_t 到 0 之间的某一整数值（$\gamma=0，1，2\cdots\cdots，S_t$），则在（t+1）代时发生 γ 个病例的概率可用上述公式（式 9－5）计算。

例：在 5 个易感者的群体中发生了 1 个病例，假定 $P=0.2$，那么，下一代发生病例人数为 0、1、2、3、4 的概率分别是：

0 例：$\frac{4!}{0!\ (4-0)!}\ (1-0.8^1)^0\ (0.8^1)^{(4-0)}=1\times1\times0.8^4=0.4096$

1 例：$\frac{4!}{1!\ (4-1)!}\ (1-0.8^1)^1\ (0.8^1)^{(4-1)}=4\times0.2\times0.8^3=0.4096$

2 例：$\frac{4!}{2!\ (4-2)!}\ (1-0.8^1)^2\ (0.8^1)^{(4-2)}=6\times0.2^2\times0.8^2=0.1536$

3 例：$\frac{4!}{3!\ (4-3)!}\ (1-0.8^1)^3\ (0.8^1)^{(4-3)}=4\times0.2^3\times0.8^1=0.0256$

4 例：$\frac{4!}{4!\ (4-4)!}\ (1-0.8^1)^4\ (0.8^1)^{(4-4)}=1\times0.2^4\times1=0.0016$

以上各种情况发生的概率之和为 1。反之，根据人群中第 2 代病例数，也可以估计 P 的近似值。一般来说，确定性模型的拟合结果与实际常有一定的差距，其原因是模型中假设的有效接触率（即传染力）是不变的。随机性模型的统计特点是：①各代发生病例数的概率是变化的，考虑了传染力的可变性和疾病传播的变异性；②各代病例数在一定范围内变动，可按二项分布算出每一代发生不同病例数的概率。

四、模型的拟合与修正

建立模型后需与实际数据比较，作拟合检验。若检验结果一致，可初步认为模型合理，按其适用范围应用于实践，在实践中对模型做进一步验证；若不一致，则应认真检查模型的假设和结构，分析所选的因素是否恰当以及各因子之间的关系是否合理。模型应用是数学建模的目的，也是对模型的最客观、最公正的检验，只有经过反复拟合与修正，才能获得理想的、可操作性的流行病学数学模型。

仍以上海市某托儿所水痘流行的实例来说明模型的拟合与修改的过程。该实例基本符合 Reed-Frost 模型的条件，为什么拟合度不佳呢？可考虑模型的合理性问题。

Reed-Frost 模型虽然动态反映了易感者、病例和免疫者在疾病流行过程中流行状态的变化，但未考虑人群中不断累积的免疫者所起的屏障作用对有效接触率的影响，也忽视了隐性感染这一重要因素。据此，研究者从以下不同角度对 Reed-Frost 模型进行了修改。

1. 假设每增加 1 个免疫者可保护 1 个易感者免于发生有效接触，即易感者的阈值为 50%，低于此阈值，流行就停息，则：

$$C_{(t+1)} = (S_t - \sum_0^t I)\ (1 - q^{Ct}) \qquad \text{式（9－6）}$$

式中 $(S_t - \sum_0^t I)$ 表示除去受免疫者保护的易感者外，还剩下的可能发生有效接触的易感人数。水痘实例中共有 156 例易感者，在流行结束时尚有 60 人未患水痘，即剩余易感者的比例为 38.46%，虽低于易感者的阈值 50%，但以 $P = 0.0232$ 拟合，算得各代理论病例数与观察值非常逼近（表 9－5）。

2. 假设每增加 2 个免疫者可保护 1 个易感者，即易感者与总人数的比值达到或低于 1/3 时（易感者的阈值为 33%），理论上流行就终止，则：

$$C_{(t+1)} = \left(S_t - \frac{\sum_0^t I}{2}\right)\ (1 - q^{Ct}) \qquad \text{式（9－7）}$$

式中 $\frac{\sum_0^t I}{2}$ 是上一代（t 代）累积的免疫者在易感者中起的免疫屏障作用，$(S_t - \frac{\sum_0^t I}{2})$ 表示易感者中除去受免疫者保护的易感者外，还剩下的可能发生有效接触的易感人数。上述水痘实例在流行结束时易感者比例为 38.46%，略高于理论值（易感者的阈值为 33%）。以有效接触率 $P = 0.0279$ 代入模型，拟合度颇佳（$P = 0.65$），见表 9－5。

3. 引入隐性感染的概念，设定 β 为流行过程中隐性感染与显性感染的比例常数，$\beta \sum_0^t Ci$ 为第 t 代时已累积的隐性感染者数，则：

$$C_{(t+1)} = (S_t - \beta \sum_0^t Ci)\ (1 - q^{Ct}) \qquad \text{式（9－8）}$$

由于隐性感染者的传染力一般低于或远低于显性感染的病例，故在此修正公式中忽略不计。用模型（式 9－8）对水痘流行实例进行模拟（$P=0.0245$，隐性感染比例 $\beta=0.54$），经统计检验，拟合优度颇佳。根据修正模型计算得各代预期病例数与实际观察病例数的拟合比较结果见表 9－5。

表 9－5　修正后的模型各代预期病例数与实际观察值的拟合比较

代数（t）	各代（t）病例数					χ^2（3）	P
	(t_1)	(t_2)	(t_3)	(t_4)	(t_5)		
实际观察值	1	2	14	38	34		
理论值（式 9－6 模型）	1	4	14	38	37	1.04	>0.05
（式 9－7 模型）	1	4	14	37	45	3.52	>0.05
（式 9－8 模型）	1	4	13	34	43	3.23	>0.05

疾病的现象是纷繁复杂的，但模型中若包罗万象，把诸多因素和一切细节都考虑进去，将使模型的数学处理达到几乎难于驾驭的程度。而事实上，那种庞大复杂的模型同实际观察中的疾病流行过程仍有差距，并不一定能准确反映疾病的规律。流行病学数学模型应是实际原型中本质和要素的抽象，是为了某特定的研究目的将原型的某一部分信息简缩、提炼而成的原型替代物，而不是原型中一切组分的复制品。因此，在模型的模拟修正中必须提取有效信息，进行科学合理的分析、归纳和判断，从疾病流行的特征出发去把握描述的脉络，对流行特征的典型意义进行理论思考，用准确的数学语言表达疾病的流行规律和内在联系。流行病学数学模型所蕴藏的真正魅力不在于复杂，而在于简单明了、符合实际并易于应用。

第三节　流行病学数学模型的抽象研究

当疾病的流行规律能用数学模型有效表达时，便可进行深层次的抽象研究。抽象研究是理论上的思维，是一种逻辑推理的方法，是模拟实际的思维“实验”。应用这种思维模式和量化分析方法，可以通过改变模型中的变量值进行模拟，阐释不同现象间的逻辑关系，探求制约人群疾病和健康状况分布诸要素间动态关系的动力学模式，进而揭示疾病流行的客观规律。仍以 Reed-Frost 模型为例，通过人为地变动数学表达式（式 9－6）中的变量值，观察其对病例数 $C_{(t+1)}$ 的影响，以说明模型的抽象研究过程。

一、有效接触率对流行过程的影响

有效接触率 $P=1-q$ 在模型中代表传染力，其值的大小可以影响疾病流行期长短和流行强度。假设易感者总数为 500，有效接触率 $P=0.05$，当发生 1 例病例后，按式 9－6 计算各代新病例数（表 9－6）。

表 9－6 有效接触率 $P=0.05$ 时各代新病例数（N＝500）

代数	病例	易感者	累积免疫者	新病例 $C_{(t+1)}$ 的算式
1	1	499	0	$(499-0)(1-0.95^{1})=24.95$
2	25	474	1	$(474-1)(1-0.95^{25})=341.79$
3	342	132	26	$(132-26)(1-0.95^{342})=106$
4	106	26	368	$26-368<0^{*}$

注：* 此时，免疫者数已超过易感者数，流行终止

分别以不同有效接触率（$P=0.005$，0.01，0.05）代入模型计算各代新病例数和流行代数（表9－7）。

表 9－7 不同的有效接触率对流行过程的影响（N＝500）

流行代数	$P=0.005$		$P=0.01$		$P=0.05$	
(t)	病例数	易感者	病例数	易感者	病例数	易感者
1	1	499	1	499	1	499
2	2	497	5	494	25	474
3	5	492	24	470	342	132
4	12	480	99	371	106	26
5	28	452	215	156		
6	57	395	24	132		
7	86	309				
8	71	238				
9	14	224				
合计	276		368		474	

从表9－7可见，有效接触率愈大，发生初例病例后流行愈迅猛，总病例数愈多，流行高峰显著，流行代数减少，流行结束时剩下的易感者数少；当有效接触率降低时，流行高峰减低，流行代数增多，流行期长；当有效接触率极低时（如 $P=0.001$），个别病例不一定能引起流行。

二、隔离对流行过程的影响

隔离患者在传染病管理上是一项重要措施。然而，有些疾病（如经飞沫传播的传染病）在潜伏期末传染性最强，而此时的病例常因不能被及时识别，在被发现或隔离之前已传染

他人，故实际上对患者的隔离不能完全防止所有病例的传播作用。下面利用已建立的水痘流行的数学模型，探讨不同程度的隔离对流行过程的影响。

例：假设易感者数为500，有效接触率 $P=0.05$ 时，每代隔离1/5新病例（隔离率为20%）。将各代病例数减去被隔离病例数后即为起传染作用的病例数（C），各代新病例数 $C_{(t+1)}$ 的计算方法见表9－8。由表可见，第1代发生1个病例；第2代发生25个病例，隔离5例后，剩下20个病例仍起传播作用；第3代发生303个病例，隔离61例，余下的242个病例仍起传播作用，但此时免疫者数（329人）已远超过易感者数（26人），流行终止。

表9－8 各代新病例数的计算（有效接触率 $P=0.05$，隔离率20%）

代数	病例C	易感者S	累积免疫者	新病例 $C_{(t+1)}$ 的算式
1	1	499	0	
2	25	474	1	$(499-0)(1-0.95^{1})=24.95$
3	303	171	26	$(474-1)(1-0.95^{20})=303.43$
4	145	26	329	$(171-26)(1-0.95^{242})=145$

当有效接触率分别为0.005、0.01和0.05，分别以每代隔离率50%、33%、20%代入模型，计算不同隔离率对流行过程的影响，结果见表9－9。

表9－9 不同的有效接触率和隔离率对流行过程的影响

流行代数	有效接触率0.005				有效接触率0.01				有效接触率0.05			
	隔离率50%		隔离率20%		隔离率33%		隔离率20%		隔离率33%		隔离率20%	
	C	S	C	S	C	S	C	S	C	S	C	S
1	1	499	1	499	1	499	1	499	1	499	1	499
2	2	497	2	497	5	494	5	494	25	474	25	474
3	2	495	5	492	15	479	19	475	275	199	303	171
4	2	493	10	482	45	434	66	409	173	26	145	26
5	2	491	19	463	108	326	159	250				
6	2	489	32	431	134	192	115	135				
7	2	487	48	383	11	181						
8	2	485	54	329								
9	2	483	41	288								
10	2	481	18	270								

续表

流行代数	有效接触率0.005				有效接触率0.01				有效接触率0.05			
	隔离率50%		隔离率20%		隔离率33%		隔离率20%		隔离率33%		隔离率20%	
	C	S	C	S	C	S	C	S	C	S	C	S
11	2	479	3	267								
12	2	477										
…	…	…										
140	1	299										
合计	201		233		319		365		474		474	

注：C：病例；S：易感者

由表9-9可见：①当有效接触率较高时，隔离对流行的影响小。如有效接触率为0.05时，不论隔离33%或20%的新病例，流行代数都不变，流行结束时剩的易感者数、总病例数与未隔离时基本相同（表9-6），提示此时仅采取隔离措施是难以扑灭疫情的。②当有效接触率为0.01、隔离率为20%时，流行6代，总病例数减少；当隔离率为33%时，流行高峰进一步被削低，但流行代数却增至7代，流行结束时剩下的易感者数较多。可见此时提高隔离率能削低流行高峰，但流行代数可能增加，因剩下的易感者数增加。③当有效接触率为0.005时，如果每代隔离20%新病例，可使流行高峰削低，但与不隔离时相比，仅减少43名易感者的发病，且流行过程延长；若每代能隔离50%新病例，流行过程变得缓慢，每代仅发生1~2例新病例，流行持续甚久。

通过抽象研究可以发现如果不能全部和及时隔离传染源对流行过程将造成影响。若已知隔离1个新病例所需费用，可估算减少发生1个病例的费用，还可对“隔离措施”与“保护易感者”进行成本效益分析和卫生经济学评价。

三、预防接种对流行过程的影响

预防接种是传染病管理中的重要措施，通过模型的抽象研究可探讨预防接种对流行过程的影响和估计预防接种的效果。

假定易感人数仍为500，有效接触率分别为0.05、0.01和0.005，预防接种率分别为20%和33%，即每代使1/5或1/3的易感者经应急接种转为免疫者，以S→I表示由易感者（S）转为免疫者（I）。一般情况下，病例出现后的应急接种往往不足以防止下一代病例的发生，须经一段时间后才见效。故假定易感者在第t代病例发生时接种，在第t+1代病例出现后才转为免疫者。代入式（9-6）算得各代新病例数（表9-10）。

表 9－10　预防接种率对流行过程的影响

假设条件	流行代数	病例	易感者	S→I	累积免疫者
有效接触率 0.05	1	1	499		0
预防接种率 0.20	2	25	374	100	101
(1/5 S→I)	3	270	102	75	201
有效接触率 0.05	1	1	499		0
预防接种率 0.33	2	25	308	166	167
(1/3 S→I)	3	102	103	103	295
有效接触率 0.01	1	1	499		0
预防接种率 0.20	2	5	394	100	101
(1/5 S→I)	3	14	301	79	185
	4	15	226	60	259
有效接触率 0.005	1	1	499		0
预防接种率 0.20	2	2	397	100	101
(1/5 S→I)	3	3	315	79	182
	4	2	250	63	248

由表 9－10 可见：①与表 9－6 未采取措施时相比，当有效接触率为 0.05 时，原来流行全程总病例 474 例，流行高峰病例 342 例；应急接种后，假定每代使 1/5 或 1/3 易感者转为免疫者，总病例数分别减少为 296 例和 128 例，流行高峰病例数也分别减少为 270 例和 102 例，流行期缩短。②当有效接触率为 0.01 时，预防接种的效果较有效接触率为 0.05 时明显，仅使 1/5 易感者转为免疫者时，总病例数就减少为 35 例。③当有效接触率降低为 0.005 时，预防接种的效果更加明显，流行高峰显著削低。应急预防接种后流行过程的总病例数显著减少，流行强度减弱，流行期缩短，说明群体免疫水平对呼吸道传染病有明显影响。借助表 9－10 结果也可进行预防接种的成本效益分析。

以上仅是通过一个实例对流行病学数学模型的抽象研究做些简单介绍。利用流行病学数学模型，还可以同时改变几个参数，观察对流行过程的影响。例如，同时采用隔离传染源、对易感人群应急接种、转移易感者等多项综合防制措施来观察对流行过程的影响。流行病学数学模型抽象研究的内容极为丰富，但其结果必须符合客观实际，并在流行病学上言之有理。

第四节　常用的流行病学数学模型简介

一、催化模型

在化学中催化模型是反映催化剂在化学反应中的作用力、反应速度和作用方向的数学模型，流行病学应用催化理论来研究和模拟疾病的流行过程。传染性疾病在人群中的流行过程是传染源与人群中的易感者发生有效接触，使易感者发展成多个新的传染源，此后再转变为免疫者的过程。有效接触率、易感者在总人群中的比例决定易感者转变为感染者的速度和数量，免疫力持续时间与病程决定了免疫者群体返回易感者群体的能力和速率。病后若能获得持久的免疫力，易感者转变为免疫者是单向、不可逆的；否则，这种转变是双向、可逆的。这两种情况的流行过程有较大的差别。

催化模型是一种确定性模型，其假设条件为：①研究人群为一个封闭人群，无迁移、死亡和出生的问题。② 研究对象是所研究疾病的易感者。③ 在疾病流行过程相当长的时间内，该人群的感染力是恒定、不变的，可用单位时间内有效接触率来表示其大小。④ 研究疾病有明确的感染指征，通过测定可计算感染率或抗体阳性率等指标。催化模型主要有三大类型。

1. 简单催化模型（simple catalytic model）　适用于描述病后产生持久免疫力、易感者转变为感染者是单向、不可逆的疾病流行过程。设人群中易感者为 I，在任何时间 t，有 Y 部分变成感染者，还剩有（$I-Y$）部分易感者，这些易感者仍在以有效接触率为 r 的感染力作用下变成感染者。易感者变成感染者的速度为：$dy/dt = r(I-Y)$。线性方程解为：$Y=I+Ce^{-rt}$，式中 Y 为感染者所占比例，C 为常数，e 为自然对数，r 为有效接触率，t 为时间。当 t 为0，$Y=0$ 时，可知其解为 $C=-1$。如果在初始时刻，病人的比例为0，那么在其他时刻的病人比例可用函数 $Y=1-e^{-rt}$ 表达。

2. 可逆催化模型（reversible catalytic model）　适用于描述病后产生短暂免疫力、易感者与免疫者的转变为可逆的疾病流行过程。设人群中易感者在任何时间 t，以有效接触率 r 转变为感染者 Y，同时，原来的免疫者又以速率 λ 逆转为易感者。通式：$Y=r/(r+\lambda)+Ce^{-(r+\lambda)t}$，式中 C 为一常数。

3. 两级催化模型（two-stage catalytic model）　适用于描述病后产生持久免疫力、易感者转变为感染者、感染者又部分转变为免疫者的动态疾病流行过程。设人群中易感者在任何时间 t，以有效接触率 r 转变为感染者 X，其感染指征为阳性，同时，原来的被感染者又以速率 λ 失去感染指征，这部分人以 Z 表示，他们虽然失去感染指征，但因已获得免疫力而不再受感染，故“经常保持显性感染者” $Y=X-Z$，通式：$Y=\{r/(\lambda-r)\}e^{-rt}+Ce^{-\lambda t}$。

二、流行病学阈模型

根据 Kermack Mckendrick 阈定理建立的流行病学阈模型的假设条件为：① 所研究的疾病在人群中以易感者→感染者→免疫者（S → D → I）的形式传播；② 被研究的人群是一

个封闭人群，总人数 $N = S_{(t)} + D_{(t)} + I_{(t)}$。疾病流行初始时易感者为 $S_{(0)}$，感染者为 $D_{(0)}$，免疫者为 $I_{(0)}$；③ 单位时间内一个传染源能感染易感者的人数占易感者总人数的比例为 β，称为感染的有效接触率；④ 易感人数的变化率与当时的易感人数和感染人数的乘积成正比；⑤ 单位时间内病后免疫人数与当时感染人数成正比，比例系数为 γ，称为恢复率，则每一病例处于传染期的概率为 1/γ。以上假设条件的数学表达式为：

$$dS_{(t)}/dt = -\beta \times S \times D$$

$$dD_{(t)}/dt = \beta S_{(t)} D_{(t)} - \gamma D_{(t)}$$

$$dI_{(t)}/dt = \gamma D_{(t)}$$

$$N = S_{(t)} + D_{(t)} + I_{(t)}$$

通过对上述方程组求解可得出：①当 $S_{(0)} > \gamma/\beta$ 时，疾病才会流行；当 $S_{(t)} = \gamma/\beta$ 时，$D_{(t)}$ 达到最大；②初始 $D_{(0)}$ 一般较小，$S_{(0)}$ 固定为 N。若此时增高恢复率 γ，同时降低有效接触率 β，则可控制流行。因为 $S_{(0)} < \gamma/\beta$，$dD_{(0)}/dt < 0$，即流行开始时感染者人数便趋于减少，其后 $S_{(t)} \leqslant S_{(0)}$，因而 $dD_{(0)}/dt$ 总小于 0，流行就不会发生。γ/β 是决定流行进展方向的关键，是流行发生或被控制的阈值，故称该模型为阈模型。

Kermack 和 Mckendrick 曾以此模型拟合 20 世纪初在印度孟买发生的一次瘟疫流行中死亡人数的资料，验证了该阈值模型基本符合实际。

第五节　研究实例

一、H1N1 流感的仓式传播模型

2009 年，甲型 H1N1 流感疫情蔓延全球。我国研究者对广东省 H1N1 流行进行数学建模，估计影响流行的重要参数，对疾病的传播和流行进行定量和动力学分析，为制订有效的应急防制策略和措施提供了科学依据。

1. 传播模型构建　基于复杂 SEIR 模型的仓式模型（compartmental model），在流行时间 t 不同状态的个体数为：易感者〔S(t)〕、暴露者〔E(t)〕、有症状感染者〔I(t)〕、无症状感染者〔A(t)〕、恢复者〔R(t)〕。

研究假设：①易感者在感染 H1N1 流感后先进入一个潜伏感染状态〔暴露,E(t)〕，并具有低度传播力（以参数 q 表示）。一部分暴露者直接进入无症状感染状态〔A(t)〕，而后进入恢复状态〔R(t)〕，不产生临床症状〔I(t)〕。②流感流行的速度远超过人口年龄结构的变化速度。③恢复者〔R(t)〕对于 H1N1 流感有永久免疫力。基于以上假设，易感者转变为 H1N1 感染者的速率可表示为：$\beta[qE(t) + I(t) + A(t)]/N(t)$。β 为传播率，q 为暴露者中具有传染性的比例。流行中的总人数 $N(t) = S(t) + E(t) + I(t) + A(t) + R(t)$。暴露者〔E(t)〕中发展为有症状感染者〔I(t)〕的比例为 p（$0 < p < 1$），速率为 δ；发展为无症状感染者〔A(t)〕的比例为 1 − p，速率仍为 δ。有症状感染者〔I(t)〕和无症状感

染者〔A(t)〕转变为恢复者〔R(t)〕的速率分别为 γ_1 和 γ_2。各参数定义详见表9－11。

表9－11　H1N1 传播模型中的参数定义

参数	定义
β	传播率
q	暴露者中有传染性的比例
δ	感染率
γ_1，γ_2	分别为有症状和无症状感染者恢复率
p	暴露者转变为有症状感染者的比例

传播模型的流程图如下：

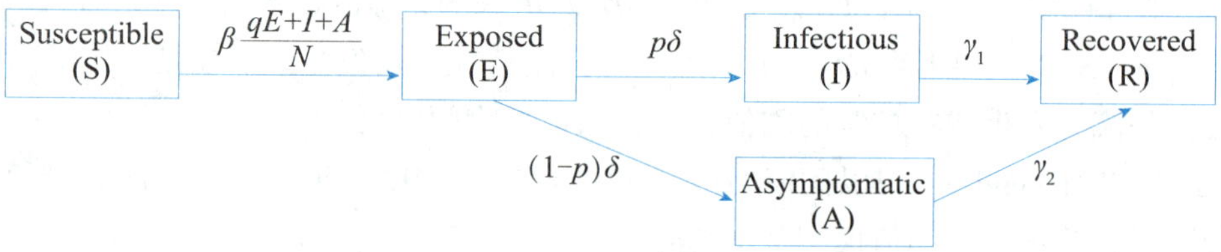

图9－3　H1N1 流感的仓式传播模型流程图

建模所用的微分方程为：

$$\frac{dS(t)}{dt}=-\beta S(t)\frac{qE(t)+I(t)+A(t)}{N(t)}$$

$$\frac{dE(t)}{dt}=\beta S(t)\frac{qE(t)+I(t)+A(t)}{N(t)}-\delta E(t)$$

$$\frac{dI(t)}{dt}=p\delta E(t)-\gamma_1 I(t)$$

$$\frac{dA(t)}{dt}=(1-p)\delta E(t)-\gamma_2 A(t)$$

$$\frac{dR(t)}{dt}=\gamma_2 I(t)-\gamma_2 A(t)$$

$$\frac{dC(t)}{dt}=p\delta E(t)$$

其中 $C(t)$ 为累计的有症状感染例数，即观察到的广东省 H1N1 流感实际报告病例数。基本繁殖数 R_0 定义为在一个易感人群中，一个 H1N1 感染者能够产生后代感染者的预期数量。R_0 用于估计某种传染病的传播力大小，如果 $R_0>1$ 则传染病会发生流行。经过推导，R_0 可用以下公式计算。如已知 q、δ、γ_1、γ_2，R_0 是 β 的函数，将参数代入公式可估计出 R_0 的大小。

$$R_0 = \beta[q/\delta + p/\gamma_1 + (1-p)/\gamma_2]$$

2. 传播模型的参数设定　广东省 H1N1 流感报告病例的年龄分布与加拿大安大略省的一项研究类似，参照加拿大此项研究，设定暴露病例E(t)的平均潜伏期为 2.62 天（95% *CI*：2.28～3.12 天），感染率 δ 设定为 1/2.62。根据流感大流行的研究报道，为有症状和无症状流感感染者设定相同的恢复率，感染病例的平均感染期均为 $1/\gamma_1 = 1/\gamma_2 = 3.38$ 天（95% *CI*：2.06～4.69 天）。

暴露者转变为有症状感染者的比例 *P* 的设定：2010 年广东省 H1N1 流感感染率血清学抽样调查，4725 份血清中 H1N1 阳性 1185 份，其中 713 人为有症状感染，472 人为无症状感染。因此 *P* 设置为 60.2%，1 - p 为 39.8%。传播率 β 利用 NOLS 拟合法，根据累计 H1N1 报告感染例数，通过公式中的 $C[t, \beta, E(0)]$ 进行估计。

3. 传播模型的拟合　用于建模的 H1N1 报告病例数共有 157 例，基本特征见表 9－12。

表 9－12　广东省 H1N1 流感报告病例基本特征

Demographic characteristics	n	Percentage
Gender		
Male	92	58.6
Female	65	41.4
Region（city）		
Guangzhou	56	35.7
Dongguan	56	35.7
Jiangmen	27	17.2
Foshan	11	7.0
Shenzhen	3	1.9
Zhuhai	3	1.9
Shantou	1	0.6

传播模型估计 H1N1 流感在广东省初次流行的传播率 β 为 0.411（95% *CI*：0.390～0.432），R_0 为 1.525（95% *CI*：1.448～1.602），最初暴露人数 E（0）为 9.191（95% *CI*：6.399～11.983）。根据传播模型计算出的预期报告病例数与实际报告病例数基本一致(图 9－4)。

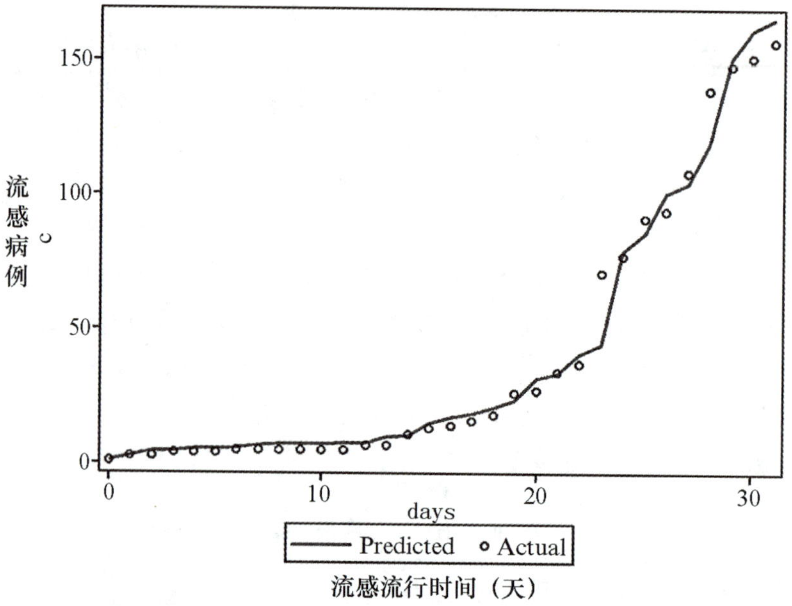

图9-4　广东省H1N1流感报告发病数的实际值和预期值

（Tan et al，2013）

二、糖尿病发病风险的人工神经网络预测模型

人工神经网络（artificial neural network，ANN）是一种应用类似于大脑神经突触联接的结构进行信息处理的数学模型。人工神经网络的信息处理通过神经元的相互作用来实现，其学习和识别取决于各神经元连接权系数的动态演化过程。

1. 获取个体糖尿病危险因素暴露信息　随机抽取某省份农村地区35～74岁的常住居民8 640人，将空腹血糖≥7.0mmol/L，或近期接受降血糖治疗者定义为2型糖尿病患者（排除1型糖尿病）。采用问卷调查获取研究对象的人口学特征、吸烟和饮酒情况、蔬菜摄入量、糖尿病和高血压家族史、体育锻炼程度、脉搏、脉压、腰围等17个糖尿病的危险因素。

2. 用训练数据集拟合模型　在8640名研究对象中随机抽取6480（75%）为ANN模型的训练数据集（training data set），剩余25%研究对象作为ANN模型效能的验证数据集（validation data set）。ANN模型的输入层（input layer）包含17个神经元（neurons），即2型糖尿病的17个危险因素。将17个输入神经元在ANN模型的隐藏层（hidden layer）中训练、优化，转换为19个隐藏神经元。输出层（output layer）中仅含有1个神经元，即2型糖尿病的发病风险。再将拟合出的最优ANN模型放入验证数据集中，根据危险因素预测2型糖尿病的发病风险（图9-5）。

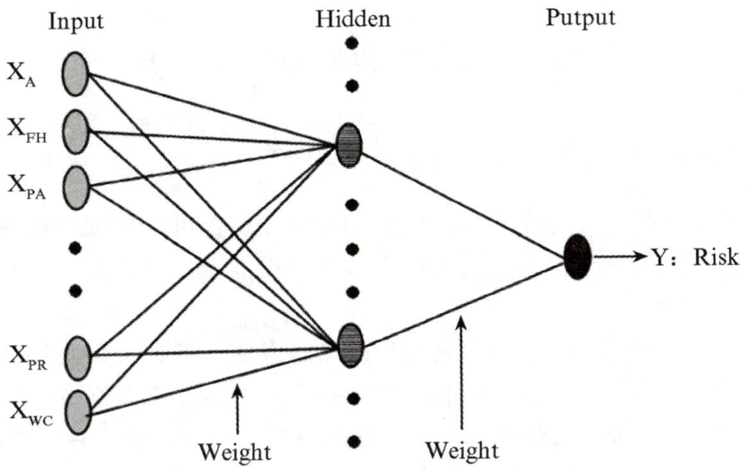

图 9-5　ANN 模型的训练过程（X_A 年龄，X_{FH} 家族史，X_{PA} 体育锻炼，X_{PR} 脉搏，X_{wc} 腰围）

（Wang et al，2013）

3. ROC 曲线验证 ANN 模型预测效能　采用 ROC 曲线验证 ANN 模型预测 2 型糖尿病发病风险的效能，并与多元 Logistic 回归模型（MLR）分析结果进行比较。经检验，ANN 模型预测 2 型糖尿病发病的灵敏度和特异度分别是 86. 93% 和 79. 14%；ROC 曲线下的面积为 0. 891，高于 MLR 模型的 0. 7449（图 9-6）。ANN 模型可用于农村人群中 2 型糖尿病的筛查，通过问卷获取个体的糖尿病危险因素暴露状况即可预测 2 型糖尿病的发病风险，不需要采集生物样本。

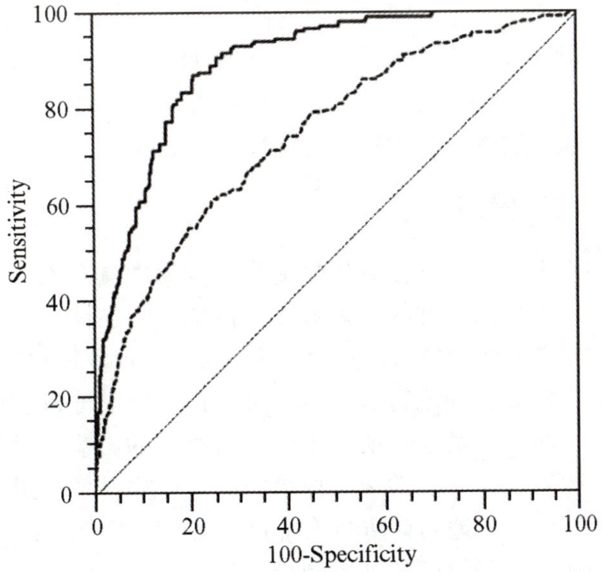

图 9-6　ANN 模型和 MLR 模型预测 2 型糖尿病发病风险的 ROC 曲线

（Wang et al，2013）

第六节　主要用途及研究展望

一、解析流行过程，预测流行趋势

应用数学模型对疾病流行过程进行定量和动力学分析，可以更准确地阐明疾病的传播机制和流行规律，更深刻地阐释流行因素特点，从而更加全面地解析流行过程、掌握疾病的流行概况。

流行病学数学模型有助于科学地预测疾病的动态发展趋势，帮助我们合理分配卫生资源，及时恰当地采取防制对策，有效控制疾病。80 年代中期，我国河南省利用 Bayes 概率模型预测到流脑大流行，及时大量投入流脑多糖菌苗进行预防接种，有效控制了疫情发展，大大降低了流脑发病率，削平了流行高峰。2003 年 SARS 疫情发生，国内外学者建立了 SARS 动力学模型，探讨其传播规律和发展趋势，并研究各种隔离和预防措施对控制流行的作用，为决策部门提供了重要的参考。

二、定量研究流行过程中各因素的作用

应用流行病学数学模型进行抽象研究，在实验室里就可模拟自然人群中发生的疾病流行，分析可能出现的各种现象。在建模时一些重要的流行因素常以可变参数的形式进入流行模型的数学表达式，在模拟中可以通过改变其中一个或多个因素的赋值，观察在不同情况下疾病流行水平的模拟结果。

应用流行病学数学模型可定量研究各因素对疾病流行过程的影响和因素间的相互关系，揭示其中的数量规律，对综合作用进行定量分析。例如，通过改变水痘流行的数学模型中的参数（如易感者比例、潜伏期和传染期长短、传染力大小、有效接触率大小等），进行量化分析，可以更全面地探讨这些因素对疾病流行过程的影响。

三、设计和评价防制策略和措施

流行病学数学模型在设计和评价控制疾病流行的方案中具有不可替代的作用，并有广泛的应用前景。我们可以用目标人群的有关数据来模拟疾病在该人群中自然传播和流行的过程，然后将不同控制措施的相关参数引入模型，观察比较各种可能出现的结果。例如，在用数学模型模拟疾病暴发等各种流行过程后，可在计算机上分析和比较那些尚不能在人群中使用或尚不确定的预防控制措施可能对疾病流行过程的影响，对拟用的控制方案可反复修改、直至完善。还可对已建立的常规防控措施的流行病学效果进行评价，找出存在的问题并加以改进，为合理、科学地制订防制策略和措施提供理论依据。

流行病学数学模型还可用于权衡各种控制措施的费用，分析发病率和死亡率等疾病指标变化和疾病造成的直接与间接经济损失，评定各项控制措施的实际效果和卫生经济学效益，为优选控制疾病的策略与措施提供科学依据。例如，1988 年夏，我国发生了急性出血型结膜炎（俗称“红眼病”）暴发流行，仅京、津两市，发病人数就超过 150 万，严重地

影响了工农业生产和人民正常生活。当时有人提出开发“红眼病”疫苗和研制干扰素眼药水的对策。经分析后否定了上述提议，因引起“红眼病”的病毒既多又杂，在较短时间内难以保证有对症的疫苗，干扰素的价格昂贵，而“红眼病”的预后较好。研究者应用 Reed-Frost 模型中有关隔离措施可降低发病高峰、延长流行过程的原理，提出了“将 50% 的病人在家隔离以减少续发病例”的预防对策，及时有效地控制了疾病的流行。

四、教学与培训

在教学培训中应用流行病学数学模型，可形象、直观地在计算机荧屏上再现某疾病在人群中的流行过程，深入细致的探讨流行因素在传播机制及流行动力学中的作用。通过改变重要的参数值观察各因素在流行过程中的效应，定量评价预防措施效果，并用实际资料做拟合检验和验证病因假设。通过课堂模拟演练、重复试验，可进行深入探讨，提高对疾病规律的认识。应用数学模型和电子计算机仿真的可视性操作，流行病学数学模拟的结果呈现尽然，可获得传统流行病学课堂教学所无法体现的效果。

五、研究展望

理论流行病学研究将进一步为流行病学病因推断提供方法学基础，利用数学模型，建模传染性疾病和非传染性疾病流行的整个自然史过程，精确、定量地分析各种决定因素对疾病流行的影响程度。

传染病理论流行病学的方法更广泛地应用于指导公共卫生实践。通过整合传染病病原体信息（如分子进化特征）、宿主信息（如人群特征）和环境信息（如气候、温度），微观与宏观研究结合，构建流行病学数学模型，更加真实的模拟传染病的流行动态和应对措施。慢性病流行病学模型的方法和理论将进一步深化和发展，经过长期的公共卫生实践验证的研究结果将有效地用于应对工业化、人口老龄化等引起的慢性病流行。

理论流行病学成为帮助人们认识各种疾病流行过程的一种重要方法，在防制疾病、促进人类健康中发挥更大的作用。

（蔡　琳）

第十章　偏倚及其控制

科学研究的目的是探索未知事物，揭示事物发生的本质及其演变规律，改变某些事物的现状，消灭不良事物，创造新生事物。一项科学研究能否达到预期的目的，受多种因素的影响和制约，既要选题准确，设计严谨，并在操作过程中避免各种干扰因素，还要对所得的实验数据进行正确的科学总结和分析。否则，一项科学研究工作就会徒劳无功，既浪费人力和物力，又浪费时间和资金。为此，本章重点介绍在科学研究过程中一些干扰因素对研究结果真实性的影响，以及这些干扰因素怎样影响研究结果，和如何控制、避免这些干扰因素对研究结果的影响。

第一节　概　述

在流行病学研究中，无论应用哪种研究方法，在实验设计、实施过程中或结果分析时均须考虑是否存在干扰因素而影响研究结论。在研究中应尽量保证研究结果与客观、真实情况一致。但是，由于各种因素的影响，往往使测量结果与事物的真实情况之间发生一定的差异，即出现误差。由于误差的存在，影响了研究结果的真实性，甚至可能导致错误的结论。因此，研究者在研究之前要充分认识各种误差产生的条件和原因，以及对研究结果产生的影响，在研究的各个阶段采取相应的措施加以避免或排除，以使研究结果尽量与真实情况相符。

一、真实性

真实性（validity）是指一种测量方法或研究所得结果与真实结果之间的符合程度。在研究中，由于干扰因素的存在而影响研究结果的准确性，导致研究结果失真。因此，在研究过程中，研究者应排除各种干扰因素，保证结果的真实性。真实性包括内部真实性和外部真实性两种。

（一）内部真实性

内部真实性（internal validity）是指一项研究结果能正确反映研究人群真实状况的程度。如果研究结果不能真正地反映研究人群的实际情况，那么该研究结果也不能应用于其他人群。一项研究的内部真实性越高，其结果越接近研究人群的真实情况。因此，研究过程中应自始至终要保持内部真实性。内部真实性由研究本身所决定，在研究过程中可通过限定研究对象的类型、尽量保证研究因素相同等措施提高内部真实性。

（二）外部真实性

外部真实性（external validity）是指一项研究结果应用于其他人群的程度。外部真实性须考虑下述问题：该项研究结果可否应用于其他人群，若研究对象为年龄大、身体弱、经济条件差、居住在偏远地区的或不同种族的人群，其研究结果外推将受到限制。如果一项研究是在严格控制研究环境或研究因素的情况下得出的结果，那么这个研究结果可能不适用于一般的情况。

二、误差

误差（error）是指对事物某一特征的测量值偏离真实值的部分。因此，在实验研究时必须使用标准试验或相对可靠的试验来测量某一指标，保证实验结果的正确性。任何一项科学研究都可能产生误差，但重要的是研究者在研究中如何了解和识别误差，以及判断误差对研究结果产生什么样的影响，并及时采取相应的措施控制误差的产生。流行病学研究中的误差包括随机误差和系统误差两种。

（一）随机误差

随机误差（random error）是指随机抽样所得均值与总体参数的差异，也称抽样误差。抽样误差存在于随机抽样研究中，不可能完全消除，但可以通过合理的设计、正确的抽样方法、增大样本量等使之减小。抽样误差有两个特点，一是样本的观察值都在平均值上下分布，从无偏倚的大样本中得到的观察值均数，样本值总是趋向于总体值；二是随机误差的范围可以用可信区间加以估计，当保持随机抽样方法，并加大样本含量时，样本均值逐渐接近总体均值。

（二）系统误差

系统误差（systematic error）是指研究结果按照一个方向偏离真实值，两者间的差异称为系统误差，也称偏倚（bias）。当对群体的某一特征做一次测量或对某一个体的某一特征做多次测量时都会产生此种误差。在流行病学研究的设计、实施和分析阶段，由于样本选择的不同、测量仪器不精确、试剂不纯、操作不规范以及结果分析时使用错误的方法等都可引起系统误差，即偏倚。

随机误差和系统误差（偏倚）的区别从图 10－1 可见，随机误差是在血压计测量血压时，由于血压计不准确、气囊带大小不合适、医生测量技术有缺陷或采用了不同声音来判定舒张压而产生，因而使样本的测量值分布在均数周围；而系统误差是由于血压计测量个体血压所得的数值均偏离了用动脉内套管直接测量到的血压值。适当地重复试验或增加样本含量可以减少随机误差，但不能减少系统误差。

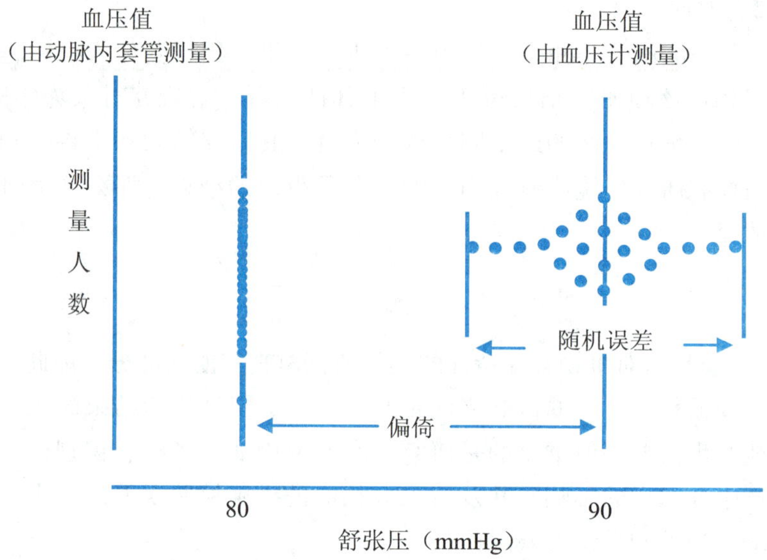

图 10－1　偏倚和随机误差的关系（Fletcher RH，1982）

三、偏倚

偏倚是指在研究中由样本人群所测得的某变量值系统地偏离了目标人群中该变量的真实值，使得研究结果或推论与真实情况之间出现偏差。偏倚是事件发生的结果，可以发生于研究设计、实施和分析的各个阶段，可由设计的失误、资料获取的失真、分析方法不正确或推断不符合逻辑等引起，从而得出错误的结果和结论。

偏倚是使研究结果失真的主要原因，如果认识不充分，不采取适当方法加以控制和排除就会导致研究失败，甚至得出错误的结论。偏倚对结果的影响程度与其方向有一定的关系，偏倚的方向有两种，即正向偏倚和负向偏倚。如果某一特征的真实值为 θ，而测量值为 θ′（θ′和 θ 均大于1）。当 θ′>θ 时，为正偏倚；当 θ′<θ 时，为负偏倚。不同方向的偏倚对结论的影响不同，正偏倚会夸大研究因素作用的结果，负偏倚则会减小研究因素作用的结果。流行病学研究中出现的偏倚种类很多，一般按其性质和产生的阶段可分为三大类，即选择偏倚，信息偏倚和混杂偏倚。

第二节　选择偏倚

选择偏倚（selection bias）主要产生于研究的设计和实施阶段，由于选择研究对象的方法不当，导致入选到研究中的研究对象与未被选入者特征上存在差异，或者实验组与对照组研究对象选择的方法不同，或研究对象分组错误使两组的可比性降低或无可比性，导致研究结果偏离真实情况所造成的系统误差。研究开始时，两组研究对象间存在除研究因素以外的其他因素分布的不均衡，是首先遇到而又难以完全避免的偏倚，在分析性研究和实验性研究中表现的最突出。选择偏倚人为地夸大或减小了研究因素与疾病之间的关联度，是研究设计阶段经常出现的错误。了解选择偏倚有两个目的：一是在实验设计时充分考虑到所要从事的研究中会出现哪种偏倚，如何加以避免；二是在研究的实施中将研究对象怎样科学正确地分组，并对研究结果合理分析，做出正确结论。

一、选择偏倚的种类

（一）入院率偏倚

入院率偏倚（admission rate bias）也叫伯克森偏倚（Berkson'bias），是指在进行病例对照研究和临床试验研究时，利用门诊或住院病人作为研究对象，由于入院率或就诊机会不同而导致的偏倚。不同疾病因各种原因使其入院率不同，如所患疾病的严重程度，患者就医条件和入院治疗的难易程度，医院的规模和在技术上的专长，患者的经济水平和对某一疾病的认识程度不同等。当利用医院住院病人做病例和对照时，由于病例只是该医院的特定病例，存在病人对医院及医院对病人双方的选择性，所以作为病例组的病人不是病人全体的随机样本；同样选择医院某一部分病人作为对照，这些人也不是全体目标人群的一个随机样本，因此会产生因各种病的入院率不同而致的偏倚。再如，偏远山区的农民，由于医疗条件差，交通不方便以及经济水平低下等原因，他们获得诊断的机会与城市居民会有明显差别，其疾病的早期诊断与治疗的机会也存在明显的差别，若两者进行比较，则因诊断机会或入院偏倚而影响研究结果。综上所述，以医院病人进行研究时有几种情况可能没有包括：①抢救不及时而死亡的病例；②距离医院远的病例；③无钱住院的病例；④病情轻的病例；⑤不同年龄、性别的病例。这些原因，导致入选的研究对象与未被入选的研究对象间存在显著的差异，使研究结果失真。例如，在一般人群中和住院病人中研究恶性黑色素瘤与高血脂的关系，由于研究对象的来源不同，其研究结果的 OR 值不同（表 10－1），因此得出不同的结论。

表 10－1 不同人群恶性黑色素瘤与高血脂关系的 OR 值

高血脂	一般人群恶性黑色素瘤			住院病人恶性黑色素瘤		
	+	－	合计	+	－	合计
+	1200	1200	2400	912	660	1572
－	4800	4800	9600	2880	1200	4080
合计	6000	6000	12000	3792	1860	5652
OR		1.0			0.58	

（二）现患－新发病例偏倚

现患－新发病例偏倚（prevalence-incidence bias）也叫奈曼偏倚（Neyman bias），因现患病例与新发病例的构成不同，只调查典型病例或者现患病例暴露状况，致使调查结果出现的系统误差都属于本类偏倚。在病例对照研究中的病例组和现况研究中的调查对象一般选择现患病例，这些人实际上是患某病的典型病例，而死亡病例、已痊愈的病例以及轻型或不典型病例则被排除在研究之外，这样就可能导致在对致病因素暴露程度的判断时出现偏倚。特别是对原因不明的疾病做调查时，由于对疾病临床表现的全貌缺乏全面认识，开始阶段只能选择典型病例进行调查，从而使调查结论发生系统误差。在病例对照和现况研究中所选择的研究病例类型（现患病例）与队列研究或实验研究不同，在队列研究或实验研究中，可以观察到各种类型的新病例。因此，前类研究选择的是现患病例，而后类研究选择的是新发病例，两类病例疾病状况有所不同，所得到的某因素与某病的关系就会出现偏倚，即为现患－新发病例偏倚。

在病例对照研究和现况研究中还可观察到另外一种情况，即病人因患病而改变了其原来某些危险因素的暴露状况，从而低估了这种危险因素的作用。当这种危险因素在社会中广泛存在，即对照的暴露比例也比较高时，导致错误结论的可能性更大。例如 Friedman 等人在美国弗明汉地区对心血管系统疾病的研究中发现，男性居民在队列研究中，血胆固醇与冠心病的 *OR* 值为 2.4；但在病例对照研究中，病例组与对照组却无明显差异（*OR* = 1.16，表 10－2）。进一步分析发现，冠心病的病人在确诊后，改变了原来的生活习惯、饮食结构或嗜好，从而使血中胆固醇水平降低，或与正常人相比胆固醇水平增长速度较慢所致。

表 10－2　血胆固醇与冠心病的关系（Friedman CD，1966）

胆固醇水平	队列研究			病例对照研究		
	病例	对照	合计	病例	对照	合计
>75	85	462	547	38	34	72
<75	116	1511	1627	113	117	230
合计	201	1973	2174	151	151	302
OR（*RR*）		2.40			1.16	

（三）无应答偏倚

无应答偏倚（non-response bias）是指在研究过程中，那些因各种原因不回答所提问题的无应答者可能在某些重要的特征或暴露方面与应答者有区别，由此产生的偏倚称为无应答偏倚。研究过程中，如果无应答者超过一定比例，就会产生无应答偏倚而影响研究结果的真实性。

无应答偏倚在观察性研究或实验性研究中均可发生。造成无应答的原因是多种多样的，如身体健康状况、对健康关心程度、对调查内容是否感兴趣、调查内容涉及个人隐私、年龄、受教育程度以及外出未归等均可影响研究对象的应答率。一般来说，城市居民应答率高于农村居民，年龄大、文化水平低的研究对象应答率比较低；关心个人健康的人愿意接受检查，而对自己健康不重视，或躯体及精神状况不佳的人则不愿意或不主动参加这种研究工作，由此而造成应答率不同。如 Seltzer 等以信访的方式调查人群吸烟状况时，发现非吸烟者在一个月内有85%的人回答了调查的内容；而吸烟者的应答率只有67%。

无应答偏倚的大小主要取决于无应答率的高低和无应答者的特征，所以在研究中要特别注意无应答者的人数及发生原因，如果发生这些情况的原因是患病、死亡以及与研究因子有关的其他事件，则造成偏倚的可能性很大。分析时，可以把这些人与继续被研究者的人口学特征加以比较。如有大的差别，则应分析在哪些方面对研究结果可能发生影响；如无差别，则可以根据应答者的资料进行分析，但在调查报告中须说明研究对象的应答率、阐述对影响因素的分析及对无应答者的处理方法等。还应注意，如无应答率较高，即使无大的差别，仍有发生偏倚的可能，所以应设法提高应答率。为了提高研究结果的真实性，不同研究者提出了不同的应答率标准，目前公认的应答率最低限应为80%。

（四）志愿者偏倚

志愿者偏倚（volunteer bias）是指因志愿者的心理因素和躯体状况等与非志愿者不同，在研究中所获得的暴露信息会明显不同于非志愿者，由此影响研究结果的真实性，所产生的偏倚称为志愿者偏倚。例如，一项体育锻炼预防冠心病的研究显示，干预组都是志愿者，而将非志愿者作为对照，以比较该项措施的效果，这样就可能会得出不正确的结论。

（五）检出征候偏倚

检出症候偏倚（detection signal bias）亦称揭露伪装偏倚（unmasking bias），是指某因素与某疾病在病因学上虽无关联，但由于该因素的存在而引起该疾病症状或体征的出现，从而使患者及早就医，接受多种检查，导致该人群中此病检出率较高，以致得出该因素与该病相关联的错误结论，这种现象称为检出征候偏倚。例如，Ziel 等在美国加州洛杉矶妇女中调查口服复方雌激素与子宫内膜癌的关系，结果表明子宫内膜癌患者雌激素暴露比例明显高于对照组，认为雌激素与子宫内膜癌密切相关（表 10 - 3）。1978 年，Horwitz 和 Feinstein 指出，这一结论是由检出症候偏倚所致，两者之间的高度关联是虚假的，因为人群中有一定量的无症状的子宫内膜癌早期病人，她们若不服用雌激素，子宫不致出血，就不去医院就诊，因此不能被发现。Feinstein 从同一医院中随机选取妇科其他良性肿瘤患者为对照进行研究，发现雌激素与子宫内膜癌无关。

表 10 - 3 更年期服用雌激素与子宫内膜癌的关系（Ziel，1975）

雌激素服用史	肿瘤科			妇科		
	暴露	非暴露	合计	暴露	非暴露	合计
有	45	7	52	59	42	101
无	72	110	182	89	106	195
合计	117	117	234	148	148	296
OR		9.8			1.7	

（六）易感性偏倚

易感性偏倚（susceptibility bias）是指在研究中，观察对象因各种主客观原因使得其暴露于危险因素的概率不同，造成不同组间对所研究疾病的易感性有差异，从而可能夸大或缩小暴露因素与疾病的关联强度，导致某因素与某疾病间的虚假联系，由此而产生的偏倚称为易感性偏倚。如当研究某一有毒物质对作业工人的健康危害时，可能会发现暴露人群的死亡率或发病率反而比一般人群低，这是由于工作性质的需要，往往选择健康的青壮年从事接触此类有毒物质的职业，其健康水平高于一般人群，或对有毒物质的耐受性要强。因此，会显示出有毒物质高暴露人群的死亡率或发病率反而低于一般人群，这是健康工人效应导致的结果。

（七）排除偏倚

排除偏倚（exclusive bias）是指在确定研究对象时，实验组和对照组未按同样的原则或标准排除某些研究对象所引起的偏倚，这种现象称为排除偏倚。例如，在研究抗高血压药利血平与乳腺癌之间的关系时，结果显示两者之间存在因果联系。之后考察研究对象选择方法时发现，对照组排除了心血管疾病的患者，而病例组并未排除，使得对照组中利血平暴露比例下降，导致了利血平与乳腺癌间的虚假联系，产生了排除偏倚，在控制了排除偏倚之后进一步研究，结果证明利血平与乳腺癌之间并无因果联系。

（八）非同期对照偏倚

非同期对照偏倚（non contemporary bias）是指研究中使用了不同时期的病例作为研究对象进行对比研究，他们之间对某些致病因素的暴露时间和暴露的累积剂量不同，不具可比性，这样就会产生系统误差而影响结果的真实性，由此造成的偏倚称为非同期对照偏倚。随着医学的发展，疾病的定义、诊断标准、临床表现、治疗方法、疗效判定标准，以及疾病危险因素的种类和数量均会随时间的推移而发生变化。例如，在研究雾霾对人体健康的影响时，若用20年前的空气数据资料，可能得不到二者之间的关联，而现在的空气污染严重，雾霾和肺癌、心血管疾病及其他健康状况都有联系。

（九）迁移性偏倚

迁移性偏倚（migration bias）是指在队列研究或临床试验研究中，当病人因某种原因从原来的队列或观察组换（迁移）到另一队列或观察组，如果迁移的例数多，就可影响结果的真实性，由此造成的偏倚称为迁移性偏倚。由于从两队列或两个观察组中迁出的成员是非随机的，而且是不均衡的，这样就可能破坏原来严谨的实验设计，影响两队列或两个观察组间某些因素的均衡性，降低两者的可比性，最终影响研究结果。

二、选择偏倚的控制

选择偏倚不止发生在设计阶段，还会发生在实施阶段，所以研究者在研究前，应充分了解整个研究中可能会出现哪些选择偏倚，在具体实施阶段尽量加以避免。控制选择偏倚的具体措施如下。

（一）严格掌握研究对象的入选与排除标准

无论是在观察性研究，还是在实验性研究中，研究对象的入选与排除必须有严格、明确和统一的标准，使入选的研究对象能更好地代表总体。入选与排除标准确定后，在研究的实施阶段要严格遵守，不能轻易、随便改动。否则，会影响入选研究对象的代表性，最终影响研究结果的真实性。为了避免现患－新发病例偏倚，可以选择新发病例作为研究对象，或者开展队列研究为宜。

（二）设立多种对照

进行流行病学研究时，设立严格的对照是非常重要的。如果不设立对照，很难得出正确的结果。在病例对照研究中，最好使用两个或两个以上的对照组，其中之一是取自一般人群或该人群中的一个有代表的样本。这样做的目的是通过比较不同对照组的结果以判断是否存在选择偏倚。如果使用不同的对照组后所获得的结果并无明显差别，那选择偏倚存在的可能性较小。在队列研究中，如果条件许可，最好也应设立多种对照，如同时设立内对照和外对照，或用全人群资料做比较，从而减少选择性偏倚对研究结果的影响。

（三）随机化

随机化可分为随机抽样和随机分配两种形式。随机抽样使研究样本有代表性，可避免因主观、任意地选择研究对象造成的偏倚；随机分配的目的是使各种非研究因素在试验组和对照组中能均匀地分布，增加组间的可比性，提高研究结果的正确性。随机分配尤其适用于临床试验研究，可有效地控制混杂偏倚。

（四）提高应答率

在研究中应采取各种措施，尽量取得研究对象的合作，以提高应答率，减少或防止失访，控制选择偏倚的发生。某些类型的研究，如队列研究或临床试验研究，由于观察时间长、涉及对象多，无应答很难避免。遇到无应答或失访者要仔细分析出现的原因，针对出现的原因采取相应的补救措施，争取按原计划获得研究资料。如果无应答率或失访率超过10%，在分析研究结果时应慎重。可能时，应对无应答者或失访者进行随机抽样调查，并将抽样调查结果与应答者的结果进行比较，若无显著性差异，表明无应答或失访对结果的影响不大；若有显著性差异，出现选择偏倚的可能性很大，对研究结果有影响，应做出适当说明，在对研究结果或结论外推时应慎重。此外，在设计阶段根据研究的类型计算出相应的样本量后，可适当加大样本量以降低失访或无应答对结果造成的影响。

第三节 信息偏倚

信息偏倚（information bias）又称观察偏倚（observational bias），指在收集资料阶段从研究对象获取信息时所产生的系统误差。流行病学研究中的信息偏倚，可来自于研究对象、研究者本身，也可来自于测量仪器、试剂、方法等。信息偏倚的表现是使研究对象的某种特征被错误分类，或者是研究对象不正确地反映某些信息致使研究者判断错误，如暴露于某因素者被错误地认为是非暴露者，某病的患者被认为是非患者，或者非患者被认为患者等。

一、信息偏倚的种类

（一）回忆偏倚

回忆偏倚（recall bias）是指研究对象在回忆过去的暴露史或既往史时，因记忆失真或回忆不完整，其准确性或完整性与真实情况间存在的系统误差。

回忆偏倚产生的原因：①由于调查的因素或事件发生的频率或暴露水平低，未给研究对象留下深刻的印象而被遗忘；②因调查的事件是很久以前发生的事情，研究对象记忆不清或已被遗忘，如Wilcox等在自发性流产回忆准确度的研究中发现，调查前10年流产情况时有82%的人回忆完整，而调查前20年或更早的流产时，只有73%的人回忆完整；③因研究对象对所调查的事件或因素关心程度不同，回答问题的多少及准确性有所不同，如Wilcox等在自发性流产的研究中，发现由于流产发生的孕周不同对孕妇的重要性也不一样，因而被遗忘的程度也不同，在受孕头6周内发生的流产者中能回忆起的仅有54%，而在受孕后13周发生的流产者中能回忆起的为93%。此外，在病例对照研究中，病例组的病人因患病而对过去的暴露史回忆得比较认真，也比较准确；而对照组的非病人因未患所研究的疾病对过去的暴露史未能认真地回忆或回忆不完全，因此使病例组和对照组提供的既往史的准确性和完整性有较大的差异。

（二）诊断怀疑偏倚

诊断怀疑偏倚（diagnostic suspicion bias）是指研究者事先了解研究对象的暴露史，怀疑他们已患有某种疾病，于是对暴露者和未暴露者在诊断疾病过程中采取了不同的做法，对暴露者使用多种诊断方法进行详细地检查，并设法提高方法的灵敏度，使暴露组的诊断率和检出率提高；而对非暴露组则因不怀疑他们患有某种疾病，因而在诊断和检查时不够认真，由此导致研究结果失真而发生的偏倚称诊断怀疑偏倚。此类偏倚常发生在需要诊断亚临床病例或鉴别是否为药物副作用的有关研究中。例如，对长期服用氯霉素的患者，医生反复查血象，甚至进行骨髓象等检查，可较早较多地发现粒细胞减少症、再生障碍性贫血等疾病，而对服用其他药物的患者则不注意血象检查，使以上疾病不能被及时发现，结果是人为夸大了服用氯霉素与粒细胞减少症、再生障碍性贫血等疾病的关联。此外，在临床试验中，研究新药与老药治疗某种疾病的效果，观察者对两组采用不同的方法收集资料，对用新药者观察密切或使用特殊的方法检测药物的疗效，而对用老药者漠不关心或使用灵敏度低的实验方法进行检测，结果人为地夸大了新药的疗效，认为新药的疗效优于老药，由此产生的偏倚也称诊断怀疑偏倚。

（三）暴露怀疑偏倚

暴露怀疑偏倚（exposure suspicion bias）是指研究者事先了解研究对象的患病情况或某种结局，主观上认为某病与某种因素有关联时，在病例组和对照组中采用不同的方法或使用不同深度和广度的调查方法探索可疑的致病因素，如多次认真详细询问和调查病例组某种因素的暴露史，而漫不经心地调查和询问对照组的暴露情况，从而导致错误的研究结论，由此引起的偏倚称暴露怀疑偏倚。例如，在研究口服避孕药与血栓静脉炎的关系时，因为医生从文献报道中了解到避孕药与血栓静脉炎有联系，故而对病例组询问非常仔细认真，而对对照组患者并未仔细询问，这样就可导致错误的结论。

（四）报告偏倚

报告偏倚（reporting bias）是指研究对象因某种原因故意夸大或缩小某些信息而导致的偏倚，因此也称说谎偏倚。例如，在临床试验时，若研究对象知道自己所用的治疗药物是试验药还是对照药，用试验药的人可能主动地反应一些信息说明药物的疗效，而用对照药的人则反应所用药物的疗效不好。有些研究如果涉及被调查者的隐私以及对方不愿公开的敏感问题，如研究未婚者人工流产，中、小学生吸烟情况，性乱关系等事件时，如果被调查者有意做假，隐瞒事实，则可引起说谎偏倚。有时在调查时涉及劳保、福利等问题，对某些因素如职业危害的调查，研究对象可能会夸大某些暴露因素的信息；而在对某些职业人群进行健康调查时，一些研究对象可能会为继续从事该职业而故意缩小某些与患病有关的暴露因素的信息。以上种种原因都会导致报告偏倚，影响研究结果的真实性。

（五）测量偏倚

测量偏倚（detection bias） 是指实验过程中对研究指标进行测量时所产生的系统误差。如测量仪器不准确或未经校正、发生故障或使用不当，试剂不纯或配制错误、批号不统一，实验方法的标准或程序不一致，操作人员的技术不规范等，均可导致测量结果不准确，使测量值偏离真实值，产生测量偏倚。

（六）诱导偏倚

诱导偏倚（inducement bias） 是指调查时由于调查者询问的技术不当，或者为得到阳性结果，诱导调查对象做某一倾向性的回答，从而使调查到的结果偏离真实情况。诱导偏倚常发生在病例对照研究和临床试验中，其表现为对病例组或实验组做诱导而对对照组不诱导或进行负诱导，使两组结果由于人为原因而产生差异，其结果只能产生虚假的结论。

二、信息偏倚的控制

信息偏倚主要是指在实验的实施阶段或资料收集阶段由于使用不正确的测量和资料收集方法而获得不真实的信息。为防止信息偏倚的产生，通常采取以下方法。

（一）使用统一的标准收集资料

研究前要设计统一的调查表，调查表的各项内容或指标要明确、客观，并尽可能使用量化或等级化的指标；调查表中的每一问题要有简单明确的答案，不能模棱两可，尽可能少用开放式的问卷提问。调查前对所有的调查员进行统一培训，使其充分了解调查的目的和意义，并端正科学态度，统一调查方法和技巧及调查的时间。调查开始后，要严格按照调查工作手册规定的统一标准收集资料，不能轻易更改标准，操作要熟练，记录要准确，调查过程中由专人复查或核实调查结果。此外，对所使用的仪器和试剂要进行标定，力求准确、稳定，并在使用过程中要经常进行检查。总之，对所有的方法和物品要进行严格的质量控制，最大限度地保证资料的真实性。

（二）采用盲法收集资料

盲法是减少信息偏倚，尤其是控制报告偏倚和诱导偏倚的重要方法。如采用双盲法，可以避免或消除研究对象和（或）调查者主观心理因素对结果的影响。

（三）使用客观的研究指标

为了避免信息偏倚，尽量使用客观指标或定量指标，如应用实验室检查结果，查阅研究对象的诊疗记录或健康体检记录作为调查信息来源。如果必须通过询问方式收集资料时，应尽可能采用封闭式问答，避免开放式问答，以防止报告偏倚和诱导偏倚的发生。此外，在可能的情况下，扩大收集资料的范围，不但收集详细的疾病资料，还可收集一些与疾病和暴露因素关系不密切的资料，藉以分散调查者和研究对象对某种因素的注意力，减少主观因素造成的误差。

（四）适当采用一些调查技巧

如果调查的内容是远期暴露史，由于记忆力的限制，回忆不准确或一点也回忆不起来，回忆偏倚就很难避免。此时可通过一定的调查技巧加以避免，如选择一个与暴露史有联系的记忆明确的指标帮助研究对象联想回忆，使用此种方法时要防止因此产生的诱导偏倚。有时还可通过调查知情人或家属获取正确的信息。

在调查过程中可通过一定的方法检查研究对象在回忆过去暴露史或既往史时是否存在回忆偏倚，如对同一研究对象进行两次调查，而第二次调查时用稍不同的方式，重复提问同一问题，检查两次回答是否一致。若回答不一致，存在回忆偏倚，应及时调整调查方法。

第四节　混杂偏倚

混杂偏倚（confounding bias）是指在流行病学研究中，由于一个或多个潜在的混杂因素（confounding factor）的影响，掩盖或夸大了研究因素与疾病间的联系，从而使两者之间的真正联系被错误地估计。混杂偏倚是在研究的设计阶段未能对混杂因素加以控制和在资料分析时未能进行正确校正所造成的偏倚。

一、混杂因素

混杂因素亦称混杂因子或外来因素（extraneous factor），是指与研究因素和疾病均有关的因素，在研究中，若在实验组和对照组人群中分布不均，可以掩盖或夸大研究因素与疾病之间真正联系。

在混杂偏倚分析中，首先要识别一个外来因素是不是混杂因素，而后是怎么控制混杂因素的影响。如果某一因素是可疑的混杂因素，须同时具备三个基本特征。

1. 混杂因素必须是所研究疾病的独立危险因素或保护因素，如果不找出或不避开，所得的研究结果可能不是研究因素造成的。
2. 混杂因素必须与所研究的暴露因素存在统计学联系。
3. 混杂因素不应是暴露因素与疾病因果链中的一个环节或中间变量。

具备这几个条件的因素，如果在各比较组中分布不均，就可能导致混杂，影响研究结果的正确性。如在吸烟与肺癌关系的病例对照研究中，年龄就具备了这样的条件，如果病例组与对照组年龄分布不均衡，就可导致吸烟与肺癌关系的错误估计。

二、混杂因素的判断

在流行病学研究中常见的混杂因素可分为两类：①常见的与人口统计学有关的因素，如年龄、性别、职业、种族、经济收入、文化水平等指标；②暴露因素以外的其他病因因素或危险因素。

测量某一因素是否为混杂因素，可利用分层分析方法，比较具备某特征的人群与无该特征的人群研究因素与疾病间关联强度（*RR* 或 *OR*）的差别程度来判断。通过分层分析既可以对混杂因素进行定量判别，又可以有效控制混杂偏倚。

下面以病例对照研究为例，说明如何利用分层分析对混杂因素进行判别和调整。将所收集的资料归纳为表 10－4，通过计算 *OR* 来判断暴露与疾病的关联强度。

表 10－4　病例对照研究未分层资料整理表

暴露或特征	病例组	对照组	合计
有	a	b	a + b
无	c	d	c + d
合计	a + c	b + d	T

根据表 10－4 计算的 *OR* 为粗 *OR*（crude odds ratio，*cOR*），其计算公式为：

$$cOR = ad/bc \qquad 式（10-1）$$

如果考虑有混杂因素（*f*）的存在，就应考虑该因素（*f*）是否影响暴露与疾病之间的联系。此时就应按混杂因素（*f*）的有无进行分层分析，分层后的资料整理为表 10－5。

表 10－5　病例对照研究分层资料整理表

暴露或特征	f +			f −		
	病例	对照	合计	病例	对照	合计
有	a_1	b_1	a_1+b_1	a_2	b_2	a_2+b_2
无	c_1	d_1	c_1+d_1	c_2	d_2	c_2+d_2
合计	a_1+b_1	b_1+d_1	N_1	a_2+b_2	b_2+d_2	N_2

将资料按混杂因素有无分层整理后，分别按下式计算各层的 *OR*〔$OR_{(f)}$〕。

$$OR_{(f+)} = a_1d_1/b_1c_1 \qquad 式（10-2）$$

$$OR_{(f-)} = a_2d_2/b_2c_2 \qquad 式（10-3）$$

cOR、$OR_{(f+)}$和 $OR_{(f-)}$分别计算后，按下列原则判断混杂因素（*f*）是否对暴露与疾病间的关联强度产生影响。

（1）如果 $cOR = OR_{(f+)} = OR_{(f-)}$，*f* 不是混杂因素，不需对 *f* 进行调整。

（2）如果 $cOR \neq OR_{(f+)} = OR_{(f-)}$，*f* 是可疑混杂因素，需计算调整 *OR*（adjusted odds ratio，*aOR*），若 $aOR \neq cOR$，则 *f* 是混杂因素。

（3）如果 $OR_{(f+)} \neq OR_{(f-)}$，应对分层 *OR* 进行同质性检验，若同质性检验无显著性差异，需计算 *aOR*。如果 $aOR \neq cOR$，则 *f* 为混杂因素。如各层间的 *OR* 相差较大，经同质性检验差异有显著性，认为各层资料不属同质资料，不宜计算 *aOR*，应考虑 *f* 为效应修饰因素

(effect modifier)。效应修饰是两个或两个以上因子共同作用于某一事件（疾病或健康）时，其效应明显不同于这些因子单独作用时的和或积。

通过上述方法判断 f 是混杂因素时，需要采用 Mantel-Haenszel 法计算 aOR（OR_{MH}），通过计算 OR_{MH}，就可有效地调整混杂因素（f）对暴露与疾病间联系强度的影响。OR_{MH} 计算公式如下：

$$OR_{MH}=\frac{[(a_1d_1/N_1)+(a_2d_2/N_2)]}{[(b_1c_1/N_1)+(b_2c_2/N_2)]} \quad \text{式（10-4）}$$

例如，Shapiro 等 1979 年以病例对照研究探讨近期口服避孕药与心肌梗死的关系。病例组为在某地医院就诊的 234 名 25~49 岁患心肌梗死的妇女，对照组为随机抽取的 1742 名该地 25~49 岁妇女。病例组与对照组均按统一标准，统一方法收集三个月前避孕药的服用情况。不考虑潜在的混杂因素对口服避孕药与心肌梗死之间关系的影响，将资料整理列于表 10-6。

表 10-6　口服避孕药与心肌梗死的关系

口服避孕药	心肌梗死	对照	合计
+	29	135	164
-	205	1607	1812
合计	234	1742	1976

根据表 10-6 计算口服避孕药与心肌梗死的 cOR 得：

$$cOR=\frac{29\times1607}{135\times205}=1.68$$

考虑年龄可能是一种混杂因素，影响结果的真实性。因此，将年龄与心肌梗死和口服避孕药关系的资料列于表 10-7、表 10-8。

表 10-7　心肌梗死组和对照组年龄分布

年龄（岁）	心肌梗死例数	构成比（%）	对照组人数	构成比（%）
25~	6	2.6	286	16.4
30~	21	9.0	423	24.3
35~	37	15.8	356	20.4
40~	71	30.3	371	21.3
45~49	99	42.3	306	17.6
合计	234	100	1742	100

表 10－8　心肌梗死组和对照组口服避孕药年龄别暴露率

年龄组（岁）	心肌梗死病例组			病例组口服避孕药暴露率（%）	对照组			对照组口服避孕药暴露率（%）
	+	－	合计		+	－	合计	
25～	4	2	6	67	62	224	286	22
30～	9	12	21	43	33	390	423	8
35～	4	33	37	11	26	330	356	7
40～	6	65	71	8	9	362	371	2
45～49	6	93	99	6	5	301	306	2
合计	29	205	234	12.4	135	1607	1742	7.7

从表 10－7 和表 10－8 可见年龄与心肌梗死和服用避孕药均有关，且在病例组与对照组分布不均衡，年龄有可能为潜在的混杂因素，歪曲口服避孕药与心肌梗死之间的真正联系，应予调整。按年龄进行分层，口服避孕药与心肌梗死的关系资料列于表 10－9。

表 10－9　心肌梗死与近期口服避孕药的年龄别关联

年龄（岁）	近期口服避孕药	心肌梗死组	对照组	年龄别比值比（OR）
25～	+	4	62	7.2
	－	2	224	
30～	+	9	33	8.9
	－	12	390	
35～	+	4	26	1.5
	－	33	330	
40～	+	6	9	3.7
	－	65	362	
45～49	+	6	5	3.9
	－	93	301	
合计		234	1742	

根据表 10－9，进行同质性检验，各层 *OR* 接近，计算过程略。用 Mantel-Haenszel 方法计算年龄调整的口服避孕药与心肌梗死的比值比（*aOR*）得：

$$OR_{MH}=\frac{(4\times224/292)+(9\times390/444)+(4\times330/393)+(6\times362/442)+(6\times301/405)}{(62\times2/292)+(33\times12/444)+(26\times33/393)+(9\times65/442)+(5\times93/405)}$$

$$=\frac{23.71}{5.07}=3.97$$

$$\text{混杂偏倚}=\frac{1.68-3.97}{3.97}=\frac{-2.29}{3.97}=-0.5768$$

得值≠0，为负值，表明年龄对口服避孕药与心肌梗死之间的关系起混杂作用，使 *OR* 值低估 57.68%。

三、混杂偏倚的方向

根据混杂偏倚产生的原因及对结果影响的不同，将混杂偏倚分成正混杂偏倚和负混杂偏倚两种类型。

（一）正混杂偏倚

正混杂偏倚（positive confounding bias）是指由于混杂因素的存在使暴露因素与疾病之间的关联被夸大。当 $cOR > OR_{MH}$（aOR）时，该混杂因素引起的偏倚为正混杂偏倚。例如，用病例对照研究探讨性格类型与冠心病的关系，病例组选择 257 名冠心病患者，其中 A 型性格者有 178 名，占 69%；而 514 名对照组中 A 型性格者有 243 人，占 47%，*cOR* 为 2.50。结果表明 A 型性格者较易患冠心病，但是研究中没有考虑吸烟对冠心病的影响，于是将上述资料按是否吸烟进行分层。分析结果表明，*aOR* 小于 1，说明性格类型与冠心病的关联由于吸烟的混杂作用而被夸大。

（二）负混杂偏倚

负混杂偏倚（negative confounding bias）是指由于混杂因素的存在使暴露因素与疾病之间的关联被缩小。当 $cOR < OR_{MH}$（aOR）时，该混杂因素引起的偏倚为负混杂偏倚。例如，应用病例对照研究探讨接触粉尘与慢性呼吸道疾病的关系，病例组为 600 名慢性呼吸道患者，其中接触粉尘者为 200 名，占 33%；而对照组的 5400 名研究对象中接触粉尘者为 1800 名，也占 33%，*cOR* 为 1.00，提示接触粉尘与慢性呼吸道疾病无关联。进一步分析时，按年龄分组，将研究对象分为小于 50 岁和大于 50 岁两组进行分层分析，结果发现按年龄组分层后，*aOR* 大于 1，说明接触粉尘与慢性呼吸道疾病的关系由于年龄的混杂作用而被减弱。

四、混杂偏倚的控制

为了减少和避免混杂偏倚的产生，可以采取以下措施。

（一）限制

限制（restriction）是指对研究对象选择的条件加以控制。无论是在观察性研究，还是在实验性研究中，研究对象的入选与排除必须有严格、明确和统一的标准，使入选的研究对象能更好地代表总体。当认为某因素可能是混杂因素时，在选择研究对象时可以对此加以限制。例如，在服用利血平对乳腺癌的影响研究中，怀疑社会经济地位可能是一个混杂因素，可产生偏倚，如果只选取某一社会经济地位的人做调查，就控制了社会经济地位在研究中的混杂作用；或在调查中详细地询问和准确地记录研究对象的社会经济地位，在分析阶段以不同的经济地位进行分层分析加以控制，可以部分地消除偏倚的影响。

限制的缺点是，在限制混杂因素的同时，对暴露因素和疾病的发生范围也做了限制，影响了研究结果的代表性；另外，限制的结果使得研究者不可能再分析混杂因素与疾病或暴露的作用，只能确保对暴露因素与疾病关系的研究。因此，采用限制的方法控制混杂只能针对特别重要的混杂因素，且保证限制后仍然能保持适当的样本数。

（二）匹配

匹配（或称配比，matching）是指在选择病例与对照时，除研究因素外，两者的其他某些特征或变量相同。匹配的特征或变量必须是已知的混杂因素，至少也应有充分理由这样怀疑，否则不应进行匹配。匹配使用得当可以有效地控制混杂因素对研究结果的影响，提高研究结果的真实性，并可在减少总样本数的情况下得出结论，提高研究效率。但是应注意，增加匹配的因素就等于减少可能作为对照者的数目和增加工作的难度。另一方面，一个因素一经匹配不但使它与疾病的关系不能分析，而且使它与其他研究因素的关系也不能分析，因此要注意不要“匹配过度”。通常将年龄和性别作为匹配因素，因为这两个因素与许多疾病的发生、发展和预后密切相关。

（三）随机化

随机化（randomization）分为随机抽样和随机分配两种方法。随机化可有效控制混杂偏倚（详见选择偏倚的控制）。

（四）分层

分层（stratification）是指在资料分析阶段，将可疑的或已知的混杂因素按其表现的不同水平分层后，再进行统计分析。使用分层分析法，既可以评价在各层中暴露与疾病的联系，又可整体估计在分层排除混杂因素后暴露与疾病总的联系。分层分析的缺点是分层后各层间样本数相差悬殊，有些层样本数过小，为分层分析带来困难。在这种情况下，常使人们不得不减少层数后再做分析，或者直接应用多因素分析的方法。

（五）标准化

标准化（standardization）是指在规定统一标准的条件下，调整不同组间混杂因素分布的不均衡性，以控制和消除各组内混杂因素构成不同所造成的影响，使结果具有可比性。标准化是对分层分析方法的补充，可以通过计算标化的发病率、死亡率、标准化死亡比（*SMR*）或标准人群死亡率比（*PSMR*）等来控制混杂。

（六）多因素分析

多因素分析（multivariate analysis）当样本数不够大，不足以进行分层分析时，或者研究多种因素（包括暴露因素和混杂因素）对疾病的综合影响时，可考虑应用多因素分析。常用的多因素分析法有多元回归分析、聚类分析、Logistic 回归分析、Cox 回归模型等。由于计算机的普及，多因素分析法已逐渐成为疾病与健康状态多因素研究中被广泛使用的方法。

（刘殿武）

第十一章　疾病预防和公共卫生监测

流行病学是一门应用性学科，它的最终目的是预防疾病，促进人类健康。为了更有效地预防疾病，人们运用流行病学方法研究疾病的病因和流行规律，探讨预防控制疾病和促进健康的策略和措施，并评价其效果。在人类与疾病长期不懈的斗争过程中，疾病预防策略和措施与公共卫生监测起着重要的作用。在正确的疾病预防策略指导下，采取有效的措施，才能达到预防控制疾病的效果。通过公共卫生监测系统，连续地收集、分析和解释资料，发现公共卫生问题，为决策者合理分配资源、制订疾病预防控制策略和措施并评价其实施效果提供科学依据（图 11 －1）。例如，利用监测资料确定公共卫生的优先（priority）工作领域，是否需要采取干预措施？如果需要的话，干预是针对全人群还是针对高危人群？疾病预防控制策略和措施在用于公共卫生实践的过程中，其作用和效果需要通过公共卫生监测资料来验证，并且根据实际情况进行修改和完善。全球消灭天花便是疾病预防控制策略和措施与公共卫生监测完美结合的成功案例。1958 年，第 11 届世界卫生大会通过了全球消灭天花计划，确定消灭天花的群体接种（mass vaccination）策略——提高人群的痘苗接种率。1967 年，对天花的监测资料提示，当大规模群体接种使天花病例明显减少之后，高的疫苗接种覆盖率对阻止天花传播的效果不甚明显。流行病学研究发现，只有当感染者与易感者密切接触时，才能传播天花。于是，世界卫生组织（World Health Organization，WHO）采取了加强病例监测和围堵（containment）策略，公共卫生监测系统及时发现和报告天花病例，卫生部门迅速对天花病人接触者、与接触者接触过的人进行环形接种，有效地阻止了天花的传播，1980 年，世界卫生大会宣布在全球范围内消灭了天花。

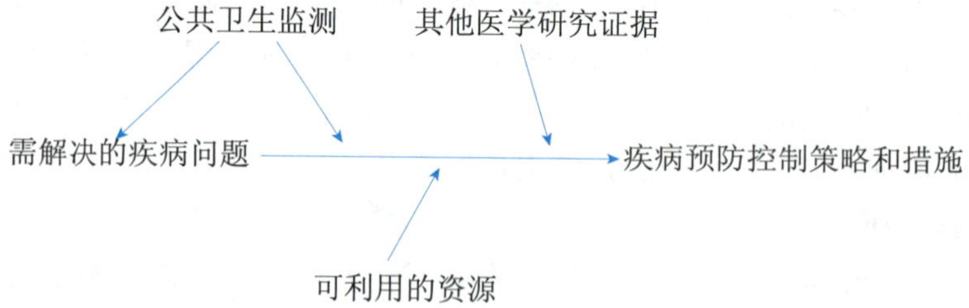

图 11 －1　疾病预防策略和措施的制订

第一节　疾病预防策略和措施

疾病预防策略是指导疾病预防控制的总体工作方针，如基本原则、指导方针和组织机构等；措施是实现预期目标所采取的具体方法、步骤和计划。策略和措施之间是全局与局部、战略与战术的关系。如果制订策略时不考虑措施的可行性和可用的资源等问题，所制订的策略将难以实施或达不到预期目标；而仅根据局部经验采取行动，缺少全局的战略指导，则成效甚微。只有在正确的预防策略指导下，采取合理有效的措施，才能达到预防控制疾病，促进人类健康的目的。

策略和措施可以针对全球的公共卫生问题，可以着眼于某个国家或地区，也可以用于某种疾病。

一、策略

（一）我国疾病预防的总策略

新中国成立以来，我国始终将预防为主作为卫生工作的基本方针。《中共中央、国务院关于卫生改革与发展的决定》（1997 年）提出了新时期的卫生工作方针："以农村为重点，预防为主，中西医并重，依靠科技与教育，动员全社会参与，为人们健康服务，为社会主义现代化建设服务。"这是我国疾病预防控制工作的指导思想，它坚持预防为主的原则，以占人口总数约 70% 的农村作为工作重点，动员全社会力量开展疾病预防控制工作。

在制订疾病预防策略过程中，决策者应该首先明确：①什么是危害人类健康的突出疾病或公共卫生问题？②该疾病或公共卫生问题的流行现状，有哪些影响因素（包括有利和不利因素）？③针对该疾病或公共卫生问题已经采取的措施，效果如何？④可以利用的资源有哪些？通过回答这些问题，按照循证公共卫生思想收集医学证据，进行形势分析和卫生经济学分析，确定疾病预防工作的优先领域及其目标，结合可以利用的资源来制订实现目标的策略。

疾病预防可以采用全人群策略（population strategy）或者高危人群策略（high-risk strategy）。全人群策略是以整个人群为对象，采取预防措施，旨在降低整个人群对疾病危险因素的暴露水平，例如，在人群中开展艾滋病相关知识的健康教育，提高全社会对艾滋病的认识，减少危险行为，预防感染人类免疫缺陷病毒。高危人群策略是针对有危险行为的人群采取预防措施，如在吸毒人群中开展美沙酮替代疗法和针具交换，使戒毒不成功的吸毒人员用口服美沙酮替代注射吸毒，为其提供清洁的针具（注射器），减少共用针具吸毒，降低吸毒人群中艾滋病的发生。高危人群策略是将有限的卫生资源进行再次分配，用于重点人群，更加符合成本效益原理。流行病学研究显示冠心病死亡的危险性随着血压的升高而增加，收缩压大于或等于 180mmHg 者死于冠心病的危险性是收缩压小于或等于 110mmHg 者的 5.65 倍，虽然人群中高血压患者不到 1/4，但占冠心病超额死亡数的 2/3 以上。因此，应该将高血压患者作为冠心病死亡的高危人群，采取有效措施预防冠心病死亡。为了提高预防工作的效率，充分利用卫生资源，多数情况下，采取双向策略（two pronged strategy），即将针对全人群的普遍预防和对高危人群的重点预防联合使用。例如，对一般人群和高危人群（高血压患者）同时采取措施，预防高血压发生、控制高血压患者的血压水平，减少冠心病死亡的危险性。

（二）全球卫生策略和初级卫生保健

1977 年，第 30 届世界卫生大会通过了全球卫生策略——"2000 年人人享有卫生保健"

（health for all by the year 2000，HFA），确定了 WHO 和各国政府的主要卫生目标。1978 年，阿拉木图宣言明确提出的初级卫生保健（primary health care，PHC）是实现全球卫生策略的基本措施和途径。1988 年，第 41 届世界卫生大会重申，人人享有卫生保健将作为 2000 年以前及以后的一项永久性目标。

二、措施

疾病的自然史（natural history of disease）是指在不施加任何人为干预的情况下，疾病自然的发生和发展过程。疾病自然史可以分成四个时期：①易感期（susceptible stage）：疾病尚未发生，但已经存在导致疾病发生的潜在危险因素。例如，高血清胆固醇可导致冠心病发生概率增加，儿童抚养不当可能导致其成年后的情感障碍。②临床前期（preclinical stage）：又称亚临床期（subclinical stage），从疾病发生生物学改变到出现临床症状和体征之前的一段时间。此时，个体没有明显的临床症状，如果采取某些灵敏度和特异度高的检测方法，可以早期发现疾病。③临床期（clinical stage）：病人出现疾病的临床症状和体征。④结局（outcome）：疾病康复或好转、发生残障或死亡。许多疾病可能会留下后遗症，造成不同程度的功能障碍，丧失劳动能力。

针对疾病自然史的不同阶段，我们应该采取相应的预防措施防止疾病的发生，阻止或延缓其发展，最大限度地减少疾病造成的损害，这就是疾病的三级预防。

1. 一级预防（primary prevention）　又称病因预防，通过个人和社区努力，消除或减少疾病的危险因素，达到降低发病的目的。一级预防旨在减少疾病的发生，主要在疾病尚未发生时采取措施，包括健康促进和健康保护两个方面。

（1）健康促进（health promotion）：是指建立促进健康的环境，消除或减少整个人群中影响健康的危险因素，预防控制疾病，增进健康。健康促进不是针对某种疾病或者高危人群，而是针对全人群，避免产生和形成能增加发病危险的各种因素。健康促进主要包括：

1）健康教育（health education）：通过信息媒体开展大众教育，促使人们自愿采取有益于健康的行为和生活方式，避免暴露于危险因素，达到促进健康的目的。例如，20 世纪 60 年代美国开展了全民健康教育，推广“不吸烟、不酗酒、平衡膳食和体育锻炼”的健康生活方式，1980 年与 1963 年相比的调查结果，冠心病和脑血管病的死亡率分别下降了近 40% 和 50%。

2）自我保健：个体在疾病发生之前就采取各种措施以增强机体的生理、心理素质和社会适应能力来促进健康。例如，加强体育锻炼、合理营养、保证充足睡眠、不吸烟和不吸毒等。

3）环境保护：创建良好的生态环境和生活环境，避免环境污染和职业暴露对人体健康的危害。环境保护措施还包括环境监测、卫生监督和技术改造等。

（2）健康保护：对某些病因明确的疾病，可以采取特异性预防措施。例如，接种疫苗预防相应的疾病；放射科医生穿放射防护服预防或减少职业辐射暴露；服用碘盐预防碘缺乏病等。

一级预防可以是主动的，也可以是被动的。穿防护服、预防接种等需要个人参与的是主动预防；而被动预防则不需要个体行为改变，如饮水加氟预防龋齿、食盐加碘预防甲状腺肿等。

2. 二级预防（secondary prevention） 又称“三早”预防，即早发现、早诊断和早治疗。

由于许多疾病是多病因的疾病，尤其是慢性非传染性疾病，很难采取一级预防措施完全控制疾病的发生。此时，采用先进的医学技术在临床前期早期发现、及时诊断和治疗是防止或减缓疾病发展的有效措施。定期健康检查和筛检是早期发现病人的主要方法，如宫颈癌筛检；乳腺自检早期发现乳腺癌；产前检查染色体异常导致的疾病（如唐氏综合征），明确诊断后终止妊娠，避免有先天缺陷的婴儿出生。

二级预防是在疾病发生后为了阻止和延缓疾病进展而采取的措施。癌症筛检是在表面正常的人中早期发现癌症病人。这时，癌症已经发生，但是在临床症状出现之前检出，及早治疗，能够提高生存率。

3. 三级预防（tertiary prevention） 又称临床预防，三级预防的目的是防止或减少伤残和促进康复，延长寿命，减轻痛苦，提高生活质量。

三级预防主要是在疾病已经发生的情况下，采取临床治疗和康复措施（包括了功能康复、心理康复和社会康复）减少后遗症，提高生活质量。例如，给有脑卒中危险的病人服用抗高血压药物、给呼吸道阻塞的病人做气管切开、白内障手术复明、脊髓灰质炎后遗症手术矫治、聋儿语言康复等。

近年来，有学者提出了一种更早期的预防——零级预防（primordial prevention）（或称原始预防、初始预防）的概念。从疾病预防的角度讲，零级预防是通过制订公共卫生政策来建立和维持对健康危害最小的环境。

通过卫生立法，如《食品卫生法》《环境保护法》《传染病防治法》等法律以及具有法律效力的规章、条例和标准等，建立有利于人类健康的生态环境、社会环境、经济环境和生活环境，预防疾病、保护和促进人类健康。例如，对新建、改建或扩建的工程项目和技术改造、技术引进项目，在实施之前先进行安全预评价、职业病危害预评价等，分析和预测可能存在的危险，按照国家的法律、法规、卫生标准进行施工，从源头上控制疾病危险因素的人群暴露和对健康的危害。

疾病预防措施是运用了“步步为营”的策略，在疾病自然史的不同时期，采取相应的预防措施。首先，要争取做到“未雨绸缪，防患于未然”，国家制订有效的公共卫生政策，建立和维持对健康无害的环境。如果达不到这个目标，则要努力减少或控制疾病潜在危险因素的作用。当危险因素不可避免地对机体造成损伤时，应尽可能早期发现疾病、早期诊断和早期治疗。对已经出现临床症状和体征的病人，应该积极治疗，减少病残，促进康复，延长寿命，提高生命质量。图 11－2 显示了疾病自然史和疾病预防的关系。

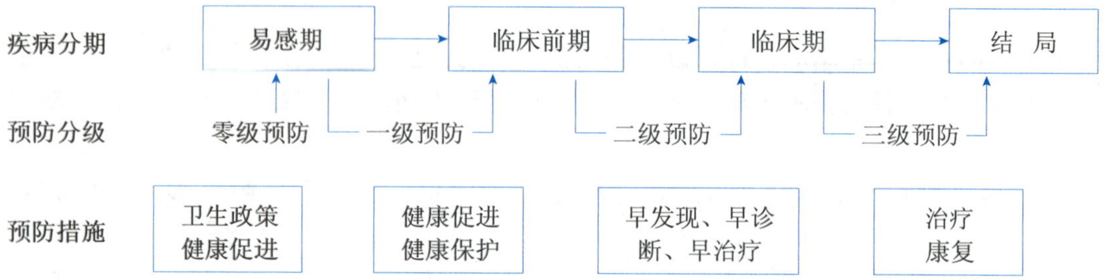

图11-2　疾病自然史和疾病预防的关系

第二节　公共卫生监测

中国目前主要的公共卫生问题是什么？我国人群中影响健康的主要疾病是什么？实施免疫规划之后，相应传染病的流行规律有没有发生改变？人口老龄化和其他因素对疾病流行趋势有什么影响？在以证据为基础的循证公共卫生时代，公共卫生信息是制订政策和采取干预措施的科学依据，而这些公共卫生信息是通过公共卫生监测系统获得的。

一、概述

（一）公共卫生监测的定义

公共卫生监测（public health surveillance）是连续地、系统地收集健康相关事件的资料，经过分析、解释后及时将信息反馈给所有应该知道的人（如决策者、卫生部门工作者和公众等），并且利用监测信息制订、实施和评价公共卫生干预策略和措施的过程。健康相关事件包括传染病、慢性非传染性疾病、突发公共卫生事件、伤害、职业与环境有害物质暴露和危险行为等。公共卫生监测是以发现重大健康相关事件为目的，追踪其动态变化趋势，为制订、实施和评价疾病预防控制策略与措施提供重要信息。

从公共卫生监测的定义看，它具有以下特征，缺一不可。

1. 连续地、系统地收集疾病或其他健康事件资料，发现其分布特征和发展趋势。

2. 对原始监测资料进行整理、分析、解释后，将其转化成有价值的信息。

3. 及时将信息反馈给所有应该知道的人，并合理利用这些信息制订或者调整疾病防制策略和措施。

（二）基本概念

1. 监测病例与实际病例　疾病与健康之间通常没有明显的界限，在大规模的监测工作中，要确定一个统一的、可操作性强的临床诊断标准，来观察疾病的动态变化，这样确认的病例称为监测病例。例如，流感样病例（infwenza - like illness，ILI）的诊断不采用病原学检查，而主要依据临床症状和体征，发热（体温≥38℃），伴有咳嗽或咽痛之一者便确认为ILI。实际病例是指确实患有某种疾病的人。在传染病诊断时，病原学和血清学检查是较为可靠的方法。我国法定传染病上报的病例中很多都属于监测病例。在实际监测工作中应该尽可能提高实际病例在监测病例中的比例，并且能够估计这个比例。

2. 直接指标与间接指标 监测病例的统计数字（如发病数、死亡数等）和分析后得到的指标（如发病率、死亡率等），称为监测的直接指标。当直接指标不易获得，例如病人是因为流感还是肺炎死亡难以区分时，可以用“流感和肺炎的死亡数”作为监测流感疫情的间接指标。

（三）公共卫生监测的发展

公共卫生监测始于人们与传染病的斗争，由于初期主要是观察疾病的发生和死亡，对“法定报告传染病”（notifiable communicable disease）进行监测，因此，被称为疾病监测（disease surveillance）。随着疾病谱和医学模式的转变，疾病监测的范围不断扩大，由传染病扩展到慢性非传染性疾病、死因、突发公共健康相关事件、生殖健康、伤害、环境和职业危害、药物不良反应监测以及行为监测等方面，并评价预防措施和防控效果。而且，逐渐从单纯的生物医学角度发展到生物－心理－社会方面进行监测。

17 世纪末，欧洲开始利用死亡报告来反映人群的健康状况。英国统计学家 John Graunt 用伦敦各教堂保存的死亡登记来分析居民健康。英国统计学家 William Farr 致力于收集、分析和解释生命统计资料，并将结果反馈给政府和社会公众。19 世纪末，欧洲和美国要求执业医生向当地卫生局报告某些特殊的传染病（如天花、肺结核、霍乱、鼠疫、黄热病），以便采取疾病预防控制措施（如检疫）。20 世纪初，美国、英国、意大利等国就引入了监测概念，并开始法定传染病的报告。20 世纪 40 年代，美国疾病预防控制中心开始系统的疾病监测工作，美国各州的疾病报告系统都并入国家报告系统，用于追踪观察某种传染病。1943 年，丹麦建立癌症登记制度，率先开始监测慢性非传染性疾病。1963 年，Alexander Langmuir 提出了现代监测的概念，1968 年，第 21 届世界卫生大会（World Health Assembly，WHA）讨论了国家和国际传染病监测问题，WHO 将监测的概念扩大到包括传染病在内的所有公共卫生问题。20 世纪 70 年代以后，许多国家广泛开展监测工作，观察传染病疫情动态，并将监测内容由传染病扩展到慢性非传染性疾病等多种健康相关事件。2001 年，美国炭疽攻击事件导致开展症状监测，以便早期发现生物恐怖或疾病暴发和预警。随着计算机和网络技术应用于公共卫生监测，不仅显著提高了监测资料报告的及时性和工作效率，而且加快了信息分析和反馈速度，极大地促进了公共卫生监测的发展。

（四）公共卫生监测的目的

公共卫生监测是以发现重大健康相关事件为目的，追踪其动态变化趋势，为探索病因或者影响因素提供线索，为制订、实施和评价疾病预防控制策略与措施提供重要信息。

1. 了解疾病或健康相关事件的分布和变化趋势 公共卫生监测通过连续、系统地收集疾病或者其他健康相关事件的资料，可以反映疾病或者其他健康相关事件的分布和变化趋势。

（1）确定当前主要的公共卫生问题：当监测系统发现疾病或健康相关事件增加时，可以建议卫生部门进行深入的调查研究。通过比较历年的监测资料，能够评价疾病或者健康相关事件发生率变化的重要性。例如，美国 1982～1992 年死因登记监测资料显示，25～44 岁男性主要死因中人类免疫缺陷病毒（HIV）感染的死亡率呈明显的上升趋势，而其他疾病死亡率保持相对稳定或者略有所降（图 11－3），这表明 HIV 感染成为美国男性青壮年突出的公共卫生问题。

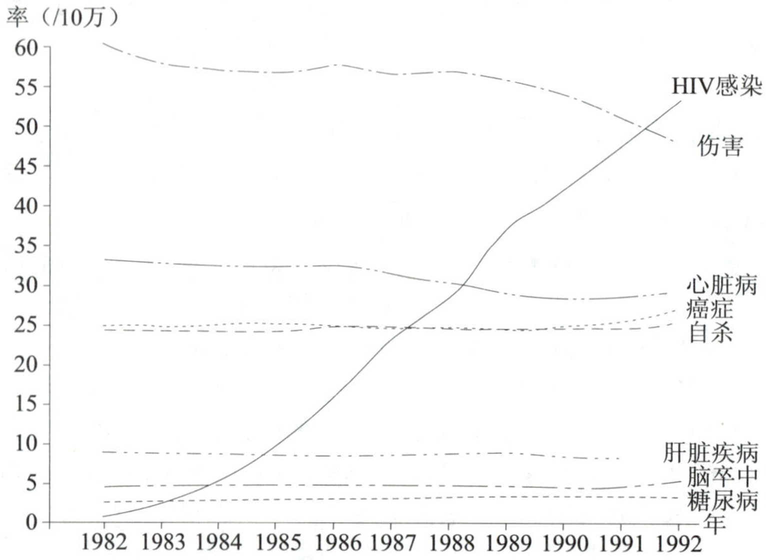

图 11－3　1982～1992 年美国 25～44 岁男性主要死因（/10 万人）

（Morbidity and Mortality Weekly Report，1993）

（2）确定疾病或其他健康相关事件的高危人群：20 世纪 80 年代初，美国对艾滋病的监测资料显示，艾滋病主要发生在静脉吸毒者和同性恋者中。结合监测和流行病学调查资料，在发现人类免疫缺陷病毒（HIV）之前就确定艾滋病的主要传播途径是血液和性途径，这有助于早期采取干预措施，同时，有效地平息了公众对艾滋病的恐慌。

（3）识别暴发：判断疾病发生频率是否超过预期水平。1983 年，美国明尼苏达州实验室沙门菌感染监测发现牛波特沙门菌（Salmonella newport）感染的病例明显增加，出现了暴发。调查发现暴发的原因是畜农为了促进牛的生长，给它们喂了低剂量的抗生素，导致产生耐药牛波特沙门菌，并感染人类。

（4）采取针对性的干预措施：监测发现，美国东南部宫颈癌死亡率最高，这提示需要收集该地宫颈癌危险因素的详细资料，开展预防工作，同时应该在宫颈癌高死亡率的南部各州妇女中进行宫颈癌筛检，早期发现和治疗病人，减少死亡。

2. 探索病因或者影响因素　虽然有时监测数据不能提供足够的资料来验证流行病学假设，但公共卫生监测为研究者提供了进行深入研究的线索和研究对象。1979 年，监测资料显示中毒休克综合征（toxic shock syndrome，TSS）流行主要发生在月经期的妇女。病例对照研究的结果揭示，卫生棉条，尤其是某一品牌的卫生棉条与妇女中毒休克综合征有关。

3. 评价干预措施效果　监测能够提供疾病和其他健康相关事件的动态趋势，通过比较采取干预措施前后的情况，可以评价干预措施的效果。例如，美国于 1963 年开始接种麻疹疫苗，接种后，麻疹报告病例数显著下降，然后维持在较低水平，这说明麻疹疫苗是预防麻疹的有效措施。

4. 预测疾病流行　观察疾病发病率的趋势，结合高危人群的其他信息，可以预测疾病流行趋势，为预防和应对疾病发生提供依据。

5. 制订公共卫生策略和措施　通过监测可以了解疾病（健康）发生的规律，为制订疾病预防及健康促进策略和措施提供依据。在全球消灭天花过程中，公共卫生监测起了重要作用。

1968 年，对天花的监测资料提示，当大规模群体接种延缓了天花流行时，高的疫苗接种覆盖率不能够明显阻止天花的传播。因此，WHO 改变了群体接种策略，加强对天花病例的监测和采用环形接种，最终在全球消灭了天花。

二、种类

公共卫生监测的种类和内容随着疾病谱的改变、新发传染病的出现而调整，确保对重大公共卫生问题的监控。2005 年世界卫生大会审议通过了《国际卫生条例》（international health regulation，IHR2005），规定了可能构成国际关注的突发公共健康相关事件的评估和通报程序，要求各成员国及时评估突发公共健康相关事件，并按照规定向 WHO 通报。

（一）根据监测范围分类

1. 传染病监测　传染病监测是疾病防制中重要的常规工作之一。各国法定报告和监测的传染病病种有所不同。WHO 规定天花、野毒株引起的脊髓灰质炎、新亚型病毒引起的人类流感和严重急性呼吸道综合征（SARS）四种疾病在任何情况下都必须通报。美国法定报告传染病为 49 种。因此，目前我国法定报告传染病为三类 39 种，其中甲类 2 种、乙类 26 种、丙类 11 种。各省、自治区、直辖市人民政府可将本地区危害较大的传染病例为当地法定报告的乙类或丙类传染病。WHO 规定的国际监测传染病为流行性感冒、脊髓灰质炎、疟疾、流行性斑疹伤寒和回归热等 5 种，我国根据国情增加了登革热。

传染病监测的内容主要有：①人口学资料；②传染病发病和死亡及其分布；③病原体型别、毒力、抗药性变异情况；④人群免疫水平的测定；⑤动物宿主和媒介昆虫种群分布及病原体携带状况；⑥传播动力学及其影响因素的调查；⑦防治措施效果的评价；⑧疫情预测；⑨专题调查（如暴发调查、漏报调查）等。

2. 非传染病监测　包括恶性肿瘤、心脑血管疾病、职业病、糖尿病、伤害、出生缺陷等多种疾病和健康相关事件。

非传染病流行病学监测的内容主要有：①人口学资料；②非传染病发病和死亡及其分布；③人群生活方式和行为危险因素监测；④地理、环境和社会人文（包括经济）因素的监测；⑤饮食、营养因素的调查；⑥基因型及遗传背景因素的监测；⑦高危人群的确定；⑧预防和干预措施效果的评价。

国际著名的非传染病流行病学监测包括美国国立癌症研究所（National Cancer Institute，NCI）进行的癌症监测、WHO 资助的“多国心血管疾病趋势及其影响因素监测（Multinational Monitoring of Trends and Determinants in Cardiovascular Diseases，MONICA）”。我国也开展了对恶性肿瘤、心血管疾病、出生缺陷和伤害等非传染性疾病的监测。

3. 行为危险因素监测　由于疾病的发生与个体的行为有着密切的关系，越来越多的国家意识到行为危险因素监测对于预防和控制疾病的重要性，行为危险因素监测已经成为公共卫生监测的一个组成部分。美国行为危险因素监测系统（Behavioral Risk Factor Surveillance System，BRFSS）依托计算机辅助电话调查系统，在50个州进行电话调查，按照随机抽样获得的电话号码，打电话询问调查对象的吸烟、饮酒、汽车安全带使用和体育锻炼等情况。

4. 症状监测　全球面临的生物恐怖袭击和传染病暴发流行威胁，直接促进了症状监测的发展。症状监测（syndromic surveillance）是指系统、连续地收集、分析临床确诊前出现的与疾病暴发相关的信息（如急诊室患者主诉、药店OTC销量和学校缺勤率等），早期发现疾病暴发的迹象，以便据此做出公共卫生反应。症状监测的目的以早期预警为主。常见的症状监测包括脊髓灰质炎（AFP）监测、流感样病例监测和不明原因肺炎监测（为SARS和禽流感预警）。

5. 其他公共卫生监测　包括突发公共卫生事件监测、环境监测、营养和食品安全监测和药物不良反应监测等。此外，基于热线电话和电子健康档案的公共卫生监测方法也逐渐被采用。2005年，中国卫生部正式启动了12320全国公共卫生公益电话，目的是在发生突发公共健康相关事件和重大公共卫生问题时，及时向公众传播相关知识。广州市疾病预防控制中心受WHO的资助开通了公共卫生媒体监测平台（http：//www. riskcommunication. org. cn/），可在短时间内完成全球1000个以上的主流中文新闻媒体网站的监测，平台主要发布公共健康相关事件新闻和预警及健康相关新闻。

（二）根据监测方式分类

1. 被动监测与主动监测　被动监测（passive surveillance）是指下级监测单位按照常规上报监测资料，而上级监测单位被动接受。我国法定传染病报告属于此类监测。主动监测（active surveillance）是指上级监测单位专门组织调查或者要求下级监测单位严格按照规定收集资料。传染病漏报调查以及对性病门诊就诊者、暗娼、吸毒者等艾滋病高危行为人群的监测属于主动监测。主动监测的准确性明显高于被动监测，例如传染病漏报调查可以评估各级医疗单位法定传染病的报告质量，并对报告的传染病发病率起校正作用。但是，主动监测的费用比较高。

2. 常规报告与哨点监测　国家法定传染病报告系统，由法定报告人上报传染病病例，这属于常规报告。对能够反映总人群中某种疾病流行状况的有代表性特定人群（哨点人群）进行监测，了解疾病的流行趋势，这属于哨点监测（sentinel surveillance）。1995年，我国开始进行艾滋病哨点监测，截至2014年，全国31个省（自治区、直辖市）已设立国家级监测哨点1888个，监测对象包括八类人群：吸毒者、男男性行为者、暗娼、男性性病门诊就诊者、男性长途汽车司乘人员、男性流动人口、孕产妇和青年学生。哨点监测花费少、效率高。

三、程序

（一）建立监测组织和监测系统

开展监测工作必须首先建立监测组织和监测系统。监测组织是专门的机构，它应该具备相应的行政职能、技术条件和运作经费。WHO 除了在总部设有负责全球监测的部门外，还在世界各地设置了专门机构，如虫媒病毒中心、流行性感冒中心等。在我国，中国疾病预防控制中心（CCDC）是负责管理全国公共卫生监测系统的机构。

监测系统是指有组织、有计划的操作系统。目前公共卫生监测系统大体有三种：①以人群为基础的监测系统，即以人群为现场进行监测。如法定传染病报告系统、全国疾病监测点监测系统；②以医院为基础的监测系统，即以医院为现场进行监测，如我国的出生缺陷监测系统、医院内感染监测系统等；③以实验室为基础的监测系统，主要是采取实验室检测手段对病原体或其他致病原因开展监测，如我国的流行性感冒监测系统等。

（二）公共卫生监测的基本过程

公共卫生监测包括资料收集、资料分析和解释、信息反馈及信息利用四个基本过程。

1. 资料收集

（1）确定收集资料的内容：根据监测目的确定监测对象和收集资料的内容，明确病例的定义。一般来说，资料收集越全面、系统，提供的信息就越丰富。例如，如果既有心血管病死亡的监测资料，又有危险因素监测资料，对于资料的分析就更有价值。但是，收集的资料越多，收集的难度就会增加，从而影响监测资料的质量。因此，要权衡资料数量与资料质量之间的关系，综合考虑各方面的因素后决定监测内容。

（2）选择收集资料的方式：监测资料的来源有多种渠道，可以来自以人群、医院或者实验室为基础的监测系统。从多个系统收集资料，可以提高监测的效果，如对某传染病发病变化趋势进行监测时，同时收集实验室该病病原体变异情况资料，可以更加全面地了解该病的流行规律。收集不同来源的资料，将其联系起来分析，这种方法称为记录连接（record linkages）。例如，联合使用出生证和婴儿死亡证的资料可以获得新生儿（出生～生后28 天内的婴儿）低出生体重死亡专率。出生证上有出生体重，但缺乏未来的生死资料，婴儿死亡证提供了死亡信息但没有记录出生体重，因此，结合两种来源的资料，可以了解新生儿低出生体重的死亡情况。

（3）提高收集资料的质量：在资料收集前要统一标准和方法，规范监测工作程序。在收集资料过程中，漏报和错报难以避免。为了降低漏报率和错报率，除了完善监测手段、提高监测工作人员专业技术水平外，定期或不定期组织漏报调查，估计漏报率，也是控制监测质量的重要措施。当一个地区的漏报率相对稳定时，即使监测资料不够完整，仍然能够获得有用的信息。当监测人群是一个相对固定的人群时，可以采用捕获－再捕获的方法（capture mark recapture method，CMRM）来估计漏报率。

2. 资料分析　对监测的原始资料进行正确的分析解释，提炼成有价值的信息。资料分析步骤包括：①资料核实：对原始资料进行认真仔细地核查，了解资料来源和资料收集方法，剔除错误资料或无法补救的不完整的资料，保证资料的真实性；②资料分析：采用统计分析方法把经过核实整理的原始数据转化成有关的指标，揭示所监测的公共卫生问题的分布特征、变化规律和趋势、影响因素等；③解释这些指标的意义和内涵。

3. 信息反馈　建立反馈信息的渠道，把资料分析结果和解释及时反馈给应该了解此信息的人，以便对疫情迅速做出反应。信息反馈分为纵向和横向两个方向。纵向包括向上反馈给卫生行政部门及其领导，向下反馈给各级监测机构及其工作人员；横向包括反馈给有关的医疗卫生机构、科研单位、专家、社区及其社会公众。信息反馈要根据反馈对象选择适当的反馈内容和形式。对决策者，应重点突出地反馈该地区近一段时期出现了什么公共卫生问题、严重程度有多大、有哪些高危人群、已经采取或建议采取什么预防控制措施等信息、措施的效果等。对监测机构工作人员和专家，应反馈人群的疾病或健康相关事件情况、统计图表、资料处理方法及存在问题，明确下一步的工作方向。对于公众，则应通过适当的媒体形式，简明易懂地介绍社区发生的主要卫生问题，并宣传自我保健的措施。

监测信息可以定期发放，例如WHO的《Weekly Epidemiological Record》（《疫情周报》）、美国CDC的《Morbidity and Mortality Weekly Report》（《发病和死亡周报》）、中国疾病预防控制中心的《全国传染病与突发公共健康相关事件监测日报》和《全国传染病与突发公共健康相关事件监测周报》。通过互联网反馈信息，实现了对疾病或者其他健康相关事件的快速分析和快速反馈。

4. 信息利用　充分利用监测信息是公共卫生监测的最终目的。利用监测信息可以描述卫生问题的分布特征和变化趋势，进行流行预测和预警；如果同时有危险因素监测资料，可以进行流行病学生态学分析；监测信息能够确定高危人群，评价干预措施的效果，为制订公共卫生策略和措施提供科学依据。

四、公共卫生监测系统的评价

评估公共卫生监测系统的目的是确保监测系统能够有效地监测重要的公共卫生问题。为了提高公共卫生监测系统的质量，完善公共卫生监测体系，需要对公共卫生监测系统质量进行评价。公共卫生监测评估起源于20世纪80年代后期，目前主要有美国CDC和WHO的公共卫生监测系统评价指南。前者着眼于单病监测系统的完善，后者着重强化和提高国家整体的监测能力。公共卫生监测今后的发展趋势倾向于建立一个网络实验室和流行病学监测系统相整合的监测信息大平台，达到信息共享、有效分析并及时反馈，同时有成熟的评估体系对其进行评价。

1988年，美国CDC率先提出了公共卫生监测系统评价指南。该指南对公共卫生监测的主要评价内容包括：监测事件的公共卫生重要性、监测系统的结构、总体有效性、特征以及维持系统运转的成本。主要的步骤有：①让利益相关方参与评估工作，获取他们对监测工作的资助和建议；②描述所要评估的监测系统，包括监测的健康相关事件的公共卫生重要性、监测系统的目的、绩效和监测系统运行需要的资源；③评价监测系统的设计，确保监测工作中时间和资源的有效利用；④收集监测系统运行的可靠证据，描述监测系统属性，包括简单性、灵活性、数据质量、可接受性、阳性预测值、代表性、及时性和稳定性；⑤陈述结论，提出建议，这是监测评估工作中非常重要但常被忽视的环节；⑥确保评估结果的利用与合理传播。

WHO提出了流行病学监测系统评估草案（1997年）以及国家传染病监测和反应系统评估草案（2001年），出版了传染病监测及反应系统的监控和评价框架阶段性总结（2004年）。WHO认为监测系统整体评价内容包括了监测事件公共卫生重要性、监测系统的结构和特征（即美国 CDC 评价指南的前 3 项），以及核心和辅助功能评价。其中核心功能有病例发现、登记、核实、报警、数据分析和解释、应急准备、响应及控制和反馈；辅助功能有方案及标准的制订、培训、监督、建立信息沟通渠道、配备资源和协调。WHO 监测系统整体评价的核心内容为功能评价，着重于强化和提高国家整体的监测能力。

美国 CDC 公共卫生监测系统评价指南（2001 年）提出了 9 项评估指标，包括简便性、灵活性、数据质量、可接受性、敏感性、阳性预测值、代表性、及时性和稳定性。

1. 简便性（simplicity） 是指监测系统的结构简单，运作简便易行。监测系统应该在满足监测目的的前提下尽量简单。简便性与可接受性和及时性密切相关，同时也会影响到监测系统运作所需的资源。

2. 灵活性（flexibility） 是指监测系统能够在最短时间和最小运行成本下，针对新的公共卫生问题进行及时的改变或调整。美国 CDC 的行为危险因素监测系统（Behavioral Risk Factor Surveillance System，BRFSS）具有灵活性，该系统在与州卫生部门合作时，允许州卫生部门在 BRFSS 问卷的基础上加监测问题，对一些特定的问题进行各州之间的比较。

3. 数据质量（data quality） 是指监测数据的完整性和有效性。判断监测数据的质量需要进行专门研究，而最简单的方法是看监测问题中“不知道”或“缺失”所占的比例，该比例越低则数据质量越高。

4. 可接受性（acceptability） 是指监测系统涉及的相关机构和人员参与监测工作的意愿，反映在工作人员能否提供及时、准确、完整监测信息。

5. 敏感性（sensitivity） 是指监测系统识别公共卫生问题的能力。它主要包括两个方面：①监测系统报告的病例占实际病例的比例；②监测系统判断疾病或其他健康相关事件暴发或流行的能力。

6. 阳性预测值（positive predictive value，PPV） 是指监测系统报告的病例中真正的病例所占的比例。阳性预测值很低的情况下，对假阳性病例进行个案调查以及对假暴发进行干预，将造成卫生资源浪费。

7. 代表性（representativeness） 是指监测系统发现的公共卫生问题在多大程度上能够代表目标人群的实际情况。当用监测数据来推断目标人群的情况时，数据应该能够准确反映所监测的健康相关事件的三间分布特征，缺乏代表性的监测信息可能导致公共卫生决策的失误和卫生资源的浪费。

8. 及时性（timeliness） 是指从健康相关事件发生到监测系统发现并反馈给有关部门的时间。它反映了监测系统各个环节的速度，包括病例发现、信息上报、数据分析和信息反馈速度。及时发现疾病或者健康相关事件暴发及突发公共健康相关事件的苗头是有效应对的重要环节，直接关系到防制效果。电子数据和网络直报能够极大地提高监测的及时性。

9. 稳定性（stability） 反映监测系统的可靠性和可及性，包括收集、管理和提供准确信息的能力和监测系统运行的能力。

五、我国公共卫生监测系统简介

1950 年，我国建立了法定传染病报告及反馈系统，主要是被动收集数据，由各级各类医疗机构向基层卫生防疫机构报告，基层卫生机构汇总后，逐级上报至卫生部。1979 年，我国疾病监测工作的奠基人何观清教授提出建立综合疾病监测系统，收集传染病发病、出生、死亡和计划免疫等数据。1980 年，建立了全国疾病监测点系统（disease surveillance point system，DSP），在全国 13 个省设立了 70 个疾病监测点。目前这个监测系统已经发展成一个由 31 个省市（自治区）的 145 个疾病监测点组成的系统，通过分层整群随机抽样获得有代表性的全国样本。每个监测点有 3 万～10 万监测人口，覆盖 1000 万监测人口（占中国总人口的 1%）。在 DSP 除了收集所有报告传染病资料之外，还开展出生、死亡监测、吸烟等行为危险因素监测、病毒性肝炎等疾病血清流行病学调查以及法定传染病漏报调查。

此后，我国陆续建立了一些全国性的公共卫生监测系统，监测内容不断扩大，涵盖了传染病疫情、死亡病例报告、行为危险因素、重大疾病主动监测、国家重点控制疾病等专病/单病监测、健康危害因素、食品营养、妇幼卫生、儿童免疫接种和自然灾害疫情等。2003 年，SARS 暴发暴露了传染病监测和报告存在的问题，国家将突发公共健康相关事件纳入监测范围，并提出建立疫情信息网络。2004 年 4 月 1 日，中国 CDC 建立了传染病和突发公共卫生事件网络直报系统，全面实行各种信息报告的实时直报、实时查询，监测系统的敏感性和时效性显著提高。网络直报系统由国家、省、地市、县延伸到乡级，同时，由疾病预防控制机构延伸到各级各类医疗机构，形成了“横向到边、纵向到底”的网络架构。实现网络直报以后，提高了疫情监测报告的及时性，由过去平均 8.5 天（诊断 - 报告 - 录入计算机），缩短到现在的 0.8 天，通过与历史资料进行比较，可对传染病和突发公共健康相关事件自动预警。目前，我国 97% 的县级以上医院、83% 的乡镇卫生院已经实现了法定传染病网络直报，平均每天有 2 万例法定传染病上报至国家 CDC，由此产生的日报、周报、月报提交至各级卫生管理部门。由于对传染病采取了实时的个案报告以及对于危险因素及症状监测，有 28 种法定传染病流行和暴发实现了自动预警。在这个信息平台的基础上，相继建立和完善了传染性非典型肺炎个案专报信息系统、人高致病禽流感个案专报信息系统、鼠疫监测防治信息管理系统、肺结核监测防治信息管理系统和艾滋病监测信息管理系统。

我国公共卫生监测包括中国妇幼卫生监测、救灾防病系统信息报告系统、食品污染物和食源性公共卫生监测网络、食品营养监测系统、中国疾病预防控制信息系统、中国行为因素监测系统、药物不良反应监测系统、环境监测系统和计划生育监测系统等。下面简单地介绍疾病预防控制信息系统、中国妇幼卫生监测系统和行为因素监测系统。

1. 中国疾病预防控制信息系统（China Information System for Diseases Control and Prevention）2004 年 1 月正式启用。该系统在全国范围内对传染病、突发公共卫生事件、死因等级报告、计划免疫、健康危害因素进行监测。

中国疾病预防控制信息系统包括公共卫生监测信息报告管理系统、突发公共健康相关事件报告管理信息系统、健康危害因素监测信息系统、疾病预防控制信息系统、鼠疫防治管理信息系统、结核病管理信息系统、艾滋病网络直报信息系统、重点传染病监测自动预警信息系统、专病/单病监测信息报告管理系统、中国流感/禽流感监测信息系统、救灾防病信息报告系统、死因监测系统、儿童免疫接种信息管理系统。

2003 年 11 月，国家公共卫生监测数据中心机房建成。2004 年起陆续启动了基础疫情报告系统、医院死因报告系统、结核病专病报告系统和艾滋病专病报告系统，使传染病报告、死因报告、结核病和艾滋病通过网络直报快速收集信息。

2. 中国妇幼卫生监测系统　1986 年开始，我国先后开展了出生缺陷医院监测、孕产妇死亡监测和 5 岁以下儿童死亡监测工作。为了加强对监测系统的统一管理和提高监测效率，1996 年实行“三网合一”，合并为中国妇幼卫生监测网（图 11 －4）。

目前，全国有 334 个区县（其中城市 124 个区，农村 210 个县）开展 5 岁以下儿童死亡监测、孕产妇死亡监测和出生缺陷医院监测，覆盖监测人口分别达到 4000 万、14040 万和 150 万人。其中 64 个区县开展出生缺陷人群监测，80 个区县开展儿童营养与健康监测。出生缺陷监测医院中有 418 所医院开展危重孕产妇监测。

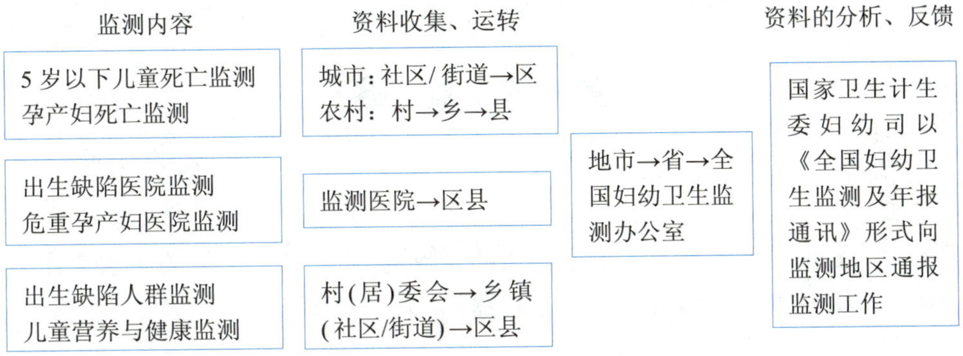

图 11 －4　中国妇幼卫生监测系统图示

3. 中国行为因素监测系统　中国行为危险因素监测系统于 1996 年依托于中国世界银行第七次卫生贷款项目－健康促进子项目建立，该监测系统覆盖全国七市一省（上海、北京、天津、成都、洛阳、柳州、威海、云南省昆明地区）的 2500 万人口，是以城市为单位的入户调查监测系统。目的是通过每月连续性的入户调查，收集监测覆盖地区人群（16 ~ 69 岁）行为危险因素的分布情况，动态观察行为危险因素的自然变化趋势以及干预后的变化趋势，从而评价干预措施的效果。主要危险因素包括吸烟、不参加体力活动、酗酒、不健康饮食、不安全性行为、对高血压和高血脂缺乏认识，交通事故涉及的危险因素等，了解人们与这些危险因素有关的知识、态度和行为。

（杨　翌）

第十二章　传染病流行病学

流行病学是在人类与疾病长期斗争的实践中发展形成的一门学科，早期流行病学的研究内容主要是传染病，随着学科的发展，现代流行病学的研究对象与内容、理论与方法已经取得了很大的发展，但作为当今人类生命与健康的重大威胁，对传染病的研究仍然是流行病学的主要内容之一。

第一节　概　述

一、定义

传染病（communicable diseases）是指由病原微生物，如朊粒、病毒、衣原体、立克次体、支原体、细菌、真菌、螺旋体和寄生虫感染人体后产生的有传染性、在一定条件下可造成流行的疾病。

传染病流行病学（communicable disease epidemiology）是研究传染病在人群中发生、发展和分布规律以及影响分布的因素，并制订预防、控制和消灭传染病的策略和措施的科学。

二、流行概况

（一）全球流行概况

传染病曾经严重威胁着人类的健康，人类与传染病的斗争贯穿于人类发展的历史全程。瘟疫、战争、饥荒被称为人类历史悲剧的“三剑客”，其中瘟疫就是传染病，如天花、鼠疫、霍乱、流感等。在历史上，传染病给人类带来的危害比起战争的总和还要大。

19世纪以来尤其是第二次世界大战后，随着人类社会的全面进步、生物学理论和技术的发展、流行病学的发展、以及人类生产和卫生条件的逐渐改善，历史上许多曾经猖獗一时的传染病，如天花、肺结核、鼠疫等得到了很好的控制，人类死因顺位也发生了由以传染病为主转向以心脑血管疾病、肿瘤等为主的重大变化。

但20世纪70年代以来，由于病原体的变异、社会环境的变化以及人类生活方式的改变，不少新发传染病不断出现，某些已得到控制的传染病在全球范围内死灰复燃，使传染病再度成为重大公共卫生问题。

21世纪以来传染病仍频频发生，2003年一场突如其来的严重急性呼吸综合征（SARS）的暴发流行震撼世界，2009年暴发的甲型H1N1流感蔓延迅速，疫情席卷了74个国家，人禽流感和主要在非洲国家流行的埃博拉出血热的高病死率令世人恐慌。人类与传染病的较量进入一个新的阶段，复杂的传染病局面向人类提出了新的挑战。

（二）我国流行概况

我国是一个人口众多的国家，传染病曾肆虐流行，严重危害人群健康，新中国成立以来，我国在传染病的预防和控制方面已取得巨大成就，传染病得到了有效的控制。我国人口的死因顺位也由传染病为主转向以心脑血管病、肿瘤和伤害为主。但是，近年来传染病的全球化流行和蔓延趋势，再次给我国的公共卫生工作敲响了警钟。

目前，我国传染病流行现状：①少数传染病已被控制或即将被消灭。随着 1961 年我国最后一例天花病人的痊愈，中国境内再未见到天花病例。2000 年，WHO 确认中国已消灭脊髓灰质炎，中国成为“无脊灰国家”，2011 年 8 月，新疆出现了 6 例实验室确诊的脊灰病例，经 WHO 调查后，判定此次新疆脊灰野病毒由巴基斯坦输入。②经典传染病还没有完全控制，部分已经控制的传染病又重新肆虐。性病死灰复燃，结核病、布鲁菌病等发病率上升明显，登革热近年有所回升。③新发传染性疾病不断出现。新发传染病（emerging infectious diseases，EIDs）是指人群中新出现，或已经出现，但发病率或地理分布迅速增加的传染病。EIDs 包括：新的区域或人群流行的传染病、一种已知疾病由新型别的病原体感染引起、由微生物的变化导致的新的传染病、由于耐药或公共卫生体系破坏导致的曾经发生过的传染病再发等。由此可见，传染性疾病仍然是人类健康的主要威胁，是致死、致残的主要原因，传染病防治在今后相当长时间内仍是我国卫生防疫工作的重点。

第二节　传染过程

传染过程（infectious process）是指病原体进入机体后，与机体相互作用、相互斗争的过程，即传染发生、发展直至结束的整个过程，其作用结果可发生各种不同的表现，传染病发病只是其中的一种形式。

一、传染病发生与传播的基本条件

传染病的发生与传播是病原体与宿主之间相互作用的结果。

（一）病原体

病原体（pathogen）是指能够引起宿主致病的各类微生物，包括病毒、细菌、立克次体、支原体、衣原体、螺旋体、真菌和寄生虫等。不同种类和型别的病原体，其生物学性状不同，所引起的传染过程也有很大差异。病原体侵入宿主机体后能否致病，取决于病原体的特性、数量及其侵入门户，其中病原体的特性包括感染力、致病力、毒力，对传染病的发生与传播具有重要意义。

1. 感染力（infectivity）是病原体使易感宿主发生感染的能力，指病原体侵入宿主并在宿主体内定居、繁殖，引起感染的能力。感染在人与人之间传播时，病原体的感染力可用被感染者所占暴露者的比例来衡量。在实际工作中，感染力可由续发率来估计，通常称为传染力。传染力大小可通过引发感染所需的最小病原微生物量来衡量，不同病原体的传染力大小不同，如天花的病原体具有非常强的传染力，麻风、结核的病原体传染力相对较弱。

2. 致病力（pathogenicity）指病原体侵入宿主后引起疾病发生的能力。病原体的致病力可用病原体所致疾病的病例数与暴露人数之比来表示。一般认为，致病力的大小取决于病原体在体内的繁殖速度、组织损伤的程度以及病原体能否产生特异性毒素。不同病原体的致病力的大小不同，如天花、麻疹、水痘等疾病的病原体具有高致病力，脊髓灰质炎、麻风等疾病的病原体的致病力则较低。

3. 毒力（virulence）指病原体感染机体后，引起疾病严重程度的能力。毒力和致病力的差别在于毒力强调的是疾病的严重程度，可用重症病例所占比例和病死率来表示。

对于同一种传染病的病原体而言，感染力、致病力、毒力有时一致，有时不一致。如天花、肺炭疽、埃博拉出血热的病原体的感染力、致病力、毒力都很高。流行性感冒病毒有较高的致病力但毒力较低，脊髓灰质炎病毒毒力中度但致病力很低。值得注意的是，病原体特性并不是固定不变的，在不同的流行特征下，病原体的感染力、致病力和毒力都可能发生变化。常见传染病病原体的感染力、致病力、毒力见表12－1。

表12－1　不同感染力、致病力和毒力的病原体所致疾病举例

强度	感染力（续发感染数/暴露数）	致病力（发病数/感染数）	毒力（重症例数或病死数/总病例数）
高	天花、麻疹、水痘	天花、狂犬病、麻疹、水痘、流行性感冒	狂犬病、天花、结核病、麻风
中	风疹、流行性腮腺炎、流行性感冒	风疹、流行性腮腺炎	脊髓灰质炎、麻疹
低	结核病	脊髓灰质炎、结核病	水痘
极低	麻风	麻风	风疹、流行性腮腺炎

（二）宿主

广义的宿主（host）是能供给病原体营养和场所的生物和非生物介质的统称，人、动物及土壤、水等都可作为病原体的宿主。狭义的宿主是指在自然条件下被传染性病原体寄生的人或其他动物。宿主因素常常决定人感染病原体后的结局，如感染、发病、死亡或者康复等。宿主对病原体的防御机制是最重要的宿主因素，分为特异性免疫和非特异性免疫两大类。与传染病发生和传播密切相关的宿主（人）因素还包括年龄、性别、种族与民族、遗传特征、生理功能、行为生活方式等。

二、传染过程及其感染谱

病原体进入机体后，与机体相互作用、相互斗争的过程为传染过程，病原体与机体相互作用的结局并不完全相同，可以呈现为程度不同的反应。宿主对病原体传染过程反应的轻重程度的频率称为感染谱（spectrum of infection），又称感染梯度（gradient of infection）。不同传染病具有不同的感染谱。

根据传染过程的结局一般可将传染病概括为三大类。

1. 以隐性感染为主的传染病　隐性感染是指虽无症状，却能通过微生物培养、分子生物学检测或免疫学测定证实的感染。这类传染病隐性感染者所占比例较大，只有一小部分感染者在感染后有明显的临床症状出现，且很少出现严重病例或死亡病例。如流行性脑脊髓膜炎、脊髓灰质炎、乙型脑炎等。此种感染状态在流行病学上称为“冰山”现象（iceberg phenomenon，iceberg concept）。根据近年全球资料分析，确诊为典型艾滋病病例者，仅仅是感染HIV者的一小部分，即“冰山”的尖顶，艾滋病病例与HIV感染者的比例大致为1：100。

2. 以显性感染为主的传染病　显性感染指机体在暴露于病原体后出现临床症状和体征。这类传染病绝大多数感染者有明显的症状和体征，隐性感染只有一小部分，极少数患者有严重症状或死亡，如麻疹、水痘等。病原体侵入机体，是否发展为显性感染受许多因素的影响，包括机体的免疫状态、感染途径、感染剂量、病原体的致病力等。

3. 以死亡为主要结局的传染病　在这类传染过程中，绝大部分感染者呈现严重临床症状，常以死亡为结局，狂犬病为最典型的例子。

不同病原体引起的传染过程中显性与隐性感染的比例不同，同时，由于宿主抵抗力和免疫水平的差异，也可影响临床表现的严重程度，因而其流行病学意义也有差异。从发现传染源来说，显性感染往往只凭临床表现便可确诊，而隐性感染必须借助实验室方法才能发现；从预防措施的实施而言，隔离传染源对以显性感染为主的传染病较为有效，而对以隐性感染为主的传染病作用甚微；就疫情统计而言，对于以隐性感染为主的疾病，由于就诊者仅为全部感染者中的一小部分，即冰山一角，即使疫情登记和疫情统计做到无一遗漏，也不可能反映这类疾病在人群中的流行全貌，需要进行流行病学调查，借助实验室的方法达到目的。

第三节　流行过程

传染过程是传染病在个体中发生的现象，流行过程（epidemic process）是传染病在人群中发生、蔓延的过程。指病原体从传染源排出，经过一定的传播途径，侵入到易感者机体而形成新的感染，并不断发生、发展的过程。因此，构成流行过程必须具备三个基本环节，即传染源、传播途径和易感人群。任何一个环节缺失，新的传染就不可能发生，也不能引起传染病在人群中的传播和流行。这三个环节是构成传染病流行过程的生物学基础，但流行过程始终受到自然因素和社会因素的影响，使这一过程表现出不同的强度和性质。所以研究流行过程时既要重视其生物学基础，也不可忽视影响流行过程的因素。

一、基本环节

（一）传染源

传染源（source of infection disease）是指体内有病原体生长、繁殖，并且能排出病原体的人或动物。主要包括传染病病人、病原携带者和受感染的动物。

1. 病人　病人是重要的传染源，因为其体内存在大量病原体，而且其某些症状有利于病原体的排出。如霍乱、痢疾等肠道传染病病人的腹泻，麻疹、白喉等呼吸系统传染病病人的咳嗽，均可排出大量病原体，增加易感者受感染的机会。某些传染病如麻疹、水痘无病原携带者，病人是唯一的传染源。

传染病病人的病程一般可分为潜伏期、临床症状期、恢复期。病人在各期作为传染源的意义有所不同，主要取决于其排出病原体的数量和频度。

（1）潜伏期（incubation period）：从病原体侵入机体到最早出现临床症状的这一段时间称为潜伏期。不同疾病的潜伏期长短不同，短者只有数小时，如细菌性痢疾，长者可达数年甚至数十年，如狂犬病。对于相同疾病的不同病例，其潜伏期也不一定完全相同，会在一定范围内变动，如普通流行性感冒，可为1～4天，平均潜伏期为2天。潜伏期的长短与病原体进入机体的数量、毒力、侵入途径、繁殖能力以及机体的抵抗力等有关，此外，也受病原体的定位部位及其到达定位器官的途径等因素的影响。有些传染病病人在潜伏期末即可排出病原体而具有传染性，如麻疹、水痘等。

潜伏期的流行病学意义及其应用：①推断患者受感染的时间，以进一步追查传染源和确定传播途径；②确定接触者的留验、检疫或医学观察期限，一般以常见潜伏期加1～2天为宜，危害严重的传染病可按最长潜伏期予以留验或检疫；③确定免疫接种的时间，如麻疹在潜伏期最初5天内施行被动免疫才有效；④评价预防措施的效果，实施某项预防措施后，如经过一个潜伏期发病数下降则认为该措施可能有效；⑤潜伏期的长短可影响疾病的流行特征，一般潜伏期短的传染病来势凶猛，病例成簇出现，并常形成暴发，潜伏期长的传染病流行持续时间较久。

（2）临床症状期（clinical stage）：传染病病人出现特异性临床症状和体征的整个时期。此期病人体内病原体数量多，临床症状又有利于病原体排出和传播，是传染性最强的时期。但有些疾病在临床症状期开始不久，病原体的排出即告停止，如麻疹、水痘。病人传染源的作用既取决于所排出的病原体量的多少，也有赖于病人的行为特点。重症病人一般向外界排出大量病原体，即使处于隔离条件下，也难以完全杜绝向外传播病原体的可能性；轻型或非典型病人往往不加隔离，他们可以自由活动，故流行病学意义较大，个别轻型病人由于从事膳食工作或托幼机构工作，而导致疾病在该单位暴发或流行；具有慢性临床过程的病人，由于持续排出病原体，因而对周围健康人群威胁持续时间较长，如结核病病人。

（3）恢复期（convalescent period）：指病人的临床症状已消失，机体所遭受的损伤处于逐渐恢复的时期。此期病人开始产生免疫力，体内病原体被清除，一般不再起传染源的作用，如水痘、麻疹等。但有些传染病，如痢疾、伤寒、乙型肝炎等在恢复期仍可排出病原体，某些传染病病人排出病原体的时间可很长，甚至可成为终生传染源，如伤寒。

病人排出病原体的整个时期称为传染期（communicable period）。一般需依据病原学检查及流行病学调查加以确定。传染期是决定传染病病人隔离期限的重要依据，其长短在一定程度上影响疾病的流行特征，如传染期短的疾病，续发病例成簇出现；传染期长的疾病，续发病例陆续发生，拖延较长时间。

2. 病原携带者（carrier） 病原携带者是指没有任何临床症状但能排出病原体的人。按携带病原体的不同可将病原携带者分为带菌者、带病毒者、带虫者等。一般依据病程时间的不同将病原携带者分为三类。

（1）潜伏期病原携带者（incubatory carrier）是指潜伏期内携带病原体并可向体外排出病原体的人。此型携带者多在潜伏期末排出病原体，如霍乱、痢疾、伤寒、水痘、麻疹和甲型肝炎等。对这类传染病如能及时发现并加以控制，对防止疫情的发展与蔓延具有重要意义。

（2）恢复期病原携带者（convalescent carrier）是指在临床症状消失后，仍能在一定时间内向外排出病原体的人。恢复期病原携带状态持续时间较短，但少数病人持续较久，个别甚至可持续多年，乃至延续终生，如伤寒、痢疾、白喉、流行性脑脊髓膜炎、乙型肝炎等。通常将临床症状消失后 3 个月内可排出病原体的人称为暂时性病原携带者（transitory carrier）；超过 3 个月者称为慢性病原携带者（chronic carrier）。后者常有间歇性排出病原体的现象，因此一般连续 3 次检查阴性时，才能确定病原携带状态解除。对于这类携带者如果管理不善，往往可引起疾病的暴发或流行。

（3）健康病原携带者（healthy carrier）是指整个传染过程均无任何临床症状及体征而能排出病原体的人。这种携带者只能由实验室检验方法证实，例如，白喉、猩红热、流行性脑脊髓膜炎、脊髓灰质炎、霍乱、乙型肝炎等。健康携带者可能是隐性感染的结果。此型携带者排出病原体的数量较少，时间较短，因而流行病学意义相对较小。但是，有些疾病如流行性脑脊髓膜炎、脊髓灰质炎等健康病原携带者为数众多，可成为重要传染源。

病原携带者作为传染源意义的大小，不仅取决于携带者的类型、排出病原体的数量和持续时间，更重要的是取决于携带者的职业、卫生习惯、生活环境及社会活动范围等，其中以携带者的职业和卫生习惯最为重要。

3. 受感染的动物　作为传染源的动物包括家畜、野生哺乳动物、家禽及野禽等，人类罹患以动物为传染源的疾病，统称为动物性传染病（zoonosis），又称人畜共患病。这类传染病按病原体储存宿主的性质可分为四类。

（1）以动物为主的人畜共患病病原体在动物间传播保持延续，在一定条件下传播给人，但在人间不会引起传播。如狂犬病、森林脑炎、旋毛虫病、钩端螺旋体病等。

（2）以人为主的人畜共患病病原体主要靠人延续世代，偶尔感染动物。如人型结核、阿米巴病等。

（3）人畜并重的人畜共患病人与动物作为传染源的作用并重，并可互为传染源，如血吸虫病。

（4）真性人畜共患病病原体必须以人和动物作为终宿主和中间宿主的人畜共患病，即病原体的生活史必须在人与动物体内协同完成，缺一不可。如牛绦虫病、猪绦虫病等。

人畜共患病的病原体寄生于动物，人只是偶然受到感染。但由于人与动物处于不同的进化阶段，所以当人感染了这些病原体后，其传染过程、传播方式和流行过程与动物感染后不尽相同。近年来新发现的传染病中，病原体大多数来自家畜和野生动物，随着人们饲养宠物数量的增多，到野外度假等活动的增加，人类受感染的机会亦明显增多，应积极采取有效的预防措施防止这类传染病的发生。

受感染的动物作为传染源的流行病学意义，取决于人与动物接触的机会、受感染动物的数量，以及是否有适宜的传播条件和传播媒介存在等，此外，也与人们的卫生知识水平和生活习惯等因素有关。

（二）传播途径

传播途径（route of transmission）指病原体从传染源排出后，侵入新的易感宿主前，在外界环境中所经历的全部过程。病原体在外界环境中必须依附于一定的媒介物，即传播因素或传播媒介。根据传播因素（媒介）的不同可将传播途径分为以下几种。

1. 经空气传播（air-borne transmission） 是呼吸系统传染病的主要传播方式。传播媒介是空气，包括飞沫、飞沫核与尘埃三种方式。

（1）经飞沫传播（droplet transmission）：含有大量病原体的飞沫在病人呼气、喷嚏、咳嗽时经口鼻排入环境。大的飞沫迅速降落到地面，小的飞沫在空气中短暂停留，局限于传染源周围。因此，经飞沫传播为近距离传播，主要累及传染源周围的密切接触者。此种传播在一些拥挤而且通风较差的公共场所，如车站、公共交通工具等较易发生。对外环境抵抗力较弱的病原体，如脑膜炎双球菌、流感病毒、百日咳杆菌等常经此方式传播。

（2）经飞沫核传播（droplet nucleus transmission）：飞沫核是飞沫在空气中失去水分后由剩下的蛋白质和病原体所组成的核。飞沫核可以气溶胶的形式漂流至远处，一般在空气中存留的时间较长，一些耐干燥的病原体如白喉杆菌、结核杆菌等可以此方式传播。

（3）经尘埃传播（dust transmission）：含有病原体的较大的飞沫、分泌物或排泄物落在地面，干燥后可随尘埃重新悬于空气中，感染易感者。以尘埃作为媒介传播的病原体主要是一些对外界抵抗力较强且耐干燥的病原体，如结核杆菌和炭疽杆菌芽胞。

经空气传播传染病的流行特征：①传播途径易于实现，因此传播广泛，发病率高；②多有季节性升高的特点，常见于冬春季节；③少年儿童多见；④在未经免疫预防的人群中，发病呈现周期性；⑤受居住条件、人口密度和易感者在人群中所占的比例影响。

2. 经水传播（water-borne transmission） 一般肠道传染病经此途径传播。包括经饮用水传播和疫水传播两种方式。

（1）经饮用水传播主要是水源水被污染，可由自来水管网破损污水渗入所致，也可因粪便、污物或地面污物污染水源所致。经饮用水传播的传染病的流行强度取决于水源类型、供水范围、水受污染的强度及频度、病原体在水中存活时间的长短、饮水卫生管理是否完善及居民卫生习惯等。其流行特征为：①病例的分布与供水范围一致，且有饮用同一水源史；②除哺乳婴儿外，无年龄、性别及职业的差异；③如水源持续被污染，病例可连绵不断；④停用污染水源或采取消毒、净化措施后，暴发或流行即可平息。

（2）经疫水传播指经接触疫水（感染水体）传播的疾病，如血吸虫病、钩端螺旋体病等，其病原体主要经皮肤黏膜侵入体内。其流行特征为：①病人有疫水接触史；②有地区、季节、职业分布的差异；③大量易感人群进入疫区，可引起暴发或流行；④加强个人防护、对疫水采取措施等可控制疾病的发生。

3. 经食物传播（food-borne transmission） 主要为肠道传染病、某些寄生虫病、少数呼吸系统疾病的传播方式。作为传播媒介的食物大体可分为两类，即本身存在病原体的食物及被病原体污染的食物。

经食物传播疾病的流行特征：①病人有食用相同食物的历史，不进食者不发病；②患者的潜伏期短，一次大量污染可致暴发，持续时间也较短；③一旦停止供应污染食物，暴发或流行即可平息；④食物多次被污染，暴发或流行可持续较长的时间。

4. 经接触传播（contact transmission）　通常分为直接接触传播和间接接触传播两种。

（1）直接接触传播（direct contact transmission）是指没有外界因素参与，易感者与传染源直接接触而导致的传播，如性病、狂犬病等的传播。

（2）间接接触传播（indirect contact transmission）是指易感者接触了被病原体污染的物品所造成的传播。通常多由于接触了日常生活用品，如毛巾、餐具、门把手、电话柄等造成传播，故将这种传播方式又称为日常生活接触传播。这类传播多见于引起肠道传染病和在外环境中抵抗力较强的呼吸系统传染病的病原体，如白喉杆菌、结核杆菌等。

经接触传播传染病的流行特征：①病例多呈散发，可形成家庭或同室内成员间的传播；②无明显的季节性；③流行过程缓慢；④卫生条件差、卫生习惯不良的情况下发病较多。

5. 经节肢动物传播（arthropod-borne transmission）　又称虫媒传播，指经节肢动物叮咬吸血或机械携带而传播。传播媒介是蚊、蝇、蜱、螨等节肢动物。吸血节肢动物感染病原体后，不会立即具有传染性，必须经过一个外潜伏期（extrinsic incubation period）后，方有传播能力。将节肢动物自吸入病原体至能够感染易感宿主需要经过的时间，称为外潜伏期。

吸血节肢动物传播传染病的流行特征：①有一定地区性，病例分布与媒介昆虫的分布一致；②有明显的季节性，病例季节性升高与媒介昆虫繁殖活动最强的季节一致或稍后；③某些传染病具有职业特点，主要与接触机会有关，如森林脑炎多见于伐木工人及野外作业的工人；④发病有年龄特点，传播广泛的疾病，青壮年发病较多，老疫区病例多见于儿童，新疫区病例年龄差异不明显；⑤人与人之间一般不直接传播。

6. 经土壤传播（soil-borne transmission）　含有病原体的传染源的排泄物、分泌物等可直接或间接污染土壤，有时因埋葬死于传染病的病人或动物的方法不当也可引起土壤的污染。某些肠道寄生虫如蛔虫、钩虫、鞭虫等的虫卵经宿主排出体外，在土壤中发育到一定阶段才具有感染力；一些病原体如炭疽杆菌、破伤风梭菌等可形成芽胞，在土壤中传染力可达数十年。经土壤传播的传染病的流行与病原体的存活力、人与土壤的接触机会以及个人的卫生习惯有关。

7. 医源性传播（iatrogenic transmission）　是指在医疗、预防工作中，人为地造成某些传染病传播，可分为两类：①易感者在接受治疗、检查时由污染的器械而导致疾病的传播；②由于生物制品或药品受到污染而造成的传播。从广义上说，这两类传播方式均属于间接接触传播，是由于未能严格执行规章制度和操作规程，消毒不严、管理不善所造成。

8. 垂直传播（vertical transmission）　前面所述的七种传播方式是病原体在人与人之间的相互传播，称为水平传播（horizontal transmission）。与水平传播相对应，垂直传播是指在分娩之前和分娩过程中，病原体通过母体传播给子代的方式，包括经胎盘传播、上行性传播和分娩引起的传播三种类型。

（1）经胎盘传播指受感染的孕妇通过胎盘使胎儿受到病原体的感染，如风疹、乙型肝炎、艾滋病等均可经胎盘传播。

（2）上行性传播指病原体经过阴道通过宫颈口抵达绒毛膜或胎盘引起胎儿感染，如葡萄球菌、单纯疱疹病毒、白色念珠菌等均可通过此方式传播给胎儿。

（3）分娩引起的传播胎儿从无菌的羊膜腔穿出而暴露于母亲严重污染的产道内，胎儿的皮肤、呼吸道、肠道均存在受病原体感染的机会，如淋球菌、疱疹病毒感染等均可以通过此途径发生传播。

许多传染病可通过一种以上途径传播，以哪一种途径传播取决于病原体所处环境。

（三）人群易感性

人群易感性（herd susceptibility）是指人群作为一个整体对传染病的易感程度。人群易感性的高低与人群中每个个体的特异性免疫状况有密切关系，通常以人群中非免疫人口占全部人口的百分比表示。人群中非免疫人口占的比例越大，人群易感性越高。与人群易感性相反，人群免疫性（herd immunity）则以免疫人口占全部人口的比例衡量。

1. 可引起人群易感性升高的主要因素

（1）新生儿增加：新生儿出生6个月以上未经人工免疫者，对许多传染病都易感。个别传染病如百日咳，6个月以内的婴儿也易感。这是由于他们体内缺乏特异性免疫力的缘故。

（2）易感人口迁入：久居流行区的居民，因既往患病或隐性感染而获得了特异性免疫力，非流行区居民迁入流行区后，因其缺乏相应免疫力，可致流行区人群易感性升高。

（3）免疫人口免疫力的自然消退：对于多数传染病而言，无论是病后（包括隐性感染）还是人工免疫而获得免疫力的人群，其免疫力逐渐降低，而成为易感人口，使人群易感性升高。

（4）免疫人口死亡：免疫人口死亡，可以相对地使人群易感性升高。

（5）新型病原体的出现或病原体的变异：当新的病原体出现或某些病原体发生变异后，由于人群普遍对其缺乏免疫力，可导致人群易感性升高。

2. 可引起人群易感性降低的主要因素

（1）计划免疫：这是降低人群对传染病易感性最主要的因素。按规定的免疫程序有计划地对应免疫人群实施预防接种，可有效地提高特异性免疫力，降低人群易感性。

（2）传染病流行：传染病流行后有相当数量的易感者因病后而获得免疫力，其免疫力的强弱和持续时间因病种而异，因此在某传染病流行后的一段时间内，人群对该病易感性降低。

（3）隐性感染：隐性感染后可获得一定的免疫力，降低人群易感性，但此种免疫力一般较弱而不长久。

人群易感性的高低可直接影响流行过程的性质。当人群免疫人口增加时，可大大减少传染病蔓延的机会，降低传染病的发病率。人群易感性高，为传染病暴发或流行提供了条件。但是仅有人群易感性高，尚不足以引起疾病流行，必须同时有易感性较高的人群暴露于该病的传染源，才可能引起流行。

二、影响因素

传染病的流行既是生物现象，也是社会现象。只有在一定的社会因素和自然因素的影响下，流行过程才能发生与发展。而传染病的预防、控制和消灭也离不开这两类因素的作用。这两类因素通过作用于传染源、传播途径及易感人群而影响到流行过程。

1. 自然因素 自然因素包括地理、气候、土壤、动植物等，它们对传染病流行过程的影响作用较为复杂，其中以地理因素和气候因素的影响较显著。

许多传染病，特别是自然疫源性疾病呈现的地区分布及时间分布特点，主要与气候、地理因素对动物传染源的影响有关。如肾综合征出血热的传染源为黑线姬鼠，喜栖息于潮湿、多草地区；布鲁氏菌病的季节性与羊的繁殖和哺育时间有关。某些靠媒介昆虫传播的传染病，由于气候、地理等因素对媒介昆虫的季节消长、活动能力以及病原体在媒介昆虫体内生长、发育、繁殖的影响较大，从而影响传染病的流行特征。如流行性乙型脑炎的秋季高发与蚊虫在这个季节繁殖能力强、活动范围广等生活习性紧密相关。

气候等自然因素还可通过影响人们的生活习性、机体抵抗力等而导致传染病呈现时间分布特点。如由于冬季气候寒冷，人们在室内活动的机会增多，使流行性感冒、流行性脑脊髓膜炎等呼吸系统传染病的发病率增高；夏季气候炎热，人们多食瓜果、蔬菜等生冷食品，易发生肠道传染病。环境的污染、自然环境的破坏和自然灾害造成的环境恶化也可引发传染病的流行。

2. 社会因素 社会因素包括生产和生活条件、医疗卫生状况、经济、文化、宗教信仰、风俗习惯、生活方式、人口密度、人口流动、职业、社会动荡和社会制度等。与自然因素相比，社会因素对传染病的影响作用较大，既可以扩大传染病的流行，也可以阻止传染病的发生、蔓延，甚至消灭传染病。

（1）社会制度既是各种社会因素的集中体现，也制约着各种社会因素。我国由计划经济向市场经济体制的转变必然会导致传染病防制体系和运作体制的改变，在新的体制和运作制度完善之前，可能会导致传染病防制中的某些问题的发生。

（2）人口流动是目前引起传染病的发生和流行的主要因素之一。随着国际、国内市场的开放，改革纵向加深，一些输入性传染病如黄热病、非洲睡眠病传入我国。另外，大量的流动人口涌入城市，流行区本地居民由于患病或隐性感染而获得对该病的免疫力，而缺乏相应免疫力的非流行区居民迁入后，人群易感性升高，同时城市人口密度急剧增加，大大增加了传染病蔓延和传播的机会，流行范围也很难控制。

（3）旅游、交通等也是导致传染病发生和流行的重要因素。目前，世界上旅游业发展空前，旅游人数、速度和范围远远超出了旅游地区生态系统的承受能力。旅游者可将病原体、动物及其他生物带入或带出旅游区，伴随着环境生态、土地开发、人类行为和城市化的变化，旅游将在更大范围导致传染病的发生。此外，人类饮食谱和饮食方式的变化，也给原来没有机会与人类接触的生物提供了进入人体的机会，将影响到某些传染病的流行特征。

（4）医院感染率的上升是近年来导致传染病难以控制的因素之一。尽管我国的医院感染控制水平有了很大提高，但住院病人的医院感染率仍为10%左右，为传染病的流行提供了可乘之机。尤其是抗生素在临床上的大量应用，增加了细菌的耐药性，传染源不能及时控制，导致了传播机会的增加。

（5）人群免疫水平的改变，导致一些传染病又有抬头倾向。例如麻疹发病向婴儿和成人发展的势头，提示我们目前的计划免疫程序需要改进。

（6）不健康卫生行为是导致性接触传染病流行的重要因素。嫖娼、卖淫可导致性病、艾滋病发病率上升，结核病又因艾滋病的流行正卷土重来，造成传染病流行的恶性循环。因此，在改善物质生活条件的同时，也必须加强群众精神文明教育，注意改变不良生活习惯，讲究个人卫生及公共卫生，增强自我保健意识，以降低性病及其他一些与精神文明密切相关的疾病的发生。

三、疫源地与流行过程

1. 疫源地的概念　传染源及其排出的病原体向周围播散所能波及的范围称为疫源地（epidemic focus）。因此，形成疫源地的条件包括两方面，即存在传染源和病原体能够持续传播。疫源地是构成传染病流行过程的基本单位。每个传染源可单独构成一个疫源地，但在一个疫源地内也可同时存在一个以上的传染源。

2. 疫源地的范围及存在时间　通常把范围较小的疫源地或单个传染源所构成的疫源地称为疫点，如同一门户出入的住户，或病人、疑似病人、病原携带者、在生活上密切相关的若干户。若干疫源地连成片并且范围较大时称疫区。在农村一般指一个村庄、一个乡或毗邻乡，城市以一个或几个居委会或一条街道为范围。疫源地随病种及时间而变动，其范围的大小取决于三个因素，即传染源的存在时间和活动范围、传播途径的特点和周围人群的免疫状况。不同传染病的疫源地范围大小不同，同种传染病在不同条件下，疫源地范围也不相同。

疫源地存在的时间长短因传染病而异。只有传染源周围人群中的所有易感者经过该病的最长潜伏期没有新的感染者或新病例发生，才可认为该疫源地不再存在。

3. 疫源地的消灭　疫源地消灭必须具备的条件为：①传染源被移走（住院、死亡、移至他处）或不再排出病原体（痊愈）；②通过各种措施消灭了传染源排于外环境的病原体；③传染源周围所有的易感接触者经过了该病最长潜伏期而未出现新病例或新感染者。只有具备了这三个条件时，针对疫源地的各种防疫措施才可以停止。

4. 疫源地与流行过程的关系　每个疫源地都是由前一个疫源地引起的，它本身又是形成新的疫源地的基础。一系列相互联系、相继发生的疫源地就构成了传染病的流行过程。疫源地是构成流行过程的基本单位，它一旦被消灭，流行过程即告中断。只有传染源、传播途径及易感人群三个构成流行过程的基本环节相互连结，协同作用时才会产生新的疫源地，从而延续流行过程。

第四节　预防与控制

一、策略

（一）预防为主

预防为主是我国的基本卫生工作方针。多年来，我国的传染病预防策略可概括为：以预防为主，群策群力，因地制宜，发展三级保健网，采取综合性防治措施。传染病的预防就是要在疫情尚未出现前，针对可能暴露于病原体并发生传染病的易感人群采取措施。

1. 加强健康教育　健康教育可通过改变人们的不良卫生习惯和行为切断传染病的传播途径。健康教育的形式多种多样，可通过大众媒体、专业讲座和各种针对性手段来使不同教育背景的人群获得有关传染病预防的知识，其效果取决于宣传方式与受众的匹配性。健康教育对传染病预防的成效卓著，如安全性行为知识与艾滋病预防；饭前便后洗手与肠道传染病预防等，是一种低成本高效果的传染病防制方法。

2. 加强人群免疫　免疫预防是控制具有有效疫苗免疫的传染病发生的重要策略。全球消灭天花、脊髓灰质炎活动的基础是开展全面、有效的人群免疫。实践证明，许多传染病如麻疹、白喉、百日咳、破伤风、乙型肝炎等都可通过人群大规模免疫接种来控制其流行，或将其发病率降至相当低的水平。

3. 改善卫生条件　保护水源、提供安全的饮用水，改善居民的居住环境，加强粪便管理和无害化处理，加强食品卫生监督和管理等，都有助于从根本上杜绝传染病的发生和传播。

（二）加强传染病监测

传染病监测是疾病监测的一种，其监测内容包括传染病发病、死亡；病原体型别、特性；媒介昆虫和动物宿主种类、分布和病原体携带状况；人群免疫水平及人口资料等。必要时还开展对流行因素和流行规律的研究，并评价防疫措施效果。

我国的传染病监测包括常规报告和哨点监测。常规报告覆盖了甲、乙、丙三类共 39 种法定报告传染病。国家还在全国各地设立了上百个艾滋病监测哨点。

建立和完善疾病监测网络，保证及时识别疫情及迅速实施预防控制策略。监测网络应该对公共卫生相关信息进行连续、系统的收集和分析，从组织体系、人员、设备、技术能力等方面提高监测新传染病的能力，通过监测及时发现新传染源或新的病原体以及影响因素，以便采取有效的应急措施，控制其扩散和蔓延。

（三）加强国境卫生检疫

国境卫生检疫属于检疫的一种，是为了防止传染病由国外传入和从国内传出，在一个国家的国际通航口岸、机场、陆地边境和国界江河港口设立的国境卫生检疫机关，对进出国境的人员、交通工具、货物、行李和邮件等实施医学检查和必要的卫生处理，这种综合性的检疫措施称为国境卫生检疫。国境卫生检疫措施的实施，有效地预防和控制了一些传染病病原体在国家间的传播和某些传染病在国际范围内的流行。我国政府在新中国成立以来，先后颁布了一系列有关国境卫生检疫的条例与法规，目前已设立了海港、航空和陆地边境等三种国境卫生检疫机关，按照我国对外政策和《中华人民共和国国境卫生检疫法》及《中华人民共和国国境检疫条例实施细则》所规定的各项措施与办法实行国境卫生检疫。

WHO 颁布的国际卫生条例规定，国际检疫的传染病为鼠疫、霍乱、黄热病、病毒性流感、麻痹性脊髓灰质炎、斑疹伤寒、回归热、疟疾。我国规定检疫的传染病及其潜伏期为：鼠疫，6 天；霍乱，5 天；黄热病，6 天。

（四）传染病的全球化控制

传染病的全球化流行趋势日益体现了传染病的全球化控制策略的重要性。继1980年全球宣布消灭天花后，1988年WHO启动了全球消灭脊髓灰质炎行动。经过14年的努力，全球脊髓灰质炎病例下降了99.8%，病例数从1988年估计的350000例减至2001年的483例；脊髓灰质炎发病的国家由125个降至10个。中国在2000年也正式被WHO列入无脊髓灰质炎野毒株感染国家。

为了有效遏制全球结核病流行，2001年WHO发起了全球“终止结核病”合作伙伴的一系列活动，其设立的目标为：2005年，全球结核病感染者中的75%得到诊断，其中85%被治愈。2010年，全球结核病负担（死亡和患病）下降50%。2050年，使全球结核病发病率降至1/100万。

此外，针对艾滋病、疟疾和麻风的全球性策略也在世界各国不同程度地展开。全球化预防传染病策略的效果正日益突现。

二、措施

传染病的控制主要是针对传染病流行过程的环节采取的一些措施。

（一）对传染源及接触者的措施

1. 对病人的措施　做到早发现、早诊断、早报告、早隔离、早治疗。

（1）早发现、早诊断有利于对患者及时采取医学治疗，控制传染源，防止传染病继续传播。早发现、早诊断的基础是向群众进行卫生宣传教育，普及医学知识，提高医务人员的业务水平，建立特异性检测方法。

（2）传染病的报告：迅速、全面、准确的传染病报告可使卫生防疫部门及时掌握疫情，做出判断，制订控制和消灭疫情的策略和措施。

1）报告的病种：依据《中华人民共和国传染病防治法》（2004）规定，结合我国传染病流行的现状，目前，我国法定报告的传染病分为甲类、乙类和丙类，共39个病种。

甲类传染病（2种）：鼠疫、霍乱。

乙类传染病（26种）：传染性非典型肺炎、艾滋病、病毒性肝炎、脊髓灰质炎、人感染高致病性禽流感、麻疹、流行性出血热、狂犬病、流行性乙型脑炎、登革热、炭疽、细菌性和阿米巴性痢疾、肺结核、伤寒和副伤寒、流行性脑脊髓膜炎、百日咳、白喉、新生儿破伤风、猩红热、布鲁氏菌病、淋病、梅毒、钩端螺旋体病、血吸虫病、疟疾、甲型H1N1流感。

丙类传染病（11种）：流行性感冒、流行性腮腺炎、风疹、急性出血性结膜炎、麻风病、流行性和地方性斑疹伤寒、黑热病、包虫病、丝虫病、除霍乱、痢疾、伤寒和副伤寒以外的感染性腹泻病、手足口病。

对乙类传染病中的传染性非典型肺炎、炭疽中的肺炭疽和人感染高致病性禽流感，采取甲类传染病的预防、控制措施。

国务院可以根据情况，增加或减少甲类传染病病种，并予公布；国务院卫生行政部门可以根据情况，增加或减少乙类、丙类传染病病种，并予公布。

2）疫情报告：任何人发现传染病病人或者疑似传染病病人时，都应当及时向附近的医疗保健机构或者疾病预防与控制机构报告。为了加强传染病信息报告管理，提高报告质量，中华人民共和国卫生部于2006年制订了《传染病信息报告管理规范》，规定各级各类医疗机构、疾病预防控制机构、采供血机构均为责任报告单位；其执行职务的人员和乡村医生、个体开业医生均为责任疫情报告人。要求责任报告单位和责任疫情报告人发现甲类传染病和乙类传染病中的肺炭疽、传染性非典型肺炎、脊髓灰质炎、人感染高致病性禽流感的病人或疑似病人时，或发现其他传染病和不明原因疾病暴发时，应于2小时内将传染病报告卡通过网络报告；未实行网络直报的责任报告单位应于2小时内以最快的通讯方式（电话、传真）向当地县级疾病预防控制机构报告，并于2小时内寄送出传染病报告卡。对其他乙、丙类传染病病人、疑似病人和规定报告的传染病病原携带者在诊断后，实行网络直报的责任报告单位应于24小时内进行网络报告；未实行网络直报的责任报告单位应于24小时内寄送出传染病报告卡。对其他符合突发公共卫生事件报告标准的传染病暴发疫情，按《突发公共卫生事件信息报告管理规范》要求报告。

（3）早隔离、早治疗：隔离病人是防止病原体扩散的有效方法。将有传染性的病人及病原携带者与周围易感者分隔开来，不仅便于管理和消毒，而且有利于病人得到及时治疗，起到控制和消灭传染源的作用。甲类传染病病人必须实施隔离治疗。乙类传染病病人根据病情可在医院或家中隔离，隔离至病人痊愈为止。对某些疾病如钩端螺旋体病、布鲁菌病病人，由于一般的接触传播可能性极小，可不必隔离。

2. 对病原携带者的措施　主要采取早发现、早治疗的措施，加强教育，定期检查。主要依靠病原学检查，选择灵敏度高、特异性强、操作简便的检测方法及时发现病原携带者，特别是对从事饮食行业、托幼机构等特殊行业的职业人群，应定期体检，一旦发现病原携带者，除做好登记、管理、及时治疗外，应进行有针对性的卫生教育，必要时调离岗位。

3. 对动物传染源的措施　对危害大且经济价值不大的动物传染源应予彻底消灭。对危害大的病畜或野生动物应予捕杀、焚烧或深埋。对危害不大且有经济价值的病畜可予以隔离治疗。此外还要做好家畜和宠物的预防接种和检疫。

4. 对接触者的措施　主要采取检疫措施。根据传染病潜伏期的长短确定检疫期限，同时根据病种及接触者的免疫状态，采取应急接种、药物预防和医学观察、留验（隔离观察）等检疫措施。检疫期限一般从最后一次接触之日算起到该病的最长潜伏期。如对甲类传染病的接触者应进行留验，即限制其活动范围，不准与他人接触，并要求在指定的场所实施诊察、检验和治疗；对乙类和丙类传染病的接触者应施行医学观察，即在正常工作、学习的情况下，接受体格检查、病原学检查和必要的卫生处理。对危害较严重的且潜伏期较长的传染病的密切接触者可施行应急预防接种或药物预防。

（二）对传播途径的措施

传染病疫情发生后，首先要估计疫源地的范围。不同传染病因传播途径不同，所采取的主导措施各异。如肠道传染病主要应对病人排泄物、污水、垃圾等进行卫生处理，实行饮水消毒，加强个人卫生等；呼吸道传染病则常采取空气消毒、通风及个人防护（戴口罩）等措施。

具体措施主要有消毒和杀虫。

1. 消毒指消除或杀灭外界环境中的致病性微生物的一种措施。可采用化学、物理、生物等方法。按其性质可将消毒分为预防性消毒和疫源地消毒两种。

（1）预防性消毒属预防性措施，指当怀疑有某传染病病原体存在的可能时所采取的措施，如饮水消毒，空气消毒等。消毒方法主要包括物理消毒与化学消毒。

（2）疫源地消毒为防疫措施，指对现有或曾有传染源存在的疫源地进行的消毒，目的在于杀灭由传染源排出的病原体。该措施又分为随时消毒和终末消毒，前者是对传染源的排泄物、分泌物或被污染的物品、场所进行的及时消毒；后者指对传染源痊愈、死亡或离开住所后对疫源地所进行的彻底消毒，目的是完全消除传染源所播散在外环境中的病原体。

2. 杀虫指杀灭有害昆虫，特别是外环境中传递病原体的媒介节肢动物。杀虫与消毒一样可分为预防性杀虫和疫源地杀虫，后者又可分为随时杀虫和终末杀虫。杀虫方法主要有物理、化学和生物杀虫法。

（三）对易感人群的措施

1. 预防接种　是提高机体免疫水平的一种特异性预防措施，可有效地预防相应传染病，是控制和消灭传染病的重要手段之一，也是计划免疫的主要内容。（详见第五节免疫规划）

2. 药物预防　对于某些有特效防治药物可控制的传染病，在易感人群和可能的接触者中可采用药物预防，如疟疾流行时给易感者抗疟药物。

3. 防护措施　在某些传染病流行的季节，对易感者可采取一定的防护措施，防止其受到感染，如戴口罩、手套、护腿，使用避孕套等都可起到个人防护作用。实践证明，使用避孕套不仅可减少淋球菌、衣原体等感染，而且可大大降低艾滋病的发病率。

第五节　免疫规划

预防接种、计划免疫、免疫规划是预防接种事业发展的不同阶段的主要提法，我国是世界上最早使用预防接种方法预防传染病的国家，受历史条件的限制，直至新中国成立后，预防接种工作才得到迅速的普及和发展。新中国的预防接种工作大致经历了三个时期：①计划免疫初期（1950～1977年），这个时期是预防接种的初期阶段，1963年，卫生部颁布了《预防接种工作实施办法》，各地逐步将预防接种工作纳入计划管理的轨道；②计划免疫时期（1978～2000年），该时期为我国预防接种工作与WHO的扩大免疫规划相结合并迅猛发展的儿童计划免疫时期；③免疫规划时期（2001年至今），我国的预防接种工作进入一个新的阶段，免疫规划工作进一步走向法制化和规范化管理。

一、预防接种

是将人工制备的疫苗类制剂（抗原）或免疫血清类制剂（抗体），通过适宜的途径接种到机体，使人体产生对某种传染病的主动免疫或被动免疫，从而保护易感人群，预防传染病发生。

预防接种根据接种的生物制品的不同，可分为三类。

（一）人工主动免疫

人工主动免疫（active immunization）也称人工自动免疫，是采用人工免疫的方法，将疫苗接种到机体，使机体获得对传染病的特异性免疫力，从而保护易感人群，预防传染病的发生。疫苗是指病原微生物或其代谢产物经理化因素处理后，使其失去毒性但保留抗原性所制备的生物制品。以下是可用于人工主动免疫的疫苗分类。

1. 按疫苗性质分为灭活疫苗和减毒活疫苗。

灭活疫苗是指选用免疫原性强的病原微生物，经人工大量培养，用理化方法灭活后使其失去致病力而保留抗原性所制成的疫苗，如流行性乙型脑炎灭活疫苗、甲肝灭活疫苗等。灭活疫苗接种后刺激机体所致的免疫通常为体液免疫。灭活疫苗在体内不能繁殖，产生的免疫力较低，免疫持续时间较短，需反复接种来达到所需的保护性抗体水平。由全菌或病毒制成的灭活疫苗因其组分复杂而副作用较大，但其中的纯化组分疫苗如类毒素副反应小，持续时间长，且免疫效果较好，是一种理想的自动主动免疫制剂。灭活疫苗易保存，有效期长。

减毒活疫苗是用人工的方法，将病原体的毒力降低到足以使机体产生模拟自然感染而发生的隐性感染，诱发理想的免疫应答而不产生临床症状的疫苗，如麻疹疫苗、卡介苗、脊髓灰质炎疫苗等。减毒活疫苗进入机体后，减毒株在宿主体内复制和增殖，引导宿主产生免疫，此时免疫反应往往强于灭活疫苗，且往往由于免疫记忆而维持终身。减毒活疫苗的作用类似于自然感染，可同时导致体液免疫和细胞免疫，在全身和局部产生免疫效果。减毒活疫苗的潜在优势在于它还可导致减毒株在易感者之间的水平传播，这种传播可能会增加人群的实际免疫覆盖率，但水平传播同样可能增加了减毒株恢复毒力的可能性。因此，对于有可能产生水平传播的疫苗减毒株，必须实施严格监测。减毒活疫苗接种剂量小，接种次数少，免疫效果好，维持时间长，但有效期短，热稳定性差，不易保存。

2. 按疫苗生产工艺分为全菌体（或病毒）疫苗、裂解疫苗、合成肽疫苗、基因工程疫苗和核酸疫苗。

全菌体（或病毒）疫苗是细菌、病毒等病原体的培养物，经理化方法灭活后制成的丧失致病性而保留有免疫原性的疫苗，如流行性乙型脑炎灭活疫苗、甲肝灭活疫苗等。

裂解疫苗既可以是蛋白质疫苗，也可以是多糖疫苗。蛋白质疫苗包括类毒素和亚单位疫苗。类毒素是细菌的外毒素经甲醛处理后，使其失去毒性保留抗原性制成的疫苗。如破伤风类毒素、白喉类毒素。类毒素在体内吸收较慢，能较长时间刺激机体，使机体产生高滴度抗体，增强免疫效果，在预防由外毒素引起的传染病中起重要作用。亚单位疫苗是去除病原体中与激发保护性免疫无关的甚至是有害的成分，保留有效免疫成分制成的疫苗。如从 HBsAg 阳性者血浆中提取 HBsAg，可制成乙型肝炎亚单位疫苗。亚单位疫苗稳定性、可靠性高，接种后引起的不良反应小。

合成肽疫苗是用化学合成抗原表位氨基酸序列法，将能诱导机体产生保护性免疫的人工合成的抗原肽结合于载体上（常用脂质体），再加入佐剂制备而成的疫苗。此种疫苗不含核酸，一旦合成即可大量生产，且无血源性疫苗传染的可能性，是理想和安全的新型疫苗，也是目前研制预防和控制感染性疾病的主要方向之一。但其合成肽分子小，免疫原性弱，常需交联载体才能诱导免疫应答。

基因工程疫苗是将病原的保护性抗原编码的基因片段克隆入表达载体，用以转染细胞或真核细胞微生物及原核细胞微生物后得到的产物，或者将病原的毒力相关基因删除，使成为不带毒力相关基因的基因缺失疫苗。如把编码 HBsAg 的基因插入酵母菌基因组，制成 DNA 重组乙肝疫苗。

核酸疫苗是将编码某种抗原蛋白的外源基因（DNA 或 RNA）直接导入动物体细胞内，并通过宿主细胞的表达系统合成抗原蛋白，诱导宿主产生对该抗原蛋白的免疫应答，以达到预防和治疗疾病的目的。核酸疫苗仅是病原体某种抗原的基因片段，可提供与天然构象非常接近的目的蛋白，提呈给宿主免疫系统，与自然感染过程相似。

3. 按疫苗品种分为单价疫苗和联合疫苗。

单价疫苗指一种疫苗只能预防一种疾病，且该疾病的病原体多数只有一种血清型/基因型，如麻疹疫苗。

联合疫苗是将多种疫苗制备于同一针剂中，包括多疾病联合疫苗和单疾病多型别联合疫苗。多疾病联合疫苗如麻腮风联合疫苗，百白破联合疫苗，单疾病多型别联合疫苗一般包括同一种细菌或病毒的不同亚型或血清型，如 A、C、Y、W135 群脑膜炎球菌多糖疫苗。

4. 根据《疫苗流通和预防接种管理条例》，按疫苗是否付费分为第一类疫苗和第二类疫苗。

第一类疫苗是指政府免费向公民提供，公民应当依照政府的规定受种的疫苗，包括国家免疫规划确定的疫苗，以及县级以上人民政府或者其卫生行政部门组织的应急接种或者群体性接种所使用的疫苗。

第二类疫苗是指公民自费并且自愿受种的其他疫苗。

此外，按照疫苗剂型可分为冻干疫苗和液体疫苗，按疫苗使用方法分为注射疫苗、口服疫苗、划痕疫苗和喷雾疫苗。

（二）人工被动免疫

人工被动免疫（passive immunity）是将含有抗体的血清或其制剂注入机体，使机体立即获得抗体而受到保护，但在体内维持时间较短，主要用于紧急预防和免疫治疗。

1. 免疫血清　是抗毒素、抗菌和抗病毒血清的总称。这种血清含大量抗体，进入机体后可及时产生保护作用。但其在体内停留时间短，作用时间短。由于免疫血清为动物血清，含大量异体蛋白，易致过敏反应，只有免疫血清过敏试验阴性者方可使用。如抗狂犬病血清、白喉抗毒素、破伤风抗毒素。

2. 免疫球蛋白　人免疫球蛋白制剂是由健康的人血浆或健康产妇的胎盘与脐带血制成，经低温乙醇蛋白分离法或经批准的其他分离法提取，并经病毒灭活处理制成液体剂型，如冻干则为冻干剂型。可用于预防甲型肝炎、麻疹等。实践证明，人免疫球蛋白预防麻疹有肯定的效果，一般在接触麻疹患者5天内注射效果较好。此外，还有狂犬病人免疫球蛋白、乙型肝炎人免疫球蛋白。

（三）被动自动免疫

被动自动免疫是指同时给机体注射抗原物质和抗体，使机体迅速获得特异性抗体，并刺激机体产生持久的免疫力。可在应急情况下保护接触者，如在注射破伤风或白喉抗毒素实施被动免疫的同时，注射破伤风或白喉类毒素疫苗，使机体在迅速获得特异性抗体的同时，产生持久的免疫力。

二、计划免疫与免疫规划

（一）概念

计划免疫指根据疫情监测和人群免疫状况分析，按照规定的免疫程序，有计划地利用疫苗进行预防接种，以提高人群免疫水平，达到控制乃至最终消灭针对性疾病的目的。

免疫规划是根据国家传染病防治规划，使用有效疫苗对易感人群进行预防接种所制订的规划、计划和策略，按照国家或者省、自治区、直辖市确定的疫苗品种、免疫程序或者接种方案，在人群中有计划地进行预防接种，以预防和控制特定传染病的发生和流行，通过国家免疫规划的实施，提高群众健康水平和卫生文明水平。免疫规划的内涵和外延比计划免疫更宽泛，一方面要不断将安全有效的疫苗纳入国家免疫规划，另一方面要扩大预防接种的受益人群。

20世纪50年代，我国部分地区开展了有计划的预防接种，70年代明确提出了“计划免疫”的概念，从1978年开始对儿童实施计划免疫，对儿童按照规定的免疫程序进行疫苗接种。

20世纪70年代以来，WHO根据消灭天花和不同国家控制麻疹、脊髓灰质炎的经验，开展了全球扩大免疫规划（expanded programme on immunization，EPI）活动。EPI要求坚持免疫方法与流行病学监督相结合，防治白喉、百日咳、破伤风、麻疹、脊髓灰质炎、结核病等传染病。EPI从启动至上世纪80年代，重点放在提高免疫覆盖率上，使每一个儿童在出生后都能按计划获得免疫接种。进入20世纪90年代后，计划免疫的目标逐步过渡为疫苗可预防疾病的控制、消除和消灭。EPI是全球的一项重要的公共卫生行动，我国1980年起正式加入EPI活动。

（二）内容

20世纪70年代，我国制订了《全国计划免疫工作条例》，将普及儿童基础免疫纳入国家卫生计划，其主要内容为“四苗防六病”，所用制品包括：百日咳菌苗、白喉类毒素、破伤风类毒素混合制剂（简称百白破混合制剂）、卡介苗、脊髓灰质炎活疫苗、麻疹活疫苗。1992年卫生部又将乙型肝炎疫苗纳入计划免疫范畴，使儿童基础免疫的内容改为“五苗防七病”。

2007年12月，为贯彻国务院提出的“扩大国家免疫规划范围，将甲肝、流脑等15种可以通过接种疫苗有效预防的传染病纳入国家免疫规划”的要求，落实扩大国家免疫规划的目标和任务，规范和指导各地科学实施扩大国家免疫规划工作，有效预防和控制相关传染病，中国疾病预防控制中心制订了《扩大国家免疫规划实施方案》。其内容包括：①在现行全国范围内使用的乙肝疫苗、卡介苗、脊灰疫苗、百白破疫苗、麻疹疫苗、白破疫苗等6种国家免疫规划疫苗基础上，以无细胞百白破疫苗替代百白破疫苗，将甲肝疫苗、流脑疫苗、乙脑疫苗、麻腮风疫苗纳入国家免疫规划，对适龄儿童进行常规接种；②在重点地区对重点人群进行出血热疫苗接种；发生炭疽、钩端螺旋体病疫情或发生洪涝灾害可能导致钩端螺旋体病暴发流行时，对重点人群进行炭疽疫苗和钩体疫苗应急接种。通过接种上述疫苗，预防乙型肝炎、结核病、脊髓灰质炎、百日咳、白喉、破伤风、麻疹、甲型肝炎、流行性脑脊髓膜炎、流行性乙型脑炎、风疹、流行性腮腺炎、流行性出血热、炭疽和钩端螺旋体病等15种传染病，见表12-2。疫苗免疫程序见表12-3。

表12-2 扩大国家免疫规划疫苗与预防疾病对应表

疫苗种类		预防传染病种类	
1	乙肝疫苗	1	乙型病毒性肝炎
2	卡介苗	2	结核病
3	脊灰减毒活疫苗	3	脊髓灰质炎
4	百白破疫苗（基础）	4+5	百日咳
5	白破疫苗（加强）	4+5	白喉
		4+5	新生儿破伤风
6	麻疹疫苗	6	麻疹
以上为原国家免疫规划疫苗			
7	麻腮风联合疫苗（麻风、麻腮联合疫苗）	7	风疹
		7	流行性腮腺炎
8	乙脑减毒活疫苗	8	流行性乙型脑炎
9	A群流脑疫苗（基础）	9+10	流行性脑脊髓膜炎
10	A+C群流脑疫苗（加强）		
11	甲肝减毒活疫苗	11	甲型肝炎
12	出血热双价纯化疫苗	12	出血热
13	炭疽减毒活疫苗	13	炭疽
14	钩体灭活疫苗	14	钩体病

表 12-3 疫苗免疫程序

疫苗	接种对象月（年）龄	接种剂次	接种部位	接种途径	接种剂量/剂次	备注
乙肝疫苗	0、1、6月龄	3	上臂三角肌	肌内注射	酵母苗 5μg/0.5ml，CHO苗 10μg/1ml、20μg/1ml	出生后24小时内接种第1剂次，第1、2剂次间隔≥28天
卡介苗	出生时	1	上臂三角肌中部略下处	皮内注射	0.1ml	
脊灰疫苗	2、3、4月龄，4周岁	4		口服	1粒	第1、2剂次，第2、3剂次间隔均≥28天
百白破疫苗	3、4、5月龄，18～24月龄	4	上臂外侧三角肌	肌内注射	0.5ml	第1、2剂次，第2、3剂次间隔均≥28天
白破疫苗	6周岁	1	上臂三角肌	肌内注射	0.5ml	
麻风疫苗（麻疹疫苗）	8月龄	1	上臂外侧三角肌下缘附着处	皮下注射	0.5ml	
麻腮风疫苗（麻腮疫苗、麻疹疫苗）	18～24月龄	1	上臂外侧三角肌下缘附着处	皮下注射	0.5ml	
乙脑减毒活疫苗	8月龄，2周岁	2	上臂外侧三角肌下缘附着处	皮下注射	0.5ml	
A群流脑疫苗	6～18月龄	2	上臂外侧三角肌附着处	皮下注射	30μg/0.5ml	第1、2剂次间隔3个月
A+C流脑疫苗	3周岁，6周岁	2	上臂外侧三角肌附着处	皮下注射	100μg/0.5ml	2剂次间隔≥3年；第1剂次与A群流脑疫苗第2剂次间隔≥12个月
甲肝减毒活疫苗	18月龄	1	上臂外侧三角肌附着处	皮下注射	1ml	
出血热疫苗（双价）	16～60周岁	3	上臂外侧三角肌	肌内注射	1ml	接种第1剂次后14天接种第2剂次，第3剂次在第1剂次接种后6个月接种

续表

疫苗	接种对象月（年）龄	接种剂次	接种部位	接种途径	接种剂量/剂次	备注
炭疽疫苗	炭疽疫情发生时，病例或病畜间接接触者及疫点周围高危人群	1	上臂外侧三角肌附着处	皮上划痕	0.05ml（2滴）	病例或病畜的直接接触者不能接种
钩体疫苗	流行地区可能接触疫水的7～60岁高危人群	2	上臂外侧三角肌附着处	皮下注射	成人第1剂0.5ml，第2剂1.0ml 7～13岁剂量减半，必要时7岁以下儿童依据年龄、体重酌量注射，不超过成人剂量1/4	接种第1剂次后7～10天接种第2剂次
乙脑灭活疫苗	8月龄（2剂次），2周岁，6周岁	4	上臂外侧三角肌下缘附着处	皮下注射	0.5ml	第1、2剂次间隔7～10天
甲肝灭活疫苗	18月龄，24～30月龄	2	上臂三角肌附着处	肌内注射	0.5ml	2剂次间隔≥6个月

三、效果评价

（一）免疫学效果通过测定接种后人群抗体阳转率、抗体平均滴度和抗体持续时间来评价。如脊髓灰质炎中和抗体≥1∶4或有4倍及以上增高；麻疹血凝抑制抗体≥1∶2或有4倍及以上增高等。

（二）流行病学效果可用随机对照双盲的现场试验结果来计算疫苗保护率和效果指数。

（三）计划免疫管理评价指标

计划免疫工作考核内容包括：组织设置和人员配备；免疫规划和工作计划；计划免疫实施的管理和各项规章制度；冷链装备及运转情况；人员能力建设及宣传动员；监测及疫情暴发控制等。常用考核指标有建卡率、卡（证）填写符合率、疫苗合格接种率、免疫规划疫苗覆盖率、报表报告完整率，此外，流动人口的接种率、疫苗使用率、免疫成功率、传染病漏报率等指标也常用来评价计划免疫的效果。

（史晓红）

第十三章 慢性非传染性疾病流行病学

随着全球疾病谱和死因谱的变化，慢性非传染性疾病的发病率和死亡率逐年上升，成为21世纪危害人类健康和生命最主要的公共卫生问题。慢性非传染性疾病的病因和影响因素较为复杂，主要与生活行为方式、环境、遗传及社会心理等因素有关，这些因素多数可以预防和控制。基于此，WHO等一些国际组织已确定将慢性非传染性疾病的预防和控制作为全球健康议程的一项重要内容。了解慢性非传染性疾病的分布特征与流行规律，探明其发生的病因和主要影响因素，制订科学、有效的预防干预策略和措施，将有效降低慢性非传染性疾病的发病和死亡风险，提高人类健康水平。

第一节 流行现状

一、流行现状

慢性非传染性疾病（non-communicable chronic diseases，NCDs），简称慢性病。美国疾病预防与控制中心对慢性病的定义为：进行性的、不能自然痊愈及很少能够完全治愈的疾病。WHO对慢性病的定义为：一般不传染，病程长、通常进展缓慢的疾病。目前，非传染性疾病的四种主要类型为心血管疾病（如心脏病和中风）、癌症、慢性呼吸道疾病（如慢性阻塞肺疾病和哮喘）和糖尿病。慢性病一般具有比较明确的特点：①病因复杂，发病与遗传、环境和行为因素有关；②潜隐期较长，没有明确的发病时间；③病程迁延持久，随着疾病的发展，表现为功能进行性受损或失能，对健康损伤严重；④病情复杂，很难彻底治愈；⑤疾病负担较重，诊断治疗的费用较高，治疗的成本效益较差，对卫生服务利用的需求高。

世界范围内，无论发达国家还是发展中国家，慢性病发病率和死亡率均呈上升趋势，其中发展中国家上升幅度更为明显。2011年4月WHO发布的《全球非传染性疾病现状报告》（Global Status Report on Non-communicable Diseases，2011）显示，非传染性疾病已经成为全球人类健康的头号杀手，且死亡人数仍不断上升。慢性病的主要死因中，居前四位的为心血管疾病、癌症、慢性呼吸系统疾病和糖尿病。2008年，死于心脏病、中风、慢性肺部疾病、癌症和糖尿病的慢性病者高达3610万人，占死亡总数的63%，其中有2900万（近80%）的慢性病死亡者发生在低、中等经济水平的国家，慢性病已成为美洲、地中海东部、欧洲、东南亚和西太平洋地区绝大多数国家最主要的死因。

预计未来的20年内，由传染性疾病、孕产妇、围产儿和营养问题等引起的死亡将急剧下降，而在中低收入国家慢性病引起的死亡将会大幅度增加。尽管目前在非洲地区传染性疾病的死亡率高于非传染性疾病，但慢性病的患病率呈现快速上升趋势，预计到2020年将达到传染病、孕产妇、围产儿和营养问题等其他疾病引起的死亡数的3/4，2030年将超过这些疾病的死亡水平。WHO以2002年数据为基础，预计到2030年，癌症死亡数将由2004年的740万上升到1180万，心血管病引起的死亡将由2004年的1710万上升到2340万，慢性病引起的死亡将占到全球死亡总数的75%。

慢性病已经成为中国的头号健康威胁。我国慢性病具有疾病负担重，发病、死亡和致残风险高，发病年龄年轻化，危险因素复杂和暴露水平不断增加等特点。2013年中国慢性病患病率由10年前（2003年）的123.3‰上升到245.2‰，患者总数超过2.6亿，慢性病导致的死亡占到所有死亡人数的85%以上，疾病谱顺位与世界总体趋势一致，主要为心血管疾病、癌症、慢性呼吸系统疾病和糖尿病。2011年中国疾病预防控制中心对我国部分县市前十位疾病死亡专率及死因构成进行了统计，显示前四位疾病均为慢性病，其中市区为恶性肿瘤、心脏病、脑血管病、呼吸系统疾病，县城区为恶性肿瘤、脑血管病、心脏病、呼吸系统疾病。据全国疾病监测资料统计显示，中国慢性病死亡占总死亡的比例持续上升，1985~2005年，脑血管病、冠心病、支气管肺癌、肝癌、乳腺癌、糖尿病以及交通伤害死亡率均呈上升趋势。重大慢性病高发的现状已成为影响国民健康与寿命的主要公共卫生问题。

我国慢性病发病率也处于较高水平，WHO数据显示，2008年我国经年龄调整的慢性病发病率男性为665.2/10万，女性为495.2/10万，其中男性心血管病和糖尿病的总发病率最高，达311.5/10万，女性为259.6/10万；男女癌症发病率分别为182.3/10万和105.0/10万；男女慢性呼吸系统疾病发病率分别为118.4/10万和88.7/10万。我国是世界上人口最多的国家，慢性病发病人数绝对数大，2002年我国高血压患者达1.6亿，糖尿病患者2000万。近年来，随着我国经济快速发展，人民生活水平的提高，慢性病发病人数和发病率快速增长。2002年中国居民营养与健康状况调查显示，我国18岁以上居民高血压患病率高达18.8%，比1991年15岁以上人群增长了31%。1996年我国大城市20岁以上人群糖尿病患病率为4.58%，2002年上升到6.37%，中小城市上升速度低于大城市，由3.37%上升到3.89%，预计到2025年我国糖尿病人数将上升至1亿。我国2003~2010年肿瘤监测资料显示，食管癌发病率从2007年开始上升，死亡率从2008年开始上升，死亡率上升幅度农村高于城市，男性高于女性。

二、疾病负担

疾病负担（burden of disease）是指疾病或伤残对人类健康的危害和对整个社会与经济的影响。全球疾病负担（global burden of disease，GBD）是WHO和世界银行提出的一种测量疾病或伤残导致的失能或过早死亡的方法，用于评价疾病或伤残对一个国家或地区人群健康和社会经济发展的危害程度。随着社会经济的发展和人们生活水平的提高，期望寿命不断增加，在社会经济发展的同时也带来了人类对引发慢性病危险因素暴露机会增加的风险，也发生了人口老龄化模式的变化和以慢性病为主的疾病模式的变化，慢性病表现出日益严重的社会和家庭负担。

WHO对全球疾病负担的报道指出，2004年每1000个人的全球疾病负担为237 DALYs，其中60%由过早死亡造成，40%由非致命性健康损失造成。在所有疾病负担中，慢性病占到了约50%的比例。在中低收入国家，45%的成人疾病负担由慢性病造成，随着人口老龄化和危险因素暴露水平的增加，该比例逐渐增高。过去认为慢性病是高收入国家的主要疾病负担，事实上，经年龄调整后，中低收入国家的慢性病疾病负担高于高收入国家，主要以心血管疾病和神经系统疾病上升明显。在低收入国家男性和女性慢性病导致的过早死亡（PYLL）分别为22%和35%，在高收入国家分别为8%和10%。

我国已经进入慢性病高负担期。据统计，我国健康寿命损失较高的慢性病依次为神经精神疾病（2774年/10万人）、心血管疾病（1948年/10万人）、感官疾病（1538年/10万人）、恶性肿瘤（1461年/10万人）、呼吸系统疾病（1203年/10万人）、消化系统疾病（495年/10万人）。我国慢性病导致的健康寿命损失（DALY）达1.41亿年，高于传染病、孕产妇、围产儿和营养问题及伤害引起的DALY总和，占全部健康寿命损失的70.3%，高于印度（43%），低于部分发达国家（加拿大89.3%，美国86.9%，日本84.3%，英国83.7%，韩国81.4%）。

慢性病不仅对人类健康造成严重威胁，也给社会和家庭带来巨大的经济负担，尤其是在发展中国家呈增长态势。慢性病流行造成的经济损失已引起了社会和政府的广泛关注，《2009年全球风险报告》显示，在影响全球经济的众多因素中，因慢性病造成的疾病风险和经济负担甚至高于全球金融危机所造成的影响。2010年和2011年连续两年的全球经济论坛都将慢性病列为影响全球经济发展的主要风险之一，指出慢性病成为制约全球经济发展和社会进步的主要国际问题。WHO对2005～2015年中国、印度、巴西、加拿大等九个国家因心脏病、脑卒中、糖尿病损失的国民收入进行了预测，结果显示中国的损失最大。我国慢性病给居民带来较大负担，据《中国卫生统计年鉴》，2011年中国慢性病卫生费用为12910.77亿元，占卫生总费用的69.98%，2010年慢性病的卫生费用中，心血管病费用所占比例最高（34.08%），其次是消化系统疾病、骨骼肌肉系统疾病、生殖泌尿系统和内分泌系统疾病、糖尿病。

社会人口老龄化可加剧慢性病对社会的经济负担，而此问题在我国表现得尤为突出，世界银行预测，到2030年中国因老龄化问题将使慢性病负担至少增加40%。一方面，老龄化使得劳动人口（15～64岁）所占比例减少，导致社会经济发展减速、社会不稳定风险增加；另一方面，国家需要努力满足那些长期甚至终身患有慢性病的人们的需求，从而面对较大的社会经济负担和其他方面的社会压力。

第二节　分布特征

不同慢性病具有不同的时间、地区和人群分布特征，通过分析慢性病的分布特点和规律，可为慢性病病因假设的提出和防治策略与措施的制订提供科学依据。

一、时间分布特点

近年来，慢性非传染性疾病的发病率呈逐年上升趋势。1951～1995年，美国35～74岁男性肺癌的发病率翻倍，英国略有下降，但在同期，女性肺癌的发病率却上升较快，美国女性肺癌发生率增加了7倍，英国增加了3倍。1980～2008年，全球糖尿病患病人数从1.53亿增加到3.47亿，年龄调整的成人糖尿病患病率男性从8.3%增加到9.8%，女性从7.5%增加到9.2%。

随着慢性病对人类健康危害日益严重，针对不同慢性病发生的主要危险因素，各国均采取了积极的预防和控制措施。实践证明，在采取了有效预防和干预措施的国家和地区，某些慢性病发生率和死亡率明显下降，尤以采取全人群控烟行动后对慢性病的防控效果最为明显。资料显示，控烟行动使所有癌症的死亡率下降，减少烟草使用使男性癌症死亡率下降40%，从1991年到2003年，至少减少了14.6万肺癌患者的死亡。例如，加利福尼亚采取控烟行动2年后，肺癌的发生率开始下降，10年后肺癌发生率较未开展控烟行动计划的预期结果下降了14%，16年后肺癌发生率趋于稳定；控烟行动开展1年后心脏病死亡率开始下降，9年后年龄调整的死亡率比预测值下降了13%。

在我国，随着传染病的有效控制，慢性病的发病率和死亡率呈逐年上升趋势，心脑血管疾病、癌症、糖尿病的上升速度较快，尤以脑血管疾病死亡率的上升速度更为迅速。1991～2000年，中国全人群年龄标化死亡率下降了13%，其中，标化死亡率下降超过10%的有17种疾病，主要包括各种传染性疾病；上升超过10%的疾病有7种，包括脑卒中、冠心病、糖尿病、肺癌、肝癌、乳腺癌和交通事故，年龄标化死亡率从172/10万上升到212/10万，增长了40/10万。据中国疾病监测资料，1985～2005年，脑血管病、冠心病、肺癌和糖尿病呈上升趋势，而传染性疾病、肺炎和围产期疾病则呈下降趋势。

二、地区分布特点

1. 国家间慢性病的分布　慢性病的发病率和死亡率在不同国家有较大差异。2011年WHO数据显示，经济收入越低的国家，慢性病过早死亡率越高，在经济收入为低、中、中高和高收入组国家，60岁以下人群慢性病死亡率分别为41%、28%、25%和13%，即随着国家经济收入的提高死亡率降低。不同经济水平的国家，男性慢性病的死亡率均高于女性。WHO 1985～1990年对世界29个心血管病人群监测（multinational monitoring of trends and determinants in cardiovascular disease，MONICA）的监测点资料分析显示，慢性病的发病特征呈现明显的地区不均衡性。芬兰和英国的男性冠心病死亡率最高，中国北京最低；英国的女性冠心病死亡率最高，西班牙最低；糖尿病呈现离赤道越远发病率越高的现象。肝癌在亚非地区高发，而在欧美国家发病率较低。宫颈癌主要发生在发展中国家，每年的新发病例占到全球发病总数的80%以上。

2. 地区间慢性病的分布　慢性病的发病率和死亡率不仅在全球不同国家存在较大差别，在同一国家不同地区也有一定差异。在我国，肝癌具有南方高于北方、东部高于西部、沿海高于内地、江河三角洲地区和沿海岛屿多发的分布特点；宫颈癌主要在甘肃、新疆、山西等西、中部地区高发，呈现农村高于城市、山区高于平原的地理特征；高血压患病率有明显地域差别，总趋势为北方高于南方、东部高于西部、自东北到西南递减；糖尿病呈现以长江为界明显北高南低，纬度越高发病率越高的特点。

3. 城乡间慢性病的分布　许多慢性病的发病率和死亡率具有明显的城乡差别。在我国，城市和农村以及农村中东、中、西部地域不同死因构成有所不同，随着时间的变化其差别不断发生变化：2004～2005 年，农村人群的感染性疾病、母婴疾病、慢性阻塞性肺病（COPD）和伤害的死亡率明显高于城市，城市人群的心血管疾病和脑血管疾病的死亡率则明显高于农村，到 2011 年，城市和农村主要死因构成几乎无差别，均以肿瘤、心脑血管疾病、呼吸系统疾病和损伤及中毒居前。据 2006 年全国死因调查资料，城市人群的肺癌、乳腺癌和白血病的年龄别标化死亡率高于农村，而农村人群的食管癌和宫颈癌死亡率则高于城市，肝癌死亡率在农村和城市人群中差别不大。我国 11 个省市的糖尿病标化患病率省会城市最高（4.58%），其次是中小城市（3.37%）和富裕县镇（3.29%），贫困县、农村最低（1.71%）。

三、人群分布特点

不同慢性病具有不同的人口学分布特点，主要体现在年龄、性别、种族和民族、职业、婚育状况和社会经济地位等方面。

1. 年龄　多数慢性病的发病与死亡风险随着年龄的增加而上升，但不同慢性病的年龄分布有着不同特点。一般而言，高血压、脑卒中、冠心病等心血管疾病常发生在 40 岁以上人群，随着年龄的增加发病率和死亡率升高。恶性肿瘤可以发生在任何一个年龄段，其中，白血病、脑瘤和恶性淋巴瘤常见于儿童期，肝癌、胃癌等好发于青壮年，肺癌、食管癌则以中老年高发。1 型糖尿病的高发年龄为青春期，10～14 岁发病风险最高，在欧洲 5 岁以下儿童 1 型糖尿病发病率上升呈增长趋势；而 2 型糖尿病主要发生在 40 岁以上人群，呈现患病率随年龄增加而上升的趋势。

2. 性别　许多慢性病的发生具有性别特征。除女性特有肿瘤外，多数恶性肿瘤的发病率呈现男性高于女性的特征，比如，肝癌在高发地区的男性发病率大约为女性的 4～6 倍，低发区为 2～3 倍；肺癌的男女性别比为（1.5～3）：1。脑卒中和冠心病发病率和死亡率也表现为男性高于女性的特点。1 型糖尿病男女发病率相近，而 2 型糖尿病在不同国家表现出不同的性别差异，如美国和中国女性患病率高于男性，而在韩国和日本则男性高于女性。

3. 种族和民族　慢性病的发病率、死亡率在不同种族和民族之间相差较大。例如，美国同一地区脑卒中的患病率、冠心病的死亡率均为黑人高于白人，1 型糖尿病的发病率白人明显高于黑人。我国汉族人群脑卒中的患病率高于少数民族。相同环境下不同种族间 2 型糖尿病的患病率不同，在新加坡的印度人、马来人和中国人中，2 型糖尿病的患病率分别为 6.1%、2.4% 和 1.6%；在中国贵州、青海、广西三省的新疆维吾尔族人群中，2 型糖尿病的患病率高于汉族和其他民族，而苗族、藏族、壮族和汉族人群中，2 型糖尿病的患病率无统计学差异。

4. 职业　不同职业间慢性病的发病率有所不同，这主要与不同职业间环境因素、生活方式的不同有关。例如，职业性肺癌常与工作环境中暴露于石棉、砷、铬、镍及放射性矿物质有关，职业性皮肤癌常发生在煤焦油和石油产品行业。对于脑卒中，我国研究资料显示体力劳动者高于脑力劳动者，而日本则显示重体力劳动者发病率高于中低度体力劳动者。

对于冠心病和2型糖尿病，脑力劳动者患病率高于体力劳动者。

5. 婚育状况　不同婚育状况间慢性病的发病率差异主要体现在妇科肿瘤方面。如早婚、多育、流产次数多的妇女中宫颈癌高发，这可能主要与性行为和性卫生习惯有关；有哺乳史的妇女乳腺癌发病率低于无哺乳史者，这可能与哺乳调节内分泌功能有关。

6. 社会经济地位　不同社会经济地位的人群中某些慢性病的发病率也存在一定差异，如2型糖尿病在发达国家社会经济地位较低的人群中发病率高，这可能与该人群文化水平低和卫生保健意识较差有关，而在发展中国家常见于社会经济地位较高的人群，这可能与其高能量的饮食习惯和膳食结构有关。

第三节　影响因素

慢性病的发生与多种因素有关，具有病因复杂，因素众多，范围较广、暴露多样等特点。弄清慢性病的病因和主要影响因素是深入探讨其致病机制、提出针对性预防措施的基础工作，也是慢性病研究的重要内容。

一、行为危险因素

1. 吸烟　吸烟（cigarette smoking）是多种慢性病的共同危险因素。早在1948年，流行病学家Doll和统计学家Hill就通过病例对照研究和队列研究证实吸烟是肺癌的病因；1949年，美国Framingham开展了心血管病致病因素的队列研究，首次确定吸烟是冠心病的病因之一。2011年WHO报告数据显示，中等收入国家吸烟率高于低收入和高收入国家，其中男性吸烟率在中低收入国家最高（39%），其次是中高收入国家（35%）；女性吸烟率在中高收入和高收入国家（约15%）高于中低收入和低收入国家（2%～4%）。大量流行病学资料已证实吸烟是呼吸系统疾病、心脏疾病、癌症等多种慢性病的共同危险因素，吸烟总量、强度和年限与多种癌症的死亡率明显相关。吸烟对男性的危害很大，但对女性和儿童的危害也不可忽略。2014年加拿大对186名学龄期儿童，回顾性调查其母亲在孕期烟草暴露情况的结果表明，产前烟草暴露是学龄期儿童注意力低下和出现不良行为问题的主要危险因素。

在我国，吸烟这一慢性病的主要危险因素有以下几个特点：①吸烟人数多、吸烟率高：2007年中国控制吸烟报告资料显示，我国吸烟人数高达3.5亿，居世界之首，吸烟行为以男性为主，吸烟率为66.9%，比1984年上升了5%，2002年略有降低，但下降幅度较小；女性吸烟率相对较低，但随着年龄增加吸烟率逐渐上升，虽然2002年女性吸烟率较1996年有较大幅度降低，但在45～50岁年龄组女性吸烟者比例则为升高之势。②吸烟年龄提前、被动吸烟率高：我国男性开始吸烟年龄从1984年的22.4岁提前到1996年的19.7岁，女性和儿童对二手烟的暴露已成为引发慢性病的主要公共卫生问题。③戒烟欲望高、成功率低：2007年中国控制吸烟报告显示，66%的烟民曾经戒烟，但戒烟成功率低于5%。④吸烟相关知识知晓率低。

2. 过度饮酒　过度饮酒（excessive drinking）与多种癌症、心血管疾病、肝脏疾病有关。WHO 资料显示，2004 年全球约 230 万人的死亡可归因于过度饮酒，占到死亡总数的 3.8%，其中有 50% 死亡的发生与慢性病有关，包括癌症、心血管疾病、肝硬化等，大约 4.5% 的全球疾病负担（以 DALYs 为测量指标）由过度饮酒引起。在癌症中，过度饮酒主要与口腔扁平上皮癌、食管癌、结直肠癌、乳腺癌有关，且呈剂量反应关系。据统计，高经济收入国家酒精的消耗量高于中低收入国家，与酒精相关的癌症、心血管疾病、肝脏疾病等慢性病发病率和死亡率也高于中低收入国家，成为这些国家主要防治的疾病。随着我国经济水平和人民生活水平的提高，酒精消耗及与饮酒相关的慢性病呈上升趋势，尤其在中青年人群中更为突出，应予关注。

3. 体力活动缺乏　缺乏体力活动（physical inactivity）是高血压、冠心病、脑卒中、糖尿病、癌症等多种慢性病的危险因素。据 2002 年 WHO 报告，全球每年有 190 万人死于因体力活动不足引起的疾病，慢性病中 16% 的结肠癌、14% 的糖尿病、12% 的缺血性心脏病、11% 的缺血性脑卒中和 10% 的乳腺癌由体力活动不足引起。全球每年由于缺乏体力锻炼引起的死亡数达 320 万，DALYs 达 3210 万年，约占总 DALYs 的 2.1%。据 2008 年 WHO 资料，15 岁及以上人群中有 31% 的人缺乏体力活动，男女各占 28% 和 34%，在美洲和东地中海地区最为严重，东南亚地区最低，男女各占 15% 和 19%。2002 年中国 CDC 对我国 31 个省、自治区和直辖市居民近一年内的体力活动情况进行了调查，结果显示，从职业性体力活动方式看，50% 以上的劳动者工作方式为不健康的久坐少动式，参加锻炼的居民仅占 14.1%，每周参加 3 次以上锻炼的人数不足三分之一，以中年人参加锻炼的比例最小。随着社会经济的发展，现代交通工具不断更新，加之生活节奏的加快，人们体力活动的时间和强度均逐渐减少，这一问题应引起足够关注。

4. 超重和肥胖　身体质量指数（body mass index，BMI）简称体质指数或体重指数，用体重（kg）除以身高的平方（m^2）计算获得，是目前国际上衡量超重（overweight）或肥胖（obesity）最常用的标准，也是反应机体健康状态的指标之一。按照 WHO 推荐标准，BMI≥25 时为超重，BMI≥30 时为肥胖。1980 年以来，世界肥胖人数增长了近一倍；2008 年以来，20 岁及以上的成年人中有 35% 的人超重，11% 的人肥胖；2011 年，全球有 4000 多万 5 岁以下儿童超重。曾经被视为高收入国家问题的超重和肥胖，如今在中低收入国家，尤其是在城市人口中，呈逐年上升的趋势。随着我国居民膳食结构和营养水平的变化，居民超重和肥胖率也呈上升趋势。2002 年中国 18 岁及以上成人的超重率为 18.9%，肥胖率为 2.9%，在大城市，7～17 岁儿童和青少年的超重率为 13%，肥胖率为 8%。超重和肥胖是慢性病发病的一个中间危险因素，可以由高蛋白、高脂肪、高糖饮食摄入过多，体力活动减少引起，进而引发多种慢性病。

二、膳食因素

膳食（diet）结构不合理一般是指食盐量高、糖摄入量高、脂肪、蛋白质及碳水化合物的比例不均衡，主要体现在脂类比例偏高、维生素和纤维素比例偏低。随着社会经济的快速发展和人民生活水平的提高，食物供给数量和种类日益丰富，民众的膳食结构发生了较大的变化。在中高经济水平国家，肉类和食用油消费明显增加，粮谷类食物摄入量比例较低。中国传统的饮食习惯中脂肪摄入量仅占15%，但从1982年到2002年，中国人群饮食结构中人均脂肪消耗比例大幅度增加，其中城市从25%提高到35%，农村从14.3%上升到27.7%。中国CDC营养食品所对我国居民1989～2000年11年间膳食结构的变迁进行了追踪研究，研究发现，在此期间中国居民膳食结构发生了较大变化，其中动物性食物消费量增加，植物性食物消费量下降，成年居民平均每天增加了50～60g牲畜肉类，每天减少了约150g谷类食物。在过去的20多年，这种膳食结构的改变直接导致优质蛋白和脂肪摄入增加、膳食纤维摄入下降。

膳食结构的不平衡与多种疾病的发生有关，肥胖、高血压、心血管疾病等均与膳食因素密切相关。食盐量高是中国人群饮食结构的一大特点，人日均食盐摄入量是WHO推荐每日食盐最高摄入量的2倍，而盐摄入量高是高血压的直接危险因素之一，也是心血管病发生的重要病因因素。膳食结构中维生素的摄入与许多慢性病的发生也有着密切关系，近年研究发现，膳食叶酸和B族维生素摄入量低是宫颈癌、食管癌等发生的高危因素，维生素C可有效预防冠心病、脑卒中、癌症等多种慢性病引起的死亡风险。此外，食物的加工与烹调方式、进食习惯的不同，也与慢性病的发生有关，如山西省晋东南地区为食管癌高发区，喜食酸菜和吃烫食习惯为该地区食管癌高发的主要危险因素之一。

三、高血压

高血压（hypertension）患病率在全球不同国家和地区均处于较高水平，25岁以上成人中，高血压的年龄标化患病率达30%～48%，男性略高于女性。世界范围内，每年由于高血压引起死亡总数达750万，约占全球总死亡数的12.8%，DALYs达5700万年（约占总DALYs的3.7%）。高血压是冠心病和脑卒中发生最主要的危险因素，且随着血压水平的增高，脑卒中和冠心病的发生风险呈上升趋势。在过去的30年间，中国人群高血压的患病率迅速上升。据中国CDC统计资料，2002年，15岁及以上人群中高血压患者达1.77亿，患病率18%，成为世界上高血压患者最多的国家。1975～2004年，我国18岁以上公民高血压的患病率从7.5%上升到18.1%。我国高血压患病率居高不下涉及多方面的原因，其中，高盐饮食、相关知识水平较低、未及时发现和治疗为主要原因。2002年中国居民营养与健康状况调查显示，18岁及以上人群高血压患者的相关知识知晓率只有30%，近6%的高血压患者没有采取任何治疗，近19%的高血压患者尽管接受了治疗但并没有得到有效控制，真正获得有效控制的患者只有6%。

四、精神心理因素

随着医学模式向生物－社会－心理模式的转变，人们越来越多地认识到心理因素（psychological factors）与各种疾病的关系。社会技术发展、竞争日益激烈、工作生活节奏加快的同时也使人们的心理压力越来越大，心理健康水平越来越低。长期处于焦虑、抑郁等不健康心理状态，而机体不能有效代偿时，将对人体的神经系统、免疫系统、内分泌系统产生严重损害，进而引起各种慢性病。人格（personality）是决定一个人适应环境的独特的行为模式和思维方式，是个人具有一定倾向性且比较稳定的心理特征的总和。不同的人格具有不同的行为和思维特点，与慢性病具有一定相关性。多项研究结果已经表明，A 型性格的人群更易患心血管疾病，且影响疾病的进展、治疗和康复，纠正 A 型性格可减少心肌梗死复发的危险。

五、社会经济因素

WHO 将“健康社会决定因素”（social determinants of health，SDH）定义为除直接导致疾病的因素之外，由人们居住和工作环境中社会分层的基本机构和社会条件所产生的影响健康的因素，包括工作和生活的全部社会条件，如居住条件、社会排斥、贫穷等。早在 1991 年，英国“白厅研究”（the Whitehall II study）在《柳叶刀》杂志上发表了他们对社会等级与慢性病因果关系的队列研究结果，表明职业等级低是心绞痛发病、心电图动脉缺血和慢性支气管炎的主要病因。2013 年，北京大学公共卫生学院开展了对北京市 1717 名具有北京代表性的 60 岁及以上人口的社会因素与慢性病相关性的调查研究，结果同样表明，社会经济地位较高是慢性病的保护因素。此外，社会支持和应对方式不同也与慢性病的发病和死亡有关，社会支持低和消极应对方式是慢性病的危险因素。

六、其他因素

1. 基因与遗传因素　几乎任何一种慢性病的发生均与一种或多种基因相关，具体体现在与基因多态性、甲基化异常、相应蛋白表达水平增高或降低等多方面的相关性。目前已有不少家系研究、双生子研究证实了遗传因素在多种慢性病发生中的作用。随着分子流行病学、遗传流行病学、基因组学等学科的发展，越来越多的研究者关注到慢性病与遗传及基因的相关性，人类基因组计划的研究为慢性病病因的探讨和控制开拓了新的思路。

2. 病原体感染　病原体感染作为慢性病的主要危险因素之一，主要体现在与癌症的关系，例如，高危型人乳头瘤病毒（HR-HPV）持续感染是宫颈癌发病的主要病因，乙型肝炎病毒（HBV）和丙型肝炎病毒（HCV）慢性感染是肝癌的主要危险因素，长期幽门螺杆菌感染可引起胃溃疡，也是胃癌的危险因素。

3. 环境污染　环境污染是近年来各研究领域较为关注的一个话题，也已经成为影响公众健康的一个重大公共卫生问题，研究发现空气中的重金属污染、大气微尘雾霾、水污染源中的三氯甲烷、蔬菜农药、肉类激素、苏丹红等食品添加剂、日用化学品中的诸多化学物质均与各种癌症和代谢性疾病的发生发展有关。

4. 性行为和性卫生　性行为和性卫生因素主要和女性生殖系统疾病有关，如婚外性伴侣、不卫生性行为、过早性生活和月经期不良卫生等是宫颈癌发病的危险因素。

5. 母乳喂养　关于母乳喂养与慢性病的相关性一直存在争议，但越来越多的文献表明，母乳喂养是子代成年后肥胖、患高血压、血脂异常和 2 型糖尿病的保护因素。

慢性病的发生是多因素作用的结果，许多因素构成了慢性病发生的共同危险因素，见表 13－1。

表13-1 共同危险因素与慢性病发病危险的关系

[全国慢性病预防控制工作规范（试行），2011]

危险因素	高血压	冠心病	脑卒中	糖尿病	慢性阻塞性肺疾病	肿瘤
血压	++++	+++	++++	+		
吸烟		+++	++		++++	++++*
血糖	+	++	++	++++	+	+**
总胆固醇		++++	++	+		
腰围	++	++	++	+++	+	++***

注：+各因素与慢性病的关联强度；*吸烟与肺癌、肝癌、胃癌、食管癌关系密切，还与口腔癌、咽癌、鼻咽癌、喉癌、胰腺癌、膀胱癌和宫颈癌有关联；**血糖与肿瘤有关，高血糖增加肝癌、胆囊癌、胃癌、呼吸道肿瘤的风险；***腰围与结直肠癌、胰腺癌、绝经期的乳腺癌、子宫内膜癌、肾癌有关联

第四节 预防与控制

慢性非传染性疾病给患者、家庭及社会带来了沉重的疾病负担，研究发现，50%的慢性病是可以预防的，因此，制订与实施慢性病有效的预防策略和措施，对于改善国民健康状况，提高劳动人口素质，减轻社会和家庭负担，推动国家经济发展具有重要意义。

一、策略

1. 政府发挥主导作用　加强制订和实施慢性病管理的国家政策和计划，从维护人民的利益、促进社会和谐及可持续发展的高度，提高对慢性病防治重要性的认识。加强政府在慢性病防治中的作用，加大对慢性病防治经费的投入，将慢性病防治作为医疗卫生领域的重要任务和主要工作。在国家公共政策的支持下，与其他部门的政策结合，如就业、收入保障、社会福利、住房、教育，以及包括电视在内的大众媒体等，以保证各项慢性病防治策略和措施的有效实施。

2. 预防为主的工作方针　预防为主是我国防制疾病的一贯卫生工作方针，也是防制慢性病的最佳策略。实践证明，行为危险因素的适度降低可带来实质性的健康效益，降低烟草使用和二手烟暴露、控制盐和脂肪的摄入、促进身体活动水平等各种危险因素的预防策略和措施的实施，对逆转由慢性病引起的不断上升的发病率和死亡率，促进人类健康具有重要意义。

3. 多部门多学科合作　多部门多学科合作和社会参与是降低慢性病重要的策略之一。在加强疾病预防控制系统的建设，做好疾病监测、预防接种、卫生监督等公共卫生工作的同时，动员各个相关的网络组织和部门的力量，以提高慢性病预防与控制的效率。以深化医药卫生体制改革精神为指导，逐步建立各级政府主导、相关部门密切配合的跨部门慢性

病防治协调机制，健全疾病预防控制机构、基层医疗卫生机构和医院分工合作的慢性病综合防治工作体系，动员社会力量和群众广泛参与，营造有利于慢性病防治的社会环境。

4. 高危策略与全人群策略　高危策略（high risk strategy），也可称为高危人群策略，是指应用危险因素鉴别出某种疾病的高危个体，重点将干预措施施加于具有这些危险因素的个体，旨在消除高危人群的特殊暴露。全人群策略（population strategy）是指干预措施针对人群中的每一个个体，期望通过干预改变人群中危险因素的分布，旨在降低整个人群暴露于危险因素的水平。全人群策略可以预防更多疾病的发生，主要通过健康促进而实现，重点在教育；而高危策略主要通过健康保护而实现，重点在干预，是对有明确病因（或危险因素）或具备特异预防手段的疾病所采取的措施。

5. 多种慢病管理模式相结合　根据慢性病病种广、病程长、负担重和难以自愈等特点，慢性病防治需要从全过程、全人群、多角度来考虑，综合应用多种管理策略和模式进行管理。

二、措施

（一）分级预防措施

疾病的自然史（natural history of disease）是在不给予任何治疗和干预的情况下，疾病从发生、发展到结局的整个过程。此过程大致可分为发病前期、发病期和发病后期三个阶段。慢性病的三级预防即根据疾病的自然史，在疾病的不同阶段实施预防和干预，包括一级预防或病因预防、二级预防或“三早”预防、三级预防或临床预防。

1. 一级预防（primary prevention）　一级预防又称病因预防，是在疾病尚未发生时针对致病因子、可疑致病因子或因素采取的措施。一级预防以 WHO 提出的人类健康四大基石“合理膳食、适量运动、戒烟限酒、心理平衡”为原则，以预防和控制慢性病的各种危险因素为核心，通过健康教育、卫生宣传、健康指导等方式，综合个人、家庭及社会的力量，改变全人群的不良生活方式、行为，改善社会、经济和生活环境，普遍降低或控制整个人群危险因素暴露水平，增强民众改进和处理自身健康问题的能力。

一级预防是预防、控制和消灭疾病的根本措施，它包括健康促进和健康保护两方面内容。健康促进是在机体暴露于病因之前就采取的措施，被认为是一级预防的基础，包括三个方面：健康教育、自我保健与环境保护和监测，其中健康教育是通过信息传播和创造促使健康的环境，帮助公民建立良好的生活方式和行为习惯，使人们避免或减少机体对病因（或危险因素）的暴露，使机体免于发病，降低发病率；健康保护是对有明确病因（或危险因素）或具备特异预防手段的疾病所采取的措施，如对易感人群实行特殊保护措施，以避免疾病的发生。

2. 二级预防（secondary prevention）　二级预防又称临床前期预防，也称“三早”预防，即早期发现、早期诊断和早期治疗。它是在疾病的发病期为了防止或减缓疾病的发展而采取的措施。由于许多慢性非传染性疾病的病因不甚明了，给一级预防的开展带来难度，但是由于慢性病的发生和发展时间比较长，给早期发现、早期诊断和早期治疗带来了契机。因此，在慢性病的临床前期（或症候前期）通过筛检，可以达到早期发现病人、早期诊断、早期治疗的目的。如为育龄妇女进行宫颈液基薄层细胞学检测（TCT）和人乳头瘤病毒（HPV）检测，可以早期发现可疑宫颈癌及其癌前病变患者；定期为40岁以上心血管疾病高危人群测量血压、检测血脂和血糖、询问心绞痛史，可以早期发现高血压病人和可疑冠心病病人。

3. 三级预防（tertiary prevention）　三级预防又称临床预防，是在发病后期为了预防伤残和促进功能恢复，提高生存质量，延长寿命、降低死亡率所采取的措施。康复治疗作为三级预防的主要内容之一，包括功能康复和心理康复、社会康复和职业康复等，旨在促进功能恢复，争取残而不废，保持生活能力。防止病残的目标是对已诊断的患者对症治疗，从而改善症状、减轻病痛，减少合并症、后遗症、复发、转移等，防止恶化，争取病而不残，提高生存质量。近年来，对慢性病患者实施社区管理，在预防伤残，促进功能恢复，延长寿命，提高生存质量、降低死亡率等方面收到明显的效果，值得进一步推广。

近年来，有学者提出零级预防（primordial prevention）概念，零级预防是指政府通过制订政策、采取措施，防止可能引发重大突发公共卫生事件的因子出现。零级预防比传统的预防疾病发生的三级预防更加提前，可以看成是预防工作的关口前移，例如，避免肥胖，增加体力活动和提供平衡膳食。零级预防和一级预防的主要区别在于后者是对于那些已经具有危险因素暴露的人群进行的干预，而前者是针对那些还没有危险因素暴露的人群，要早于一级预防，甚至从生命早期就要开始进行零级预防策略的干预，避免暴露于危险因素。

（二）社区综合防治措施

慢性病的社区综合防治，是以社区为单位，采取有计划的指导干预，从而降低慢性病的发病率、致残率和死亡率的健康管理模式。即通过实施以全民健康促进为主要策略的干预活动，减轻乃至消除人群中慢性病发生和发展的危险因素，控制慢性病发病率和死亡率的上升趋势；通过高危人群和患者的早期发现、随访管理，对患者进行规范化治疗与行为干预，控制和稳定病情，预防和延缓并发症的发生，改善和提高生命质量。

社区慢性病的防治是以社区为基础，一方面要充分合理利用社区内的各种资源，建立较为完善的组织体系和运行机制，以健康促进和行为危险因素干预为主要技术手段和工作内容，以提高防治效果和成本效益为目标的多种慢性病的综合防治；另一方面，应充分考虑不同地区社会经济发展水平和慢性病及其危险因素流行程度，制订适合不同区域的具体防治目标和控制策略，关注弱势群体和流动人口，提高慢性病防治的可及性、公平性和防治效果。重点做好以下工作：①设专（兼）职人员管理慢性病工作，建立社区慢性病防治网络，制订工作计划；②对社区高危人群和重点慢性病定期筛查，掌握患病现状、流行特点及发展趋势；③建立慢性病患者管理档案，进行分类分级跟踪随访，实行规范的监测管理；④针对高危人群开展健康教育、健康咨询及危险因素干预；⑤建立相对稳定的医患关系和责任，以保证对慢性病患者提供连续性服务。

社区参与慢性病防治具有许多优势：①服务对象：不仅有病人与高危人群，而且有普通人群；②组织机构：不仅包括防病、医院、康复等卫生部门，还有居委会、派出所、工商、学校等政府与民间的各种职能部门共同参与；③便于实施：社区人群相对稳定，卫生人员与居民之间易于沟通，各类工作便于开展；④防治内容：不仅有一级预防，还应有二级、三级预防；⑤防治措施：不仅针对一种疾病的多个病因，还有多种疾病的同一病因；⑥防治评价：不仅可依据疾病监测系统，还可依据全程的评价工作。

社区为基础的慢性病防治是卫生工作发展的方向，具有较好发展前景：①社区卫生保健服务符合人口动力学原则，是对全人群、全生命过程的服务；②社区为基础的疾病防治能最有效地动员社会资源，符合健康促进策略原则；③社区综合防治可以最大限度地实现健康促进策略与公共卫生措施原则；④社区综合防治最符合卫生经济学原则。

慢性病防治中，应将主要危险因素的控制放在首位，采用综合策略与措施。国家卫生管理部门，不仅要从生物医学的角度，还应在更广泛的领域发展和提高干预的技能和能力。诚然，慢性病的预防和控制是一项艰巨而复杂的任务，需要我们科学面对，在建立和成功发展健康、经济、教育的基础上，有效应对慢性病及其危险因素的挑战，制订更为科学、合理、可行、有效的策略和措施，真正降低慢性病的发病率和死亡率，改善和提高人类健康水平。

（王金桃）

第十四章　遗传流行病学

20世纪50年代，人类医学遗传学和流行病学相互渗透、紧密结合，形成了一门新的边缘交叉学科——遗传流行病学。经过几十年的长足发展，遗传流行病学在肿瘤、精神疾病、心血管病、糖尿病等复杂疾病领域得到了广泛应用，为疾病的病因诊断、个体化治疗以及预防控制等做出了重大贡献，同时也发展出一系列独具特色的研究方法和统计技术。近年来，生物统计学、分子生物学、计算机技术的发展，以及人类基因组计划（human genome project）的完成，为遗传流行病学检测人类遗传变异，探讨此类变异与疾病的关系提供了必要的工具，也为解决人类许多医学问题提供了新的希望。

第一节　概　述

一、定义

遗传流行病学是研究与遗传有关的疾病在人群中的分布、病因以及制订预防和控制对策的流行病学分支学科。它着重研究疾病发生中遗传因素与环境因素所起的作用、作用的方式、后果和预防控制方法。

与其他学科分支一样，遗传流行病学的概念也在不断发展之中。1954年Neel和Schull首先提出了流行病遗传学（epidemiological genetics）的概念，1978年Morton命名其为遗传流行病学（genetic epidemiology），并定义为“研究与亲缘有关疾病的病因、分布和控制以及疾病在人群中遗传原因的科学”。此后，不同的学者在不同的年代给遗传流行病学以不同的定义，如Phillippe（1982）认为“遗传流行病学研究遗传因素和环境因素在疾病发生中的相互作用”。Rao DC（1984）认为“遗传流行病学是不同学科相互融合出现的新学科，其主要的父辈学科是遗传学和流行病学。遗传流行病学与流行病学的主要区别是它着重考虑遗传因素和家庭相似性；与群体遗传学的区别在于它研究人类疾病；与医学遗传学的区别在于它研究的重点是人群”。我国学者钱宇平（1990）将遗传流行病学定义为“是一门研究与人群亲缘有关疾病的分布、病因和控制的学科。它着重解析疾病中遗传因素和环境因素所起的作用、作用的后果及控制的方法”。赵仲堂（1999）认为“遗传流行病学是研究与遗传有关的疾病在人群中的分布、发生的原因以及制订预防或控制对策的学科”。

由此可见，尽管以上提及的定义对遗传流行病学概念的表述不同，重点各异，但不难看出遗传流行病学的研究对象是患有与遗传相关疾病的人群，研究目的是预防或控制这些疾病，研究方法借鉴并符合流行病学、遗传学和生物统计学的基本原理。随着相关学科的发展，遗传流行病学的概念也会进一步得到补充和完善。

二、形成与发展

遗传学家阐明了正常性状的传递规律及一些遗传性疾病的遗传原理，但在对一些复杂且与遗传有关的疾病进行研究时遇到了一定困难。这类疾病具有种类繁多，病因复杂的特点，常受多个基因控制，同时又受环境因素的影响，是遗传因素与环境因素相互作用的结果，不能用简单的孟德尔定律进行分析，单独运用医学遗传学或流行病学的研究方法也不能很好地解决问题。为了更好地探明复杂疾病的病因，遗传学家和流行病学家深入探讨了这两门学科在病因学研究方面的许多共同和互补之处，认为前者往往从遗传病因入手，而后者则更多地从外周及环境等因素入手，如果二者结合，汲取并综合其长处和成果，并利用数量遗传学原理和数理统计学方法以及电子计算机手段，定量分析研究某些复杂性疾病的流行和发病的机制，则可在疾病病因研究上取得新的飞跃。因而，遗传学家和流行病学家促进了两门学科在研究方法和研究领域的交叉和融合，催生出一系列独具特色的研究设计和统计分析方法，从而产生了新的学科分支——遗传流行病学。

近年来，遗传流行病学已经分为两个分支：一个是宏观遗传流行病学，其主要收集和研究人群与家系资料，用以探明疾病有无家庭聚集性。它包括垂直的代与代之间及水平的同胞之间的研究。另一个分支是微观遗传流行病学，即细胞与分子水平的遗传流行病学，其主要应用分子遗传学的方法，在基因水平上进行研究，为从人群或家系资料得到的结果提供进一步的证据。完整的遗传流行病学研究应当既要有人群和家系的资料，还要有亲代与子代传递的实验室证据，从而揭示遗传因素、环境因素以及二者交互影响在疾病形成中的定性和定量的作用。

第二节 研究对象与内容

一、研究对象与范围

一切与遗传有关的人类疾病，均为遗传流行病学的研究对象。有关这些疾病群体水平的问题均属于遗传流行病学的研究范围。

过去常常将致病因素归结为完全的遗传因素或完全的环境因素。但现代病因模式认为，尽管所有致病因素都可以归类为遗传和环境两个范畴，然而事实上，人类几乎一切正常性状或疾病，均是遗传易感性和环境因子（包括生物、化学、物理、营养和行为的因子）相互作用的结果。因此，了解一种疾病在多大程度上受遗传或环境因素的影响是非常重要的，因为它与预防和控制这些疾病的对策与措施直接相关。实际工作中，遗传流行病学的研究对象和范围并非十分明确，因为有时很难区分一种疾病是由环境因素还是遗传因素引起的。一些过去认为单纯由遗传因素引起的疾病可能与环境因素有关，一些过去认为完全由环境因素所致的疾病也可能与遗传因素有关，前者如苯丙酮尿症，后者如白喉、小儿麻痹症等。在不同疾病的发病中，遗传与环境因素所起作用的区别仅是程度不同而已。因此，有学者将遗传与环境因素在疾病发生、发展中的相互作用和相对关系称之为“连续的病因学谱”

（spectrum of disease etiology）。研究分析疾病病因中遗传因素与环境因素的相对重要性及其相互作用是遗传流行病学研究的重要内容之一。

由此可见，遗传流行病学的研究对象和范围非常广泛，它包括：染色体异常引起的疾病、线粒体遗传病、单个基因异常引起的疾病、多基因遗传病及一般疾病。据统计，目前单基因遗传病已达7000余种，人类染色体数目异常或结构畸变病500余种。更为严重的是，由于人类生活和生产活动使环境污染加剧，基因突变增加，还在不断产生出一些新的遗传性疾病，人群中的遗传负荷也有增加趋势。如单基因遗传病正在以每年约100余种的速度增加。毫无疑问，这类疾病也是遗传流行病学研究的重点之一。

随着社会经济的发展，医学科学技术的进步，一些严重危害人类健康的烈性传染病、寄生虫病被逐渐控制，有的已被消灭。在人类疾病发病和死亡构成上，传染病的比重逐渐下降，而一些慢性非传染性疾病如肿瘤、高血压病、冠心病、糖尿病等的比重逐渐上升。这些疾病（亦称多基因遗传病或多因子病）与遗传有着密切联系，它们病种虽然较少，但多为常见病、多发病，患病率高，危害性大。据估计，我国约15%～20%的人受多基因遗传病所累。因此，这类疾病应是今后遗传流行病学研究的重要对象。

二、研究内容

无论是单基因遗传病，还是多基因遗传病，遗传流行病学的任务主要是解决以下问题。

1. 首先分析所研究的疾病或性状是否表现有家族聚集性或家族相似性，若存在家族聚集性，则该疾病可能与遗传因素有关。

2. 如果疾病具有家族聚集性，则应分析形成家族聚集性的原因，即家族聚集性是因为生物学的遗传易感性、病原体的传染还是文化教养遗传的危险因子所造成。

3. 如果是生物遗传所致，则应进一步分析其遗传方式，确定其是单基因遗传还是多基因遗传。若为单基因遗传，可采用分离分析法分析其遗传方式，并可通过Hardy-Weinberg平衡定律估计群体中该病的基因及基因型频率；若为多基因遗传，可计算其遗传度，以确定环境和遗传作用在疾病发生过程中的比重，并可进一步通过通径分析等方法找出哪些环境因素是危险因素，哪些是保护因素，为疾病预防提供依据。另外，还可通过复合分离分析判断是否有主基因作用，用连锁分析、关联分析等进行基因定位。如果某种基因在人群中有不同的亚型或呈现基因多态性，并且其亚型或基因多态性与疾病发生有关，可分析该基因多态性或亚型与其他基因和环境的交互作用。

4. 提出疾病的预防策略和措施。遗传流行病学研究遗传因素、环境因素以及遗传与环境因素的交互作用在人群疾病发生中的作用，并把研究结论应用到疾病的干预与预防策略和措施中去，从而实现对疾病控制和预防的最终目的。

5. 进行相关方法学的研究与探讨。尽管遗传流行病学已经形成了一套独特的研究方法，但其毕竟是一门相对年轻的科学分支，其研究方法尚有待补充和完善，特别是微观遗传流行病学研究的突破需要设计、实验和分析方法三个方面的协调发展，需要新的更为有效的方法减少假阳性结果和有效合理分析基因与环境以及基因之间的交互作用。

第三节 主要研究方法

遗传流行病学是流行病学的分支之一，流行病学的各类研究方法均适用于遗传流行病学研究。但由于遗传流行病学涉及的是一个特殊群体，即有亲缘关系的人群，因而遗传流行病学运用流行病学的基本原理，并借鉴群体遗传学的技术，发展出一系列自身特有的研究方法，如家系调查、双生子分析、遗传与环境的交互作用分析等。目前遗传流行病学的研究重点是确定特定疾病或健康状态的相关基因，研究其在人群中的变异及与其他因素相互作用的机制，因而会不断出现新的、特异性的实验技术，产生过去所未有的数据资料，也会不断出现新的研究设计及统计分析技术。

一、资料来源与收集

与传统流行病学相似，遗传流行病学研究资料的来源所涵盖的范围较广，既包括涉及人类的各种疾病资料、死亡资料，也包括自然环境、社会环境等其他资料。应当强调的是，遗传流行病学更注重收集有亲缘关系人群的资料。

遗传流行病学资料来源主要有两个方面，一是常规记录资料，二是专题研究资料。前者是指日常医疗卫生工作记录及有关报告，包括临床诊疗记录、疾病报告、死亡报告、人口资料以及疾病监测、出生缺陷监测、环境监测、实验室检验等资料。后者是指专门通过专题调查或实验所获取的资料，包括通过家系调查，即对先证者（proband）及其亲属进行调查所获得的资料；一般群体调查，如对一个地区、一个民族或一个种族进行调查，以及对特殊群体如暴露于某种公害或有害环境的人群、双生子、同胞对等进行专题调查所获得的资料。

遗传流行病学的资料收集结合了流行病学及医学遗传学的方法，如访谈、临床检查、实验室检验等。在资料收集过程中，除正确运用流行病学及医学遗传学的方法以外，还应注意以下各点。

1. 除传统流行病学常用的频率指标外，要用到遗传学特有的各种指标。例如，就疾病分布而言，传统流行病学通常注重以人口为基数的各种率，而遗传流行病学则重视以出生数为基数的频率等。

2. 调查时要尽量取得调查对象的密切合作，应采取适当方法，以获取准确的信息。除要查明所研究的疾病或性状外，还要查明家庭成员及其有关情况，对死亡者应了解死亡原因、死亡年龄；此外，还应了解有无近亲婚配、寄养等情况。若涉及环境因素，尚需查明与之有关的情况，如社会经济因素、孕期疾病、生育史等。

3. 应关注遗传流行病学研究中的伦理学问题，特别是当涉及个人或家庭隐私时。由于遗传流行病学研究中个体的遗传信息不仅代表了其个体信息，还代表了其所在家系的部分遗传学信息，对这些信息的保密不仅涉及个人，还可能对这个家系以及亲属乃至后代产生直接影响，导致相关部门或社会公众了解这些信息后对患者本人及家庭产生歧视或排斥。另外，致病基因的发现可能会为商业性开发带来丰厚的利润，从而导致基因筛查的滥用，给致病基因携带者带来精神和舆论上的压力。因此，在遗传流行病学研究中应严格遵循有关的医学伦理和法律，以确保所研究的个人和家系的信息安全。

二、家族聚集性分析

在探讨疾病是否具有遗传性的研究中，第一步通常要进行家族聚集性分析。家族聚集性（familial aggregation）是指在一些含有多个成员的家族中，某种疾病的发病率高于全人群的发病率或与家族成员间的某个连续性状呈正相关。造成这种在家系中疾病发生的可能性比随机状态下大的原因有多种，包括疾病或性状受遗传因素的影响，疾病具有传染性，家族成员间具有相似的生活条件或行为，或以上因素相互作用的结果等。在进行家族聚集性分析时，要注意排除后几种环境因素的作用，才能确定疾病是否与遗传因素有关联。

研究一种疾病的发生是否存在家族聚集现象，通常采用传统流行病学研究中的现况研究、队列研究或病例对照研究设计，前两者可将家族成员中某病出现的频率与全人群或对照组进行比较，后者可比较两组疾病发生的家族史；也可采用遗传流行病学所特有的系谱分析、双生子分析、养子分析等研究设计。

若某病的发生与遗传有关，则表现为家族（或种族）高发现象；反之，若无家族聚集现象，则可能与遗传无关。判断一种疾病是否存在家族聚集性，可用以下方法。

1. 比较患者亲属与一般人群中所研究疾病的患病率或发病率，若前者高于后者，则提示该病有家族聚集性。

2. 在无一般人群患病率或发病率数据时，可随机选取一般人群中非患病个体作为对照，比较患者亲属与对照亲属所研究疾病的患病率或发病率，若前者高于后者，则提示存在家族聚集性。

3. 患者亲属中所研究疾病的患病率或发病率若随亲缘系数的降低而降低，如一级亲属＞二级亲属＞三级亲属，则表明该病存在家族聚集性。

4. 某些数量性状如血压水平等，若亲属对之间的相关大于非亲属对，则提示该性状存在家族聚集性。

5. 在以人群为基础的病例对照研究中，比较病例与对照的疾病家族史并计算比值比（OR），如果 $OR>1$，则提示该疾病存在家族聚集性。

三、系谱分析

系谱分析（pedigree analysis）是了解某种疾病或性状遗传方式最基本的方法。系谱分析从先证者——家系中第一个被诊断为遗传病的患者开始，调查先证者家系中各个成员的患病情况，将调查资料按一定方式绘成系谱图（pedigree chart）。系谱图可全面、清晰地展示患者家庭成员中所研究疾病的发病情况。可以根据系谱图按遗传规律分析其表型及基因型。若符合孟德尔遗传方式，则提示该病属单基因遗传病，进而了解该病可能属于何种单基因遗传病，即可能是何种遗传方式，如是常染色体显性遗传、常染色体隐性遗传还是性连锁遗传；若不符合孟德尔遗传方式，但又显示与遗传因素密切相关，则提示该病可能为多基因遗传病。系谱分析通常要综合多个系谱的结果，或分析包括几代人在内的大家系才能得出比较正确的结论。

系谱分析中仅包括父母及其子代的小家系，称为核心家系。一个核心家系加上3位指示者，即组成一个系谱分析单位。所谓指示者，是指在一个家系中表现型极端者，大多为患者或某性状的表现者。指示者都位于它所指示的核心家系外，但又与核心家系内的成员有着或近或远的亲缘关系，附有指示者的核心家系是对多基因遗传病进行系谱分析的理想单位。

系谱分析的优点在于能随着时间的推移而追踪整个研究群体，而不必像病例对照研究那样通过患病个体来确定研究对象，但这种研究只有在能获得准确家系资料的人群中进行，这就限制了系谱分析的应用范围。

图14－1是一个家族性单纯房间隔缺损（familial isolated atrial septal defect，FIASD）的系谱图，本组家系有以下特点：①遗传方式符合常染色体显性遗传规律，即亲代之一患某种显性遗传病，其所生子女每胎患病的概率约为50%；②家族成员中男女均可患病，而且连续三代均累及。

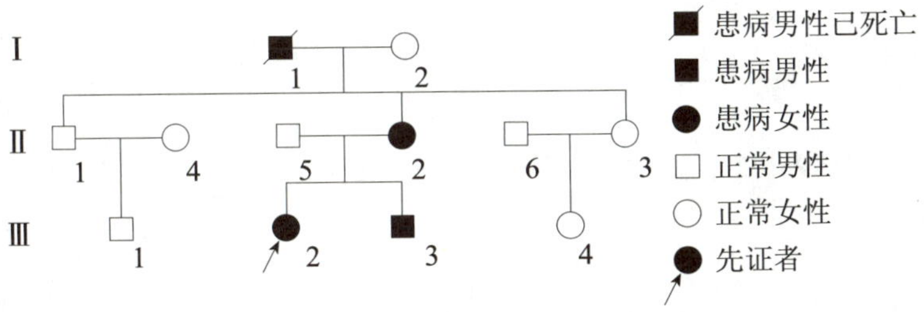

图14－1　家族性单纯房间隔缺损三代家系系谱图

（巫相宏等，2007）

四、双生子分析

双生子分析（twin analysis）主要用于研究多基因遗传病，通过比较同卵双生子及异卵双生子中所研究疾病或性状发生的一致性，来判断遗传与环境因素在疾病发生中的相对作用。同卵双生（monozygotic twin，MZ）也称单卵双生，是由同一个受精卵分裂而来，其所带基因100%相同。异卵双生（dizygotic twin，DZ）也称双卵双生，是由两个卵接受不同精子受精发育而成，在遗传特点方面相当于两次妊娠，仅有50%的基因相同。因此，同卵双生子疾病或性状的差别可认为是由环境因素造成的；而异卵双生子疾病或性状的差别可认为是遗传与环境因素共同作用的结果。可通过计算遗传度来确定遗传因素在疾病发病中所占的比重。

对于用率来表示的非连续性变量疾病，可计算同病率进而推算遗传度。双生子中出现某疾病或性状一致的对子数占所有被调查的双生子对子数的百分比称为同病率或一致率（concordance rate）。所谓的“一致”，是指双生子中一个具有某种性状或发生某种疾病时，另一个也具有相同的性状或发生相同的疾病。同病率的计算有成对同病率（pairwise concordance rate，C_w）和先证者同病率（proband concordance rate，C_p）。

成对同病率的计算公式为：

$$C_W = \frac{C}{C+D} \qquad \text{式（14-1）}$$

式中 C 指共同罹患所研究疾病或表现所研究性状的双生子对子数；D 指双方表现不一致的双生子对子数。

先证者同病率的计算公式为：

$$C_P = \frac{C+C'}{C+C'+D} \qquad \text{式（14-2）}$$

式中 C' 为发病一致的双生子中两个成员均各自作为先证者被独立发现的双生子对子数，C 和 D 的意义同式14-1。表14-1为某些疾病不同类型双生子同病率。

表14-1 某些疾病不同类型双生子同病率（%）

疾病	同卵双生同病率	异卵双生同病率
多发性硬化症	25	5
自闭症	75	16
先兆偏头痛	50	21
迟发性阿尔茨海默病	59	32
精神分裂症	50	4
脊髓灰质炎	36	6
佝偻病	91	23
肺结核	32	14

（Sreeram V 等，2008）

遗传度（heritability，h^2）是指遗传因素在疾病发生中所起作用的程度。在对具有质量性状疾病的双生子研究中可通过同病率计算遗传度，其公式如下。

$$h^2 = \frac{C_{MZ} - C_{DZ}}{1 - C_{DZ}} \qquad \text{式（14-3）}$$

式中 C_{MZ} 为同卵双生子的同病率，C_{DZ} 为异卵双生的同病率。

五、养子和半同胞分析

养子（adopted children）是一些夫妇因婚后不育等原因领养的子女。养子研究（adoption studies）是通过比较分析养子与其同胞及生身父母的相似性和与其寄养同胞或父母的相似性，研究遗传与环境因素在某种疾病或性状发生中的作用。因为养子与其领养父母及领养父母的亲子之间不存在血缘关系，但由于他们共同生活在一起，形成了生活环境相同而遗传背景不同的特殊情况，通过各种研究设计，可以观察所研究的疾病与遗传因素间关系。常用的研究设计有队列研究、病例对照研究和交叉分析。Denny 和 Heston（1968）曾对精神分裂症住院女患者产后送出寄养的47名子女与健康母亲送出寄养的50名子女进行观察，结果显示，在这些子女成年后，精神分裂症母亲所生的子女中有5名患精神分裂症，健康母亲送出寄养的子女全部正常，提示精神分裂症与遗传因素有关。

半同胞（half sibling）是指同父异母或同母异父的兄弟姐妹。根据半同胞中所研究疾病的患病情况，可分析疾病或遗传性状来自父方或母方，也可估计疾病的遗传度。张之玮等（1998）对唐山市原婚家庭74例原发性高血压患者为先证者进行了家系调查，并对484户再婚家庭户进行了高血压现患调查，用组内相关法估算了再婚家庭高血压遗传度（表14－2）。再婚家庭成员虽然生活在相似或相同的家庭环境中，但其血缘关系不同，不同血缘关系的子女高血压遗传度，除半同胞收缩压为48.44%外，其余在64%～66%之间，表明遗传因素在原发性高血压发病中起着重要作用。

表14－2 再婚家庭子女高血压遗传度（h^2）（组内相关法）

类别	h^2（收缩压）	h^2（舒张压）
全同胞	0.6476	0.6660
半同胞	0.4844	0.6456

（张之玮等，1998）

六、分离分析

分离分析（segregation analysis）是通过检验单基因遗传病中实际观察的子代同胞分离比与某特定遗传方式所决定的理论分离比之间是否存在显著性差异，以判断所研究疾病是否符合假定的遗传方式。所谓分离比，是指患者在同胞总数中所占的比例。

单基因遗传病分为常染色体显性遗传、常染色体隐性遗传和伴性遗传三种遗传方式。这里主要介绍常染色体显性遗传的分离分析方法。常染色体显性遗传是指一种遗传病或遗传性状的基因位于常染色体上，其性质是显性的，即等位基因在杂合状态（Aa）时能表现出相应的疾病或性状。一般有以下特征：①患者的双亲至少一个是患者；②双亲无病，子女中无患者；③遗传性状或疾病往往连续数代都会出现；④病人的基因型为杂合状态（Aa），若与正常人结婚，其每个子女患病的概率为0.5，若双方均为病人，则其每个子女患病的概率将为0.75。

例如，非综合征性唇裂伴或不伴腭裂（NSCL/P）是非综合征型唇腭裂的一种类型，其遗传方式一直有争议。汪云等（2009）对NSCL/P的遗传方式进行了研究。该研究选择家系中父母一方患病而配偶健康的核心家庭为研究对象，观察到子女30人中有9人患病（观察值），根据常染色体显性遗传的特点，子女发病的概率应为0.5，预期应有15人发病（理论值）。作χ^2检验如表14－3，差异有统计学意义（$\chi^2=4.8$，$P<0.05$），表明该病不符合常染色体显性遗传。

表 14-3 分离分析之 χ^2 检验整理表

子女	正常	患病	合计
观察值（O）	21	9	30
理论值（E）	15	15	30
$(O-E)^2$	36	36	-
$(O-E)^2/E$	2.4	2.4	4.8

注：$\chi^2 = 4.8$，$P < 0.05$

（汪云等，2009）

如果显著性检验结果观察值与理论值差异有统计学意义，则应查明原因，如：遗传方式的假设是否有错误，是否存在偏倚，以及是否存在遗传异质性等。

七、Hardy-Weinberg 定律及其应用

Hardy-Weinberg 定律也称遗传平衡定律，是指在一个大的、随机婚配的群体中，如果没有迁移、选择的影响，突变率保持不变，各种基因的频率也将代代不变，成为遗传平衡的群体。

应用 Hardy-Weinberg 定律，可以根据某单基因遗传病的发病情况估计群体中该疾病等位基因及基因型频率。如设一对等位基因 A 和 a（A 为显性基因，a 为隐性基因），群体中的频率各为 p 和 q，$p+q=1$，其随机婚配时子代基因型的频率为 $[p(A)+q(a)]^2$，即：$p^2(AA)+2pq(Aa)+q^2(aa)$。

例如，苯丙酮尿症是一种遗传性氨基酸代谢病，因体内缺乏苯丙氨酸羟化酶而引起，主要症状是智力发育障碍。据统计，本病患者发病率约为 1/10000，即 $q^2=0.0001$。根据 Hardy-Weinberg 定律可知，如果婚配是随机的，则患者（病理基因纯合体 aa）的频率为 $q=0.01$，$p=1-q=0.99$，隐性基因携带者（杂合体基因 Aa）的频率为 $2pq=2\times0.99\times0.01=0.0198$，是患者（病理基因纯合体 aa）的频率的 198 倍。即在该人群中，每发生一名显性病例，就有 198 名隐性基因携带者。

八、遗传度估计

在多基因遗传病中，遗传对易患性所起作用的程度称为遗传度（heritability，h^2）。可用下式表示：

$$h^2 = \frac{\text{因遗传因素所引起的差异}}{(\text{遗传因素}+\text{环境因素})\text{引起的差异}} \times 100\% \qquad \text{式（14-4）}$$

遗传度越高，说明遗传在疾病发生中的作用越重要。因此，对某种疾病的遗传度进行估计，可较好的区分在疾病发生中遗传与环境因素的相对作用。

遗传度估计的理论依据是多基因遗传病的易患性阈值模型。在多基因遗传病中，遗传基础和环境因素共同作用决定了一个个体是否易于患某种疾病，这种易于或不易于患病的

属性变量称为易患性（liability）。人类易患性的变异在群体中呈正态分布，即大部分个体的易患性均接近于平均值，易患性很低和很高者很少（图 14-2）。当易患性超过一定值时，就出现疾病或性状，该值称为阈值（threshold）。病人亲属中易患性的分布亦呈正态分布。图中超过阈值的阴影部分即为患病率，可见患者亲属中的患病率大于一般人群，患者亲属的易患性平均值比一般人群的易患性平均值更接近阈值，此即所谓的阈值模型（threshold model）。一个个体的易患性高低目前尚无法测量，但一个群体易患性平均值的高低可由该群体的发病率，以及标准差作出估计。

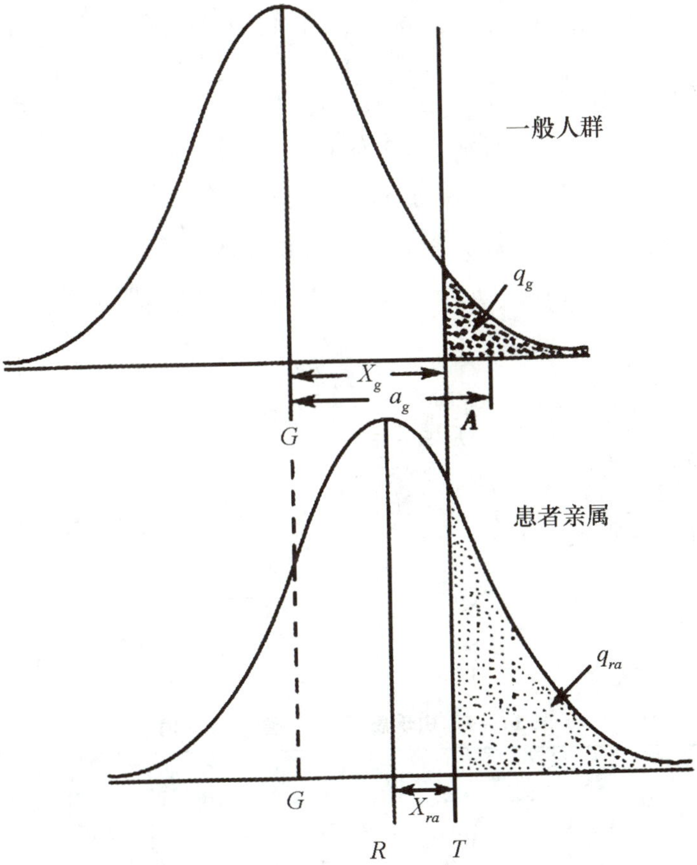

图 14-2 一般人群和患者亲属易患性分布图

G：一般人群易患性均值；R：患者亲属易患性均值；T：阈值；X_g：一般人群易患性均值至阈值的正态离差；X_{ra}：患者亲属易患性均值至阈值的正态离差；A：患者易患性平均值；a_g：一般人群易患性均值与患者易患性均值的正态离差；q_g：一般人群患病率；q_{ra}患者亲属患病率

实际流行病学研究中，常用现况、病例对照和双生子研究资料估计遗传度，这里介绍利用现况研究和病例对照研究资料估计遗传度的方法。

1. 现况研究资料　常用 Falconer 法估计遗传度。假定 A = 样本中患者人数，N = 样本含量，q = 患病率 = A/N，$p = 1 - q$，X = 人群易患性均值至阈值的正态离差，a = 患者易患性均值至群体均值的正态离差，b = 先证者与亲属之间的回归系数，v = b 的方差，

并令 $w=\frac{p}{a^2A}$，则：

回归系数：

$$b=\frac{X_g-X_{ra}}{a_g} \quad 式（14-5）$$

式中 X 及 a 值，可根据现患率 q 查“X 及 a 值表”（表14-4）获得；下标 g 和 ra 分别表示一般人群和患者亲属。

遗传度：

$$h^2=\frac{b}{r} \quad 式（14-6）$$

r 为亲缘系数，一级亲属 =1/2，二级亲属 =1/4，三级亲属 =1/8。

b 的方差：

$$v=\left(\frac{1}{a_g}\right)^2 w_{ra} \quad 式（14-7）$$

h^2 的标准误：

$$s(h_1{}^2)=2\sqrt{v}\ （一级亲属） \quad 式（14-8）$$

$$s(h_2{}^2)=4\sqrt{v}\ （二级亲属） \quad 式（14-9）$$

$$s(h_3{}^2)=8\sqrt{v}\ （三级亲属） \quad 式（14-10）$$

根据各级亲属计算的遗传度（$h_1{}^2$，h_2^2，h_3^2），可计算 h^2 的加权均值：

h^2 的加权均值为：

$$h^2=\frac{\frac{h_1^2}{s_1{}^2}+\frac{h_2^2}{s_2{}^2}+\frac{h_3^2}{s_3{}^2}}{\frac{1}{s_1{}^2}+\frac{1}{s_2{}^2}+\frac{1}{s_3{}^2}} \quad 式（14-11）$$

h^2 加权均值的标准误为：

$$s(h^2)=\frac{1}{\sqrt{\frac{1}{s_1{}^2}+\frac{1}{s_2{}^2}+\frac{1}{s_3{}^2}}} \quad 式（14-12）$$

表14-4　由现患率（q）查 X 及 a 值

q（%）	X	a	q（%）	X	a	q（%）	X	a
0.01	3.719	3.960	2.0	2.054	2.421	9.0	1.341	1.804
0.10	3.090	3.367	3.0	1.881	2.268	10.0	1.282	1.755
0.20	2.878	3.170	4.0	1.751	2.154	20.0	0.842	1.400
0.30	2.748	3.050	5.0	1.645	2.063	30.0	0.524	1.159
0.40	2.652	2.962	6.0	1.555	1.985	40.0	0.253	0.966
0.50	2.576	2.892	7.0	1.476	1.918	50.0	0.000	0.798
1.00	2.326	2.665	8.0	1.405	1.858			

（简化 Falconer 表）

例如，李俊杰等（2013）对强直性脊柱炎（AS）的遗传度研究发现，在所调查的10342名对照人群中，有27人患病，其群体患病频率为 $q_g=0.26\%$，查表 X_g、a_g 分别为2.794和3.093；一级亲属235人中17人患病，$q_{ra}=7.23\%$，查表得 $X_{ra}=1.461$，$a_{ra}=1.906$。分别代入以上公式计算：

$$b=(X_g-X_{ra})/a_g=(2.794-1.461)/3.093=0.431$$

$$h_1{}^2=2b=0.862=86.2\%$$

$$v=\left(\frac{1}{a_g}\right)^2 w_{ra}=\left(\frac{1}{a_g}\right)^2\left(\frac{p}{a^2A}\right)_{ra}=0.00157$$

$$s(h_1{}^2)=2\sqrt{v}=0.079=7.9\%$$

本例一级亲属的遗传度为（86.2±7.9)%。同样可以计算二级、三级亲属的遗传度及标准误，结果见表14－5。

表14－5　各级亲属中强直性脊柱炎的遗传度估计

研究人群	N	A	q（%）	X	a	b	n×1000	$\sqrt{v}$	$h^2\pm s$（%）
正常对照	10342	27	0.26	2.794	3.093				
一级亲属	235	17	7.23	1.461	1.906	0.431	1.57	0.0396	86.2±7.9
二级亲属	532	5	0.94	2.349	2.686	0.144	2.87	0.0536	57.6±21.4
三级亲属	768	3	0.39	2.661	2.969	0.043	3.94	0.0627	34.4±50.2

h^2 的加权值：

$$h^2=\frac{\frac{86.2}{7.9^2}+\frac{57.6}{21.4^2}+\frac{34.4}{50.2^2}}{\frac{1}{7.9^2}+\frac{1}{21.4^2}+\frac{1}{50.2^2}}=81.9\%$$

h^2 的加权均值标准误：$s(h^2)=\dfrac{1}{\sqrt{\frac{1}{7.9^2}+\frac{1}{21.4^2}+\frac{1}{50.2^2}}}=7.3\%$

本例一、二、三级亲属的加权平均遗传度为（81.9±7.3)%。

2. 病例对照研究资料　在研究中若通过匹配等方法给先证者选取可比的对照组（如同性别、同年龄等)，可利用先证者和其对照者亲属的现患率推算遗传度及其标准误：

$$h^2=\frac{1}{r}\cdot\frac{p_c(X_c-\mathrm{X_{ra}})}{\mathrm{a_c}}\qquad\text{式（14－13）}$$

$$S(h^2)=\frac{1}{r}\cdot\sqrt{\left(\frac{p}{a}\right)_c^2\cdot\left(\frac{p}{a^2A}\right)_{ra}}\qquad\text{式（14－14）}$$

式中 p_c 为对照组亲属不发病的概率，$p_c=1-q_c$；q_c 为对照组亲属的患病率；X_C 为对照亲属易患性均值至阈值的正态离差；$\mathrm{a_c}$ 为对照亲属中患者的易患性均值至对照亲属易患性均值的正态离差；A 为病例数；其余同前。

例如，食管癌调查资料显示，食管癌患者一级亲属 1312 人中有 168 人发病（$A=168$，$q_{ra}=12.80\%$，$p_{ra}=1-q_{ra}=87.20\%$），对照组一级亲属 6984 人中有 525 人发病（$q_c=7.52\%$，$p_c=1-q_c=92.48\%$），由 q_{ra}查表得 $X_{ra}=1.1357$，$a_{ra}=1.6348$；由 q_c查表得 $X_c=1.4383$，$a_c=1.8864$；本例 $r=1/2$，代入公式 14－13 和 14－14，得：

$$h^2=\frac{1}{1/2}\cdot\frac{0.9248\times(1.4383-1.1357)}{1.8864}=29.67\%$$

$$S(h^2)=\frac{1}{1/2}\cdot\sqrt{\left(\frac{0.9248}{1.8864}\right)^2\cdot\left(\frac{0.872}{1.6348^2\times168}\right)}=4.32\%$$

因此，食管癌一级亲属的遗传度为（29.67 ±4.32）%。

表 14－6　一级亲属食管癌的发病率及遗传度估计

组别	观察人数（N）	患者数（A）	患病率（q）	X 值	a 值	b	$h^2\pm s$
病例组一级亲属	1312	168	0.1280	1.1357	1.6348	0.1484	0.2967 ±0.0432
对照组一级亲属	6984	525	0.0752	1.4383	1.8864		

（王娜等，2010）

九、交互作用分析

交互作用（interaction）是指当两个或两个以上的致病因子共同存在时，其致病作用显著大于或小于这些致病因子单独作用之和。前者称为协同作用（synergism），后者称为拮抗作用（antagonism）。遗传流行病学中的交互作用更多地关注复杂的多基因遗传病中遗传因素、环境因素之间的基因－环境交互作用和基因－基因交互作用。常用的研究方法有病例对照研究、单纯病例研究、病例－双亲对照研究和患病亲属对研究等。常用的统计分析方法有 Logistic 回归模型分析、多因子降维法（multifactor dimensionality reduction，MDR）、组合法（combinatorial methods）、随机森林法（random forests approach，RFA）、集合关联法（set association approach，SAA）、神经网络模型（neural networks）等。由于病例对照研究设计应用较多，我们以此说明遗传与环境的交互作用分析方法。

病例对照研究适用于估计基因－环境的交互作用，特别是常见的环境致病因素和易感基因型。对病例对照研究设计中致病因素为二分变量的资料，可整理如表 14－7。表中 1 和 0 分别代表存在或不存在环境致病因素和易感基因型。以不携带易感基因型又未暴露于环境致病因素者的比值比（OR）为 1，可以计算和比较所有其他各组的比值比。根据各 OR 值判断易感基因型与环境致病因素间的交互作用方式。

表 14-7 病例对照研究中基因与环境的交互作用分析整理表

环境致病因素	易感基因型	病例	对照	比值比（OR）
0	0	A_{00}	B_{00}	$OR_{00}=1.0$
0	1	A_{01}	B_{01}	$OR_{01}=A_{01}B_{00}/A_{00}B_{01}$
1	0	A_{10}	B_{10}	$OR_{10}=A_{10}B_{00}/A_{00}B_{10}$
1	1	A_{11}	B_{11}	$OR_{11}=A_{11}B_{00}/A_{00}B_{11}$

注：1：暴露　0：非暴露　A：病例例数　B：对照例数

Hidaka 等（2015）研究了饮酒量和乙醛脱氢酶基因（ALDH2）多态性对日本胃癌发生的交互作用，结果见表 14-8。可见饮酒＜150 克/周且 ALDH2 基因多态性阳性者的 OR 值为0.93；饮酒≥150 克/周但 ALDH2 基因多态性阴性的 OR 为1.16，二者基本一致。说明当环境致病因素和易感基因型单独存在时不增加发病的危险性。但是，当饮酒≥150 克/周且 ALDH2 基因多态性阳性两个致病因素均存在时，OR 值高达 2.51。表明饮酒≥150 克/周和 ALDH2 基因多态性对胃癌的发生具有明显的协同作用。

表 14-8 ALDH2 rs671 基因多态性和饮酒量交互作用与胃癌关系的病例对照分析

饮酒量[a]	ALDH2 多态性[b]	病例	对照	OR（95% CI）[c]
-	-	177	185	1.00
-	+	131	148	0.93（0.68～1.28）
+	-	110	107	1.16（0.79～1.69）
+	+	39	17	2.51（1.34～4.72）

注：a：饮酒量＜150 克/周为－，≥150 克/周为＋；b：ALDH2 AA 等位基因携带者为＋，ALDH2 GG 基因型携带者为－；c：调整年龄（±3 岁）、性别、地区、抽血日期（±2 月）及抽血时禁食时间（±5 小时）后

（Hidaka A 等，2015）

十、其他分析方法

除以上的分析方法外，其他一些方法如：综合分离分析、连锁分析、关联分析等也得到了广泛的应用。

综合分离分析（complex segregation analysis，CSA）是分离分析的扩展，是利用家系资料综合判断某性状遗传方式的一种方法。简单的分离分析只能通过计算并检验家庭中患病和非患病子代的比例是否符合孟德尔遗传分离比来判断疾病的遗传方式，对于那些多基因遗传性疾病，简单的分离分析不能确定遗传因素是否存在主基因的作用，须用综合分离分析进行研究。综合分离分析利用家系资料拟合、比较不同遗传模型，研究某些质量和数量

性状在家系中的传递，分离检验多基因中主基因的作用。主基因是指多基因遗传病中除随机性环境因素、非随机性家庭环境因素（教养传递因素）和微效多基因外，那些外显性较高，对于多基因疾病易患性影响较大的基因。综合分离分析不仅可以检验各种复杂遗传模式，还可以同时考虑环境因素，是一种稳定高效的分析方法。

连锁分析（linkage analysis）是通过分析在染色体上已知位点的基因（标记基因）和某易感基因（目的基因）的连锁关系，从而将该易感基因在染色体上予以定位的分析方法。连锁是指在染色体上呈线性排列的基因，其在遗传过程中存在共分离现象，即两个或多个基因有一起遗传的趋势，且不同基因在染色体上的距离越近，其共分离趋势越大。连锁分析就是通过寻找与已知位点的标记基因共分离的证据来确定易感基因在染色体上大致位置的过程。由于计算机的协助，该分析方法在与遗传有关的人类疾病易感基因定位研究中得到了广泛应用。

关联分析（association analysis）是一种直接检验候选基因（candidate gene）是否是疾病相关基因的方法。通过连锁分析所得到的染色体区域通常会包括许多已经确定的基因，而这些基因中可能就有正在寻找的某疾病的基因，这些基因称为候选基因。传统的连锁分析在检验微效基因的作用时效果较差，而关联研究效果更好。关联研究的方法主要有两种，一种是以人群为基础的相关性分析法，即选择无血缘关系的人群，通过比较患者组与对照组某个位点的某等位基因的出现频率，来确定该等位基因是否与疾病相关；另一种是以家系为基础的相关性分析法，即以父母或同胞为对照，从而匹配与患者遗传学背景不同而导致的混杂。其方法很多，包括病例－双亲研究、受累同胞对研究以及传递不平衡检验（transmission disequilibrium test，TDT）等。

全基因组关联研究（genome-wide association study，GWAS）是指在全基因组层面上，开展多中心、大样本、反复验证的基因与疾病的关联研究，全面揭示疾病发生、发展及治疗相关的遗传基因。因此，全基因组关联研究属于微观遗传流行病学研究方法的范畴。在单核苷酸多态性成功分型以前，人们都是利用微卫星遗传标记进行研究；在人类基因组计划与人类基因组单体型图计划完成后，单核苷酸多态性成为第3代遗传标志，高密度的单核苷酸多态性位点，为全基因组关联研究提供了可能。我国的全基因组关联研究虽然起步较晚，但进展较快，已成功地发现了银屑病、系统性红斑狼疮、麻风、白癜风、食管癌等数十种与汉族人相关的复杂疾病的易感基因。

第四节　遗传流行病学在疾病预防中的应用与前景展望

一、应用

1. 病因研究　对于疾病病因的研究始终是遗传流行病学研究最重要的内容，特别是对一些病因复杂的常见病、多发病，其重点在于了解在疾病发生中遗传因素和环境因素各自的作用，以及这两种因素的交互效应。通过对遗传机制的研究，可以进一步阐明致病机制，这有助于寻找更好、更特异性的疾病预防控制措施。迄今为止，虽然已应用遗传流行病学方法对疾病病因，特别是对多基因遗传病的病因进行了大量研究，但由于大部分多基因遗传病病因十分复杂，尽管人们已做了许多努力，对于许多多基因疾病病因仍然没有明确的认识，这一领域目前仍是人们关注的焦点。随着遗传流行病学研究的进展，我们对常见病、多发病等多基因遗传病的遗传致病机制会有更深入的了解，从而研发出新的预防对策和措施，最终达到提高人们健康水平及生活质量的目的。

2. 遗传咨询　遗传咨询（genetic counseling）是应用医学遗传学、临床医学及遗传流行病学的基本原理和技术，解答遗传病患者及其亲属或有关人员提出的某种疾病病因、遗传方式、诊断、治疗、预后、预防等问题，估计患者亲属特别是子女中该病的再发危险率，并对咨询者的婚姻、生育及遗传监护等予以指导。遗传咨询不仅可减轻遗传病患者及其亲属的心理压力，使之正确对待遗传病，还可降低人群中有害基因的频率，减少传递机会，降低发病率，因而是预防遗传性疾病的主要对策与措施之一。遗传咨询一般分为婚前咨询、产前咨询和一般咨询。无论何种情况，其基本内容主要包括：①明确是否为遗传病及其遗传方式；②按照遗传方式与特点估计子代的再发危险；③提出预防、治疗对策以及婚姻、生育指导等。

计算遗传病的再发危险率（recurrent risk rate）是遗传咨询的重要内容。对于单基因遗传病再发危险率的估计，由于夫妇双方的基因型可由其本身发病情况和父母或子女患病情况来推断，可根据孟德尔定律直接对不同遗传方式的疾病进行子代再发危险率的估计。如果根据家系提供的信息，夫妇双方或一方的基因型不能推定，可根据 Bayes 逆概率定理计算子代的再发危险率。多基因遗传病再发危险率的估计较复杂，过去只能应用经验法估计，电子计算机的应用使精确计算成为可能。我国学者根据国内调查资料，已计算出一些主要多基因遗传病各种情况下的再发危险率，可供查询。

3. 遗传病及致病基因携带者筛检　遗传性疾病种类繁多，总发病率高，且患病后会对家庭及社会带来极大的经济及精神负担，危害极其严重。对于这些疾病最好的防治对策和措施是通过针对性的筛检，达到早发现、早诊断、早治疗的目的。遗传性疾病的筛检应首先考虑是否有适宜的筛检方法、治疗方法和治疗效果。对于大部分尚无理想治疗方法的遗传性疾病，不宜进行筛检，但对于某些遗传性疾病，如苯丙酮尿症、半乳糖血症等，如能在临床症状出现前进行筛检，能够早诊断并进行早期治疗，可以收到较好的治疗效果。对于复杂性疾病的筛检，首先是询问家族史，这是一种简单高效的方法，可以迅速识别高危人群；其次是对临床表型的检测，如测量血压、血脂、血糖，以及内镜检测肠息肉或胸部 X 线检测乳腺癌等；第三是在分子生物学水平上进行的筛检，如检测基因（DNA）或基因的产物（酶或其他蛋白质），这类筛检的优点是特异性高，可以发现潜在的和早期的病例，以便进行适当的早期预防和治疗。

致病基因携带者是指表现型正常，但携带致病基因等遗传物质，能将疾病传递给后代的人。致病基因携带者的检出对遗传性疾病的预防具有重要意义。原因如：①许多隐性遗传病虽然发病率很低，但杂合子携带者的比例很高，若遇两个携带者婚配，其后代可有 1/4 的频率为纯合子（患者）。可见，及时检出一个群体中的这些携带者，进行婚姻与生育指导，可极大地减少这类疾病的发生。②对显性遗传病基因携带者，若能及时检出，即可采取措施预先控制促使发病的诱因或中间环节，防止发病或减缓病情发展。③染色体平衡易位者所生育的后代，有较大比例可发生死胎或生产染色体异常儿。及时检出这类携带者既有助于对该病的确诊，也便于做好遗传咨询工作。例如，意大利某地人群中β-地中海贫血基因的频率高达20%，当地采用严格的筛检程序（screening procedure）进行筛检，特别是检查学龄儿童，对筛检出的致病基因携带者进行婚姻指导，忠告他们不要与同样携带这种基因的人结婚，显著地降低了该地区β-地中海贫血的发病率。再如，服用伯氨喹啉等药物或食用蚕豆能引起葡萄糖6磷酸脱氢酶（G6PD）溶血性贫血，若能及时检出这类携带者，避免服用这类药物或食用蚕豆，就能预防该病的发生。

4. 公共卫生监测　遗传流行病学与公共卫生监测活动密切相关。在公共卫生监测中，与遗传相关疾病的监测内容主要包括对环境、人群遗传素质以及遗传相关疾病的监测。随着工业的不断发展，大量的废水、废气、废渣正在造成越来越严重的环境污染。其中许多有害物质如砷、汞中毒及其他职业病等，不仅可直接引起严重的疾病，且可致突变、致畸变、致癌变，造成人类的遗传毒性，导致遗传损伤。通过监测可及时了解、掌握遗传性疾病或某些遗传素质在特定人群中的分布及变异情况，与疾病发生有关的因素、遗传与环境因素的作用及相对重要性等，从而采取有效的对策与措施，降低遗传性疾病的发病率，减少此类疾病对人类健康的危害。

在和遗传流行病学相关的监测中，以人群为基础的出生缺陷系统是一个非常有价值的资源，它不仅可以用于评价健康服务水平，而且可以为进一步的描述流行病学研究、家系研究以及病例对照研究提供基础。

二、发展前景展望

遗传流行病学是一门相对年轻的学科分支，近几十年的发展，已形成了一套较完整的理论体系和独特的研究方法，目前正处于极度活跃时期，在医学领域的研究工作中具有巨大潜能。随着遗传流行病学研究方法的不断完善和新方法的不断出现，研究范围的逐步扩大，以及其他学科如分子生物学、卫生统计学的发展，遗传流行病学的应用会越来越广。

由于人类的生活和生产活动使环境污染加剧，基因突变增加，不断地产生一些新的遗传性疾病，人群中的遗传负荷也有增加趋势，各种与遗传有关的疾病会越来越多。在遗传流行病学研究中，不论现在或将来，多基因遗传病都是研究的重点。因此，遗传流行病学的研究范围会越来越大，研究对象会越来越广泛。人类基因组计划的完成，为遗传流行病学研究、探讨人类遗传变异与疾病的关系提供了重要的信息与必要的工具。它不仅可通过确认人类生命活动的遗传学基础而带动整个生命科学的发展，而且将为21世纪分子医学的发展，如基因诊断、基因治疗等奠定基础。因此，遗传流行病学的发展前景将更加广阔。

（姜宝法）

第十五章　分子流行病学

分子流行病学（molecular epidemiology）是流行病学的一个分支。分子流行病学研究方法和理念从 20 世纪 80 年代初期在国际上逐渐形成。1994 年曾光主编的《现代流行病学方法与应用》和郑锡文主编的《流行病学进展》（第 8 卷）中均设有章节介绍了“分子流行病学”和“分子流行病学中的分子生物学方法”。1998 年徐德忠主编出版了国内首部《分子流行病学》专著，1999 年和 2001 年分别由李立明和王建华主编出版的供预防医学专业和临床医学专业本科生教材《流行病学》也相继增加了分子流行病学章节。目前，我国的分子流行病学研究已经蓬勃发展，形成了一定规模的研究队伍，研究内容已从传染性疾病的研究拓展到了慢性非传染性疾病、出生缺陷乃至健康促进等领域。

第一节　概　述

一、定义

分子流行病学的定义随着研究的深入和发展不断得到更新。1993 年 Schulte 在其《Molecular Epidemiology》专著中的定义为：在流行病学研究中，应用生物学标志（biological markers）或生物测量。生物学标志包括与研究事件相关的生化的、分子的、遗传的、免疫学或生理学的信号，这些事件代表致病因子与所致疾病之间连续的不可分割的环节。1998 年国内《分子流行病学》专著中定义：分子流行病学是应用先进的实验室检测技术测量生物标志，结合流行病学现场研究方法，从分子水平阐明疾病的病因及其相关的致病过程，并提出相应的防制措施的科学。在《流行病学》（第 7 版）中的定义为：分子流行病学是阐明人群和生物群体中医学相关的生物标志的分布及其与疾病/健康的关系和影响因素，并研究防治疾病、促进健康的策略与措施的科学。

从上述分子流行病学的定义中不难看出，分子流行病学具有两个鲜明的特点：以流行病学现场研究为基础，以生物学标志的测量为技术手段。因此，可以说分子流行病学研究是将宏观水平研究疾病或健康事件分布规律与微观水平研究疾病或健康事件相关的生物学标志密切结合起来，为疾病的病因探索和健康促进服务的科学。

二、起源

流行病学随着科学技术的发展不断向前发展，同时流行病学的研究领域也在不断拓展，从而产生了众多新的分支学科，分子流行病学就是流行病学众多分支中的一个。1972 年在美国传染病学年会上，Kilbourne 首次使用“分子流行病学”术语。1977 年法国科学家 Higginson 首次给出分子流行病学定义：应用精细技术进行生物材料的流行病学研究。当时生物技术水平尚未蓬勃发展，分子流行病学的研究局限在传染性疾病、微生物病原体的分子水平研究。

自20世纪80年代以来，生物学技术快速发展、日新月异，尤其是基于分子水平的研究技术，以分子克隆、基因测序等为基础的分子生物学相关技术已广泛应用于生物医学的研究中。分子流行病学研究领域也随之拓展到非传染性疾病的研究。1982年Perera和Weinstein提出癌症分子流行病学。1993年美国学者Schulte等出版了《分子流行病学——原理和实践》专著，进一步明确了分子流行病学的定义。1996年在第14届国际流行病学学术会议上，Saracci将分子流行病学的概念继续发展延伸：分子流行病学研究中生物学标志在狭义上讲是指作为暴露效应的生物学标志——信息分子，包括DNA、RNA和蛋白分子；广义上则包括任何实验室可检测的、生化的、分子生物学的测量等。

分子流行病学研究方法提出之前，一直困扰流行病学学者的一个问题是现场研究发现的暴露因素与某种疾病存在关联，但是暴露因素究竟是如何导致该疾病发生的？如何进一步证实该暴露与该疾病的关联具有病因属性？如果仅用传统的流行病学理论去解释显然缺乏说服力。如果能通过研究并揭示暴露与疾病发生、发展过程中不同阶段特异的分子生物学标志相关联的证据，将使病因研究深入到分子水平，并且可以通过分子生物学标志的检测反映机体从危险因素暴露到疾病发生、发展过程的不同阶段，为疾病的病因预防、临床筛检、早期诊断甚至疾病的预后提供重要的生物学标志。

三、与传统流行病学和遗传流行病学的关系

1853年英国内科医生John Snow对英国伦敦宽街的疫情（霍乱）流行的研究与20世纪中期Doll和Hill关于吸烟与肺癌的病因探索堪称是传统流行病学研究中针对传染病和非传染病研究的里程碑。传统流行病学从宏观出发，研究人群疾病或健康事件与某种因素的暴露是否存在统计学关联，以及是否存在病因学关联。传统流行病学研究关注暴露及相关的疾病或健康事件，自暴露到疾病或健康事件发生的中间过程未被揭示，因此被称为“黑匣子”（图15-1）。“黑匣子”包含着暴露到疾病或健康事件发生过程中机体产生的各种生物效应事件及相关的生物学标志。分子流行病学研究就在传统流行病学研究的基础上采用分子生物学技术针对“黑匣子”中的生物效应及其生物学标志进行测量和评估，以期能客观评价暴露和疾病及相关事件的本质关系。

分子流行病学与遗传流行病学是流行病学的两个分支学科，存在区别与联系。遗传流行病学是研究遗传性疾病在人群中的分布特点、病因关联以及制订预防策略的学科，家系研究是遗传流行病学的重要分析方法，主要探讨家族聚集性及遗传度、遗传性疾病在家系中的传递规律等。当采用病例对照研究评估遗传基因与环境因素及其相互作用在复杂遗传性疾病发病风险时，遗传流行病学与分子流行病学采用的研究技术和分析方法基本相同。在评估分子生物学标志对遗传性疾病的早期筛检、诊断及预后判断方面，分子流行病学结合临床流行病学方法则更有优势。

第二节　生物学标志

一、定义及分类

（一）概念

生物学标志（biological markers，biomarkers）是指从暴露到生物事件（疾病/健康）发生、发展进程中可测量的、能反映结构和（或）功能改变的各种细胞的、遗传的、生物化学的、免疫学的或生理学信号相关的分子信息标识。因此把能反映分子水平、基因水平的损伤、变异或表达异常的核酸（DNA、RNA）或蛋白质分子的结构或形态称为分子生物学标志（molecular biomarkers）。

（二）主要生物学标志

生物学标志的种类及数量随着现代检测技术的发展而不断增加，分子流行病学研究中生物学标志物可按从暴露到疾病进程中出现的不同阶段分为暴露标志（markers of exposure）、生物效应标志（markers of biological effective）和易感性标志（markers of susceptibility）三大类（图 15－1），其中易感性标志影响自暴露到疾病发生、发展及预后进程中的每一个环节。

生物学标志的分类是相对的，同一生物学标志在不同研究中可能扮演不同的角色，例如，在研究乙型肝炎病毒（hepatitis B virus，HBV）慢性感染人群中 HBeAg 阳性者分布特点及其影响因素时，HBeAg 作为因变量，是 HBV 感染的效应标志；当研究 HBV 感染者 HBeAg 阳性或阴性状态下肝细胞肝癌发生风险时，HBeAg 则作为影响因素中的暴露标志。因此，分子流行病学研究中的生物学标志分类需要依据具体情况而定。

1. 暴露标志　暴露标志是指能反映暴露因素与疾病或健康状态相关联的生物学标志，主要包括外暴露标志（external exposure biomarker）、内暴露标志（internal exposure biomarker）和生物有效暴露标志（biologically effective biomarker）三种。

（1）外暴露标志：指宿主所暴露环境因素的标志和剂量，环境暴露因素可以分为生物性的和非生物性的。生物性因素主要有细菌、病毒、寄生虫、毒素等，对应的外暴露标志可以是生物性因素的分型/分类、剂量等，主要用于病原体的进化规律、传播途径判别、传染源追溯的分子流行病学研究。非生物性暴露因素主要包括物理或化学的因素等，如烟草使用过程中烟雾的浓度、环境有害物质的浓度或化学物质的含量等，这些外暴露标志为进一步分析内暴露标志及早期效应标志的研究提供直接证据。

（2）内暴露标志：指宿主暴露于上述生物性的和非生物性的因素后在其体内可测量到的外源性物质的标志，是外源性物质进入宿主体内的生物学证据，又称体内剂量（internal dose）。内暴露剂量标志的检测可以是定性的、也可以是定量的，越来越多的内暴露标志的检测具有精确性、可靠性。在肿瘤的分子流行病学研究中内暴露标志的检测、评估被广泛使用。内暴露标志在体内可以是外暴露标志化学性质未改变的形式，如尿铅；也可以是外暴露标志的代谢产物，如宿主血液或尿液中烟草暴露尼古丁（nicotine）的代谢产物可丁宁

(cotinine)。由此可见外暴露标志与内暴露标志在剂量上是有区别的。外暴露标志的剂量是指宿主所处环境中的某物质浓度和强度；而内暴露标志的剂量是指宿主体内外源性物质的剂量。

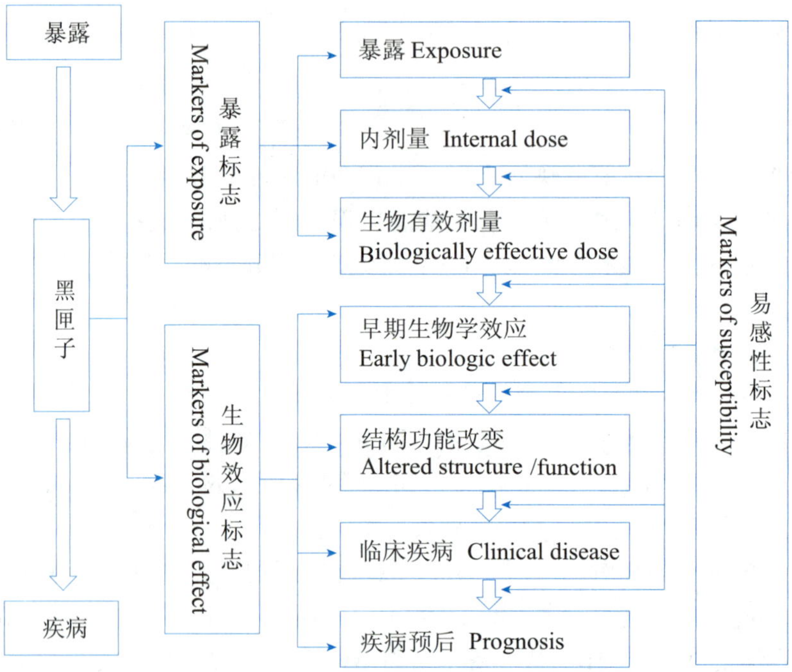

图 15－1 生物学标志分类

外源性暴露物质进入体内后产生内暴露标志的过程是宿主参与外源性物质相互作用的过程，因此在研究设计时需要考虑从暴露到内源性标志出现的时间、机体代谢内源性暴露标志的时间等。

（3）生物有效暴露标志：指外源性暴露物质进入体内后经吸收、代谢、活化等过程已与宿主组织细胞内核酸（DNA 或 RNA）或蛋白质相互作用的外源性物质或其反应产物的标志，又称为生物有效剂量（biologically effective dose）标志。如机体暴露苯并芘（Benzo (a) pyrene，BaP）后，在淋巴细胞中能检测到特异的 DNA 加成物（DNA adduct）。

2. 生物效应标志　宿主暴露外源性物质后产生的核酸或蛋白质结构或功能变化，并与疾病启动、发生、发展过程相关的生物学标志，包括早期生物学效应标志（early biological effect）、结构和（或）功能改变（altered structure and function）标志和临床疾病（clinical disease）标志。

（1）早期生物学效应标志：由于结合到靶细胞上的外源性物质的持续作用，引起组织与细胞的生物学或生化学的变化，从而产生疾病前期的生物学标志，称早期生物学效应标志。早期生物学效应标志可以用于研究暴露因素强度与作用机制。这些标志主要包括，细胞毒性反应，染色体畸变、核酸（DNA、RNA）或蛋白质结构变化或表达异常、细胞功能的早期变化（DNA 修复，RNA 调控功能的改变）等。有些外源性物质暴露导致的早期生物学效应主要发生在细胞特定部位，尤其在基因的某些特定序列。例如，吸烟导致食管癌组织抑癌基因 p53 序列上的一些特殊部位发生 G 到 T 的突变而使其失活。外周血液、体液中检测得到的早期生物学效应标志与机体内部特定靶器官的生物学效应标志存在一定的关联，因此从血液、体液中检测早期生物学效应标志成为分子流行病学研究中重要的手段。

（2）结构和（或）功能改变标志：主要是指自暴露到疾病发生前的可以测量或评估的分子标志结构或功能的改变。比如肿瘤发生前的癌前病变，通过局部组织或细胞中可以检测到癌基因或抑癌基因产物结构或功能的改变。

（3）临床疾病标志：是指从暴露到疾病发生的整个过程中，符合临床诊断的分子生物学标志。这类标志可用于疾病早期筛检、诊断，还可以为临床治疗方案的选择、治疗效果评估及疾病预后的预测提供重要参考。临床疾病标志的研究也是临床分子流行病学研究的范畴。然而很多临床疾病生物学标志具有辅助诊断及病情评估的作用，但是很多疾病的临床生物学标志目前的灵敏度和特异度有待提高，尚不能直接作为临床疾病诊断的主要依据。随着分子生物学标志研究的发展，越来越多的临床生物学标志被发现与疾病的临床特征、治疗效果及预后存在关联，但是如何选择合适的生物学标志用于临床疾病的筛检、诊断、治疗方案选择，疾病预后的评估是目前临床分子流行病学研究的热点。

3. 易感性标志　易感性标志是指宿主在暴露因素作用下，对疾病发生、发展及其预后易感程度的生物学标志。宿主的易感性标志可以包括遗传易感性和非遗传易感性。非遗传易感性可以包括宿主的年龄、饮食习惯、心理精神状态等，都可能影响个体对疾病的易感性。遗传易感性是宿主遗传相关的影响疾病发生难易程度的可测量指标，易感性影响着从危险因素暴露到疾病发生、发展及疾病的预后的每一个环节，是决定暴露到疾病发生、发展、预后整个进程的重要因素。遗传易感性可以是宿主某个基因型的改变，如基因的野生型，突变型或某个基因片段的缺失、插入或是基因拷贝数变异（copy number variation，CNV）或是单核苷酸多态性（single nucleotide polymorphism，SNP）等。

随着人类基因组计划的完成及人类功能基因组学研究的不断发展，越来越多的遗传易感性标志被发现和研究，这些标志物的产生或改变可能影响细胞分化、细胞凋亡、细胞周期调控、细胞间信号传递等。分子流行病学研究主要任务之一是研究宿主遗传易感性。依据遗传易感性标志与疾病发生风险高低可以分为高风险的人群易感性标志和低风险人群易感性标志（表 15－1），有些遗传易感性标志是疾病发生发展的保护因素。在一些特定的肿瘤发生过程中，有些基因具有关键作用，如乳腺癌的发生与 BRCA1 和 BRCA2 基因突变密切相关。对于大多数遗传易感性标志则属于低风险的易感性标志，单一的这些标志对疾病发生的贡献往往比较小，主要是通过多个遗传易感性标志结合环境因素的协同作用增加宿主疾病发生的风险。

表 15-1　高风险易感基因和低风险易感基因的特点

	高风险易感基因	低风险易感基因
外显性	高	低
相对危险度	高	低
归因危险度	高	低
人群归因危险度	低	高
基因频率	≤1%	1% ~99%
分析方法	连锁分析	关联分析
环境影响	相对较小	非常重要
代表性生物学标志	BRCA1、BRCA2	代谢酶基因、DNA 修复基因等

（詹思延主编《流行病学》第7版）

二、选择及测量

分子生物学标志的应用将暴露标志、效应标志和易感性标志的评估测量提升到分子水平，因此为病因的推论提供了更有说服力的证据。如何选择合适的生物学标志开展分子流行病学研究需要结合研究对象、研究目的、生物标本的获得难易程度、生物标志检测技术的灵敏度、特异度等具体情况而确定。

1. 暴露标志的选择及测量　在体内检测到外源性物质或其代谢产物，不但使外源性暴露得以精确测量，而且还可以减少暴露的错分偏倚。例如，传统流行病学调查中发现吃霉变食物与肝细胞肝癌的发生存在病因学关联，这是从基于人群现场流行病学调查肝细胞肝癌发生人群及未发生肝细胞肝癌人群的食物摄入状况调查以及食物中黄曲霉素检测结果得出的关联性判断，是对外暴露致病可能性的判断。但食物中的黄曲霉素是否真正进入了机体？是否对靶组织有致病作用？依据生物学标志（DNA－黄曲霉素加成物）的测量就可较准确地回答上述问题。

2. 生物学效应标志的选择及测量　外源性暴露导致的分子与基因水平改变的生物学标志，往往能较好地反映暴露因素的生物学效应。研究表明，HBV 感染后对肝细胞产生多种诱变作用。应用这些生物学标志，可以研究 HBV 感染导致肝细胞纤维化、肝细胞肝癌进程中的生物学效应，进而揭示 HBV 感染导致肝细胞肝癌发生机制。疾病发展进程中各个阶段分子生物学标志不仅是特定暴露效应的证据，也可用作疾病发生、发展的预测指标。

有些生物学标志在正常的人体生物材料中并不存在，只在疾病发生时才出现。如人类基因组微卫星不稳定性（microsatellite instability，MSI）仅在肿瘤细胞中出现，而肿瘤相邻的正常组织及白细胞中不出现。某些生物学标志，如甲胎蛋白（alpha fetoprotein，AFP）和癌胚抗原（carcinoembryonicantigen，CEA），是胎儿在宫内时期表达的抗原，出生后即减弱或消失，但在肿瘤增生时又重现。还有些生物学标志是正常组织中已经存在的，如癌基因、抑癌基因和其他相关抗原，只是含量低或处于未激活状态，基因产物低表达，而当被激活后其基因产物表达增加、含量升高。

3. 宿主易感性标志的选择　随着高通量检测技术的发展，全基因组关联研究（genome-wide association study，GWAS）策略被应用于分析疾病的遗传易感性标志研究。目前宿主易感性标志的选择上主要是包括人类白细胞抗原（human leukocyte antigen，HLA）基因及其多态性；环境致癌物质代谢酶相关基因多态性；DNA 损伤与修复基因多态性。此外，GWAS 研究发表的关于疾病相关的 SNPs、MicroRNA（miRNA）、长链非编码 RNA（long non-coding RNA，lncRNA）、免疫分子、信号途径分子等也可作为宿主易感性标志。

第三节　研究方法

随着相关基础医学和临床医学等学科的进步，分子流行病学研究不断引入这些学科的新技术、新方法，从而使分子流行病学的研究内容和方法不断扩展。

一、研究设计

传统的现场流行病学研究，即描述性研究、分析性研究和实验性研究中，结合生物学标志的检测及评估，从更深层次的分子水平揭示暴露与疾病的病因联系或致病因子的致病机制，是常见的分子流行病学研究方法。由于病例对照研究省时省力，得出的结论又比较可靠，因此在分子流行病学研究时最为常用。而又因为生物学标志比较客观、可靠，容易定量，所以在两种方法结合使用的实践过程中，也产生了其他一些新的研究方法。

1. 巢式病例对照研究（nested case-control study）　按队列研究设计进行，资料收集和生物标本采集均在疾病发生之前，观察的又是生物学标志，故因果关系清楚，资料可靠，论证强度高；而标本检测与资料处理又按病例对照研究方式进行，故省钱省时省力，可以说兼有队列研究与病例对照研究两者的优点。

2. 病例－病例研究（case-case study，又称 case-only study）　在病例对照研究的病例组中，临床类型可以不同，如脑卒中有出血型、缺血型；冠心病有心梗型、无心梗型；某些生物学标志往往也是不均一的，即部分病例有某种生物学标志，而其余的则没有。将不同的临床类型或具有特殊标志的这些病例与其他病例，按病例对照研究的方式进行资料处理，以探讨疾病不同临床类型特异的危险因素及生物学标志。

3. 病例－队列研究（case-cohort study）　研究开始时在队列中按一定比例随机抽样选出具有代表性的样本作为对照组，观察结束时将队列中出现的所研究疾病的全部病例作为病例组，与上述随机抽样出来的对照组进行比较。上述研究类型是病例对照研究和队列研究的延伸。在探讨遗传因素和环境因素相互作用的分子流行病学研究中较为常用。

二、组织实施

分子流行病学研究是在传统流行病学研究设计的基础上，选择合适的生物学标志开展相关研究。因此，分子流行病学研究设计应遵循下述原则。

（一）选择合适的传统流行病学研究方法

传统的流行病学研究可分为描述性、分析性和实验性研究。在这些研究设计中引入生物学标志的评价指标，称为分子流行病学研究。其中，分析性流行病学研究结合生物学标志的研究设计最为常用。如以医院为基础的病例对照研究和小样本、短时间的队列研究较易实施，有均衡可比的对照组，其研究结果的可靠性明显高于描述性研究，尤其是队列研究或改进后的病例对照研究。

（二）选择合适的生物学标志，检测方法敏感、特异和可靠

生物学标志与研究的疾病或健康事件的关联要有特异性，生物学标志的检测技术或方法需要具有一定的灵敏度、特异度及可靠性。生物学标志的选择是分子流行病学研究成败的关键之一。既要考虑到生物学标志检测方法的敏感性、特异性、稳定性以及检测费用等，更要考虑研究的假设或目的。生物学标志的选择必需服从于研究的目的。在多数情况下，需要对某一问题进行多方面的综合探讨时，则需要选用针对不同阶段的健康事件相关的多项生物学标志开展研究。

（三）研究过程中减少误差、控制偏倚

传统流行病学研究特别注重对调查中误差和偏倚的控制，而检测生物学标志的实验室技术也同样要做好实验中诸多误差、偏倚的控制和评估。常见的误差主要来源于实验方法本身的敏感性和特异性；所使用仪器、试剂等在检测过程中的误差，同一受检者不同时间的生物学指标的变化；人群中存在的生物学差异等。因此，在分子流行病学研究中，要特别重视实验对照的设计，并且需要客观评估生物学标志及其检测方法的真实性、可靠性。

（四）资料分析需宏观与微观研究密切结合

分子流行病学研究的精髓在于将微观与宏观研究结合，以提高研究的精确度和深度，绝不是以微观研究结果取代宏观研究结果。详细的宏观资料可以使分子流行病学的研究内容更为丰富全面；将宏观的人群特征及环境因素暴露资料结合针对性的生物标志检测结果，进行基因－基因、基因－环境等交互作用的研究，对揭示暴露与疾病关系及其分子机制具有重要意义。

三、资料分析

分子流行病学研究资料的分析往往需要基础医学、临床医学和流行病学工作者共同来完成。目前，生物学标志及其检测和分析方法涉及生物医学的众多学科。分子流行病学研究鼓励多学科协作开展相关研究，研究结果的分析和解释也需要结合特定人群及健康事件来具体分析，否则将可能会影响结论的真实性和可靠性。分子流行病学资料分析包括传统流行病学资料分析方法和分子生物学标志的分析方法。

（一）传统流行病学分析指标

传统流行病学研究中描述疾病分布特征的指标如疾病的发生率，暴露率；描述暴露关联程度的比值比（odds ratio，OR）及相对危险度（relative risk，RR）等均可以用于分子流行病学研究。

（二）分子生物学标志的分析方法

1. 传染性疾病的分子流行病学研究 传染性疾病的病原体鉴定及其流行趋势、分子效应标志的确定很大程度上依赖于对病原体相关核酸和（或）蛋白质序列的测定。需要将研究所测定序列与目前已知序列进行同源性比较，以确定所检测序列与某种已知序列的相似性，从而确定病原体的归属、变异程度和病原体传播方向、分子进化特点等。分析过程中需要获取国际上公开共享的数据库资源，利用分子生物学软件开展核酸和蛋白质序列分析、空间结构分析、分子进化生物功能预测、绘制种系发生树或分子进化树等。

2. 非传染性疾病分子流行病学研究 非传染性疾病生物学标志主要是遗传易感性基因的多态性检测及分析。突变在生物学上的含义是指细胞的遗传基因发生永久的、可遗传的改变，当单个碱基的改变在人群中的变异频率大于1%，称单核苷酸多态性；当碱基置换频率在人群中低于1%时，称为基因突变。

基因多态性（gene polymorphism），通常分为3大类：DNA片段长度多态性、DNA重复序列多态性、单核苷酸多态性。

（1）DNA片段长度多态性：即由于单个碱基的缺失、重复或插入所引起限制性内切酶位点的变化，而导致DNA片段长度的变化，又称限制性片段长度多态性。

（2）DNA重复序列多态性：DNA重复序列多态性又称可变数目串联重复序列（variable number of tandem repeats，VNTRS），特别是短串联重复序列，如小卫星（mini satellite）DNA和微卫星（microsatellite）DNA。小卫星DNA由15~65bp的基本单位串联而成，总长通常不超过20kb，重复次数在人群中是高度变异的。微卫星DNA的基本序列只有1~8bp，而且通常只重复10~60次。

（3）单核苷酸多态性（SNP）：主要是指在基因组水平上由单个核苷酸的变异所引起的DNA序列多态性。SNP在人类基因组中广泛存在，平均每500~1000个碱基对中就有1个，估计其总数可达300万个甚至更多，是人类可遗传的变异中最常见的一种，占所有已知多态性的90%以上。根据SNP在基因组分布的位置，可分为基因编码区SNPs（coding-region SNPs，cSNPs）、基因周边SNPs（perigenic SNPs，pSNPs）以及基因间SNPs（intergenic SNPs，iSNPs）三类。按照对生物遗传性状的影响，cSNP又可分为两种：一种是同义cSNP（synonymous cSNP），即SNP所致的编码序列的改变并不影响其所翻译的蛋白质的氨基酸序列，突变碱基与未突变碱基组成的密码子的氨基酸相同；另一种是非同义cSNP（non-synonymous cSNP），指碱基序列的改变可使对应的编码氨基酸发生改变，从而影响了蛋白质的功能。SNP自身的特性（分布广泛，易于基因分型，适于快速大规模化筛检）决定了它更适合于对复杂性状与疾病的遗传解剖以及基于群体的基因识别等方面的研究。

基因多态性分析是通过分析等位基因的频率在病例组和对照组中分布的差异，判断基因多态性是否与疾病发生的风险存在关联。在判断基因型与疾病发生风险是否存在关联时尚需要对基因型在人群中分布是否符合Hardy-Weinberg平衡进行检验。

分子流行病学研究中，通常用共显性模型、显性模型（dominant model）、隐性模型（recessive model）、相加模型（additive model）等遗传模型来评估不同等位基因与表型之间的关系。例如，一个SNP多态性位点存在两种等位基因A和T，A为野生型等位基因，T

为突变等位基因，那么AA称为野生型纯合型，AT为杂合型，TT为突变纯合型。共显性模型以野生纯合型AA为参比组，探讨杂合型AT和突变纯合型TT分别对表型的影响（AT vs. AA和TT vs. AA）；T的显性模型是以AA为参比组，探讨（AT+TT）对于表型的影响（AT+TT vs. AA）；T的隐性模型则是以（AA+AT）为参比组，探讨突变纯合型TT对表型的影响（TT vs. AA+AT）；相加模型主要是评估突变等位基因T的个数增加对表型的影响。SNP位点与疾病或健康状态的关联属于哪种遗传模型需要依据具体的计算来判别，下面举例说明。

某研究针对ADIPOQ基因SNP多态性与糖耐量正常、2型糖尿病及肥胖的关联研究，发现ADIPOQ第一内含子+10211位点T>G的多态性与2型糖尿病及肥胖关联，该位点属于T到G突变（人群中G频率占百分比少，属于minor；T频率占百分比高，属于major）。当GG、GT、TT三种基因型均与疾病发生存在关联，且随着T等位基因增多关联增强时称符合相加模型；以GG+GT vs. TT进行分析，若存在显著差异，称符合G的显性模型；当以GG vs. TT+GT比较，若存在显著差异，称符合G的隐性模型。该研究显示（表15-2），ADIPOQ基因第一内含子+10211位点SNP（T>G）多态性与2型糖尿病相关；进一步分析发现GG基因型并不比TG基因型显著增加2型糖尿病发病风险；而TG+GG基因型与TT基因型相比，发生2型糖尿病的风险（调整年龄、性别及BMI后）为1.28倍（95% *CI* 1.07~1.53；*P*=0.006），据此判断+10211位点SNP（T>G）多态性与2型糖尿病相关性符合G的显性模型。

表15-2 ADIPOQ基因内含子+10211 SNP多态性与2型糖尿病关系

ADIPOQ基因+10211 SNP（T/G）	糖耐量正常（n=2000）	2型糖尿病（n=2000）	*OR*（95% *CI*）（调整年龄、性别、BMI）
TT	1643（82.2%）	1532（76.6%）	1.28（1.07~1.54）（TT vs. TG）
TG	332（16.6%）	428（21.4%）	0.91（0.53~1.55）（TG vs. GG）
GG	25（1.2%）	40（2.0%）	1.38（0.83~2.29）（TT vs. GG）
XG（TG+GG）	357（17.8%）	468（23.4%）	1.28（1.07~1.53）（TT vs. XG）

（Vimaleswaran等，2008）

（三）基因-环境交互作用

在分子流行病学研究中，常常要进行生物学标志与暴露因素的交互作用分析。常见的方法是将病例对照研究、病例-病例研究、横断面调查、队列研究中获得的环境暴露资料与检测的基因相关性生物学标志进行基因-环境的交互作用分析。

1. 基因-环境交互作用分析　在分子流行病学研究中，常常涉及到所研究的生物学标志物及其相关的环境因素的相互作用分析。例如，在肺癌危险因素的研究中，如果p53抑癌基因出现突变，再与吸烟因素进行协同分析，就可判断两者是否可增加患肺癌的危险性。常用的是病例对照研究的基因与环境交互作用分析方法，见表15-3。表中OR_{10}为基因的主效应，OR_{01}为环境的主效应，OR_{11}为环境－基因的联合作用，交互作用的相对比值比OR_{int}可由公式$OR_{int}=OR_{11}/(OR_{01}\times OR_{10})$。

表 15－3　病例对照研究基因－环境交互作用资料分析

基因	暴露因素	病例	对照	*OR*
－	－	a	b	$OR_{00}=1$
－	+	c	d	$OR_{01}=cb/ad$
+	－	e	f	$OR_{10}=eb/af$
+	+	g	h	$OR_{11}=gb/ah$

注：1 为暴露，0 为非暴露

2. 多重生物学标志分析　在一项分子流行病学研究中，常常需要检测多种生物学标志。多种生物学标志可以针对同一类病原体或易感标志进行，也可以是针对不同阶段、不同类型的分子生物学标志。例如，用分子探针检测人类乳头状瘤病毒（HPV）的不同型别，需要数个不同的探针，每个探针专门检测某种 HPV 型。针对乙肝感染血清学标志物的检测，可以是乙肝五项，也可以是血清 HBV DNA 拷贝数、HBV 的基因型或 HBV 基因的突变位点等。在研究吸烟与肺癌的分子流行病学研究中，可以同时检测代谢酶基因多态性、p53 基因突变、Ras 基因突变、DNA 错配修复酶基因多态性等。在进行资料分析时，可以参照上述基因－环境交互作用分析的基本方法，进行不同的基因－环境、基因－基因等的交互作用分析。

(四) 资料分析过程中的注意事项

1. 混杂与偏倚的控制　在收集生物标本时，常常由于伦理学问题而存在无对照、无应答等问题，所以各种偏倚的产生很难避免。因此，自课题设计开始到资料收集、分子生物学标志的检测、数据整理与分析整个过程中均需要注意控制混杂与偏倚。

2. 生物学标志检测的真实性和可靠性分析　生物学标志的检测除了采用成熟、可信、得到国际认可的检测分析技术外，某项分子流行病学研究中生物学标志检测的真实性和可靠性需要进行客观评价。真实性主要用敏感度、特异度、假阳性率、假阴性率和准确度等指标来计算；可靠性常用标准差、变异系数、可靠性系数、观察符合率和 kappa 值等作为评价指标。

四、质量控制

分子生物标志的检测是分子流行病学研究中的核心部分，但是生物标志的种类及数量随着研究的深入不断增加，检测的灵敏度和检测下限不断微量化。生物标志检测技术的发展为探讨研究更多的生物标志提供了可能，但是伴随而来的是如何确保这些检测结果的真实性和可靠性。分子流行病学研究过程中需要注意：

1. 选择合适的生物标本进行生物标志的检测；此外注意标本的采集部位、采集时间，标本的运输和储存方法，储存时间等。

2. 检测方法、检测步骤需要规范统一；实验试剂要选择性能可靠的生物制品公司产品。

3. 用于生物学标志检测的实验仪器及相关设备、软件等需要统一规范。

4. 设立对照和重复实验，在检测过程中需要设立标准对照、空白对照、阴性对照等。

第四节 应用与展望

一、应用现状

尽管分子流行病学是新兴的流行病学分支，但是很快就发展壮大起来。纵观30多年来国内外的有关研究，主要有下述几个方面的研究应用。

（一）传染性疾病分子流行病学

1. 致病微生物的发现、检测及其与疾病关系的研究　发现新的病原体、查明已知病原体的基因结构以及准确分型对深入进行传染病流行病学研究十分重要。例如，丙型肝炎病毒（hepatitis C virus，HCV）就是通过流行病学的人群研究结合分子生物学技术而发现的。HCV约由10kb核苷酸组成，存在不同基因型和基因亚型。HCV同一基因型核苷酸同源性仅有约80%，因此同一基因型可分为不同基因亚型（如1a，2a和2b型等）。HCV不同基因型、不同亚型与HCV感染的地区分布、流行规律、临床表现及治疗疗效和预后等均有一定关系。

2. 传染病流行规律、传播机制的研究　传播途径的判断、传染源的追溯和传播机制的研究方面，分子流行病学可以发挥巨大的作用。例如，乙型肝炎病毒（hepatitis B virus，HBV）可经胎盘传播至胎儿，造成宫内感染。我国学者采用免疫组化染色和原位杂交等方法，通过对HBsAg阳性母亲的不同孕期胎盘的检测，并结合其胎儿和新生儿宫内感染情况研究表明，HBV经胎盘感染胎儿的路径可能是通过胎盘屏障中各层细胞至细胞的传递而实现的。通过体外细胞实验验证了HBV宫内感染的“细胞－细胞传播途径”的假说。在突发传染性疾病的病原体，如严重急性呼吸综合征（SARS）病毒，中东呼吸综合征病毒，埃博拉病毒的病原体研究中，分子流行病学研究对于病毒的宿主来源、分子进化及传染源追溯方面发挥着巨大作用。

3. 新型疫苗的研究　基因疫苗利用分子生物学技术进行DNA重组，构建载体，通过细菌等大量表达目的蛋白质作为疫苗。它克服了传统疫苗的毒力回升、生产困难、传播其他疾病等的不足。核酸疫苗作为第三代疫苗已经成为世界范围内的研究热点。疫苗的效果评价需要采用分子流行病学方法进行综合评估。

4. 疫苗株引起感染的确定　个别活疫（菌）苗由于某些原因可以使少数接种者感染发病。过去，仅能根据接种史与分离病原体做血清学或生化反应来进行判断，而现在可采用分子水平的基因序列分析，准确地判定是否为疫苗株引起的发病。

5. 传染病监测　分子流行病学为传染病的监测提供了新的思路与方法，目前全球已经开展针对流感病毒株的监测、针对人感染H5N1高致病禽流感等的监测。通过全球范围内的分子流行病学研究对传染病的预防和控制提供了重要的信息资料。有关 HIV、HBV、HCV 感染基因型的全球分布特点的研究，为这些传染病的预防控制及临床治疗提供了重要的依据，对于局部地区传染病暴发和传染源追溯也提供了重要信息。

（二）慢性非传染性疾病分子流行病学

1. 疾病病因、发病危险因素及其分子机制的研究 肿瘤的病因十分复杂，是环境和宿主多因素作用的结果。从分子水平看，肿瘤的发生、发展与癌基因激活和抑癌基因失活密切相关。但究竟是哪些危险因素起作用，其作用机制是什么？分子流行病学研究提供了进一步的证据。

2. 宿主遗传易感性研究 基因决定着个体的正常表型、代谢和免疫状态等，从而赋予个体对疾病的易感性或抵抗力，影响机体与环境因素的相互作用。人类个体间 DNA 序列 99% 以上是相同的，但是就是这些微小的序列差异使人类对致病因素、药物和治疗的反应却不同。既往分子流行病学针对传染病的易感性研究较多，近来研究显示机体对慢性非传染性疾病也同样存在着遗传易感性。慢性非传染性疾病遗传易感性的研究大多集中在癌基因、抑癌基因突变或激活，代谢酶基因多态性，DNA 错配修复酶基因多态性，HLA 多态性的研究，HLA 包括 Ⅰ 类（HLA-A，HLA-B，HLA-C 等）、Ⅱ 类（HLA-DR，HLA-DQ，HLA-DP 等）和Ⅲ类等位基因。HLA 基因多态性与机体免疫反应密切相关，并与多种疾病的发生存在关联。

3. 高危人群的筛查 高危人群筛查标志的研究是分子流行病学研究的重要内容之一。利用分子流行病学研究方法评估疾病遗传易感性标志用于人群筛检，将使高危人群的筛查更有效、客观。

（三）健康及健康相关事件的分子流行病学研究

通过分子流病学研究探讨生物学标志与健康状态及健康相关事件的关系，为健康状态评估及后续的健康管理提供决策依据。目前这方面的研究尚处于起始阶段。

二、发展前景

目前，基因组学、蛋白组学、代谢组学、生物信息学等学科的发展给流行病学、分子流行病学研究带来蓬勃生机。先进的生物学标志检测技术、高通量技术为大样本、大数据时代的流行病学，特别是分子流行病学，为开展基于人群的大样本研究带来了机遇和挑战。

1. 人类基因组流行病学的产生与发展 作为预防医学的前沿与核心学科，流行病学必然要不断地引入最新、最先进的技术手段去解决相关问题。随着人类基因组计划的完成，如何将该计划中发现的基因及基因信息运用到疾病的病因探索、早期筛检、临床诊断、预后评估以及健康促进等方面，已成为该领域的迫切要求，这一要求促使人类基因组流行病学（human genome epidemiology，HuGE）产生。Khoury 和 Dorman 在 1998 年首次提出人类基因组流行病学概念：应用流行病学方法与基因组信息数据，开展人群为基础的研究，评价基因组信息（基因或基因变异及其相应编码的产物）对人群健康和疾病的流行病学意义，是遗传流行病学与分子流行病学交叉的前沿领域。牛津大学 2004 年出版了《Human Genome Epidemiology：A Scientific foundation for Using Genetic information to improve Health and

prevent disease》，2010 年出版了《Human Genome epidemiology-second Edition：building the evidence for using genetic information to improve health and prevention disease》。上述专著中详细阐述了 HuGE 在疾病预防及健康促进中的作用。

近年来随着高通量检测技术的发展，基因组信息检测平台的完善，研究者已可以开展 GWAS 研究，针对全基因组范围选择几十万、甚至上百万个 SNPs，在某种疾病人群及对照中筛选出遗传易感性位点。目前，全球已经有超过千项的 GWAS 结果发表，涉及肿瘤、心血管疾病、传染性疾病、肥胖、糖尿病等几百种疾病，发现的相关易感性位点达 3000 多个。

面对日新月异、不断增多的分子生物学标志，如何在分子流病学研究中选择恰当的生物学标志开展研究考验着研究者的智慧。

2. 分子流行病学探索“黑匣子”的路程任重道远　在暴露与疾病病因模式的探索中，分子流行病学承担着“黑匣子”解码的功能，被赋予很高的期望。然而，到目前为止还有很多不尽人意的地方，如很多暴露因素尚无特异的生物学标志，或者是暴露关联的生物学标志在体内存在的时间有限，开展相关研究时该暴露剂量标志已经代谢完毕等。因此，在分子流行病学研究中很多暴露信息资料还需要通过现场流行病学调查获得。此外，很多生物学效应标志的存在受众多因素的影响，比如机体免疫细胞因子间存在网络调节关系。因此，很难通过单个细胞因子的水平或单个影响因素来评估个体发病的危险性。

3. 大数据时代分子流行病学面临着机遇和挑战　分子流行病学、人类基因组流行病学针对的复杂疾病遗传易感性的研究，涉及的生物标志多数是低风险的遗传易感性标志，因此这类研究需要的样本量往往是超过数千甚至数万。针对大数据资料的分析需要有相关的统计学分析方法，避免因样本量增加或检测次数过多（如 50 万个 SNPs 检测）导致的系统误差。因此，在大数据时代，分子流行病学研究的机遇是充分利用 GWAS 和 HuGE 的研究结果，在特殊人群中开展生物学标志的分布及功能学研究；面临的挑战是如何伴随着 GWAS 和 HuGE 研究的发展而逐渐成熟，开创大数据时代的分子流行病学研究，为精准医学的临床医疗和疾病预防实践提供循证医学证据。

（闫永平）

第十六章　伤害流行病学

伤害（injury）是所有国家和地区的第四位或第五位死亡原因，是1～44岁人群的首位死因。伤害发生率高、死亡人数多，因急救、医疗、康复以及早死、残疾而花费巨额费用，所带来的经济损失和社会负担远远超过任何一种慢性非传染性疾病。我国是世界上伤害多发国家之一，伤害主要发生于青壮年，严重影响社会生产力，尤其是弱势人群因伤致贫、因伤返贫的现象更为常见，伤害已成为我国国民经济持续发展的主要制约因素之一。因此，伤害的预防与控制工作事关人民的安全和健康、生命及生活，与国民经济发展、人民安居乐业和社会繁荣稳定息息相关。

第一节　概　述

一、定义

凡因能量（机械能、热能、化学能等）的传递或干扰超过人体的耐受性造成组织损伤，窒息导致缺氧，影响了正常活动，需要医治或看护；或因暴力造成对人身的摧残、发育障碍、虐待、胁迫、遗弃、权益被剥夺等躯体及精神心理创伤等统称之为伤害。由此可见，伤害包括躯体损伤和精神创伤两个方面。躯体伤害是指外来的因素造成的躯体疼痛、功能受损、组织或肢体伤残和生命丧失等；精神伤害则指语言或行为对人格和尊严的侵犯以及隐私被泄露，造成精神上的打击、摧残或歧视等。因此，伤害可以用“使身体组织或思想感情受到损害”一语概括。

随着学科的发展，对伤害一词内涵的理解有了很大的改变。过去，人们习惯把伤害称之为“意外”。所谓意外是指突然发生的偶然事件，顾名思义，意外是指一种意想不到、不可预见的事情。所以，意外是始料不及，不可抗拒，而且是不可能预防的偶然事件。后来人们发现那些有预谋的蓄意暴力（谋杀、自杀、斗殴和虐待等）也会造成伤害，这一类故意伤害不仅在伤害的总体中（不论是发生或死亡）占有很大比例，而且有日益增多的趋势，尤其是暴力行为对人类带来极大的危害与威胁。不言而喻，暴力、自杀等故意伤害绝不可能视之为一种“意外”。由于意外一词内涵含糊不清，外延难于界定，因而受到了许多学者的质疑：伤害并非意外。许多学者纷纷建议将习惯上所称谓的“意外”（accident）改为“伤害”（injury）。

鉴于全球暴力行为的增加和暴力恐怖袭击活动的猖獗，世界卫生组织在《暴力与健康世界报告》中将暴力定义为“蓄意地运用强暴的力量或武装，对自身、他人、群体或社会进行威胁或伤害，造成或极有可能造成损伤、发育障碍、精神伤害、死亡或权益被剥夺”。这个定义包括了躯体虐待、威胁和胁迫、剥夺权益和遗弃；除了死亡和损伤，定义还顾及了大量的、常常不引起人们察觉的暴力后果，如危及个人、家庭和社会的精神伤害、权益被剥夺和发育不良等。由于各地暴力有增无减，2004年世界卫生组织将“伤害与暴力预防司”更名为“暴力和伤害预防司”（Department for Violence and Injuries Prevention）。机构名称的改变和排列顺序的先后说明暴力的严重性和预防的必要性，以及暴力预防在整个世界卫生组织工作中的地位。

二、分类

在伤害的流行病学调查研究中，可根据研究不同的目的来设计调查的伤害种类。我国的疾病统计是按照“国际疾病分类”（International Classification of Diseases，ICD）来分类，在《中国卫生统计年鉴》列为“损伤与中毒”。

（一）按伤害的外部原因分类

“国际疾病分类”根据疾病和死亡的原因进行分类。我国于2002年开始应用第10版的国际疾病分类（ICD-10），其中第二十章“疾病和死亡的外因”（V01-Y98）中对伤害进行了具体分类。

1. 故意伤害（intentional injuries）　指有目的有计划的自害或加害于他人所造成的伤害，近年来倾向于将这一类伤害统称之为暴力（violence）。

（1）自杀或自害（suicide or self-harm）。

（2）他杀或加害（homicide or assault）。

（3）虐待（maltreatment or abuse）。

（4）疏忽（neglect）。

（5）斗殴（fight）。

（6）行凶（perpetrator）。

（7）遗弃（abandonment）。

（8）与酒精和毒品消耗相关伤害（alcohol and drug consumption-related injury）。

（9）暴力的性加害（sexual assault）。

（10）战争（war）。

2. 非故意伤害（unintentional injuries）　指无目的（无意）造成的伤害。

（1）交通伤害（traffic injuries）。

（2）中毒（poisoning）。

（3）坠落/跌倒（falls）。

（4）医疗事故（misadventures of medical care）。

（5）失火和烧伤/烫伤（fire and burn/scald）。

（6）溺水和窒息（drowning and asphyxiation）。

（7）运动与消闲伤害（sport and leisure injuries）。

（8）产品（消费品）伤害（product or consumer goods injury）。

（9）职业伤害（occupational injuries）。

（10）其他：如碰撞/打击伤、割/刺伤、叮咬伤、电击伤、火器伤、训练伤、爆炸伤、气压伤等。

（二）按受伤场所分类

1. 家庭或工作场所伤害。
2. 劳动场所伤害。
3. 公共场所伤害。
4. 旅游伤害。
5. 道路伤害等。

（三）按人群分类

1. 青少年或幼儿伤害。
2. 老人伤害。
3. 妇女伤害。
4. 残疾人员伤害。
5. 职业人群伤害等。

（四）按伤害主体分类

1. 自伤（故意或非故意）。
2. 他伤（蓄意或误伤）。

三、伤害流行病学

伤害流行病学（injury epidemiology）是应用流行病学理论与方法来研究伤害的预防与控制的流行病学分支学科。伤害流行病学是描述伤害的发生强度及其分布特征，分析伤害的原因、发生规律和危险因素，提出伤害的控制策略与预防措施，并对防治效果进行评价的一门流行病学的分支学科。伤害流行病学的任务是阐明伤害的严重性、危害性以及在疾病控制工作中的地位，确定优先和重点控制的伤害种类，分析发生伤害的隐患、危险环境高危人群及其不良行为，有针对性地实施预防与控制措施并评价防治工作效果，达到预防伤害的风险和减轻伤害的后果。William Haddon Jr 认为当能量传递到人体时，如果该能量超过人的耐受性就可发生伤害，他将能量－宿主的相互作用分为以下两种情况：①能量的传递超出了人的耐受性，例如，汽车碰撞或坠落时所产生的机械能；②影响人体正常代谢的因素，如导致溺水或中毒的因素。Haddon 以这个基本的思路构建了一个框架，设计了一个能量－宿主相互作用的综合矩阵。

当前，国际上在伤害的定义和分类中只包括能量的转移所造成的各类躯体的损伤，至于因能量、灾害、社会和个人行为等原因所造成的心理或精神的伤害是否应该包括在伤害流行病学研究的范畴之中？我们认为伤害应包括躯体伤害和精神伤害，理由是伤害事件除了能够造成躯体损伤，还可能导致心理的伤害，尤其是大的惊心动魄的伤害事件（如群死、群伤和灾害）在人群中所带来的精神创伤要大大多于躯体损伤；更何况许多故意伤害（如自杀和暴力行为）常常与心理因素互为因果。由于对损伤的临床诊断及损伤严重程度评分已有十分明确的标准和计分法，国际和各国对伤残也有详细的分类标准，这些都为伤害的测量和损失程度的判定提供了条件，也为伤害的防治和研究提供了依据。然而，对于“精神创伤”至今尚缺乏公认的标准和可操作的测量方法，有关的量表往往不能为临床诊断和责任鉴定提供确凿的客观数据。因此，心理或精神伤害的研究举步维艰。随着心理学和行为科学的进展和伤害研究的深入，伤害流行病学的研究内容也将不断扩大和丰富。

第二节 伤害的病因学

一、致伤因子

致伤因子（cause of injury）是直接导致伤害的原因，称为动因或外部原因（external cause），也即是传递到人体并造成组织损害的能量，如机械能、热能、化学能、电能、辐射能等，此外，还包括由窒息所引起的缺氧。

1. 机械能（mechanical energy） 又称动能（kinetic energy），这是伤害中最常见的动因，碰撞、击打、挤压、刺割、坠落等都属于这一类动能传递，能量大小与产生动能的质量和速度有关。

2. 热能（thermal energy） 火；热和烫的物质，如水、食物、蒸汽、气体、金属、家用器具等都可能造成烧伤或烫伤；火灾和所产生的烟雾是最易导窒息和死亡的原因，造成的经济损失最大；吮吸过热饮品可能造成口腔和食管烫伤；许多家务工作和烹调在生活中也经常发生烫伤，如我国北方农村有烧热炕的习惯，炕与炉灶连在一起（锅台连炕），炉上经常放一锅水（为了充分利用能源），婴幼儿因疏忽看管而爬上炉灶烧死或烫伤的事情常有发生。

3. 化学能（chemical energy） 强酸、强碱和其他腐蚀性物质均可造成化学烧灼伤；镇痛、镇静、抗癫痫药品、麻醉剂、致幻剂和作用于自主神经系统药物等都极易中毒；一般药品如服用过量也会引起中毒；消毒剂和杀虫剂除了可能造成皮肤伤害外，误服也会引起中毒。

4. 电能（electrical energy） 电能对人体组织的损伤程度与电流强度有关，0.02 安培可使人的肌肉麻痹，0.10 安培可引起心室纤维颤动，2.0 安培以上则会造成心室麻痹。接触电源和使用家用电器是最常见的电伤害原因。

5. 辐射能（radioactive energy） X 线、γ 线和其他放射线，核辐射、电磁辐射、电离辐射等都可能造成人体伤害。

6. 窒息（asphyxiation） 因窒息而缺氧死亡，多见于溺水或婴儿不慎被捂死，异物阻塞气管也会造成窒息；悬吊和绞、勒是故意伤害的一种常用手段。

7. 自然能（natural energy） 高温造成中暑，严寒发生冻伤，闪电和雷击伤，强紫外线造成烧灼和视力损害，各种自然灾害，高气压或低气压，长期失重等都可能造成人体损伤。

8. 有生命的机械力（animate mechanical forces） 除了机械能外，有生命机械力也应该作为伤害动因之一。人或动物咬伤或抓伤，昆虫和节肢动物叮咬或蜇伤，植物荆棘、刺、锐利叶片的损伤，海生动物的损害等，既可能造成组织损伤，也可能同时造成中毒。越来越多的故意伤害（自杀和暴力等）采用机械力或化学品来达到自害或加害的目的。疏忽、遗弃和虐待是一种特殊的有生命机械力或心理精神上的伤害，过度疲劳，剧烈和重复运动或饥饿（缺乏食物和水）造成伤害，在某种意义上也可归于有生命机械力的作用。

二、宿主

宿主（host）一词最早用于感染性疾病的研究，指被病原体寄生的人或动物，后来宿主在流行病学研究中泛指人体或群组。伤害的宿主可以理解为遭受伤害的人体或具有相同特性的群组，具体是指受伤者与罹难者，以及可能遭受伤害或可能发生伤害的群组。

宿主是伤害流行病学研究的主要对象，既要探讨哪些人容易引发伤害（肇事者），哪些人容易遭受伤害（罹伤者或罹难者），还要分析与其有关的因素，如社会人口学特征、暴露机会和宿主的遗传、生理、心理和行为等。

1. 性别　国内外有关伤害死亡率的报道和国内的伤害发生率调查结果均显示男性高于女性，但不同种类的伤害男女差异不尽相同。

2. 年龄　我国 14 岁以下的少年儿童以溺死为最多；自杀则是其他年龄组的第一位伤害死因；道路伤害是所有年龄组的第二位伤害死因，但对城市居民和男性来说道路伤害是首位死亡原因；60 岁以上老年人的跌倒死亡率却高于车祸死亡率。伤害发生率和死亡率的年龄差异非常明显，是由于不同年龄段的人群在生理、心理上的差异，对各种伤害危险暴露不同，以及家庭和社会对青少年与老年人的照料等因素综合作用所造成。

3. 种族和地区　不同地区伤害死亡率的差异与当地的社会、经济和政治背景有关，例如，居第一位伤害死亡原因，在美国和加拿大是道路伤害，而其他美洲国家则是暴力，非洲和地中海地区是战争，中国则是自杀。在美洲、非洲和欧洲，暴力事件和因暴力死亡的人数明显增长，逐渐成为当地居民的主要伤害，近年来这些地区的暴力死亡不仅发生在有色人种和青壮年，白人和青少年暴力上升也很明显。

三、环境

环境（environment）包括自然环境和社会环境。自然生态环境和社会生态环境在伤害的发生以及伤害所造成的后果上非常重要，有时甚至是起决定性的作用。许多伤害干预措施效果证实了环境因素在伤害防制上的主导作用，因为人类不但可以减少、限制甚至消除环境的致伤因子，还能够通过环境改造来影响和改变宿主的不良习惯和高危行为，例如讲文明、讲礼让、营造良好的社会风尚、自觉遵守法律和制度等。一个地区的经济发展了，城市建设、环境安全、居住条件和工作条件改善，居民收入增加，生活水平、文化教育和医疗条件也随之提高，这些都能有效地减少伤害发生；另一方面经济发展，机动车辆增加，道路伤害相应上升；贫富差距加大，暴力事件因而增多；生活节奏加快，竞争日剧，心理压力使自杀与日俱增，“操劳过度”也是伤害死亡的统计对象；此外，旅行与消闲娱乐带来了旅行伤害和消闲伤害。

四、Haddon 模型

1949 年美国公共卫生医师 John Gordon 指出伤害在不同年龄、性别以及其他人口学特征的人群，不同时间和不同地点的分布不同，他认为可应用与传染病或慢性病一样的流行病学方法来研究伤害。1961 年 James Gibson 指出各种类型的能量是导致伤害的致伤因子，而宿主和环境是互为因果关系的（图 16－1）。

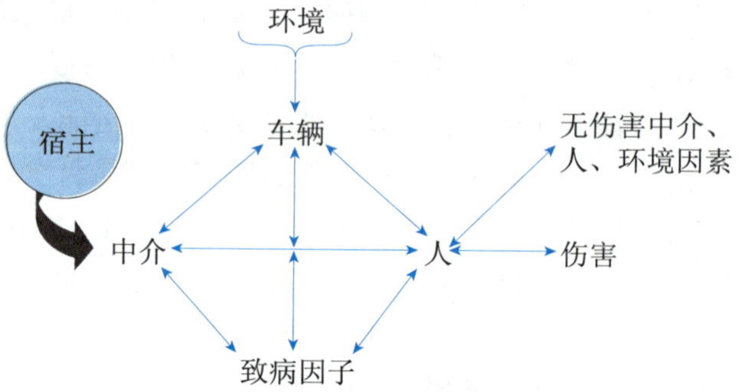

图 16－1 伤害的因果模型

William Haddon 在 1964 年提出应该从伤害发生前、伤害发生时和伤害发生后三个阶段，分别评价致伤因子、宿主和环境三者的作用，经过在机动车道路伤害研究中的应用和不断完善，1980 年提出了 Haddon matrix（模型、框架或分析矩阵）（表 16－1）。Haddon 模型对伤害病因的分析和伤害的三级预防提供了科学的理论和方法。Haddon 模型的意义在于这个框架十分明晰地告诉人们：在什么情况下人、环境和危险的装置或产品可能导致伤害。致伤因子、宿主和环境在伤害发生的不同阶段中的作用不同，但是这三者是协同作用的，例如，当车胎爆裂时，在驾驶员缺乏驾驶经验和对突发事件应付能力不足或饮酒状态下，或路况不好，运行环境复杂，或有其他障碍物等情况同时存在时，便容易发生车祸。

表 16－1 HADDON 矩阵模型

伤害发生阶段	因素			
	人	宿主（车）	环境	
			物体	社会经济
发生前	酒精中毒	刹车失灵	道路能见度低	缺乏伤害危险知识
发生中	没有系好安全带	车中的凸起或锐边	易燃的建筑材料	缺乏执行安全带的立法
发生后	创伤的严重程度	损毁程度	急救医疗的反应	缺乏紧急医疗和康复服务的资金

（Peter Barss，1998）

第三节　流行特征

一、全球流行概况

无论是发展中国家或是发达国家，伤害都是前 5 位的死亡原因，虽然伤害在死因构成中居第 4 ~ 5 位，但是潜在寿命损失年数和经济损失却远大于肿瘤、心脏病而居各种死亡原因之首。在人类的前 15 种死亡原因中，道路交通伤害和自杀分别居第 10 位和第 12 位，道路交通伤害和跌落的疾病负担则分别居第 9 位和第 14 位。全球伤害死亡率从 20 世纪 80 年代以来开始下降，1981 ~ 2003 年伤害率降幅最大的是他杀，其次为非故意伤害，自杀率大体上维持不变。

道路交通伤害仍然是各国的主要伤害致死原因，近半个世纪来发达国家车祸死亡人数稳中有降，发展中国家则持续上升。发达国家与发展中国家的每万辆车死亡率相差很大，埃塞俄比亚和加纳等国与欧美国家相比相差几乎 100 倍。美国的伤害统计资料比较完整，1995 年美国约有 6 000 万例伤害，即每年每 4 个美国人中有 1 人发生伤害，其中有 3 696 万人需急诊治疗，260 万人住院，死亡 147 891 人。1996 年美国伤害死亡 150 298 人中，故意伤害与非故意伤害之比为 1∶1.8。在各类伤害中，火器伤、窒息和锐器伤（切割或刺伤）的故意伤害均大于非故意伤害。1996 年美国伤害所造成的经济损失为 2 600 亿美元，等于恶性肿瘤和心脏病两项的经济损失。道路交通伤害和跌倒死亡 90% 以上是非故意的，枪杀死亡中半数以上是自杀，40% 是他杀，大约 50% 窒息是自杀。

男性伤害死亡率均高于女性，15 ~ 64 岁的女性伤害死亡率约为男性伤害死亡率的三分之一，65 岁以后女性伤害死亡率大约为男性的一半；0 ~ 5 岁的非故意伤害死亡的前两位死因是中毒和溺水，5 ~ 34 岁人群的机动车相关死亡率最高，在 15 ~ 24 岁出现峰值，15 ~ 34 年龄组则以枪杀死亡率最高，中老年人主要死因是跌倒，65 岁以上年龄组的跌倒死亡率最高。

不同国家和地区的伤害分布明显不同。0 ~ 14 岁年龄段的第一位伤害死亡在高收入国家是交通伤害，中低收入国家是溺水，而地中海地区则是战争；15 ~ 44 岁年龄段的第一位伤害死亡在中国是自杀，地中海地区是战争，其他国家都是交通伤害；45 ~ 59 岁在欧、美、亚太地区和中国以自杀为第一位伤害死因，其他地区则是交通伤害；60 岁以上老年人在欧洲中低收入国家和中国以自杀、烧伤或跌倒多见，其他国家前 15 位死因中都是慢性疾病，并无见伤害种类。道路交通伤害占全部伤害死亡的 28%，其次为枪杀、中毒、跌倒和窒息。

二、我国流行概况

（一）死亡率

中国每年约有 70 万 ~ 80 万人死于各类伤害，约占全球伤害死亡数的 1/10。伤害在居民死因排序的位次：20世纪50年代居第9位，70年代居第7位，90年代以后居第4位，1995年以后心血管病死亡率上升，伤害退居第5位。根据1992～1995年全国第二次死因回顾抽样调查结果，伤害死亡率为66.29/10万，1996～2005年伤害死亡率稳中有降；2004～2005年全国第三次死因回顾抽样调查结果，伤害死亡率为61.51/10万，下降了7.21%（表16－2）。疾病监测资料也显示出2008年以来伤害死亡率呈现逐年下降趋势，在居民死亡构成中所占比重明显下降（表16－3）。

20世纪90年代伤害死亡率占中国人口死亡总数的11%，但是伤害的潜在寿命损失（years of potential life lost，YPLL）却占总死亡的24%，明显高于慢性病中的恶性肿瘤和心血管疾病（表16－4）；潜在劳动力损失年数（working years of potential life lost，WYPLL）占总死亡的26%；伤残调整寿命年（disability-adjusted life year，DALY）占总死亡的17%。根据广州市人口和死亡资料分析，1例心脑血管疾病死亡的寿命损失是3年，恶性肿瘤或传染病的寿命损失9年，伤害的寿命损失则是25年；早死使潜在劳动力损失年数（WYPLL）和潜在社会价值损失年数（valued years of potential life lost，VYPLL）各损失11年。由此可见，与其他疾病相比，伤害“早死”所导致的社会经济损失最大。

表16－2　全国第二次和第三次死因回顾抽样调查结果（死亡率，1/10万）

死因	第二次抽样调查	第三次抽样调查
全死因	604.22	688.55
呼吸系疾病	157.56（1）	96.28（1）
恶性肿瘤	108.39（2）	135.88（2）
脑血管疾病	102.16（3）	136.64（3）
伤害	66.29（4）	61.51（5）
心血管疾病	52.92（5）	90.23（4）
消化系疾病	30.43（6）	16.78（6）
新生儿疾病	18.44（7）	3.05（8）
传染病	15.14（8）	13，47（7）
结核病	13.89（9）	2.30（9）

（1/10人口调查报告，1995/2005）

表 16-3 2004~2012 年全国疾病监测系统三大类疾病的死亡率和构成

年份	疾病分类					
	感染性疾病		慢性非传染性疾病		伤害	
	1/10 万	%	1/10 万	%	1/10 万	%
2004	32.89	5.43	498.96	82.40	61.79	10.20
2005	34.43	5.63	505.00	82.52	61.23	10.01
2006	26.92	5.12	437.00	83.12	52.27	9.94
2007	27.15	4.48	530.10	82.04	74.76	11.57
2008	26.34	4.59	483.42	84.15	54.89	9.56
2009	25.34	4.34	494.63	84.81	53.91	9.24
2010	24.46	4.25	490.86	85.31	51.19	8.90
2011	24.56	4.27	492.17	85.51	50.97	8.86
2012	25.41	4.27	512.31	86.03	50.16	8.42

（全国疾病监测资料，2013）

表 16-4 三种疾病死亡的 YPLL

排序	死因	YPLL
1	伤害	25 063 144
2	恶性肿瘤	15 017 158
3	心脑血管病	12 405 641

（全国疾病监测，1998）

在疾病死因监测的 8 类伤害中（非故意伤害 6 类和故意伤害 2 类），1995 年以前，以自杀死亡率最高（20/10 万，调整死亡率 30/10 万），全国一年死于自杀人数在 25 万以上；道路交通伤害居全球之首（14/10 万），每年死于交通伤害人数为 17 万人；溺亡是我国伤害致死的第 3 位原因（9/10 万），是 0~14 岁年龄段的第一位死亡原因。我国城市和农村的伤害死亡率差别较大，城乡伤害死亡率之比 1990 年和 2012 年均为 1∶1.69（表 16-5）。农村各类伤害的死亡率明显高于城市，农村淹死、窒息、砸死、火灾、电击的死亡率比城市高 1 倍左右，自杀和道路交通伤害的死亡率农村是城市的 1.8 倍（表 16-6）。2005 年以来，除跌倒外其他各类伤害死亡率都处于下降状态，自杀死亡率更为明显，2012 年自杀死亡率比 2005 年下降了 38.19%，他杀下降了 50%，道路交通伤害死亡率只下降了 9%，因此道路交通伤害的死亡率遥居榜首（表 16-7）。

表 16－5　1990～2012 年中国伤害死亡率城乡的性别分布（1/10 万）

年份	城市			农村		
	男	女	小计	男	女	小计
1990	47.07	33.42	40.43	77.56	59.09	68.48
1995	49.11	31.61	40.57	84.47	60.4	72.71
2000	43.44	27.35	35.57	78.66	50.4	64.89
2005	56.84	33.22	45.28	55.89	31.36	44.71
2010	48.43	27.38	38.09	71.75	33.25	52.93
2012	45.66	23.72	34.79	78.92	38.17	58.86

（全国疾病监测资料，2013）

表 16－6　2012 年中国城市农村居民疾病别死亡率（1/10 万）

疾病名称	城市			农村		
	合计	男	女	合计	男	女
道路交通伤	12.70	18.20	7.11	22.29	13.21	11.81
自杀	4.82	5.30	4.33	8.58	9.09	8.05
跌倒	6.69	8.13	5.23	9.06	11.83	6.21
淹死	2.76	3.40	2.12	5.58	7.04	4.09
中毒	1.86	2.50	1.22	2.91	3.74	2.05
窒息	0.56	0.79	0.32	1.14	1.54	0.73
火灾	0.43	0.58	0.27	0.85	1.15	0.54
他杀	0.52	0.71	0.34	0.62	0.82	0.41
砸死	0.40	0.69	0.11	0.95	1.64	0.23
电击	0.51	0.90	0.11	0.97	1.72	0.20

（全国疾病监测资料，2013）

表 16－7　2005～2012 年主要伤害类型的死亡率（1/10 万）

年份	交通伤	中毒	跌倒	火灾	溺水	自杀	他杀
2005	20. 69	3. 42	7. 88	0. 90	5. 46	12. 49	1. 60
2008	20. 31	2. 98	7. 41	0. 69	4. 36	9. 49	0. 98
2010	19. 45	3. 04	7. 28	0. 64	4. 07	8. 30	0. 93
2012	19. 01	2. 94	7. 95	0. 70	4. 06	7. 72	0. 80

（全国疾病监测资料，2013）

（二）发生率

2002～2004 年浙江省和广东省分别采用分层整群抽样的方法共调查了 35446 名社区人群一年中的伤害发生情况，是迄今唯一能代表社区人群伤害发生现况的调查研究。社区人群伤害发生率分别为 21. 90%（粤）和 16. 11%（浙），男性高于女性（表 16－8），15～34 岁是高发年龄段，主要伤害是交通伤、跌伤和中毒等；伤害人群中 2. 17%～4. 51% 暂时性失能和 0. 13%～1. 1% 致残。可见，中国每年至少有 2～2. 5 亿人发生一次以上伤害，100 万人终生残疾；有不少于 7000 万人因伤害需要急诊或医治，1400 万人入院治疗（图 16－2）。医院急诊的伤害病例占急诊总数的 17. 46%，以机械性损伤为主，死亡则以道路交通伤害最多。

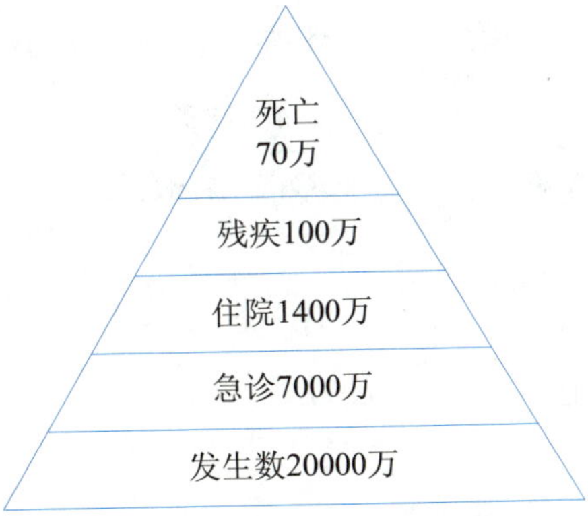

图 16－2　中国居民伤害谱模式图

（三）人群分布特征

男性伤害死亡率高于女性，农村高于城市。22 年来我国伤害死亡率处于稳步下降的趋势，但是不论城市或农村均表现为女性伤害死亡率下降，男性伤害死亡率下降并不明显（表 16－8）。各类伤害都是 45 岁以下人群的主要死亡原因，青少年死亡半数以上是死于伤害，伤害是儿童致死的罪魁祸首（表 16－9）。不同伤害类型的年龄分布特征有比较明显的规律，我国伤害的分布特征与大部分国家的情况大体相似，例如，未满周岁的婴幼儿主要危险是窒息致死，少年儿童容易发生溺水淹死，青壮年则以道路交通伤害和故意伤害为主要原因，老年人多见自杀和跌倒（图16－3、图16－4）。在我国0～14岁儿童组溺水为第一位伤害死亡原因（占伤害总死亡的54%），15～44岁青年成人组以交通伤害和自杀多见（分别占伤害总死亡的42%和20%），45～64岁中年成人组则是交通伤害（35%）、自杀（28%）和跌倒（10%）为主，65岁以上老年组以自杀（34%）、跌落（20%）和交通伤害（20%）为主。

表16－8　1990～2012年中国伤害死亡率城乡的性别分布（1/10万）

年份	城市			农村		
	男	女	小计	男	女	小计
1990	47.07	33.42	40.43	77.56	59.09	68.48
1995	49.11	31.61	40.57	84.47	60.4	72.71
2000	43.44	27.35	35.57	78.66	50.4	64.89
2005	56.84	33.22	45.28	55.89	31.36	44.71
2010	48.43	27.38	38.09	71.75	33.25	52.93
2012	45.66	23.72	34.79	78.92	38.17	58.86

（国家卫生统计年鉴，2013）

表16－9　2012年全国疾病监测系统不同年龄段三大类疾病死亡率及构成

年龄（岁）	疾病分类					
	感染、母婴及营养缺乏疾病		非感染性疾病/慢性病		伤害	
	1/10万	%	1/10万	%	1/10万	%
0～	397.15	62.84	186.11	29.45	34.94	5.53
1～	10.54	18.02	18.87	32.25	27.92	47.71
5～	1.52	5.52	9.26	33.50	16.27	58.84
15～	3.57	4.24	44.94	53.32	34.88	41.39
45～	12.76	2.52	432.06	85.38	58.66	11.59
65～	164.79	3.82	3932.07	91.10	153.18	3.55

（全国疾病监测资料，2013）

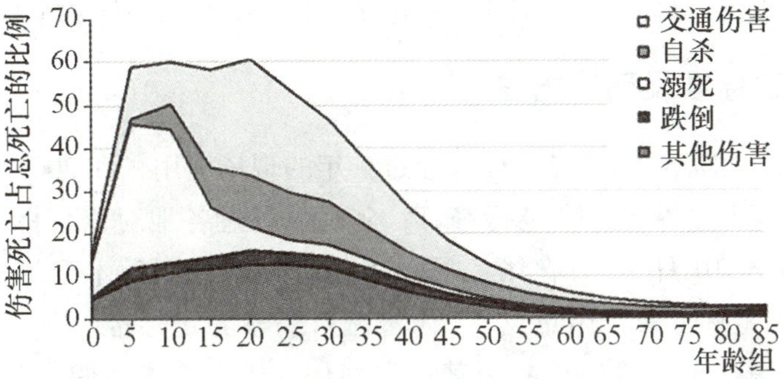

图 16－3　2002～2006 年不同年龄不同种类伤害死亡占总死亡的比例变化

（王声湧，2008）

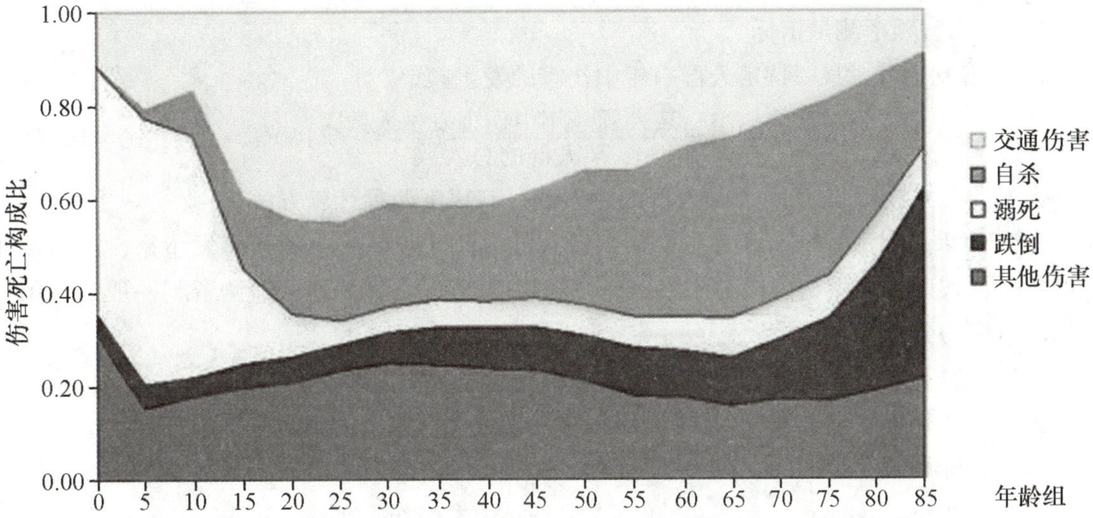

图 16－4　2002～2006 年不同年龄不同种类伤害死亡构成比的变化

（王声湧，2008）

第四节　研究方法

伤害作为一个重要的公共卫生问题已受到学术界和社会的关注，伤害流行病学研究在国内已得到广泛开展。由于伤害（事故）具有可反复多次发生以及伤害有躯体伤害和心理伤害两大类型，因而伤害流行病学研究在沿用传统的流行病学研究方法的同时，需要结合伤害研究的特点合理使用统计学分析方法，客观地解说研究结果。在伤害流行病学理论的发展过程中进一步探讨传统流行病学方法应用的合理性，以满足我国伤害预防和控制工作的要求。

在本书的第二章到第九章已经系统介绍了流行病学研究方法。本节只针对伤害流行病学的特点讨论与伤害流行病学现场研究有关的方法的应用原则和注意事项。

一、伤害界定标准及研究方法

1994年提出的伤害流行病学界定标准经过7年的现场应用，在2001年的第二届全国伤害预防控制学术会议上对界定标准进行修订；尔后再通过各地对修订标准的实地应用和比较研究之后，2004年10月12日在第三届全国伤害预防控制学术会议上正式通过我国的《伤害的流行病学界定标准及应用意见》。伤害流行病学界定标准（纳入伤害的统计对象，即发生数）是：到医疗单位诊治诊断为某一类损伤，或因损伤请假（休工、休学、休息）一日以上。由于一个人一年中可能会发生2次或2次以上的伤害，以发生伤害的人次数做分子的伤害可称之为“伤害事件发生率”，从公共卫生的观点出发，伤害事件发生率更具实际意义。

（一）伤害频率测量指标

1. 伤害发生率　某一特定人群一年中伤害的发生频率。

$$伤害发生率=\frac{某人群一年中伤害发生人数}{某人群的总人数}\times 100\% \qquad 式（16-1）$$

人群的总人数　公式中“某人群的总人数”有以下两种计算方法。

（1）如果是表示一个地区（省、市、区、县、社区或单位）的伤害发生率，需用该地区的年平均人口（即年初人口与年终人口之和除以2），伤害的地区监测资料一般都应用年平均人口作为分母。

（2）抽样调查或整群调查资料可用实际调查总人数作分母。

公式中“伤害发生人数”，指一年中发生一次或多次伤害的人数。

2. 伤害事件发生率

$$伤害事件发生率=\frac{同一人群一年中发生伤害次数}{某人群的总人数}\times 100\% \qquad 式（16-2）$$

3. 伤害的发生频率：伤害发生者伤害事件的年均发生数表示。

$$伤害发生者年平均发生频率=\frac{同一人群一年中发生伤害次数}{某人群一年中发生伤害人数}\times 100\%$$

式（16-3）

（二）伤害的研究类型

1. 描述性研究　伤害流行病学现场研究应用最多的方法有现况调查和生态学研究。

（1）现况调查：是按事先设计的要求，在某一人群中应用抽样调查或普查的方法收集特定时间内伤害的发生情况，同时观察某些因素与伤害发生之间的关联。伤害的现况调查一般是由调查研究对象回顾过去某个时期（如1年）中的伤害发生情况，也可以应用年报表资料和个案调查的累积资料。在尚没有建立疾病监测系统或非传染性慢性病疾病监测系统不完善的地区，人群伤害的现况调查结果能够阐明特定人群伤害发生的频率、分布和有关因素，搜集到伤害发生的详细情况和那些没有到医院诊治的伤害病例。与依据医院病人伤亡记录、疾病监测点的死因分类统计和交通事故登记的伤害现况研究相比，社区人群伤害的现况调查更能说明特定人群伤害发生的严重性和危害性，为卫生决策提供更可靠的科学依据。按调查的范围有普查和抽查两种，后者又分为随机抽样调查和非随机抽样调查，非随机抽样调查常采用便利抽样或目的抽样。

（2）生态学研究：在群体水平上研究致伤因素与伤害之间的关系。通过描述不同人群中某一个或多个因素的暴露情况与伤害发生频率的关系，分析该因素在伤害中的贡献。生态学研究以群体为观察和分析单位，群体可以是学校、工厂、城市、县或国家。生态学研究也可以应用现有资料进行二次分析，可节省人力物力，并很快得出结果。常用的生态学研究有生态比较研究和生态趋势研究两种。

2. 分析性研究　如病例对照研究和队列研究，资料来源可以通过现场调查获得第一手原始资料，也有应用二手资料拟定分析计划，从现有资料中来挖掘信息进行分析。

（1）病例对照研究是在某种伤害发生之后去追溯假定的致伤因素。通过比较病例组和对照组间假定因素的暴露水平，从而推测假定因素与伤害的关联及其关联强度。

（2）队列研究是为了证实某种自发的干预措施对某种或几种伤害的控制效果，实际上是一种在人群中的干预实验研究。

3. 试验研究　包括临床试验、现场试验和社区试验等。

（1）临床试验：探讨伤害的二级预防和三级预防措施对创伤病人的临床结局（死亡、残疾和生存质量等）的影响，如时效性研究、预后因素研究和生存质量研究等。

（2）现场试验：以尚未发生伤害（事故）的个体为单位进行分组的试验方法。常用于某种预防措施的效果评价。伤害流行病学实验研究是将研究对象分为实验组和对照组，将所研究的干预措施给予实验人群后，随访观察一段时间并比较两组人群的伤害发生率、死亡率和残疾率等结局，对比分析实验组与对照组之间效应上的差别，判断干预措施的效果。所以是一种前瞻性研究，必须从一个确定起点开始随访。

（3）社区试验：以社区或人群作为观察对象的类实验研究，非随机分配地选择实验社区和对照社区进行研究，除干预措施不同外，实验社区和对照社区之间其他可能影响实验效应的因素应尽量均衡。这一类研究方法可以对社区或人群在干预前后的“纯效果”进行比较（自身比较），也可以选择具有可比性的另一个社区或人群作为平行对照，也称为比较研究（comparative study）。

（三）二手资料分析

伤害研究常常应用二手资料来进行描述与分析，二手资料不是直接从研究对象那里获得研究所需要的资料，而是收集和分析他人已经收集到的资料，如伤害监测资料、统计报表和住院病案、年鉴和报纸、杂志等公开发表文献中的数据。二手资料的整理与挖掘是一种常用的伤害研究。由政府所发布的统计报表和数据，如中国统计年鉴、中国卫生统计年鉴、中国交通年鉴等，其所统计范围包括全国各地，权威性大，可靠性高。其他如住院病人疾病分类统计资料、急诊室伤害监测资料、社区伤害监测资料、交通事故报表统计资料和道路交通事故登记表等都可以作为二手资料利用。

（四）定性研究

定性研究和定量研究是从不同的角度，在不同的层面用不同的方法对同一事物的性质和数量的研究。定性研究是在研究者和被研究者的互动之中，通过深入细致的调查、体验和分析，对事物获得一个比较全面深刻的认识；而定量研究则是研究者对事物可以量化的部分进行测量和计算，并对变量之间的关系进行分析，对事物达到一个比较精确的把握。将研究方法分为“定量的”和“定性的”是为了表述上的方便，实际上对某一人群的健康问题进行深入全面的探讨，往往需要根据该事物的特性同时使用这两种方法。

暴力涉及社会研究和医学研究。社会研究方法学可以应用到暴力研究中，流行病学与卫生统计学的基本原理与方法也可用于暴力研究。暴力研究的特殊性在于涉及许多敏感和隐私问题的调查，要充分考虑参与者的人身安全和情感伤害等伦理问题。知情同意（informed consent）是保证研究对象了解研究的目的和内容，并自愿同意接受调查或参加试验的原则。包括确保调查对象的安全、调查对象的匿名和隐私保密，减少访谈时暴力经历引起调查对象的悲痛，而且应该对其提供社会支持。

定性研究主要是通过访谈方式，调查者通过与被调查者的互动中了解到暴力或伤害事件是在什么时候、什么地点、什么样的环境中发生，是哪些人在哪种情况下发生哪种暴力或伤害行为（含施暴者和受暴者），这种暴力或伤害可能造成或已经造成什么样的心理和精神上的创伤，带来什么样的后果（损失）等。

第五节　预防与控制

一、策略

公共卫生所确立的疾病的三级预防在伤害预防与控制上同样适用，与各种慢性疾病不同的是伤害的“致病原因”已十分清楚，能量从“致病因子”向宿主传递的机制也大多被详细描述。除了中毒与烧伤，伤害往往在暴露之后立即发生或是只有很短的“潜伏期”，传染病和慢性病的症状可能在暴露后几天或若干年才出现。因此伤害控制首先是识别导致伤害的能量来源，明确人体暴露机制，并有针对性地将预防对策与干预措施引入到伤害的“自然史”中。

第一级预防旨在防止和减少伤害的发生，即在伤害发生之前采取措施，使伤害不发生或少发生，通过消除能量传递或暴露的机会，从源头上防止伤害事件发生。例如，实施交通安全法规防止汽车碰撞，在游泳池周围设置栅栏预防落水和淹溺，无障碍通道防止跌倒和制订有毒物质的安全使用量等，都是减少或消除伤害暴露的一级预防措施。

第二级预防是为了在发生伤害时防止造成损伤或降低创伤的严重程度，例如，安全帽、安全头盔、安全带、救生衣和防弹衣都是二级预防的范例。当然即便是最有效的二级预防措施也不能防止所有的创伤发生，例如，摩托车头盔在碰撞中可以有效地防止头部创伤，但不能有效地防止其他部位的创伤；安全带能够有效地保护头部、胸部等重要脏器减少发生严重创伤的危险，但是不能防止发生四肢的创伤，在佩戴安全带的情况下发生车祸时，割伤、挫伤和远端部位骨折是常见的创伤。预防措施必须包含预防医学与临床医学，为了降低伤害的致死率和致残率，伤害的二级预防还应该包括在伤害发生后的自救互救、院外医护、院内抢救和治疗，紧急医学救援就是为了提高伤员生存机会和减少后遗残疾的关键。因此，伤害的二级预防有别于传染病和慢性病预防之处就在于公共卫生的决策和流行病学的干预措施必须涵盖创伤及其预后，所谓伤害的二级预防措施必须包含急救和现场救护，尤其是群死群伤的预防措施。忽略紧急医学救援在二级预防中的作用是片面的预防措施。

第三级预防目的是使受伤者恢复正常功能、早日康复和使残疾人得到良好的照顾和医治，减少残疾和提高伤员的生存质量和生活满意度，让他们回归社会和享有社会人的尊严与权益。因此社会福利工作、物理治疗、职业治疗、心理关怀和言语训练等都是三级预防措施的内容。近几十年来随着创伤救护系统的发展，伤害预防有了重大的进展，然而严重伤害带来的精神和心理后果如创伤后应激障碍综合征，以及康复等问题尚未引起预防医学的足够重视。

总之，伤害的三级预防更能显示在大卫生的观念下预防医学、临床医学和康复医学的整合效能。具体的伤害预防策略可以分为被动干预与主动干预两个方面。被动干预是降低人群暴露于伤害的危险水平（环境、因素、机会和条件），例如，从道路的规划和合理设计减少碰撞的机会，改进汽车的制动系统或改良车体结构增加对能量吸收。主动预防是通过信息传递和行为干预，帮助居民提高安全意识、伤害防治常识和自我保护能力，包括宣传教育、培养训练、督导强制等方式，对宿主的行为和活动进行干预，例如，宣传遵守交通规则，佩戴安全带和戴头盔等预防道路交通伤害达到安全促进的效果。与旷日持久地反复的主动干预工作相比，被动干预策略更有效果，有效的伤害控制策略必须针对伤害发生的各方面因素，采取主动干预和被动干预的综合措施。在做好“硬件”改善基础上的安全教育是最有效的。将多种伤害预防方法概念化的框架称为“4Es”，包括环境改良干预、工程干预、强制干预与教育干预四个方面。

二、控制模式

以伤害监测为基础的伤害控制模式是一种新的公共卫生预防控制模式，这个模式包括监测、危险因素的识别、实施干预和评价与决策四个过程，而且这个过程是周而复始螺旋式提升（图 16－5）。监测方法有医院监测、社区监测、环境监测、特定人群监测（如学校伤害监测、职业伤害监测等）、危险因素监测等。伤害监测包括伤害的发生、死亡、转归、危险因素、危险环境和高危人群等方面的监测，目的是分析伤害的严重性、危害性、趋势、社会代价及防治成效。

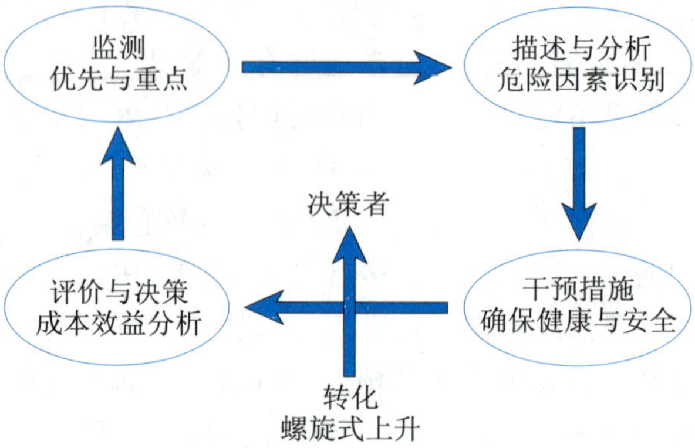

图 16－5　以伤害监测为基础的伤害控制模式

（王声湧）

第十七章 突发公共卫生事件流行病学

近年来，随着全球人口的不断增多，人类对自然资源的过度利用及环境污染的加剧，突发公共卫生事件的发生频率有升高趋势，其危害日益突出；随着高新科学技术的应用和城市化步伐的加快，人类在突发公共卫生事件面前显得更加脆弱。突发公共卫生事件已成为社会普遍关注的热点问题，并被许多国家列为重要的公共卫生问题。因而，加强对突发公共卫生事件的研究意义深远。

第一节 概 述

在人类历史上，各种突发自然灾害、人为灾难和传染病暴发常导致大量人员伤亡、疾病流行，还引起社会动荡。历史上有许多次灾难事件引发传染病暴发的事件。所谓“大灾之后有大疫”，自然灾害与人为灾难后常引发严重的公共卫生问题。人类对自然界的过度开发利用，导致环境污染和生物界自然平衡紊乱，生物界中储备的病原体通过宿主转换过渡到人类，导致新传染病暴发。全球平均每年出现一种新发传染病，随着国际交往增加，传染病在全球范围内的传播机会也日益增加。我国各地自然条件存在差异，经济发展不平衡，人口分布严重失衡，中心城市人口密度过大，公共卫生基础较落后，突发公共卫生事件仍是我国面临的重大挑战之一。

一、定义和主要流行特征

（一）定义

突发公共卫生事件（emergent public health event），是指突然发生，造成或者可能造成社会公众健康严重损害的重大传染病疫情、群体性不明原因疾病、重大食物和职业中毒以及其他严重影响公众健康的事件。包括两层含义，第一层的含义是事件发生突然、发展的速度很快，出乎意料；第二层的含义是事件造成对人群健康的损害，社会影响较大。突发公共卫生事件流行病学（epidemiology of emergent public health events）是利用流行病学原理与方法，研究突发公共卫生事件的原因、发生、发展及其后果，对突发公共卫生事件进行监测、预警、应急储备和紧急应对方法的一门学科。

（二）主要流行特征

1. 时间分布各异　由人为原因引起的突发公共卫生事件时间分布多无规律。由自然原因导致的公共卫生事件，尤其是气象灾害和传染病暴发的时间分布常呈一定的季节性，如台风和洪水引发的灾害多发生在春夏两季，而雪灾一般只会在冬季发生；就传染病暴发而言，呼吸道传染病多发生在冬春季，消化道传染病多发生在夏秋季。

2. 地点分布各异　地震多发生于地壳板块交界处，海啸发生主要源于海底地震，水灾多发生于临近湖海、地势低平的地区，山体滑坡主要发生在地质疏松的山地，职业伤害事故和矿山事故常发生在安全保障不力的作业区和矿区，禽流感暴发主要在候鸟经过区和禽类养殖区。突发公共卫生事件发生地点不是一成不变的，自然疫源性传染病暴发主要发生在传染源、中间宿主和易感人群的分布区，但是随人群活动和现代交通工具可以迅速向远处传播。

3. 影响各类人群　突发公共卫生事件可以影响到每一个人，但它对儿童、老人、妇女和体弱多病者等特殊人群的影响更加突出。传染病有一定的易感人群，疫苗接种人群和曾经感染某传染病人群形成了一定的免疫屏障，而疫苗未接种人群和未曾感染某传染病人群将会扩大传染病暴发的影响范围。

4. 社会心理问题　突发公共卫生事件常伴有一定程度的社会恐慌和社会不稳定，如2002年底至2003年上半年SARS流行期间，广东和北京都出现的食品抢购风潮。此外突然发生的影响范围巨大的事件还可以引发一系列的精神卫生问题，如2001年“9·11”恐怖袭击后，美国民众依然心有余悸。

5. 影响范围广泛　突发公共卫生事件除能导致大量伤亡和妨害人群的心理健康外，还会破坏交通、通讯、生活用水保障等公共基础设施，造成巨大的财产损失；突发公共卫生事件本身以及应对处理过程中若对信息发布不及时、不准确、发生原因不能确定及正常信息渠道不通畅等，可能引起小道消息和马路新闻传播而扰乱社会稳定，并影响经济、政治、文化等诸多方面。

6. 存在后期效应　突发公共卫生事件的影响不仅限于事发当时，许多突发公共卫生事件还具有继发效应和远期效应。例如，洪水过后，肠道传染病流行；放射事故发生多年后，人群白血病发病率增高等。

7. 发生难以预测　人为造成的突发公共卫生事件常具有不确定性，无法有效地预测，应时刻保持对生物恐怖袭击和其他灾难后果的迅速评估，做到早期发现。随着科学技术的进步，某些自然灾害的预报准确率正在逐步增高，如我国中短期地震预报成功率已达25%左右，短时间内大量降雨与洪水的预测也逐渐趋于准确。

8. 影响具有相对性　对于某特殊病例发生，常能说明灾难的性质。如五十年前发现一例天花不算是突发公共卫生事件，现在发现一例天花便成了突发公共卫生事件；某市级医院一天收治10例肠道传染病患者不算突发公共卫生事件，同样情况在一家社区医院便成了突发公共卫生事件。因此，对于突发性公共卫生事件应具体情况具体分析。

（三）分期

突发公共卫生事件一般可分为五期：间期、前期、打击期、处理期、恢复期，见表17－1。

表 17－1 突发公共卫生事件的分期

分期	工作主要内容
间期（发生前的平常期）	建立健全预防策略和控制措施； 建立与维护监测和预警系统、紧急响应系统； 训练救援人员
前期（酝酿期和前兆期）	科学评估，采取紧急应变措施； 疏散居民，保护设施； 紧急待命，发布预警信息
打击期（成批发生和危害期）	不同性质的突发公共卫生事件，其危机暴发期长短不一； 持续时间与应急准备和实施有效救援的效果相关
处理期（现场调查和救援期）	搜寻、救治伤病人员，展开紧急公共卫生监测； 隔离病人和密切接触者，确定并封锁疫源地和疫区； 紧急流行病学调查，保护易感人群； 终止危害的扩大，稳定社会情绪
恢复期（发生后的重建期）	恢复事件发生地区或受灾地区正常社会秩序； 总结经验和教训，完善应急反应程序

二、分类

（一）自然灾害

自然因素超出特定条件下社会和人类的承受能力，对人类生产、生活设施和人类生存环境造成破坏，造成群体生命、健康、财产损失，便形成了自然灾害（natural disaster）。自然灾害的原始破坏力是巨大的，迄今为止仍然是人类不能有效克服的难题。自然灾害主要包括气象灾害（如台风、连续降水、暴雨造成水灾、龙卷风、暴风、雪暴、冰雹、雷电、干旱、沙尘暴、热浪、寒潮等）；水灾（如海啸、洪水泛滥、决堤等）；地质灾害（如地震、火山爆发、山崩与泥石流、雪崩、生态灾害等）及其他（如陨石撞击、强紫外线、太阳风、黑子和强烈的潮汐等）。

（二）人为事故

人类的敌对、恶意、疏忽、失误和无知造成了人为事故（accident），可以造成重大人员伤亡和财产损失。这类灾害主要包括战争（如大规模战争、小规模武装冲突）；恐怖活动（如核恐怖、化学恐怖、生物恐怖、爆炸、大规模杀伤性武器袭击和群体自杀等）；人道主义灾难和难民潮；重大交通事故（如列车相撞或出轨、机动车连续追尾、海难、飞机失事、断桥和道路塌陷等）；严重火灾（如住宅区火灾、厂房火灾、公共场所火灾、校园火灾和人为造成的森林火灾等）；意外爆炸（如压力容器爆炸、煤气爆炸、瓦斯爆炸、厂房爆炸等）；群体工伤和矿山事故；群体中毒（如食物中毒、药物中毒、有毒气体中毒、有机溶剂中毒、农药中毒、金属中毒、微量元素中毒等）；急性化学事故（如毒气泄漏、毒液溢出和毒物散失）；慢性环境污染（如烟雾事件、有毒金属污染、强酸雨、盐渍化和剧毒农药在环境中的残留等）；放射事故（如放射物质丢失、核电站事故）；药品不安全使用导致群伤事故等。

（三）疾病暴发

疾病暴发（disease outbreak）是指在某局部地区或集体单位中，短时间内突然出现大量临床症状相似的病例。这些病例多有相同的传染源或传播途径，对于传染病暴发来讲，大多数病人出现在该病的最长潜伏期，如果传染病扩散，造成多传染源疾病暴发，后果很严重。除传染性疾病暴发外，还有一些原因未明的非传染性疾病的暴发。按疾病性质，疾病暴发可分为：肠道传染病、呼吸道传染病、虫媒传染病、自然疫源性疾病、性传播疾病、非传染性疾病。

单独依据事件性质对突发公共卫生事件进行分类，存在一定的缺陷。如原因不明的森林大火，很难说是自然灾害或人为事故，只能认为介于两者之间；洪水引发的肠道传染病暴发，既属于自然灾害，又属于疾病暴发。突发公共卫生事件还可按其规模大小和严重程度分为：一般性突发公共卫生事件、较大突发公共卫生事件、重大突发公共卫生事件和特大突发公共卫生事件。此外，也可以按发生地点、发生时间和事件的后果对突发公共卫生事件进行分类。

三、危害

突发公共卫生事件对人类的危害是显而易见的，主要体现在以下几方面。

1. 造成大量的人员伤亡　突发公共卫生事件对人类的生命和健康构成严重威胁。20世纪约有350万人死于自然灾害。据不完全统计，由自然灾害和人为事故所造成的死亡人数，列居死因顺位前五位。加上由疾病暴发引起的死亡，突发公共卫生事件导致的总死亡数，可列居死因顺位前三位。另外，每年有大量的人员在各种突发公共卫生事件中致病、致伤和致残。

2. 对社会秩序的影响　突发公共卫生事件可以作用到社会的各个方面，阻碍社会的稳定和发展。突发公共卫生事件可以彻底毁坏居民的生存环境，剥夺家庭成员的生命，使一个完整的家庭支离破碎，产生深远的社会危害，造成很多社会问题。突发公共卫生事件可以破坏基础设施，妨碍医疗机构提供正常的医疗健康服务，学校和其他公共场所也有可能在突发公共卫生事件中倒塌或被紧急封闭，最终使得社区功能被削弱，社会秩序和居民的正常生活被打乱。重大突发公共卫生事件还会影响到社会上层建筑，如政治、军事、文化和艺术等。

3. 特殊人群的伤害　老弱妇孺及长期患病者本身就是弱势群体，其生理和心理均较常人脆弱，突发公共卫生事件必会使他们的健康受到更快速、更严重和更持久的损害，该人群在突发公共卫生事件中的伤亡率、患病率远远高于一般人群。战争常夺去众多年轻男性的生命，老弱妇孺在战后承担生活和生产压力将随之变得严峻，产生一系列社会问题。

4. 对经济的影响　轻微的突发公共卫生事件可以导致一个单位、一个家庭蒙受损失，严重的突发公共卫生事件可以使一个地区、一个国家，乃至全球的经济受到影响。各种灾害和严重的事故可以破坏重要的设施和建筑，其重建需要巨额的资金；突发公共卫生事件中的伤亡和病员还将占用大量的医疗资源，消耗很大一部分的医疗费用；伤亡和病患所造成的劳动力损失，也无形地阻碍着经济的复苏；传染病暴发地区的畜牧业、林业、水产业、旅游业、运输业等行业都有可能受到剧烈冲击，如 1990 ~ 1998 年英国疯牛病事件导致英国外贸出口损失超过 90 亿美元。突发公共卫生事件还可能导致工厂停工，贸易中断，最终的结果是经济陷入瘫痪。12 月 20 日瑞士保险公司在苏黎世宣布，2001 年世界发生的人为和自然灾害造成了 1 150 亿美元经济损失，其中最严重的首推美国的“9·11”恐怖袭击事件，该事件造成 190 亿美元的物质和经营损失，如果加上民事责任和人寿保险，则损失可能高达 770 亿美元。

5. 心理伤害　突发公共卫生事件在造成生理伤害的同时，也会造成心理伤害。灾难的来临，事故的发生，疾病的暴发对于受害者和旁观者的心理都是一种强烈的刺激。严重突发公共卫生事件特别是各种灾难过后，必然会有许多人产生焦虑、神经症和抑郁等精神神经症状，甚至会促成精神疾病的发生。1993 年西印度地区地震，59% 灾民有精神疾患，最多的诊断是“创伤后应激障碍（post-traumatic stress disorder，PTSD）”，约占所有精神科诊断的 23%。PTSD 的诊断标准为：暴露于突发公共卫生事件后，突发公共卫生事件的危机情形时常在潜意识中再现，患者自动躲避与本次事件相关的刺激，并对应激反应表现愚钝，症状持续 1 个月以上并造成其他严重精神损害。除了灾民外，救难人员灾后的心理卫生问题亦值得特别关注，1999 年台湾“9·21 大地震”之后，调查发现救难人员中 26.3% 具有急性压力症候群，其中 2.1% 符合 PTSD 诊断标准。

6. 环境的危害　如火山爆发伴随大量粉尘严重污染大气，造成附近居民呼吸道疾病增加；地震后大量有害物质散落在外环境中，同时造成生活用品和生活垃圾的物理屏障消失，常引起疾病暴发；火灾后产生了对空气造成污染的烟尘；人为事故导致有毒物质的释放；传染病暴发造成病原体对环境的污染形成新的疫区等。

第二节　突发公共卫生事件的流行病学调查

流行病学是研究特定人群中健康相关状态的分布和决定因素，并用来处理和控制健康问题的一门实用性很强的学科。各种不同的突发公共卫生事件均有其不同的流行病学特征。突发公共卫生事件流行病学在突发公共卫生事件的各个阶段都有应用价值，包括在突发公共卫生事件间期对人群脆弱性进行评价和研究预防策略；在前期和打击期对疫情进行紧急调查和应急处置、快速分析受累人群数量、发病率和死亡率及其变化，研究资源配置和需求、并对人群传染病和营养状况进行调查和实施疾病监测；在恢复期对应急反应的效率进行评价、对事件后果进行科学分析等。在灾难救援方面，流行病学在受累人群健康、食物、营养、避难所、洁净水、垃圾无害化处理等方面发挥重要作用。

一、应用流行病学方法研究突发公共卫生事件的重要意义

1. 全面了解各类突发公共卫生事件发生状况，评价突发公共卫生事件的形势和特征。通过分析突发公共卫生事件的时间分布、地区分布和影响因素，可以探索突发公共卫生事

件的发生原因、发展规律和危害特点，估计突发公共卫生事件的损失，研究预防和控制措施，为突发公共卫生事件的预防和应对提供科学依据。

2. 在突发公共卫生事件发生时，紧急调查事件原因和影响范围，快速分析受累人群数量、发病率、死亡率及其变化，分析医疗资源需求以进行合理配置，并对人群传染病和营养状况进行调查和应急处置。

3. 各地区根据自身特点和实际情况，对当地人群脆弱性进行综合评价，选择合适的预防策略、援救措施和应对预案，并促进突发公共卫生事件相关法律的制订，从而提高我国突发公共卫生事件的预防和处理能力。

4. 与国际组织（如WHO、红十字会、世界气象组织等）合作，动态研究和观察世界各个地区突发公共卫生事件的发生频率和处理情况，从全局角度参与和负责全球传染病流行的控制。

二、人群脆弱性评价

确定突发公共卫生事件高危人群的人群脆弱性评价，是应急准备、减灾工作和灾后康复的基础。所谓脆弱性，是指在遇到特定伤害时，个人的生命和群体生存面临危险的程度。人群脆弱性的测量不但包括对伤害的暴露程度，而且包括人群敏感性水平和环境因素。人群生存环境的变化直接关系到突发公共卫生事件对人群的危害程度，包括环境保护、森林覆盖面积、城镇化水平、人群社会经济状况、人群生活习惯。国际间的政治、经济和自然因素如全球气候变化、国家之间的关系、国际间债务减免政策等可影响人群脆弱性。各国国内的国家土地利用计划、通讯水平、交通基础设施、政府稳定程度、法律制订和执行情况，这些因素也影响人群脆弱性。突发公共卫生事件流行病学结合人口学、社会学研究方法，可以就人群对可能暴露危险的认知程度、危害相关脆弱性和危害发生的可能性进行量化研究，确定人群对可能灾害的准备程度和应急反应能力，以提高人群对突发公共卫生应急反应的能力。

由于突发公共卫生事件的发生频率和人类的脆弱性在同时增加，突发公共卫生事件的危害可能进一步加大。随着人们对突发公共卫生事件认识的逐渐增强，迫切要求对突发公共卫生事件流行病学展开更多的研究。以往对自然灾害、重大事故和疾病暴发等突发公共卫生事件的研究限于就事论事，存在明显的不足。流行病学强调从宏观上把握，在研究传染病、慢性病和伤害等领域取得了重大成就，积累了宝贵的经验。所以，将流行病学方法运用到突发公共卫生事件研究中是形势的客观要求。

三、快速评估和卫生需求评价

应用流行病学方法进行快速分析、调查和监测与应急反应同时进行。快速分析包括形势分析和需求评价，最好在事件发生前期进行。

1. 常用快速分析指标

（1）人口学研究：脆弱性人群的确定。

（2）流行病学指标：死亡率和病死率确定，包括粗死亡率和病死率，5岁以下儿童死亡率和病死率；病因特异性发病率、死亡率和病死率；免疫人群覆盖范围等。

（3）营养学、食物安全和供给指标：普遍性急性营养不良、能量和蛋白质供应、食物来源、卫生指标等。

（4）饮水卫生：洁净饮用水供给量和饮水卫生，水源和供应人口范围等。

（5）避难所人口密度和能源供应等。

2. 调查分析内容

（1）确定受累人群的数量、地理范围及特点。

（2）现有的和即将可能发生的公共卫生问题。

（3）现有的和即将发生的对人群生活的严重影响，包括传染病发生和营养供给等。

（4）需要的资源，包括资源可获得性和地方应急反应能力。

（5）计划和指导合适的外援和国际救援。

（6）提供基础公共卫生数据，以恢复地方公共卫生能力。

（7）后续受灾人员安置、食物等日常生活用品的供应等。

3. 卫生需求评估　在突发公共卫生事件发生后，媒体会有大量报道，有些报道夸大了事件的程度及后果。因此通过卫生需求评估来掌握事件的实际情况是很有必要的。卫生需求评估的主要目的有：①确定受害人数的多少；②预计所需投入人力、财力的数量；③考察可能存在的继发性危险和次生灾害；④向外部救援力量和国际救援组织提供有关事件的实际情况，从而使他们能够做出适当的反应；⑤为国内及国际宣传媒体提供客观信息，避免不切合实际的报道而引起公众的不必要恐慌。

卫生需求评估的调查内容包括：

（1）事件信息：①事发地区的面积，估计受影响的人口数及所处的位置；②交通及通讯系统的受损情况；③饮用水、储存食品、环境卫生设施及宿营设施等生活必需品的备用情况；④死亡和失踪人数，需要急诊治疗的人数；⑤事发地区医院及其他卫生设施遭受损害的情况，它们能够提供医疗卫生服务的能力及对药品设备及工作人员的具体需求；⑥人口是否有流动和迁徙，迁徙人口的数量、目的地；⑦社会影响和反应，公众的情绪和要求；⑧是否存在传染病（及食物中毒）的流行或是否有传染病流行的危险。

（2）背景信息：①事发地区的行政区划分，人口的构成特点；②主要的交通路线、现用机场、车站和港口的位置，以及地形情况；③卫生设施的分布情况及所提供的卫生服务；④关键机构，如银行、国库、药房、自来水厂和政府办公楼等的位置；⑤气候和自然环境特点。计算机地理信息系统（geographic information system，GIS）是存储和提取这些信息的一个有力工具。

卫生需求评估的信息收集主要从五个途径来实现：空中观察，直接来自灾区及营救工作者的报告，宣传媒体的报道，常设监测机构的报道和实地考察。同样，在进行卫生需求评估的同时，不能忽视紧急援救工作，其实突发公共卫生事件的调查和处理是同一过程，当伤亡特别严重时，救援工作压倒一切。

四、暴发调查

暴发调查是突发公共卫生事件流行病学研究的起点，也是处理好某一具体突发公共卫生事件的关键步骤，决定着后续工作的成败。突发公共卫生事件的性质不同则调查方法不同，调查的手段、内容和侧重点也均存在差异。疾病暴发通常原因不明且发展迅速，欲对其进行有效的控制需要获得及时、真实和足够的资料。全面、深入的暴发调查是整个工作的关键。

（一）疾病暴发信息的核实

疾病暴发的信息最初可能来自基层医疗单位、流行病学监测点、防疫机构常规或紧急报告；或来源于实验室、药房、兽医站；还有可能首先被学校教师、居委会主任、行政长官等人发现。防疫工作者接到疾病暴发信息后，必须仔细核查信息的真实性，排除疫情被人为地夸大或缩小。此时可从以下三个方面入手。

1. 尽快从多个渠道收集信息，将不同来源的信息进行比较。

2. 及时向发病单位的卫生勤务领导、医生和卫生员等详细了解有关情况。

3. 派遣经验丰富的公共卫生专业人员进行快速的现场访问，根据临床特征，结合实验室证据判断暴发信息的确凿性。

如果经确认暴发信息不真实，应立即向公众澄清事实，以免引起不必要的恐慌。一旦认定暴发属实，接下来就要初步分析暴发的总体形势，分析疾病的性质和严重程度、暴发影响的范围、发病人数、受暴发威胁的人数。根据对形势的初步推断，紧急做好暴发调查的准备和组织工作。

（二）准备和组织

虽然时间很紧，但周密的准备和组织将使现场工作事半功倍，组织现场调查，可以从以下几个方面入手。

1. 区域的确定和划分　首先是明确调查的范围，将调查范围划分成多个区域，并确定重点调查区，每区安排合适的调查队。

2. 人员的选择　现场调查队需要哪些专家和人员取决于资深防疫工作者对暴发做出的最为可靠的初步假设。调查队成员一般包括：流行病学家、临床医师、微生物学家、环境卫生工作者、行政官员、毒理学家、昆虫学家、护士、专家助理、秘书、翻译和驾驶员等。

3. 统一领导指令　虽然各调查队分开工作，但整个调查工作是一盘棋。调查时必须成立强有力的领导团体，明确上下级关系，各调查队应在统一的领导下展开工作。

4. 物资筹备与后勤供应　调查队必须在最短的时间内获得一切必需物资和持续稳定的后勤供应。所需物资主要有：交通工具、通讯工具、冷链系统、救护装备、生活用品、防护设备（如防护服、手套、口罩和呼吸器等）、消毒器械、标本采集装置、各种药物和充足的现金等。

5. 实验室支持　事先应通知权威或专业的实验室（已获得认证），求得实验室支持，安排好标本的采集和检测工作。

准备工作一旦完成，调查队员应立即奔赴现场。

（三）现场调查

现场调查是暴发调查的核心，其主要内容和步骤如下。

1. 安全预防　调查者在检查传染性强的病人、尸体解剖和个案调查时，首先应做好充分的安全防护工作，采取适宜的防护措施。紧急调查要注意保护调查人员，否则会严重影响调查工作；同样不必要的防护措施将减慢调查进程，而且使花费增加。在进行传染病调查时，调查人员要有针对性地接种疫苗。

2. 病例发现　在发现病例的过程中，诊断标准十分重要，必须准确，同时又不至过于严格，否则将会夸大疫情或遗漏病例，病例应分为“确诊”“假定”和“可疑”不同等级，“原发”和“二代”不同水平。可以通过医疗单位报告、各监测点报告、电话调查、逐户问卷、学校和工厂缺勤调查、访问医院等途径，尽可能多地查出受累者。发现病人和疑似病人后，应积极地进行救治，并保护好病人的密切接触者。

3. 采集标本　血清学检测和病原体的分离、鉴定对于探明疾病暴发的原因具有重要意义，现场调查常常需要采集标本。视疾病性质，可选择病人的各种分泌物、血液、体液和组织为标本。标本的抽样应具有代表性，以便于进行有意义的统计学比较，若怀疑为同源感染，除从人群中抽取样本外，还应从节肢动物、脊椎动物、食物和环境等可疑来源中采样。标本获得后必须储存在低温、密闭、吸水性能好的特定工具盒内，装有传染性物质的包裹应用特殊标签标明，标本运输应严格执行法定程序，遵循相关法律。

4. 个案（例）调查　即对单个疫源地或单个病家的调查，目的是调查疾病暴发的“来龙去脉”，了解病例是怎样被传染的？是否从外地带入？比较不同单位和居民区是否同样发病。调查病例的活动、饮水、饮食、动物接触和各种危险因素暴露，找出共性。

5. 探索传染源和传播途径　通过深入的流行病学调查，如鉴明发病时序，计算疾病的潜伏期，检测水源、食物和饮料污染情况，监测环境卫生状况，分析气候变化，进行动物实验，观察传媒动物和宿主动物的种群、密度和带菌率变化，对比各种试验性控制措施的效果等，可以逐步探明此次疾病暴发的传染源和传播途径。在调查的同时，应根据调查结果及时地修订或补充控制措施。

（四）资料整理

在进行现场调查的同时，应及时整理和分析最新收到的临床、现场和实验室资料。通过临床资料分析，可描述疾病过程，计算患者症状、体征的发生频率、疾病轻重型的比例、后遗症发生率和死亡率；通过现场资料分析，可计算各种罹患率，描述三间分布，绘制发病曲线；通过实验室资料分析，可计算人群感染率、隐性感染和显性感染所占的比重，评价危险人群的免疫水平。综合分析调查结果，结合既有的知识和经验，最终常能查明疾病暴发的病原体、传染源和传播途径。依据此次暴发的性质和特征，采取综合的防治措施，则能尽快将疫情扑灭。

（五）确认暴发终止

暴发一日不得止，调查一日不能停。如何确定暴发的终止，没有一个一般的法则，不同类型疾病的暴发，判断方法略有不同。

1. 人与人直接传播的疾病　病原携带者全部治愈，度过一个最长潜伏期后，没有新病例发生，就可宣告暴发终止。

2. 共同来源的疾病　污染源得到有效控制，病例不再增多，则认为暴发终止。

3. 节肢动物传播的疾病　经过昆虫媒介的潜伏期和人类潜伏期总和后，仍无病例发生，表明暴发终止。

（六）总结

调查者应尽快将调查过程整理成书面材料，记录疾病暴发经过、调查步骤和所采取的控制措施及其效果，并分析此次调查的得失。最后将材料报上级机关存档备案，或著文发表供后人借鉴。以下是暴发调查应注意的几个问题。

1. 暴发调查自始至终必须同步进行暴发控制，暴发控制才是现场行动的真正目的。随着调查不断获得新的发现，应及时调整控制措施，直至疫情平息。只顾调查暴发原因，而不采取措施，必会招致公众误解，工作失败，甚至是法律诉讼。

2. 暴发调查既应运用法律武器，获得法律支持，又应接受法律的制约和限制。法律赋予了流行病工作者调查疾病暴发的权利和公众合作的义务，对于少数不配合调查者，可依法采取措施，强制其接受调查并提供必要的资料。被调查者也享有司法保护权，病人的病案记录未授权不得披露，被调查者有隐私权，可拒绝提供个人资料。另外，我国对重大疾病和传染病疫情的公布有严格规定，不得随意提供给媒体。

3. 暴发调查应讲究工作方法，争取各个部门的协作，获得群众的支持，消除有关人员的顾虑，稳定公众的情绪，方能保证调查工作顺利进行。

4. 暴发调查进行过程中，还应不断向上级卫生行政和业务部门汇报疫情，以便集思广益，统一指挥或调整调查策略和控制措施。此外，还应不时地解答群众的疑虑，消除群众的误解。

五、生物攻击和烈性传染病暴发的甄别

在疾病发生的早期，自然发生的传染病流行与遭受生物恐怖袭击引起的疾病暴发有许多相似之处，作为普通民众很难区别到底是什么原因引起的传染病暴发，是人为有意破坏还是自然因素。实际上，由于自然暴发传染病和生物恐怖袭击有太多的相似特征，即使有临床经验的医疗人员也难以迅速准确判断二者的区别，从而造成对疫情发生性质的判断失误，导致延误早期介入、调查取证和应急处理的宝贵时间。一般来说，传染病暴发的准确原因相对比较容易判断，但是对大多数生物恐怖和生物战袭击来说，由于实施比较隐蔽，背景复杂，加上高技术刻意隐藏等因素，一般情况下难以判断，需要进行专业流行病学调查和专门实验室分析，往往需要比较长的时间。

烈性传染病或其他生物灾害暴发后，及时进行正确的流行病学调查，对早期鉴别传染源、制订合理的医学干预手段以及甄别传染病暴发和生物攻击有重要价值。记录被感染群体特点、可能的暴露途径、患者的体征和症状的集中趋势，并对致病因子按照 Koch 病原体确定程序进行实验室检测是应急反应的必备程序。高质量的流行病学信息能指导对潜在暴露者进行适当地跟踪调查和隔离。在疾病暴发过程中对流行病学调查所获得的数据进行分析，有助于预测疾病的发展、接触传播方式、临床症状等信息，这些信息通过媒体传递给

民众有助于切断传播途径、保护易感人群和及时发现感染者。

一旦怀疑有生物攻击或传染病暴发，应立即采取流行病学调查，及早找到流行病学线索。流行病学调查第一步是确定疾病暴发已经发生，确定个案诊断，明确病例数目和感染率；一旦确定感染率，可根据时间、地点和人群分布特点进行描述性研究，为确定暴发源头提供准确数据；根据时间和病例数变化确定暴发曲线；明确可能的传播途径和可控制传播途径的方法；为确定生物攻击的形式提供根据。

第三节　突发公共卫生事件的预防和处理

突发公共卫生事件的预防与处理包括平时的预防和战时的应急处理两方面。平时的预防主要是做好对突发公共卫生事件的监测和预警，战时的处理主要是做好对突发公共卫生事件的应急处理。其目的是增强国家和地区的抵抗力、应急处理能力和恢复能力，用以有效地预防和处理各种突发公共卫生事件，便于受害地区从突发公共卫生事件中有序过渡，恢复持续发展。突发公共卫生事件的预防与处理是一门综合学科，是流行病学、急救医学、传染病学、卫勤学和社会学等多学科有机结合的应用学科，平时依赖大量基础研究做支撑，反复演练为保障，战时才能及时、高效地实施应急救援。因此平时工作非常重要。

一、平时准备工作

（一）建立管理系统

1. 应急控制系统建设　形成平战结合的指挥控制系统，其有三个结合对外连接：对上与城市应急指挥中心，对下作为卫生系统的指挥中心，横向与多重社会支持保障相衔接。应急处理工作的组织与报告系统应在现有基础上进一步加强，在每个卫生防疫机构中均应设立专门的应急处理机构（或应急处理小分队），人员相对固定，政府有专项应急处理经费支持（包括日常运转经费、调查处理经费、设备购置经费等）。

2. 信息系统建设　该系统包括一个平台、两级网络、六个数据库、七个应用系统，建立公共卫生突发公共卫生事件以及生化核恐怖事件应急指挥计算机中心，覆盖预防机制、医疗救治、卫生监督三大系统。建立三个一体化：地理信息系统（geographic information system，GIS）与卫生防疫业务的一体化；各级卫生机构工作系统和应急指挥信息系统等多种信息处理平台的一体化；GIS 系统案情分析和决策支持的一体化。建立三个集成化：GIS 与实时采集的信息的集成；GIS 与卫生防疫数据库信息的集成；GIS 与应急指挥、辅助决策系统的集成。为公共卫生和医疗服务提供信息技术支持和保障。

3. 预防控制系统建设　该系统的主干包括市、区（县）疾病预防控制中心（CDC）和社区卫生服务中心，完成疾病预防控制与应急中心、公共卫生中心、医院等重点项目建设，加强系统的监测、预警能力，防范和及时处置各种突发公共卫生事件。

4. 医疗救治系统建设　该系统包括市、区传染病定点医院、综合性医疗机构的传染病科，医疗急救机构以及应对传染病以外的其他生物、化学等突发公共卫生事件的医疗救治机构。

5. 卫生监督和监测系统建设　完成社会支持系统建设，加强科学研究。

（二）大力加强突发公共卫生事件的监测

加强对公共卫生突发事件的监测是确定是否需要应急反应以及应急反应规模的前提，也是合理动员社会资源和配置卫生资源的基础。目前传染病暴发是突发公共卫生事件的重要内容。我国传染性疾病监测主要是被动监测。主动监测是“主动发现病患”，通过危机早期表现出的各种社会表象进行分析，通过汇总、综合分析信息实施监测。主动监测是早期快速发现、定性突发公共卫生事件，降低应急反应社会成本的必要手段，见表17－2。

表17－2　主动监测的分类

监测种类	工作主要内容
医院病例和症状监测	突发公共卫生监测系统建设的“末梢神经”
药品和医疗相关物品销售监测	依法管理药品销售单位药品渠道，计算机记录和自动综合统计各单位药品销售量
都市症状监测	早期敏感地监测疾病流行，并且即时性启动快速应急反应
中小学生缺课监测	学生患传染性疾病往往能反映社区疾病流行情况或是社区传染病流行的前兆
动物死亡监测	动物对某种传染病和理化损害的敏感性超过人类
紧急医学救助120电话记录监测	了解民众对紧急医学救助需要的变化，为医疗资源的合理配置提供了依据
患者死亡原因法医纪录监测	不明原因的死亡病例必须排除与烈性传染病的关系
公共卫生实验室检测结果监测	在政府计划和组织下，对病原体进行权威鉴定

（三）应急反应的常规储备

“未雨绸缪”是从容应对突发公共卫生事件、最大限度地降低损失的前提。在平时对应急反应要素进行准备，可以保证在突发公共卫生事件处理过程中有条不紊。这些要素包括应急药品准备、非医药应急物品及其生产能力的储备；能主导现场调查的流行病学家储备；公共卫生实验室配置、相互之间的协调机制和研究水平等。应急反应效果很大程度上取决于以上各种物资、人员、结构和能力的储备。

二、战时应急反应

（一）应急反应步骤

当获得公共卫生相关的紧急突发公共卫生事件最初信息后，必须立即确定所得到的信息是否准确、可能涉及的事件性质。

1. 核实最初资料，提出与事件相关问题的鉴别诊断方法

（1）资料的来源及其可信程度：公共卫生相关的紧急突发公共卫生事件最初信息主要来源于各医疗单位、流行病学监测、日常巡回监测、其他系统部门的情况通报、群众举报投诉等。来源于专业医疗卫生机构的报告一般情况下是准确的，但是往往得到信息较迟。

来源于百姓投诉或其他系统部门的信息，由于是非专业人员报告，可能会有很大的偏差，尤其是对事件性质、涉及的范围和危害程度。

（2）核实资料的几项基本内容

1）报告人和报告地点的真实情况。

2）报告的疾病特征、是否有专业医疗机构的诊断。

3）现阶段是否做过基本的检验，如果有，检验结果是什么。

4）与事件发生相关的基本情况和资料库中的情况是否相符合。

5）与电话调查和现场快速调查人员调查的基本情况是否相符。

（3）提出与事件相关问题的鉴别诊断方法：一个疫情或中毒事件往往是以一种不确定的临床表现进行报告，应急中心工作人员首先要根据以往经验、现有知识和现有材料进行分析，确定几个最可能的原因，并列出这些原因之间的鉴别诊断方法。

2. 公共卫生相关的紧急突发公共卫生事件的初步分析　紧急突发公共卫生事件的调查目的是为了查找和验证一个或几个危害人体健康的原因。在调查中用来评价、推测某个或某些致害原因对人体产生健康影响的变量，或与之相关的变量。结果测定指标应该在紧急突发公共卫生事件开始调查前初步选定一个或几个，并且具有相对明确的定义，在整个调查过程中随着新收集资料的增加而变动，逐渐清晰明确成确定的原因。

3. 现场工作的组织指挥　现场工作的组织是非常复杂的，在很大程度上取决于调查现场的规模、出现紧急突发公共卫生事件的地点和涉及的人群。但是，无论发生怎样的紧急突发公共卫生事件，在进行调查之前，利用现有的知识和相关组织，准备一份尽可能详细的调查预案和协作方案是非常必要的。

应急调查预案必须明确要求和任务，并使其能与调查目的相一致。在理论和实际工作上相结合，能够在实际工作中让没有经过正规培训的调查处理人员在简单的培训后（往往是几十分钟或几小时），能够按照应急预案执行调查。

（1）应急处理现场工作手册的编制：在现场利用已有的应急工作预案，根据现场的情况，快速编制现场工作手册。这个手册要列出现场工作的任务和完成任务的步骤、注意事项、并且要尽可能的详尽（如问卷的制作和填写注意事项、需要使用的仪器设备和试剂、调查员个人防护注意事项等）。

（2）人员的组织安排

1）工作安排：通常现场工作需要大量的工作人员，在艰苦的条件下工作一段时间。这就需要很好的组织安排这些人员，包括对每个人员的责任要求和后勤保障工作。

2）工作说明：要对每个参加人员的岗位做出具体说明，提出每个工作人员的具体工作量和工作质量。不仅要使每个工作人员明确自己该做什么、什么时候做，以及何时、何地、向谁进行汇报等，还要使领导者了解每个人工作开展情况和工作进度与结果。

3）快速简要培训：根据现场工作手册的要求，对现场参加调查人员进行相应的简短培训，使其快速掌握相关知识和要求。

4）建立管理控制的临时性等级－合作关系：在现场工作中，由于工作人员多为不同部门临时组合，为了每项工作能够具体落实，要在现场人员中建立临时性的等级－合作关系，使工作人员之间相互了解，熟悉各自的职责，并努力完成。尤其是建立好等级服从关系是有效协调不同部门人员、顺利进行调查和处理的关键。

（3）现场仪器的准备和使用：在应急处理预案中要明确现场的快速检测仪器、设备和试剂以及所需要的固定实验室设备。并在应急处理箱中列出清单，包括记录纸、问卷、采样工具、摄录像器材、文件夹、应急灯、备用电源、通讯设备、笔记本计算机等。

（4）现场工作时间表：现场工作的各项内容都要列入时间表中，并有专人负责对时间表的进程进行监督和填写，督促所有工作人员及时反馈工作情况和结果。现场工作的时间表可根据应急预案现场进行设置，并分发给具体工作人员。各项准备工作及培训工作都要在现场工作开始之前完成。同样，分析和咨询工作要同时进行，并在详细报告出来之前完成。

4. 现场检验方法　现场实验室的组织和作用与一个常规的医学实验室很不相同。前者侧重于采集和处理大量样品用作很少的几项特异性试验。由于这些实验室试验的重要性以及样品收集和处理的重复性，重点必须放在全面的质量控制方面。

（二）应急救援必备的基础设备

1. 应急处理的车辆　在处理反恐怖活动的工作中，卫生防疫应急处理人员及时赶到现场，赢得控制和处理的时间，需要防疫专用车辆。

2. 应急处理的通讯器材　在应急处理工作中，由于大量的信息和情况需要上传下达，及时汇报现场情况，应配备无线电话系统，必要时还应配备卫星电话。

3. 应急处理的快速检验设备　快速微生物采样检验箱、消毒和环境物品处理设备、人员防护设备。

（三）演习和训练

当应急处理预案的制订完成之后，应急管理人员应该保证所有参加应急处理的人员要有足够的知识、经验和技能，去完成应急处理工作。所有人员应该明确自己在突发公共卫生事件调查、处理及恢复过程中的任务和责任。通过演习和训练可以提高参加者对突发公共卫生事件的调查、处理和恢复过程的熟练程度，并提高处理突发公共卫生事件的能力。

三、应急救援需考虑的问题

1. 在现场采取应对行动前，现场人员尤其是事件处理指挥负责人及有关专家首先应明确现场初步评估的内容。这些内容按顺序包括：①事件形势估计；②确定可控制的周边界限；③设定控制区；④公众保护问题；⑤人员疏散和就地庇护；⑥现场安全；⑦应对行动策略问题。

2. 在出发去现场途中需考虑的问题　①尽可能设想可能面临的所有问题，尤其是要预测可能的各种意想不到的情况；②对当地的自然状况进行评估和分析；③立即通过有关渠道请求专业队伍作准备，待命；④考虑进入现场的最恰当途径；⑤若不熟悉当地情况，应请当地人协助，至少获得来自两个以上从不同方向去现场的最佳路线；⑥若存在爆炸装置，如何避免伤亡和接触爆炸装置；⑦确定风向；⑧对可能存在的空气传播的危害生物保持警惕，从上风向接近和进入现场；⑨需要的保护装置；⑩预测现场可能存在的自然和人为造成的多种危险物质；现场是否还有其他危险装置；注意现场和附近，以及混迹在伤员中的恐怖分子。

3. 到达现场后需考虑的问题　①隔离危险区，控制惊慌，有秩序地疏散和撤离受污染的人群；②确认和评估危险物；③估计事故区域范围；④最好在事故范围之外建立控制线；⑤设立外围控制线－最远处的控制线；⑥设立内部控制线－在外控制线内隔离已知危险物的控制线；⑦设立控制线的入口处和出口处；⑧评估可得到的个人防护装置的情况。

4. 建立控制区方面要考虑的问题：①设立禁区，限制无关人员进入禁区；②设立危险区；③设立活动区－工作人员停留区；④设立消毒区；⑤设立伤员分类和救治区。

5. 对事件后果预测评估方面需考虑的问题　①评估是一个连续的过程，轻易不要迅速断定，必须谨慎考虑各方面情况，弄清所面临危险的类型和程度；②目前的情况如何；③还会出现什么问题；④对人员生命安全有什么危险；⑤事件稳定性如何；⑥目前的天气（如晴天、下雨和刮风）情况如何等。

6. 针对生物攻击和灾难救援时需考虑的问题　①有个人防护安全保证前提下方可进入现场；②是否有激发感染和污染事件的可能性；③对现场危险迹象要保持密切关注；④是否出现犯罪活动迹象，如武器和可疑爆炸物；⑤是否出现未明原因的死亡；⑥对随时出现的危险迹象保持关注；⑦事件前是否接到恐吓信息，如文字和言论；⑧一定要避开蒸汽、雾和不明液体；⑨是否有足够和恰当的交通工具；⑩尽快任命一名技术水平高、经验丰富的专职人员作为现场观察员；注意防范新的犯罪活动；及时设定撤退路线和避难区域；在实践全过程中做好紧急消毒准备。

7. 在公众防护方面需考虑的问题　①事件危险程度和严重性；②受害人数和受影响人群的数量；③帮助人员疏散的可用保障措施；④通知公众方式，即媒体和公共通信系统；⑤疏散和撤离人员的安全路线和避难地点；⑥是否有特殊需求的被疏散者，如听力和视觉障碍或需要使用轮椅者；⑦使用疏散和留在原地相结合的方法，最大限度保持安全。

（曹广文）

第十八章　恶性肿瘤流行病学

恶性肿瘤是一组严重威胁人类生存质量和期望寿命的疾病，能够引起机体失调、残疾及死亡，造成人力和社会资源的巨大损失，还给患者及家庭带来不可估量的精神损失和经济负担。近些年来，恶性肿瘤总体发病情况在世界范围内呈上升趋势。在许多发达国家，恶性肿瘤死亡率仅次于心脏病；在我国，恶性肿瘤已成为第一位死因。恶性肿瘤流行病学主要研究恶性肿瘤在人群中的分布及其影响因素，探索恶性肿瘤的病因，制订相应的防制措施并对这些措施加以评价。

第一节　概　述

肿瘤（tumor）可分为恶性肿瘤和良性肿瘤。恶性肿瘤，俗称癌症（cancer），是在致癌因素的作用下，机体细胞发生变异和失去正常的增殖调控，无限制地增生形成的新生物（neoplasm），其特征是侵袭周围组织，通过体内循环系统和（或）淋巴系统向远端转移，侵袭和破坏其他脏器，最终导致机体衰亡。良性肿瘤虽然也能扩张性增生至相当大的体积，但没有侵袭周围组织的特征，往往在瘤体外有完整的包膜或界限，手术切除后预后良好。恶性肿瘤起源于上皮组织的称为癌（carcinoma），起源于间叶组织的称为肉瘤（sarcoma），起源于脾和淋巴结等淋巴细胞的称为淋巴瘤（lymphoma），它们都发生在各种实质性组织、脏器中，属实体肿瘤。而白血病起源于骨髓造血细胞，白细胞癌变存在于流动的血液中，属液体肿瘤。

20世纪中叶以来，随着工业化、城市化、全球人口增长和寿命延长致人口老龄化进程的加剧，不良生活方式、职业暴露、生态环境恶化、遗传学因素和生物学因素的共同作用，恶性肿瘤发病风险在不断增长，全球恶性肿瘤的发病率和死亡率不断攀升，目前已成为严重威胁人类健康的疾病之一，预防和控制恶性肿瘤是当今世界各国面临的最为突出的公共卫生问题。世界卫生组织下属的国际癌症研究机构（International Agency for Research on Cancer，IARC）发布的 Globocan 2012 报告显示，2012年全球恶性肿瘤新发病例数约为1407万，男性741万，女性666万；发病顺位排在前3位的是肺癌（182万，占13%）、乳腺癌（167万，占11.9%）和大肠癌（136万，占9.7%）；恶性肿瘤死亡病例数约为820万，男性465万，女性355万；死亡顺位排在前3位的是肺癌（159万，占19.4%）、肝癌（75万，占9.1%）和胃癌（72万，占8.8%）。该机构发布的数据还显示，2012年，全球恶性肿瘤57.0%的新发病例和64.9%的死亡病例发生在欠发达地区（表18-1）。该机构预测，今后20年世界各地无论是发达国家还是发展中国家，恶性肿瘤发病数还会不同程度的上升，恶性肿瘤对人类健康的威胁日趋严重；由于人口增加和老龄化，发展中国家和地区恶性肿瘤的疾病负担将会更重。

表 18－1　2012 年世界各地的恶性肿瘤发病、死亡和患病数估算（千人）（不包括非黑色性皮肤癌）

地区	男性			女性			合计		
	病例	死亡数	五年患病数	病例	死亡数	五年患病数	病例	死亡数	五年患病数
世界	7410	4653	15296	6658	3548	17159	14068	8202	32555
较发达地区	3227	1592	8550	2827	1287	8274	6054	2878	16823
欠发达地区	4184	3062	6747	3831	2261	8885	8014	5323	15632
世卫组织非洲区域（AFRO）	265	205	468	381	250	895	645	456	1363
世卫组织美洲区域（PAHO）	1454	677	3843	1429	618	4115	2882	1295	7958
世卫组织东地中海区域（EMRO）	263	191	461	293	176	733	555	367	1194
世卫组织欧洲区域（EURO）	1970	1081	4791	1744	852	4910	3715	1933	9701
世卫组织东南亚区域（SEARO）	816	616	1237	908	555	2041	1724	1171	3278
世卫组织西太平洋区域（WPRO）	2642	1882	4493	1902	1096	4464	4543	2978	8956
国际癌症研究结构成员国（24 国）	3689	1900	9193	3349	1570	9402	7038	3470	18595
美国	825	324	2402	779	293	2373	1604	617	4775
中国	1823	1429	2496	1243	776	2549	3065	2206	5045
印度	477	357	665	537	326	1126	1015	683	1790
欧盟（EU－28）	1430	716	3693	1206	561	3464	2635	1276	7157

（WHO－IARC，2012）

20 世纪 70 年代以来，我国恶性肿瘤的发病率和死亡率一直呈上升趋势。IARC 数据显示，2012 年，中国恶性肿瘤新增病例 306 万，约占全球的 22%；死亡病例 220 万，约占全球 27%。其中肺癌、胃癌、食道癌和肝癌等 4 种恶性肿瘤的新发病例及死亡人数均排在世界首位。无论是农村还是城市，恶性肿瘤均位居居民死亡原因第一位。全国恶性肿瘤发病率最高的依次为肺癌、胃癌、肝癌、结直肠癌和食道癌，死亡病例最多的依次为肺癌、肝癌、胃癌、食管癌和结直肠癌。男性死亡率高于女性，城市明显高于农村，并呈现低龄化趋势。中国将在未来的一段时间进入恶性肿瘤高发期，根据目前增速预测，到2030年，中国年新增恶性肿瘤病例将超过500万，年死亡病例达386万。

第二节 流行特征

一、时间分布

半个多世纪以来，全世界恶性肿瘤总的发病率和死亡率均呈逐年上升趋势，IARC发布的Globocan2012数据表明，2012年，全球恶性肿瘤新发病例数约为1407万，恶性肿瘤死亡人数达820万，而2002年、2008年的相应数据分别是1090万和670万、1270万和760万。该机构根据现有数据预测，全球恶性肿瘤的总发病率今后仍呈逐年增长的趋势，到2025年前，全球每年新增恶性肿瘤病例数将达1930万例，2035年将递增至2400多万例。从世界范围来看，大多数恶性肿瘤的发病率和死亡率呈逐年上升趋势，但不同的恶性肿瘤在不同的国家、地区和人群中发病和死亡的时间趋势有所不同。在几种主要的恶性肿瘤中，肺癌的发病率和死亡率在多数国家都逐年增加，已成为全球最主要的癌症，2002年全球肺癌发病120万，死亡110万，2012年分别增加到182万和159万。在很多发展中国家，环境污染特别是空气污染日趋严重，肺癌的发病率和死亡率持续上升甚至速度加快；由于加强环境保护和全面开展控烟行动，近30年来，部分发达国家的肺癌发病趋于平稳或开始下降。10多年来，无论是发达国家还是发展中国家，乳腺癌的发病率持续上升，已成为女性第1位和全人群第2位的恶性肿瘤，2002年、2008年和2012年，全球乳腺癌的新发病例数分别为116万、138万和167万。全球大肠癌的发病率也在不断攀升，2002年、2008年和2012年，新发病例数分别是100万、123万和136万。在加速工业化的东欧、拉美、东亚和东南亚国家，由于国家经济转好，生活水平提高，膳食结构发生改变，大肠癌的发病率增长较快，男性的发病率增长幅度尤为突出，而西欧、北美等经济发达的国家，大肠癌发病率已趋于平稳或略有下降。值得注意的是，这些国家的前列腺癌发病率在不断上升，特别是欧美、澳大利亚、新西兰等发达国家的发病率增长迅速，发病率目前已跃居为男性前三位的恶性肿瘤。此外，20世纪中期以来开展的健康教育、行为干预、膳食指导、癌症筛查、早诊早治等干预措施，使一些恶性肿瘤的发病率下降。宫颈癌、食管癌发病率在世界范围内持续下降；在许多国家，特别是发达国家，胃癌的发病率呈不断下降的趋势，甚至是在传统高发区的中国和日本，胃癌的发病率也呈现下降趋势。

美国是对恶性肿瘤进行全面干预最早、最有成效的国家之一，恶性肿瘤在美国流行演变的过程，代表性地反映出在经济、社会、科技不断发展进步的历程中，人类与癌症斗争取得的成绩、经验和教训。美国癌症学会（American Cancer Society，ACS）发表的《2015年癌症统计》（cancer statistics，2015）报告称，美国恶性肿瘤总死亡率在20世纪的大多数时间里均为增长状态，但在1991年达到巅峰（215/10万人）后开始逐渐降低，至2011年（168/10万人）累计下降了22%，超过150万人免于恶性肿瘤死亡。由图18-1可见，自1991~2011年，无论男性还是女性，其发病率和死亡率均呈总体下降趋势。其中，2007~

2011 年间，男性新发恶性肿瘤病例数每年降低 1.8%，而女性保持相对稳定；男性恶性肿瘤死亡率每年降低 1.8%，而女性恶性肿瘤死亡率每年降低 1.4%。肺癌、结直肠癌、前列腺癌和乳腺癌仍是最常见的癌症死因，约有一半的癌症死亡是由以上四种癌症引起。其中，肺癌所致的死亡达到 27%。但是，由于对烟草的管控，肺癌死亡率开始呈现下降趋势，1990～2011 年间男性肺癌死亡率降低了 36%，而女性肺癌死亡率在 2002～2011 年间降低了 11%。此外，基于恶性肿瘤早诊早治方面的进步，乳腺癌、前列腺癌、结直肠癌的死亡率分别下降了 35%、47% 和 47%。

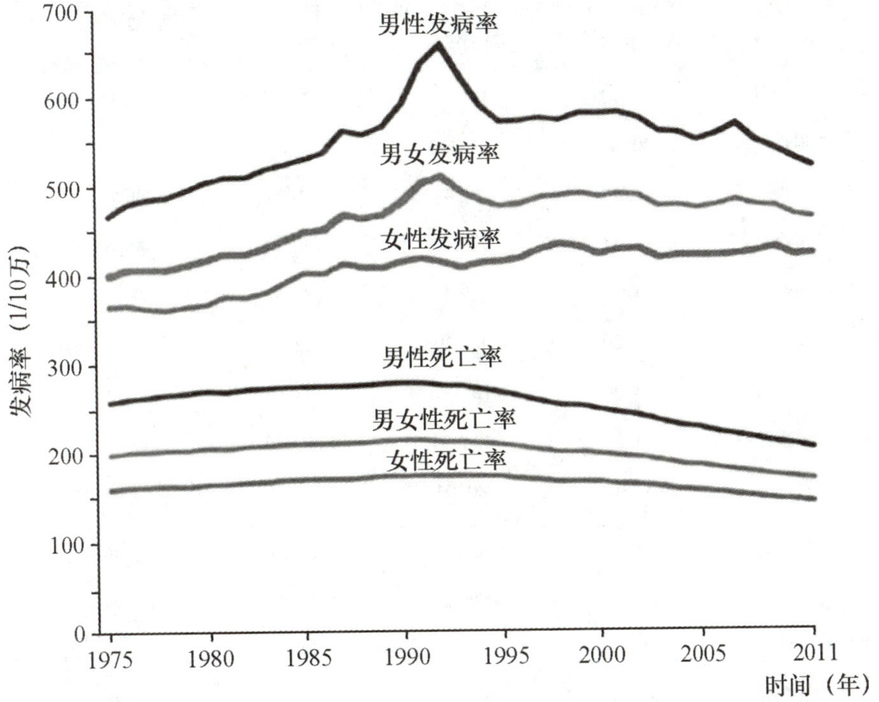

图 18－1　1975～2011 年间美国不同性别人群的癌症发病率和死亡率变化

（ACS Cancer Statistics，2015）

据 2013 年中国肿瘤登记中心报告，2010 年，我国恶性肿瘤新发病例约 309 万，死亡病例 196 万。2010 年全国恶性肿瘤发病率为 235.23/10 万（男性 268.65/10 万，女性 200.21/10万），中国人口标化发病率（中标发病率）为 184.58/10 万。城市中标发病率为 187.53/10 万；农村地区中标发病率为 181.10/10 万。全国恶性肿瘤死亡率为 148.81/10 万（男性 186.37/10 万，女性 109.42/10 万），中标死亡率为 113.92/10 万，城市中标死亡率为 109.21/10 万，农村中标死亡率为 119.00/10 万。结合我国在 1973～1975 年、1990～1992 年和 2004～2005 年分别开展的三次全国死因调查结果，近 40 年来，我国不论是农村还是城市，男性还是女性，以及全人群的恶性肿瘤粗死亡率均呈现持续上升的趋势。20 世纪 70 年代至 90 年代，农村肿瘤的粗死亡率上升趋势（50.1%）明显快于城市（36.6%）；而 20 世纪 90 年代后期，城市肿瘤的粗死亡率上升趋势（33.41%）明显高于农村（20.5%）。如果扣除年龄结构改变对肿瘤死亡率的影响，中国城市地区男女恶性肿瘤标化死亡率均呈上升趋势，但增加的速率明显放缓；在农村地区经历了1973～1990年的大幅上升后，从1990年开始，男女恶性肿瘤标化死亡率均呈下降趋势；将城市与农村人口合并，男性和女性的恶性肿瘤标化死亡率均呈现与农村地区的相同变化趋势（表18－2）。说明1990年以后我国恶性肿瘤死亡率上升的主要原因是期望寿命延长和人口老龄化。

表18－2　全国3次死因调查城市与农村恶性肿瘤死亡率及变化趋势

指标	地区及性别	调查时间			1973～1990年变化（%）	1990～2004年变化（%）
		1973～1975年（1/10万）	1990～1992年（1/10万）	2004～2005年（1/10万）		
粗死亡率	农村合计	71.12	106.76	128.65	50.11	20.50
	男性	80.60	133.15	161.69	65.20	21.43
	女性	61.27	78.91	93.75	28.79	18.81
	城市合计	82.41	112.57	150.18	36.6	33.41
	男性	94.88	139.89	187.16	47.44	33.79
	女性	69.20	83.29	112.10	20.36	34.59
	城乡合计	74.20	108.26	135.88	45.90	25.51
	男性	84.54	134.91	170.17	59.58	26.14
	女性	63.41	80.04	99.97	26.23	24.90
标化死亡率	农村合计	72.80	96.45	91.19	32.49	－5.45
	男性	87.20	126.25	119.72	44.78	－5.17
	女性	59.40	67.72	63.00	14.02	－6.97
	城市合计	83.70	89.80	91.41	7.29	1.79
	男性	101.10	117.62	119.28	16.34	1.41
	女性	67.00	63.22	65.01	－5.64	2.83
	城乡合计	75.60	94.36	91.24	24.81	－3.31
	男性	90.80	123.57	119.56	36.09	－3.25
	女性	61.30	66.30	63.70	8.16	－3.92

（陈万青，2014）

第2、第3次全国死因调查结果显示，肺癌、结直肠癌、肝癌、膀胱癌、女性乳腺癌等恶性肿瘤粗死亡率呈明显上升趋势，上升幅度最大的为肺癌、其次是女性乳腺癌、膀胱癌、结直肠癌、肝癌；女性乳腺癌、肺癌的标准化死亡率仍呈明显上升，结直肠癌、肝癌标准化死亡率略有上升。食管癌、鼻咽癌和宫颈癌的粗死亡率呈明显的下降趋势，其标准化死亡率下降的幅度更大（表18－3）。

表 18－3　全国 3 次死亡原因调查：前 10 位恶性肿瘤死亡率及变化趋势

死因	调查时间 1973～1975 年（1/10 万）	1990～1992 年（1/10 万）	2004～2005 年（1/10 万）	1973～1990 年变化（%）	1990～2004 年变化（%）
食管癌	16.70	17.38	15.21	4.07	－12.49
胃癌	17.40	25.16	24.71	44.60	－1.79
宫颈癌	5.55	1.89	1.40	－65.95	－25.93
肝癌	10.75	20.37	26.26	89.49	28.92
结直肠癌	4.17	5.30	7.25	27.10	36.79
肺癌	5.46	17.54	30.83	221.25	75.77
鼻咽癌	1.99	1.74	1.46	－12.56	－16.09
白血病	2.54	3.64	3.84	43.31	5.49
膀胱癌	0.51	1.01	1.41	98.04	39.60
女性乳腺癌	1.48	1.72	2.90	16.22	68.60

（陈万青，2014）

胃癌、食管癌、鼻咽癌和子宫颈癌的死亡率呈明显的下降趋势，而肺癌、肝癌、结直肠癌、女性乳腺癌和膀胱癌呈显著上升趋势。中国消化道肿瘤的发病率一直很高，而在发达国家高发的肿瘤如乳腺癌、肺癌等呈现明显的上升趋势，中国的癌谱处于发展中国家向发达国家癌谱的过渡时期，形成了发达国家癌谱与发展中国家癌谱共存的局面。

中国恶性肿瘤流行趋势有三个主要特征：

1. 鼻咽癌、宫颈癌及上消化系统癌症（如胃癌、食管癌）的粗死亡率和标化死亡率及其构成均呈明显下降趋势，其中宫颈癌下降的幅度最大。

2. 与生活方式、环境有关的膀胱癌、女性乳腺癌、结直肠癌、肝癌、肺癌等的粗死亡率、标化死亡率及其构成呈现上升趋势。其中，肝癌、膀胱癌、肺癌上升的幅度最大（过去 30 年分别上升了 118.41%、137.64% 和 297.02%）；

3. 部分恶性肿瘤（如白血病）的粗死亡率呈现上升趋势，但其标化死亡率呈下降的趋势。从中国城乡前 10 位恶性肿瘤的构成发现，肺癌占全部癌症死亡的 22.7%，已成为首位癌症死亡原因，其次是肝癌、胃癌、食管癌、结直肠癌，女性乳腺癌位列第 8 位，宫颈癌退出前 10 位。

二、地区分布

（一）世界各国间的分布

世界范围内，恶性肿瘤发病率呈总体上升的趋势，但不同地区、不同国家恶性肿瘤的发病率和死亡率明显不同（图 18－2）。目前，发达国家居民预期寿命较长，医疗条件较好，其恶性肿瘤发病率高于发展中国家，但死亡率低于发展中国家。中国是因人口基数庞大而成为恶性肿瘤发病和死亡人数最多的国家，2012 年恶性肿瘤发病率排在世界 50 名之后，并未进入恶性肿瘤发病率和死亡率最高的国家行列。澳洲、北美、西欧和北欧恶性肿瘤高发，2012 年恶性肿瘤发病率排在世界前 5 名的国家是丹麦、法国、澳大利亚、比利时和挪威，死亡率排在前 5 名的国家是蒙古国、匈牙利、亚美尼亚、塞尔维亚和乌拉圭。恶性肿瘤需要较长时间才能形成，生活贫困、长期战乱的国家和地区，因预期寿命较短，恶性肿瘤总的发病率较低。由于人们的生活方式和行为习惯不同，地理环境和生态状况不同，不同的恶性肿瘤在不同国家、不同地区发病率和死亡率有很大差别，常有明显的高发区和低发区。肺癌、前列腺癌、大肠癌欧美国家普遍高发，非洲很低；胃癌发病率日本第一，中国等东亚国家高发，欧美和非洲国家较低，美国和西非的发病率不到日本的 1/10；肝癌发病率中国最高，在东亚和东南亚等国家高发，在欧美国家少见；宫颈癌发病率在世界多数国家已较低，但仍在非洲高发，是威胁非洲妇女的严重疾病。

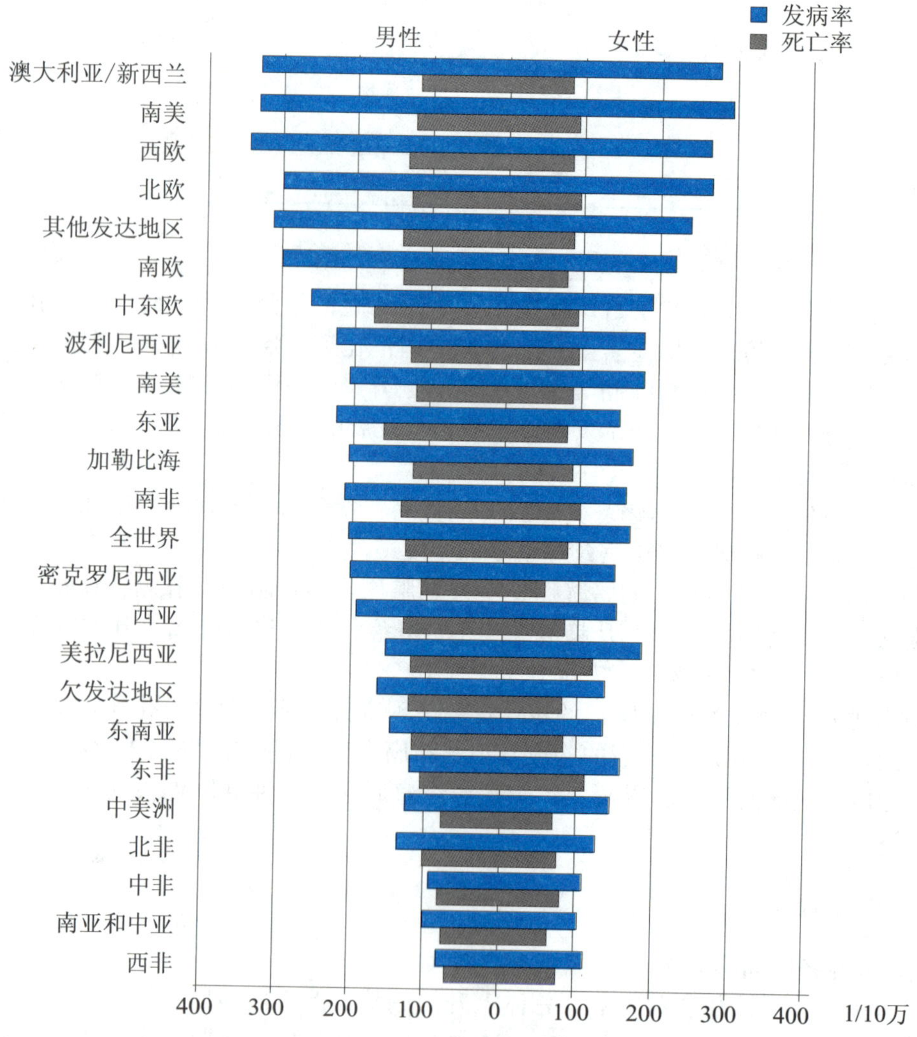

图 18－2　2012 年世界各地恶性肿瘤标准化发病率和死亡率（1/10 万）

（WHO-IARC，2014）

（二）城镇乡村间的分布

城镇与乡村在经济条件、医疗卫生、生活水平、环境污染、行为方式和工作压力等方面存在差别，恶性肿瘤在城乡之间有明显差别。根据荷兰的一项研究结果，城市地区发病率远远超过农村的恶性肿瘤类别有食管癌、膀胱癌、口咽癌、肝癌和肺癌。但由于各国癌谱的不同，各国差别不一。在我国，总体上说，城市地区的恶性肿瘤发病率比农村地区高（表 18－4），中国城乡差异的恶性肿瘤也与国外差异比较大，我国城市地区的癌谱与发达国家类似，甲状腺癌、女性乳腺癌和结直肠癌、肺癌等癌症呈现不断上升的趋势。男性前列腺癌和膀胱癌的发病率远远超过农村地区。我国城市地区和农村地区恶性肿瘤负担存在差异，城市恶性肿瘤的发病率高于农村，但城市恶性肿瘤的死亡率低于农村。城乡之间恶性肿瘤的构成也有不同的特点，但近年来数据显示，这种城乡差异正在逐渐缩小。肺癌已经取代消化系统肿瘤成为农村地区发病第一位的癌症。生存分析结果表明，我国恶性肿瘤总体 5 年生存率较低，仅为 30.9%，远远低于发达国家。其中，农村地区的 5 年生存率约为城市地区的 1/2，产生这一现象的主要原因是农村地区的医疗资源匮乏，疾病诊治水平较低，农村居民的健康意识不够。

表 18－4　2009 年中国恶性肿瘤城乡发病率比较

地区	性别	人数	粗发病率（1/10 万）	中国年标化率（1/10 万）	世界年标化率（1/10 万）
农村	女性	28191	205.25	113.07	146.24
	男性	41757	293.10	166.94	220.94
	合计	69948	249.98	139.68	182.88
城市	女性	78713	276.15	137.09	1750.03
	男性	95705	330.19	165.50	219.84
	合计	174418	303.39	150.31	195.74
全部地区	女性	106904	253.09	129.49	166.04
	男性	137462	317.97	165.92	220.94
	合计	244366	285.91	146.87	191.72

（国家癌症中心，2009）

（三）我国地区间的分布

在我国有些恶性肿瘤有非常明显的地区性分布特点。例如，我国肝癌的死亡率远高于其他国家和地区，分布特征为东南和东北高于西北、华北和西南，沿海高于内地，以江河三角洲地区和沿海岛屿为多发；鼻咽癌在华南五省特别是广东、广西多见；食管癌主要分布在太行山、大别山等地区（表 18－5）。

表 18－5 我国主要恶性肿瘤高发地区分布情况

癌症种类	地区分布
鼻咽癌	华南五省相对高发，主要分布于广东（肇庆、佛山、广州）、广西、湖南、福建、江西等省
食管癌	极为集中，河南、河北、山西三省交界的太行山区，四川川北地区、大别山、闽南和广东东北地区，江苏苏北地区，新疆哈萨克族聚居地区相对高发
胃癌	主要集中分布在西北和沿海各省，尤以甘肃、青海、宁夏、上海、江苏、浙江、福建及辽东半岛、山东半岛地区更为突出
肝癌	东南沿海地区、吉林长白山地区相对高发
肺癌	以京、津、沪为多，云南个旧、宣威高发
宫颈癌	连接成片：内蒙古－山西－陕西－湖北－湖南－江西－浙江、福建、江苏、上海相对高发

（魏承毓，2009）

三、人群分布

（一）年龄

总体来说，城市女性恶性肿瘤各年龄组的发病率均高于农村。全国恶性肿瘤在45岁以前的年龄别死亡率均较低，45～岁年龄别死亡率开始升高，全国城市地区85岁及以上年龄组年龄别死亡率达到最高，而农村地区则是在80～岁年龄组最高。男性在45～岁年龄组年龄别死亡率开始有较大幅度升高，女性在50～岁年龄组年龄别死亡率开始有较大幅度升高，城市和农村地区趋势基本相似。男性除0～4岁年龄组及80～岁年龄组以外，城市地区的死亡率均低于农村地区；农村地区与城市地区女性的年龄别死亡率比较接近，随着年龄的增长呈现交替上升的趋势，到75～岁年龄组后，女性的年龄别死亡率城市地区要比农村地区高（表18－6）。

年龄别发病率有4种变动类型：①幼年高峰型，在婴幼儿时期发病率高，以后逐渐下降，如肾母细胞瘤；②持续升高型，发病率随年龄增加而持续增加，如胃癌、食管癌；③先上升后下降型，发病率上升至一定年龄后下降，如肺癌；④双峰型，发病率分别在两个年龄段出现高峰，如乳腺癌。

表 18－6 中国恶性肿瘤年龄别发病率，2011（1/10万）

年龄组别（岁）	农村			城市			全部地区		
	女性	男性	合计	女性	男性	合计	女性	男性	合计
0～	7.45	7.71	7.59	11.94	14.41	13.25	9.54	10.77	10.20
1～	9.86	9.84	9.85	11.18	12.42	11.84	10.47	11.02	10.77
5～	7.14	8.00	7.61	6.13	7.78	7.01	6.67	7.90	7.33

续表

年龄组别（岁）	农村			城市			全部地区		
	女性	男性	合计	女性	男性	合计	女性	男性	合计
10～	7.29	8.67	8.05	6.10	9.16	7.74	6.73	8.89	7.91
15～	10.37	10.50	10.44	10.53	11.06	10.81	10.44	10.74	10.60
20～	17.52	15.12	16.27	21.60	15.38	18.35	19.21	15.23	17.13
25～	29.97	20.05	24.82	37.58	22.48	30.03	34.02	21.29	27.54
30～	50.28	33.42	41.74	64.21	36.76	50.48	58.53	35.38	46.89
35～	90.37	63.62	76.71	112.58	62.78	87.51	102.96	63.15	82.79
40～	164.50	124.09	144.04	187.58	112.23	148.88	176.99	117.58	146.68
45～	250.81	231.08	240.88	289.95	210.62	248.85	271.95	219.73	245.24
50～	299.04	370.68	335.51	364.34	360.63	362.42	335.87	364.93	350.80
55～	428.68	650.36	540.83	452.93	579.01	516.74	441.40	612.90	528.19
60～	549.32	944.74	749.58	548.04	838.24	693.68	548.67	891.21	721.36
65～	623.85	1124.95	877.16	671.29	1113.10	888.76	647.78	1119.13	882.93
70～	763.51	1496.27	1132.58	859.66	1511.59	1173.19	814.46	1504.04	1153.65
75～	885.99	1770.01	1300.04	1038.55	1854.03	1420.50	965.96	1814.05	1363.18
80～	927.44	1804.95	1299.88	1140.64	2142.14	1597.38	1034.95	1985.79	1454.10
85＋	776.81	1607.82	1068.36	1042.78	1999.17	1410.14	911.82	1820.45	1246.35
合计	201.49	273.57	238.60	240.09	281.81	261.38	221.37	277.77	250.28

（国家癌症中心，2011）

（二）性别

可能是由于男性的工作环境、生活方式等暴露于致癌因素的风险高于女性，或男女性体内激素种类和水平高低不同，除了女性特有的宫颈癌、卵巢癌、乳腺癌和子宫内膜癌外，大多数男女性共有的恶性肿瘤发病率男性均高于女性，儿童时期男女发病率性别比为1.2∶1，随着年龄增长，比例不断扩大，到60岁以后，男女发病率性别比可达到2∶1。不同的恶性肿瘤，男女的发病率有所不同，其中男性显著高于女性的恶性肿瘤有肝癌、肺癌、胃癌、食管癌、鼻咽癌、膀胱癌、白血病等，女性高于男性的恶性肿瘤有乳腺癌、胆囊癌、甲状腺癌等。男性好发的恶性肿瘤与女性明显不同，造成男女死亡的常见恶性肿瘤也不相同，图18－3、图18－4分别列出了我国2010年不同性别常见恶性肿瘤发病和死亡顺位情况。

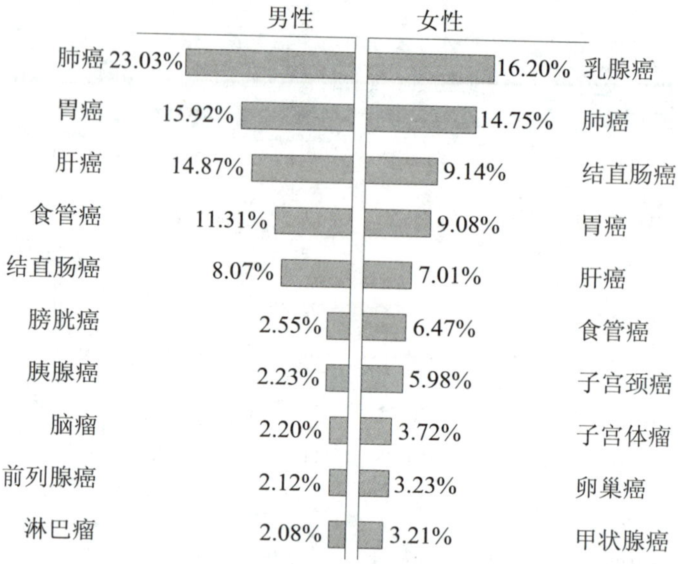

图 18－3　2010 年我国不同性别恶性肿瘤发病顺位及构成比

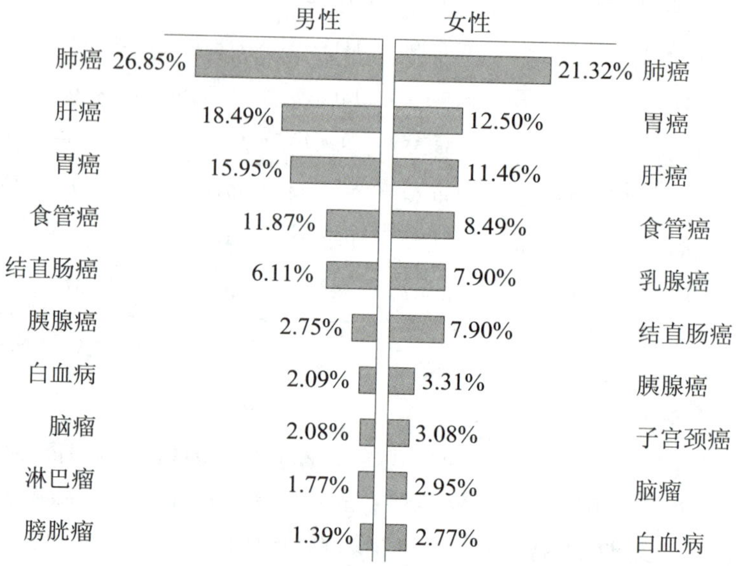

图 18－4　2010 年我国不同性别恶性肿瘤死亡顺位及构成比

（三）婚育状况

宫颈癌多发于早婚多育的妇女，而在未婚者及犹太妇女中比较罕见，产生这一结果的原因可能与性卫生、性行为有关；有哺乳史者乳腺癌的发病率明显少于无哺乳史者，这可能与生育、哺乳等造成生物学和内分泌变化有关 。

（四）种族

种族不同，恶性肿瘤的发病率和死亡率也有很大的差异。黑种人是所有人种中对恶性肿瘤最为易感（发病率最高）的人种；白种人更容易患皮肤癌，美国白人的恶性黑色素瘤发病率远远高于黑人；哈萨克人食管癌多见；口腔癌多见于印度人；非洲班图人原发性肝癌较多见；说广东方言的人群鼻咽癌发病率更高。恶性肿瘤分布的种族差异，可能与种族之间不同的生活方式、环境因素、遗传易感性有关。

（五）职业

许多职业场所存在多种致癌因素，恶性肿瘤的职业分布与职业性致癌因素的分布是一致的。1987 年国际癌症研究中心颁布了可能导致人类恶性肿瘤的 12 种工业生产行业，如长期接触芳香胺类化合物发生膀胱癌的风险会显著增加；制鞋业、石油化学工业中长期接触苯的工人更容易发生白血病，此外，接受大剂量 X 线照射发生白血病的风险也会大大增加；长期接触氡、砷、芥子气、石棉、多环芳烃等，更容易发生肺癌。

（六）移民

全球鼻咽癌大约有 80% 发生在中国，中国鼻咽癌绝大部分集中于广东省。加利福尼亚男性华侨的鼻咽癌死亡率为 15.4/10 万，而美国白人的鼻咽癌死亡率为 0.57/10 万，结果显示移民的华侨鼻咽癌发病率远远高于美国当地居民，并且在美国出生的华侨后代，鼻咽癌发病率仍远远高于美国白人，提示相对于环境来说，鼻咽癌的发生与遗传易感性的关系更密切。日本胃癌死亡率很高，美国很低，相差约 10 倍；美国肠癌死亡率很高，日本很低，相差约 5 倍。美籍日裔二、三代的胃癌发病率、死亡率逐渐下降，接近当地美国人，而大肠癌、乳腺癌发病率逐渐上升，显著高于日本本土居民的肠癌，说明胃癌和肠癌的发生与环境和膳食结构改变的关系更为密切。

第三节　危险因素

恶性肿瘤是一类潜隐期长，由多因素、多阶段、多步骤、多基因联合作用引发的疾病。其病因学研究较为困难，目前普遍认为，在众多的因素中起主导作用的危险因素是外部的环境致癌因素、不良生活方式和机体内源性因素。环境致癌因素包括物理因素、化学因素和生物致癌因素，不良生活行为方式包括吸烟、饮酒、饮食不合理、过劳和性行为不安全等。机体内源性因素包括免疫、内分泌和遗传因素等。据流行病学、病因学和实验研究表明：80% 的癌症是由不良的生活方式和环境因素引起的，其中有 35% ~40% 的癌症与不科学的、不合理的膳食有关；30% 的癌症是由吸烟引起的；5% 的癌症与饮酒有关，职业和环境因素不超过 10%，遗传因素占 2%。现将这些恶性肿瘤的主要危险因素分别阐述如下。

一、环境致癌因素

人们的身体健康与其生活环境密切相关，环境污染引起恶性肿瘤的事例数不胜数。环境致癌物来源广泛，种类繁多，可分为物理因素、化学因素和生物致癌因素。

（一）物理因素

电离辐射诱发人类癌症的问题自16世纪以来一直受到人们的关注。现已明确，电离辐射（X、γ、α、β线等）可引起人类多种癌症，如急性和慢性细胞白血病、其他类型急性白血病、皮肤癌、肺癌、甲状腺癌、乳腺癌、多发性骨髓瘤、恶性淋巴瘤、骨肉瘤、胃癌、胰腺癌、肝癌、喉癌、脑瘤、神经母细胞瘤、肾脏细胞瘤及鼻窦癌等。美国早在1925～1943年就发现放射科医生的白血病死亡率较一般医生高10倍以上。又如，在日本广岛和长崎1945年8月原子弹爆炸后的幸存者中，白血病发病率明显增高，1950～1954年达到高峰，而且距爆炸中心越近，接受辐射剂量越大者，白血病发病率越高。类似的电离辐射致癌的例子还有：矿山和建筑石材中的氡气（α射线）每年导致数千人死于肺癌；长期紫外线照射能导致人类皮肤癌等。此外，其他常见的物理因素如石棉纤维、煤尘和石英尘的暴露可导致肺癌，木材粉尘暴露可能与鼻腔癌发生有关。

（二）化学因素

人类生产、生活过程中产生大量不同种类的化学物质排放到大气、水体和土壤中，其中很多具有致癌性，形成化学致癌物。目前约有1700多种化学物在动物致癌试验中呈现阳性。国际癌症研究中心（IARC，2002）对已有资料报告的878种化学物质根据其对人的致癌危险性分为4级：第一级为一级致癌物，有88种物质，如苯、石棉、黄曲霉毒素等；第二级分为A和B两类，2A类为对人很可能致癌物，有63种，如甲醛、四氯乙烯、多氯联苯等；2B类为对人有可能致癌物，有236种，如四氯化碳、抗甲状腺药物丙硫氧嘧啶、汽车引擎废气等；第三级致癌物为可疑致癌物，有493种，如食用色素、咖啡因等；第四级为非致癌物。大量的流行病学调查发现，这些致癌物与恶性肿瘤的发生密切相关。例如，黄曲霉菌产生的黄曲霉毒素（aflatoxin）是一类杂环化合物，其中的黄曲霉毒素B1被证明是最强的化学致癌物之一，可引起人和多种动物发生肝癌。一些非洲国家和我国南方沿海、沿江气候湿热地区肝癌高发，可能与当地居民长期食用被黄曲霉菌污染的粮食和食物有关；含磷肥皂粉的普及应用，导致水体氮磷富营养化的增加，藻类及其毒素大量生长，长期饮用被藻类毒素污染饮用水的居民，肝癌发病率显著升高；大城市空气污染物，尤其是汽车尾气排出的苯并（a）芘与肺癌的发生密切相关；在贵州的研究发现，煤燃烧过程中释放出来的砷也可能与肝癌有关；另外，职业环境污染导致的职业肿瘤约占恶性肿瘤的1%～5%，多见于男性。2002年4月，我国政府将8种职业性肿瘤列为法定职业病，其中包括石棉所致肺癌、间皮瘤；联苯胺所致膀胱癌；苯所致白血病；氯甲醚所致肺癌；砷所致肺癌、皮肤癌；氯乙烯所致肝血管肉瘤；焦炉工肺癌；铬酸盐制造工肺癌。其中肺癌是职业环境污染导致职业肿瘤中最常见的一种。

（三）生物因素

生物致癌因素包括病毒、霉菌和寄生虫等。大量研究资料表明，病毒感染与某些恶性肿瘤密切相关，有几种病毒对人的致癌作用是肯定的，而一些病毒被怀疑致癌。例如，乙型肝炎病毒和丙型肝炎病毒是原发性肝癌的致病因子；EB病毒在非洲会诱发Burkit淋巴瘤，在中国则诱发鼻咽癌；卡波西肉瘤疱疹病毒（KSHV）和人类免疫缺陷病毒1型（HIV－1）会引起卡波西肉瘤；人类乳头瘤病毒（HPV）与肛门部、口咽部癌症相关；单纯性疱疹病毒Ⅱ型和引起生殖器疣的HPV是引起妇女宫颈癌的致病因子；HIV等逆转录病毒可导致淋巴瘤、宫颈癌和其他血液系统癌症的发生。但是，在病毒致癌的过程中，有时是其他危险因子联合作用的结果，比如EB病毒导致癌症的过程中，基因和环境因素是其致癌的必需条件。另外，许多研究结果表明，一些寄生虫感染也可能会诱发某些癌症。如埃及血吸虫感染通过慢性刺激膀胱可能与埃及人的膀胱癌有关；日本血吸虫感染可能与人的大肠癌有关；在远东发现华支睾吸虫感染能引起胰腺和胆管癌症；幽门螺旋杆菌被认为是胃癌发生的重要致病因子等。

二、不良行为和生活方式

大量的肿瘤流行病学调查表明，恶性肿瘤的发生直接或间接与人的生活方式有关。2010年世界卫生组织调查结果显示，9种生活方式与癌症发生密切相关，包括膳食行为不合理、过量饮酒、吸烟、肥胖、缺乏体育锻炼、不安全性行为、空气污染、家庭使用固体燃料产生的室内烟雾及应用被污染的注射器。下面着重介绍吸烟、饮酒、膳食行为不合理和性生活紊乱等不良生活方式与恶性肿瘤发生的关系。

（一）吸烟

据专家推测，香烟中的致癌物至少有43种。长期吸烟会破坏气道纤毛－黏液运输系统，导致免疫功能低下，出现免疫功能障碍。最近的研究还发现，吸烟会选择性破坏细胞内的抑癌基因——P_{53}基因，而多种恶性肿瘤可能与P_{53}基因突变有关。对肺癌发病率与吸烟关系的流行病学调查发现，吸烟者肺癌发病率为85.2/10万，而不吸烟者肺癌发病率仅为14.7/10万，吸烟可以使肺癌死亡率增加10倍以上。根据Hammond等经过44个月的调查研究发现，每天吸烟半包到1包、1～2包、2包以上者鳞癌死亡率比不吸烟者分别增加8.4、18和21倍。如果吸烟者同时又接触石棉、镍、铬、镉等，由于协同作用可致肺癌的发病率显著增高。吸烟年龄越早，数量越多，吸烟时间越长，发生肺癌的机会越大。戒烟后肺癌危险度渐趋下降，5年后可保持在比一般人略高的水平。吸烟除了导致肺癌外还可导致口腔、咽、喉、食管、胰腺、膀胱等多种部位的恶性肿瘤。

（二）饮酒

酒精本身不是直接致癌物，但是长期饮酒使人产生兴奋，抑制大脑神经中枢功能，导致机体的免疫力下降或营养摄入不足。酒精亦可作为一种助溶剂，促进其他致癌物的吸收。长期大量饮酒，特别是饮酒又吸烟者极大地增加了某些恶性肿瘤的危险性。研究表明，2%～4%的癌症死亡与长期饮酒相关。WHO（1997年）和美国癌症学会（1996年）确认酒精可增加口腔、咽和食管等部位肿瘤的危险性。饮酒与肝癌、口腔癌、咽癌、喉癌、直肠癌和乳腺癌有关。经常饮酒的女性，乳腺癌的死亡率比不饮酒者高30%。

（三）膳食行为不合理

有文献报道，20%～60%的恶性肿瘤与不合理的膳食行为有关。其中胃癌、结肠癌、肝癌、乳腺癌、卵巢癌等恶性肿瘤的发生都与不合理的膳食营养密切相关。当膳食营养的结构不合理时，造成人体所需的营养素摄入不足或者过量摄入，从而导致机体的营养过多或者缺乏。

1. 脂肪 脂肪是人类的必需营养素，但是摄入过多不仅会导致肥胖，还可能增加恶性肿瘤发病的危险性。欧美国家的膳食，脂肪摄入约占总热量的10% ~45%，所以他们大肠癌、乳腺癌、前列腺癌等发病率也较高，比低脂肪膳食的国家高5~10倍。新中国成立初期我国居民膳食结构中脂肪约占总热量的10% ~15%，当时居民中的大肠癌、乳腺癌、前列腺癌、卵巢癌等发病较少。近年来，随着我国人民生活水平的提高，肉食类的消费也快速增长。据我国调查发现，在城市居民的膳食结构中，脂肪约占总热量的28.4%，因而近十年来，大城市居民中的大肠癌、乳腺癌、前列腺癌、子宫内膜癌、卵巢癌等发病率上升较快。就全国来看，大肠癌的发病率居第五位，仅次于胃癌、肝癌、肺癌和食管癌，而乳腺癌的发病率在城市女性恶性肿瘤的发病率中已占首位。

2. 维生素及微量元素 有些维生素可以抑制恶性肿瘤的发生。国外研究表明，食物中的叶酸对结肠癌具有抑癌作用。由于维生素A对上皮组织的分化和生长具有重要作用，其摄入量减少容易引起上皮细胞癌，包括胃癌、皮肤癌、肠癌和乳腺癌等恶性肿瘤。微量元素与恶性肿瘤的关系也逐渐为人所知，有些微量元素具有抑癌作用，有些具有促癌作用，甚至有些同时具有抑癌和促癌作用。目前研究较多的是具有抗氧化作用的硒，肿瘤病人血液中硒的含量均低于健康人群；当人们摄入硒的量越多，直肠癌、结肠癌、肺癌、乳腺癌、白血病等恶性肿瘤的发病率与死亡率越低。除硒外，锌、钙、碘、钼等微量元素也与恶性肿瘤的发生密切相关。

3. 膳食纤维 膳食纤维可以促进致癌物或诱癌物的排出，减少肠道对致癌物或诱癌物的吸收和其对肠道的刺激；增加肠道的容量，稀释致癌物或诱癌物的浓度，减少其对肠道的不良刺激。因此，营养专家认为，膳食纤维具有抑癌作用，可以降低结肠癌的死亡率。

4. 食品加工和保存 食品加工方式不合理，使食品中营养成分变质、产生致癌物质，可导致恶性肿瘤的发生。在食品加工过程中添加硝酸盐或者亚硝酸盐，在一定条件下易合成亚硝基化合物或者亚硝胺类化合物，食用后可导致食物中毒，甚至可以致癌。在食品的保存过程中，发生霉变也会导致恶性肿瘤的发生，如经常食用霉变的玉米、花生等，肝癌的发病率显著增高。

另外，一些不良的饮食习惯也可能导致恶性肿瘤的发生。我国食管癌高发区的流行病学调查表明，食管癌的发病与进食习惯有关，如过烫饮食、食物粗糙、质硬难消化、吞咽过快等都能促使食管黏膜受到损伤，再加上感染等因素作用，使食管炎症经久不愈，最终导致癌变的发生。

（四）性生活紊乱

性生活紊乱包括多个性伴侣、性生活不卫生、宫颈炎等。据我国研究表明，致癌因素可以通过不洁性生活传播，性生活紊乱可引起宫颈癌、阴道癌和外阴癌。艾滋病是目前危害社会最严重的性传播疾病之一，艾滋病病人最常伴随的恶性肿瘤是卡波西肉瘤，同时也是一种皮肤癌症。

三、机体内源性因素

除了外部环境致癌物外，人体内还存在容易发生恶性肿瘤的危险因素，也就是机体内源性因素，包括下列因素。

（一）遗传因素

恶性肿瘤的发生存在着一定程度的种族差异及家族聚集现象，提示肿瘤的发生与遗传因素有关。遗传因素是恶性肿瘤发生最重要的机体内源性因素之一，过去认为是环境因素引起的恶性肿瘤，目前发现是环境因素与遗传易感性的联合作用所引起。不同的肿瘤可能有不同的遗传传递方式，而遗传因素在大多数肿瘤发生中的作用是对致癌因子的易感性或倾向性。所谓癌症遗传易感性，是指在相同生活条件下的人群中，有的个体更容易发生癌症的倾向。在一定的遗传特征基础上，癌症是否形成，还取决于诸多后天因素及外界致癌物的综合作用。美国国立癌症研究所最近研究表明：异常基因的出现是细胞发生癌变的基础，各种致癌因子是启动各异常基因突变的动力。异常基因的出现是自我复制错误的结果，它受遗传因素和环境因素联合作用影响。首先，遗传基因是按照“中心法则”来配对进行复制；与此同时，在复制的过程中要受到随时都可能发生变化的环境因素影响而发生变异，导致配对错误，形成异常基因。异常基因相当不稳定，一方面在修复系统控制下向正常基因恢复，当环境的改变有利于生存时基因就可能恢复正常；如果在这种情况下环境仍然不适合基因复制，在遇到致突变因子入侵的情况下，基因则无法恢复正常，而是继续以异常基因为模板，复制各种异常的基因，当达到某种程度时，整个 DNA 就会发生表型变异。因此，有癌症家族史的人并不一定就会得癌，易感人群和癌症家族成员也不是对任何癌症都易感。因此平时注意自身保护，减少环境中的有害物质，将会减少人们接触致癌物质的机会，从而减少癌症的发生。恶性肿瘤的遗传因素可能与抑癌基因、癌基因、DNA 酶修复途径等多态性有关。广西的一项 500 例肝细胞癌病例和 507 例匹配的非肿瘤对照研究发现，XPC 基因 Lys939Gln 位点 C 等位基因可协同增加女性患肝细胞癌的危险。由于遗传多态性存在地域种族等的差别以及后天接触的危险因素过于复杂，目前的研究结果也存在差异，因此对恶性肿瘤的遗传因素和联合作用尚需进行深入研究。

（二）免疫因素

正常情况下，人体的免疫系统对体内发生突变或癌变的细胞能够进行清除，但当机体免疫功能低下或受抑制时，恶性肿瘤发生率会明显增高。如免疫缺陷就是引起恶性淋巴瘤的主要原因之一。

（三）激素水平

体内各种激素在正常情况下均维持着动态平衡。如果体内内分泌失调，就会使某些激素异常地、持续地作用于敏感组织从而导致细胞的增殖与癌变。如雌激素、促甲状腺激素、催乳素等有致癌作用的激素通常都能促进组织细胞的生长。动物实验证明，内分泌失调能诱发甲状腺、肾上腺皮质、垂体前叶、卵巢、睾丸、宫颈、阴道、乳腺等组织和器官的恶性肿瘤发生。

（四）精神因素

精神因素即中医所概括的喜、怒、忧、思、悲、恐、惊等情志活动。有研究表明，90% 以上的癌症与心理、情绪有直接或间接的关系。如果精神受到重大创伤或心理持续处于消极状态，就有可能造成人体内分泌失衡，减少胃肠道蠕动，增加精神的紧张度，从而导致血压、心率等的改变，降低人体的生理机能，增加癌症发生的风险。

第四节 预防与控制

国际癌症研究机构（IARC）发表的《2014年世界癌症报告》显示，全球癌症负担不断加重，2012年癌症患病病例约3255万，平均每8个死亡病例中就有1人死于癌症。该报告预测，随着发展中国家生活水平的提高和生活方式、膳食结构的改变，发展中国家癌症患病情况日趋严重，癌症的防治日益迫切。该报告预测，全球的癌症病例将呈现迅猛增长的形势，2025年将达到1900万人。报告指出，仅依靠治疗并不能有效遏制癌症负担的增加，早期发现和预防才是控制癌症最具成本效益的长期战略。

一、策略

WHO认为，恶性肿瘤的预防控制策略主要是为了降低癌症的发生和死亡数并提高癌症病人的生活质量，通过系统、公平、基于证据的策略来预防，充分利用现有资源进行早发现、早诊断、早治疗，缓解病人的痛苦，并且所采取的策略措施应有最高的成本效益、有益于绝大部分人。WHO癌症顾问委员会提出肿瘤防治的三个1/3——1/3的肿瘤是可以预防的；1/3的肿瘤如能及早诊断，则可能治愈；1/3的肿瘤病人如接受合理有效的姑息治疗，其生存质量是可以得到改善的。因此，WHO癌症控制规划的主要任务是促进各国制订国家癌症控制政策计划和规划。其核心职能是制订规范和标准，促进监测，鼓励循证预防、早期发现、治疗以及根据不同社会经济环境采取姑息做法。但是，WHO最近在为开展世界癌症日活动而从事的一项调查显示，全球一半以上国家未能妥善预防癌症并向癌症患者提供治疗和长期关爱。其中许多国家目前尚未制订从预防和及早发现到治疗和关爱的整套癌症控制计划。

我国卫生计生委员会2012年发布的《中国慢性病防治工作规划（2012～2015年）》提出，慢性病的防治应该坚持政府主导、多部门协作、全民参与，坚持突出重点、分类指导、注重效果，坚持预防为主、防治结合、重心下移的工作机制。实行以一级预防为主，三级预防并重，全人群策略与高危人群策略相结合的控制策略。先后开展了少数民族地区癌症综合防治工作（2010年）和城市癌症早诊早治项目，其中城市癌症早诊早治项目由2012年的9个省扩增到2014年的16个省，将于2017年左右覆盖全国所有省份，推进了我国癌症的随访登记和管理，逐步完成对高危人群的评估、筛查，加强了癌症知识的普及和危险因素的监测。

原卫生部于2003年8月发布的《中国癌症预防与控制规划纲要（2004～2010）》确定肺癌、肝癌、胃癌、食管癌、结直肠癌、乳腺癌、宫颈癌及鼻咽癌为我国癌症防治的重点。其中肺癌是我国第一大癌症，是防治的重中之重。所明确的这8种重点癌症在我国发病率及死亡率都较高，通过国家出台政策针对不同的癌症采取不同的措施，从重点癌症着手，从点到面逐步控制癌症的发生发展。

中国医学科学院肿瘤医院报告显示，我国癌症筛查基线入组工作完成后，将会启动大规模的癌症筛查多中心随机对照试验，为开展全国性的癌症筛查和早诊早治工作提供证据支持，也为进一步开展癌症的综合防治和慢性病的防控奠定了工作基础。我国从 2005 年 8 月起已经开始实行 WHO 的《全球烟草控制框架公约》，采取增加税收、限制销售等综合措施控制烟草使用，这对于癌症的预防意义重大。

另外积极开展健康宣传，普及防癌知识，提高公众对危险因素和癌症早期症状的认识也是提高早期发现和早期治疗效率的一个重要途径。国际抗癌联盟 2000 年确定每年 2 月 4 日为世界癌症日，如今已是第十六届，每年的主题日活动都不同程度地促进了癌症知识的宣传。

WHO 在全球范围内建议的预防策略如下：

1. 尽量避免癌症相关危险因素：烟草使用、体重超重或肥胖、水果和蔬菜摄入量低、缺乏锻炼、酒精使用、性传播人乳头瘤病毒感染、城市空气污染、家庭使用固体燃料产生的室内烟雾。

2. 针对人乳头瘤病毒和乙型肝炎病毒接种疫苗。

3. 控制职业危害。

4. 减少暴露于阳光下的时间。

二、措施

我国素有“防病胜于治病”的观点，两千多年前，《黄帝内经》也提出“上医治未病，中医治欲病，下医治已病”的理念，可见疾病预防之重要。肿瘤的预防与其他慢性病一样，分为三级。

（一）一级预防

一级预防又称为病因预防，主要是指在疾病发生前对致病因素采取措施，防止疾病的发生发展，是预防疾病和消灭疾病的根本措施。恶性肿瘤的病因预防主要是对致癌因素进行控制，避免不良的生活、饮食习惯，在人群中形成防癌意识，消灭癌症滋生的土壤。美国癌症研究所（American Institute For Cancer Research，AICR）给出了降低危险因素的三条简略准则：①我们运动了多少；②我们有多重；③我们吃了什么。以这三条准则对平时的生活进行指导，将会大大降低我们患癌的风险。具体的预防措施如下：

1. 改善生活方式，调整膳食结构。

2. 坚持运动，控制体重。

3. 健康生活，预防感染。

4. 平衡心态，心理健康。

遵循以上一级预防措施，采用积极健康的生活方式，既能增强我们自身的抵抗力，又能促进疾病的恢复，是对抗疾病最简单、最省钱，也是最有效的方法。

（二）二级预防

二级预防是利用各种技术和方法对高危人群进行筛检，以达到早发现、早诊断、早治疗的目的，故又称为“三早预防”。通过对癌前病变及潜在隐患的筛检，进行早期诊治，可防止或减缓癌症的发展，改善癌症的预后，延长病人的寿命。

癌症的早期筛检一般采取易接受、可获得、负担得起，且具有较高成本效益的方法。如WHO推荐：在资源缺乏的环境中使用乙酸进行目视检查来筛查宫颈癌；在中等收入和高收入环境中使用PAP涂片检查来筛查宫颈癌；在高收入环境中使用乳房造影筛查乳腺癌等。

在癌症发生的早期阶段，一般没有太多明显的症状，高危人群需要在平时的生活中定期检查，如女性的自我乳房检查、男性的肛门指检，还可以根据分泌物或者皮肤、机体功能的异常改变自我判断或者向医生咨询。

癌症病变被认为是癌症的早期征兆，当发现恶性肿瘤的危险信号时，应及时就医。恶性肿瘤的十大危险信号有：①体表出现逐渐增大的可触及肿块；②黑痣、疣突然出现增大、出血、痒、色泽加深、脱毛、破溃等观象；③久治不愈的咳嗽或痰中带血；④吞咽食物时胸骨疼痛或有异物感；⑤鼻出血、鼻咽分泌物带血；⑥不规则阴道出血或接触性出血；⑦大便习惯突然改变，或出现潜血、便血、血尿；⑧无外伤却久治不愈的溃疡；⑨长期消化不良，食欲减退或消瘦；⑩原因不明的疼痛。WHO认为治疗癌前病变是癌症控制最具性价比的措施之一。

随着分子流行病学和分子生物学的发展，人类对于肿瘤的认识从组织、细胞层面逐渐深入到分子层面，逐步揭示了肿瘤发生发展的分子机制；同时分子生物学技术正推动着分子诊断技术的发展，通过检测肿瘤标志物，可在癌症发生早期甚至是更早的阶段发现癌症。

（三）三级预防

三级预防又称临床预防或者康复预防，主要是对发病以后采取的对症治疗和康复治疗措施，以提高病人的生活质量，延长寿命，降低病死率。癌症严重影响病人的身体、心理状况，也给其情绪带来很多负面影响，生活质量急剧降低；给予癌症患者对应的药物治疗以及心理干预将改善其身心状况，大大提升患者生活的积极性和个人尊严。我国卫生部2011年下发的《癌症疼痛诊疗规范（2011年版）》对加强我国癌痛治疗规范化，提高患者生存质量、医疗水平和保障医疗安全都非常重要。WHO提倡恶性肿瘤的治疗需要谨慎的选择一种或多种主要治疗方式，如外科手术、放射治疗和系统治疗。根据已有资源情况，这一选择应当以现有最佳治疗证据为基础。只有当肿瘤较为局限并且较小的时候，单凭手术以及某些时候仅凭放射治疗就有可能获得巨大成功。使用化疗仅对少数几种癌症有效，比如血液肿瘤（白血病和淋巴癌），这些被普遍认为从开始发病就已广泛扩散。

（仇小强）

第十九章　心血管疾病流行病学

心血管疾病（cardiovascular disease，CVD）是一类严重威胁人类生命和健康的疾病，也是当前全球范围内最主要的致死致残因素之一。世界卫生组织（WHO）2010年世界卫生报告指出：2008年全球因心血管疾病死亡的人数约1730万（其中：冠心病730万，脑卒中620万，高血压等380万），约占总死亡人数的30.46%。2012年我国大约有400万人死于心血管疾病，占全死因死亡人数的45%。全球心血管疾病总死亡人数的80%和因心血管疾病而致残人数的87%发生在中低收入国家。专家估计，到2030年，全球死于心血管疾病（主要是心脏病和脑卒中）的人数将增加至2330万人。心血管疾病不仅严重影响患者的生命质量，对人们的生命及生活构成极大的威胁，还给家庭和社会带来沉重的负担，各国每年用于心血管疾病的经费逐年上升，已成为全球范围内的重大公共卫生问题。

第一节　概　述

一、概念

心血管疾病是一组心脏和血管疾患的统称。根据国际疾病分类第10版（ICD-10），心血管疾病编码为I00～I99，包括急性风湿热（I00～I02）、慢性风湿性心脏病（I03～I09）、高血压性疾病（I10～I15，原发性高血压I10）、缺血性心脏病（即冠心病，I20～I25）、肺源性心脏病（肺心病）和肺循环疾病（I26～I28），脑血管疾病（I60～I69）以及其他心脏和血管等循环系统疾病。在心血管疾病中，高血压、脑卒中和冠心病的发病率和死亡率约占80%以上。本章将就心血管疾病中对人类健康危害最大的高血压、冠心病和脑卒中的流行病学进行介绍。

二、流行概况

上世纪初心血管疾病发病率和死亡率一直呈上升趋势，60年代达到高峰。随着经济、文化、社会的发展，一些发达国家运用政治、经济、教育和科研的力量共同致力于心血管疾病的防治工作，使大部分发达国家冠心病及脑卒中的发病率和死亡率明显下降。美国心脏学会（American Heart Association，AHA）指出，自美国20世纪70年代初提倡全民健康运动，采取接受健康和预防知识的综合防治以来，2000年到2010年，10年间归因于心血管疾病的死亡率下降了31.0%，其中冠心病下降了40.3%，脑卒中下降了35.8%。在发展中国家，随着经济的改善、生活水平的提高以及平均寿命的延长，心血管疾病的发病率却在迅速上升，当前心血管疾病已成为全球致死或致残的首要原因（表19－1）。

自20世纪60年代以来，我国心血管疾病发病率和死亡率均呈逐年上升趋势，成为危害我国人民健康的首要疾病。全国疾病监测系统2004～2010年死因监测数据显示，全国心血管疾病总死亡率从2004年的240.03/10万上升到2010年的268.92/10万。自20世纪90年代开始，心血管疾病死因之和在城乡均占首位（表19－2），占总死亡人数的40%。目前我国心血管疾病总发病率和死亡率已超过多数发达国家，加之人口迅速老龄化，心血管疾病负担十分沉重。

表19－1 2012年全球主要死因构成

死因	人数（万）	百分比（%）
心血管疾病*	1520	27.1
慢性阻塞性肺病	310	5.6
下呼吸道感染	310	5.5
（支）气管癌、肺癌	160	2.9
艾滋病病毒/艾滋病	150	2.7
腹泻病	150	2.7
糖尿病	150	2.7
道路交通伤害	130	2.2
其他原因	2723	48.6
合计	5603	100.0

注：* 为缺血性心脏病、高血压性心脏病和中风合计（世界卫生组织，2014）

表19－2 2012年我国城市和农村地区前五位疾病死亡专率及死因构成

死亡原因	城市			农村		
	死亡专率（1/10万）	死因构成（%）	顺位	死亡专率（1/10万）	死因构成（%）	顺位
心血管疾病*	251.97	41.06	1	255.45	38.72	1
恶性肿瘤	164.51	26.81	2	151.47	22.96	2
呼吸系疾病	75.59	12.32	3	103.90	15.75	3
损伤和中毒	34.79	5.67	4	58.86	8.92	4
其他疾病	23.82	3.88	5	29.34	4.45	5

注：* 为心脏病和脑血管病合计（中国卫生统计年鉴，2013）

第二节　流行特征

一、流行趋势

在时间分布上，不同的国家和地区有较大的差别。在一些工业发达国家，自70年代初以来心血管疾病发病率呈下降趋势。如美国冠心病发病率及死亡率近20年来分别以1.0%与2.4%的速度下降，在一些东欧国家及一些发展中国家心血管疾病发病率及死亡率呈上升趋势。

我国心血管疾病在时间分布上，有逐年升高的趋势。血压升高是心血管疾病发生的主要原因，大约62%脑血管疾病和49%缺血性心脏病的发生归因于高血压。我国分别于1959、1979、1991和2002年进行了四次全国性的高血压流行病学调查。在前两次调查中，15岁以上人群高血压患病率分别为：5.11%和7.73%，在1991年15岁以上人群高血压标化患病率为11.26%，与1979年全国第二次高血压抽样调查结果相比，高血压标化患病率10年来增高25%。据估计，2012年全国15岁以上人群高血压患病率为24%，高血压患者约2.66亿人，并以每年新增1000万例的速度上升。

我国虽属冠心病低发区，但自20世纪80年代以来不论城乡，冠心病的发病率和死亡率均呈迅速上升趋势（表19－3）。2002年到2011年城市上升56.41%，农村上升48.15%，城市和农村冠心病死亡率的年均增长率分别为9.27%和11.47%。

表19－3　我国部分城市和农村冠心病死亡率（1/10万）

地区	2002	2003	2004	2005	2006	2007	2008	2009	2010	2011
城市	39.56	46.10	46.27	42.10	57.10	64.67	91.41	94.96	86.34	95.97
农村	27.57	28.68	24.89	22.20	33.74	45.29	51.89	71.27	69.24	75.72

（中国心血管报告，2013）

1993～2008年我国脑血管病患病率呈上升趋势，城市远高于农村（表19－4），其中缺血性卒中占66.4%，脑出血占23.4%。脑血管病死亡率农村高于城市，2011年，城市居民脑血管病死亡率为125.37/10万（男性135.74/10万，女性114.85/10万），农村居民为136.68/10万（男性150.69/10万，女性125.11/10万）。2010年全球疾病负担研究数据显示，脑卒中在2010年已经成为中国死亡原因第一位的疾病，死亡人数由1990年的134.06万人上升至2010年的172.67万人。

表19－4　1993～2008年中国城乡脑血管疾病患病率变化（‰）

年份	1993	1998	2003	2008
城市	10.8	13.1	13.0	13.6
农村	2.0	3.4	4.4	8.3

（中国心血管报告，2013）

脑卒中的发病、死亡有明显的季节性，高发季节为1月份，在气温低、气候干燥及气压高的冬季则易发出血性脑卒中。至2012年，我国脑卒中患病率已达到1.82%，估计全国40岁以上脑卒中患者约1036万例以上，其死亡率和发病率正以每年8.7%的速率上升。

二、地区分布

不同地区的心血管疾病分布有很大的差异。美国心脏学会2014年资料显示，东欧国家的心血管疾病死亡率要高于日本、西欧及北美地区。心血管疾病男性（35～74岁）死亡率最高的为俄罗斯，达1173.3/10万，最低的以色列仅为121.5/10万，女性（35～74岁）死亡率最高的为乌克兰475.2/10万，最低的法国为48.2/10万（图19－1）。在同一个国家的不同地区，心血管疾病的发病率和死亡率也有较大差别。

男性：年龄35～74（1/10万）#

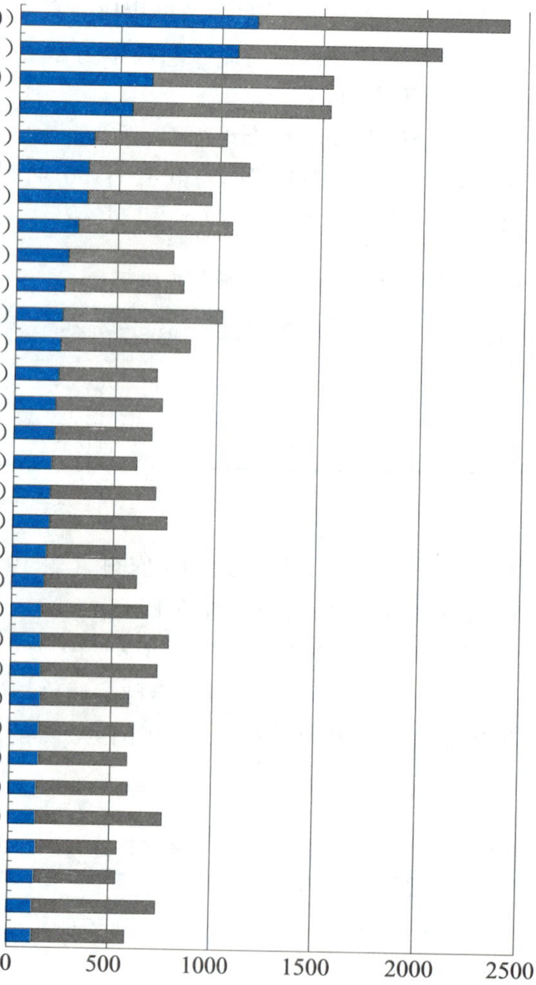

	心血管疾病死亡率	冠心病死亡率	脑卒中死亡率	总死亡率
俄罗斯（10）	1173.3	654.8	299.2	2400.7
乌克兰（11）	080.0	732.9	220.8	2077.2
罗马尼亚（10）	657.9	268.2	195.9	1548.4
匈牙利（11）	564.8	302.6	108.6	1539.3
捷克（11）	374.0	200.2	55.6	1027.4
巴西（10）	347.7	134.5	95.8	1143.9
古巴（10）	347.5	175.4	80.1	957.5
阿根廷（10）	305.6	88.8	62.9	1062.8
芬兰（10）	261.0	153.9	39.6	772.7
美国（10）	239.9	135.8	28.4	822.0
墨西哥（10）	224.1	130.9	46.0	1022.6
智利（09）	220.5	91.7	63.4	864.6
爱尔兰（09）	210.0	140.6	29.2	701.3
德国（11）	197.6	97.7	27.8	729.4
英国（10）	197.5	121.1	29.8	673.6
新西兰（09）	184.4	121.1	26.5	605.2
奥地利（11）	182.4	108.9	23.7	700.6
比利时（09）	181.2	79.9	30.8	758.4
瑞典（10）	165.1	93.1	26.3	556.1
加拿大（09）	154.4	101.9	19.2	607.9
西班牙（10）	149.6	69.8	28.1	668.3
葡萄牙（11）	148.1	55.0	53.7	777.7
丹麦（11）	146.0	62.0	29.1	722.0
意大利（10）	145.6	68.4	27.8	585.1
日本（11）	142.7	47.0	49.0	611.5
挪威（11）	139.0	76.0	25.0	577.6
荷兰（11）	136.8	53.1	21.9	586.6
德国（09）	133.8	51.0	24.3	750.1
瑞士（10）	131.6	67.7	16.3	538.1
澳大利亚（11）	126.1	76.9	18.7	530.3
韩国（11）	123.4	36.5	54.7	736.3
以色列（10）	121.5	60.6	24.0	580.4

续图

女性：年龄35～74（1/10万）#

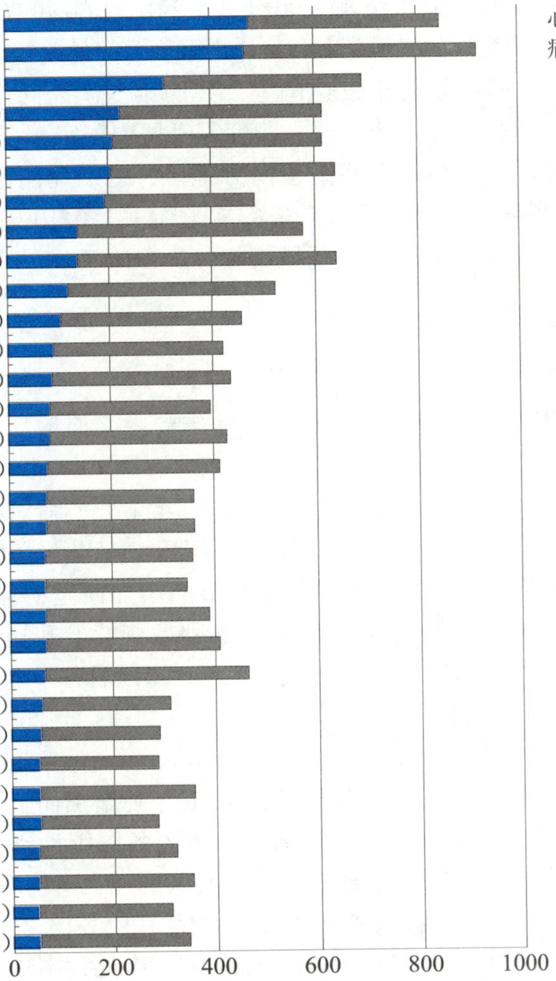

	心血管疾病死亡率	冠心病死亡率	脑卒中死亡率	总死亡率
乌克兰（11）	475.2	313.3	119.7	844.4
俄罗斯（10）	466.0	226.3	155.0	915.7
罗马尼亚（10）	312.2	105.8	111.4	692.3
匈牙利（11）	223.5	105.4	52.1	692.0
古巴（10）	209.2	90.1	61.0	613.8
巴西（10）	205.1	63.9	63.0	638.9
捷克（11）	149.0	63.6	30.1	483.3
阿根廷（10）	139.7	28.4	35.5	574.3
墨西哥（10）	137.0	59.6	36.0	638.8
美国（10）	119.6	53.0	21.6	520.3
智利（09）	103.5	29.5	37.4	455.0
爱尔兰（09）	86.8	40.9	21.9	419.8
英国（10）	84.7	36.8	21.6	431.5
德国（11）	81.6	28.2	17.2	393
比利时（09）	80.0	24.7	20.5	422.3
新西兰（09）	79.9	35.4	23.0	410.0
芬兰（11）	74.8	31.4	20.8	358.6
奥地利（11）	69.7	32.0	14.4	361.3
瑞典（10）	67.8	31.1	16.2	357.1
葡萄牙（11）	66.6	16.5	29.0	343.2
加拿大（09）	65.9	33.1	14.5	388.1
荷兰（11）	65.9	18.0	16.7	408.8
丹麦（11）	64.6	18.3	20.7	462.9
意大利（10）	58.3	18.4	16.1	308.6
韩国（11）	55.5	11.6	28.5	288.6
日本（11）	53.5	12.6	21.6	284.3
挪威（11）	53.4	20.2	15.8	355.5
西班牙（10）	53.4	16.2	14.6	283.2
澳大利亚（11）	52.3	21.6	13.5	318.3
以色列（10）	51.6	16.8	14.5	349.7
瑞士（10）	49.3	19.4	11.1	308.9
德国（09）	48.2	10.9	13.8	343.3

图 19－1　部分国家心血管疾病死亡率及总死亡率＊（1/10 万）#

（2014 Heart disease and stroke statistical update，American Heart Association ）

＊死亡率按欧洲标准人口标化

ICD-10 编码：心血管疾病 I00－I99，冠心病 I20－I25，脑卒中 I60－I69

在我国，各地区高血压患病率差别较大，一般规律是东部高于西部，北方高于南方；高纬度（寒冷）地区高于低纬度（温暖）地区，高海拔地区高于低海拔地区。2012 年中国心血管疾病报告中显示高血压标化患病率北方高于南方，有自东北向西南递减的趋势。其中，南方广东省高血压患病率为 11.75%、浙江省为 18.7%，而北方辽宁省为 28.7%、黑龙江省为 30.48%。城乡之间高血压患病率的差别在缩小，分别为 19.3% 和 18.6%。2007 年农村人群的高血压前期和高血压患病率分别高达约 55% 和 31%，且处于不断上升趋势，目前农村地区高血压患病率已超过城市。

与发达国家相比，我国仍属冠心病低发国家。国内多个人群冠心病流行病学监测结果显示，冠心病患病率和死亡率同样呈现北方明显高于南方的趋势。我国北方地区人群(25～64岁)冠心病的发病率和死亡率分别为（30～100）/10万、（20～70）/10万，南方地区分别为（3～10）/10万、（2～6）/10万。在20世纪80～90年代，我国冠心病的发病率和死亡率是城市明显高于农村。但近年来，冠心病的发病率和死亡率在城乡之间的差异已不明显。

我国属脑卒中高发区，其死亡率明显高于发达国家。我国第三次死因调查结果表明，脑卒中死亡率高于欧美国家的4～5倍，也高于泰国、印度等发展中国家。全国调查结果显示，我国脑血管病北方地区人群发病率和死亡率高于南方地区，有从北向南递减的趋势。脑血管病粗死亡率中部地区最高（142.0/10万），东部次之（131.0/10万），西部最低（107.5/10万）；同一地区农村（136.9/10万）高于城市（112.4/10万）。

三、人群分布

（一）年龄、性别分布

心血管疾病一般从30～40岁开始发病，并且发病率随年龄增大而增加。在性别分布上，男性的心血管疾病发病率、死亡率均较女性高。

1999年美国Framingham地区44年随访研究显示，平均每年主要心血管疾病发病率从35～44岁的7/1000升高到85～94岁的68/1000，心血管疾病死亡率男女之比为1.38∶1。中国居民营养与健康状况调查显示，高血压患病率有随年龄的增加而呈明显上升的趋势。在15～30岁高血压患病率变化不大，而在30岁以后患病率则呈持续上升趋势。不同性别相比，45岁以前男性患病率高于女性，45～49岁两性相似，50岁以后各年龄组女性患病率均高于男性，但男性总患病率仍高于女性。

我国多省市心血管疾病发病趋势与决定因素监测（monitoring trends and determinants in cardiovascular disease，MONICA）研究表明，冠心病发病率随着年龄增加而上升，男性高于女性，但绝经期后，女性发病率明显增加，逐渐接近男性。世界各国统计资料也显现相同趋势。我国卫生统计年鉴显示，无论城市还是农村，男性冠心病的死亡率均高于女性。

2008年全国死因监测数据报告显示，脑血管病粗死亡率为128.3/10万，男性高于女性，男女性别之比为1.24∶1(141.7/10万比114.3/10万)。脑卒中死亡率随着年龄的增加而升高，尤其是40岁以后，粗死亡率开始明显上升，60岁后粗死亡率急剧上升，其递增趋势近似于指数关系。

（二）职业

体力劳动者的心血管疾病发病率低于脑力劳动者。长期暴露于高度紧张与环境喧嚣的工种人群心血管疾病发病率高于一般工种人群。我国研究表明，在控制了常见心血管疾病的混杂因素后，职业紧张是高血压、冠心病的危险因素之一，职业紧张使高血压的发生危险性增加2.34，并且呈剂量－反应关系。

（三）民族

种族也与心血管疾病的发病或死亡危险有明显关系。新西兰、毛利族、印第安人的冠心病危险性明显高于当地的白种人，美国黑色人种的心血管疾病发病率和死亡率也明显高于白种人。中国高血压防治指南（2010修订版）表明，我国高原地区的藏族、蒙古族和朝鲜族等高血压标化患病率要明显高于非高原地区的壮族、苗族和彝族等。

第三节　危险因素

心血管疾病发病是多种危险因素综合作用的结果，几种危险因素中度升高时，心血管疾病发病的绝对危险可以超过单独一种危险因素高度升高造成的危险。例如，轻型高血压患者，心血管疾病发病的危险不仅取决于血压水平，同时决定于其他危险因素的水平。

一、机体因素

（一）遗传因素

遗传因素是原发性高血压发病的一个极强危险因素。大量证据支持高血压病是多基因遗传，人类血压值频率呈正态分布，符合多基因遗传的解释。有资料表明：双亲均为原发性高血压者，其子女患有该病的概率是45%；双亲中有一方为原发性高血压者，概率为28%；双亲均正常者，概率为3%。Feinlieb根据各方面资料计算出高血压的遗传度约为60%。研究认为，虽遗传有强烈的影响，但遗传的作用是可传递的而不是决定性的，高血压遗传基因与环境因素（钠盐、肥胖和应激等）相互作用而影响高血压的发生。

（二）高血压

高血压本身是一种心血管疾病，同时又是心血管疾病中最重要的危险因素，全球13%的心血管疾病死亡归因于高血压。不论是收缩压（SBP）还是舒张压（DBP）的血压水平，均与心血管疾病发病率和死亡率明显呈正相关。Framingham前瞻性大样本调查经38年追踪证实，初发心血管疾病，男性中当DBP达到85mmHg（11.3kPa）后，发病率曲线陡峭上升，而DBP低于此值时发病率则不随血压上升而持续增加，男性SBP≥120mmHg（16kPa）时，心血管疾病发病率也随之呈梯队持续上升，女性也有同样变化趋势。我国≥40岁17万人群8年随访结果表明，高血压与心血管疾病死亡密切相关（RR＝1.48）。

国内外大量研究证实高血压是冠心病的独立危险因素。Framingham的研究表明，血压水平与冠心病发病呈现密切的关联，同时研究发现高血压对脑卒中发病的人群归因危险度（PARP）百分比为57.59%。我国10组人群前瞻性研究表明：血压水平和脑卒中发病的相对危险呈对数线性关系，即在控制了其他危险因素之后，基线收缩压每升高10mmHg，脑卒中发病的相对危险增高49%（缺血性脑卒中增加47%，出血性脑卒中增加54%）；舒张压每增加5mmHg，脑卒中发病增高46%。

（三）血脂异常

调查表明，我国成人血脂异常患病率为18.16%，估计全国血脂异常现患人数超过1.6亿。血清总胆固醇（TC）和低密度脂蛋白（LDL）胆固醇升高是冠心病和缺血性脑卒中的危险因素。前瞻性研究表明：TC水平在5.20～6.21mmol/L（200～239mg/dl）者，冠心病的发病危险为低于5.20mmol/L者的2倍，超过6.24mmol/L者为低于5.20mmol/L者的3倍。研究显示，降低血清总胆固醇水平可以减少冠心病发病的危险，血清胆固醇水平升高的年龄越早，今后发生冠心病的机会也越多。但也有资料认为TC过低，例如，低于3.64mmol/L（140mg/dl），有可能增加出血性脑卒中的发病危险。LDL将胆固醇内流和沉积在动脉壁，从而易形成动脉粥样硬化斑块，成为冠心病的危险因素。流行病学研究表明高密度脂蛋白胆固醇（HDL-C）与冠心病的发病率呈强负相关，认为其是冠心病的保护因素。其中，血清胆固醇每降低1%，冠心病的危险性可减少2%，HDL-C每增高0.4mmol/L，冠心病的危险性降低2%～3%。Framingham研究指出，胆固醇与HDL的比值可作为冠心病预测的重要指标，且优于TC和LDL对冠心病的预测性。

（四）肥胖

肥胖是心血管疾病的危险因素之一，身体脂肪含量与血压水平呈正相关。一般采用体重指数（body mass index，BMI）来反映个体超重或肥胖的程度［BMI＝体重（kg）/身高^2（m^2）］。WHO确定BMI值：18.5～24.9为正常体重，≥25为超重，25～29.9为肥胖前期，30～34.9为Ⅰ度肥胖，35～39.9为Ⅱ度肥胖，＞40为Ⅲ度肥胖。国内外资料表明，超重和肥胖者与正常体重者相比冠心病发病和死亡的相对危险度为1.5～2.0。在美国20世纪60～90年代对20～74岁人群的四次调查表明超重率（BMI≥25）呈上升趋势，同期美国人群中高血压发病率也呈上升趋势。我国10组人群前瞻性研究结果显示，基线时体重指数每增高1kg/m^2，5年内发生确定的高血压（SBP≥160mmHg或DBP≥95mmHg）的危险增高9%，冠心病发病的相对危险增高12%，缺血性脑卒中的发病危险增高6%，均达到统计学显著性水平。另外，身体脂肪的分布与高血压的发生也有关。腹部脂肪聚集越多，血压水平就越高。腰围男性≥90cm或女性≥85cm，发生高血压的风险是腰围正常者的4倍以上。

BMI值除与高血压相关外，也与血清总胆固醇、低密度脂蛋白胆固醇等呈正相关，而与高密度脂蛋白胆固醇呈负相关。因此肥胖通过影响血脂代谢、糖耐量等多种危险因子，而成为冠心病的独立危险因素。

（五）糖尿病和胰岛素抵抗

糖尿病是动脉粥样硬化性疾病已确定的危险因素，并能增加冠心病、缺血性脑卒中的危险。糖尿病病人的冠心病和脑卒中死亡的相对危险比非糖尿病病人增加3倍。糖尿病不仅有糖代谢异常，还有脂代谢紊乱如血清胆固醇升高，并常伴有血压升高、肥胖、左心室肥厚等。研究发现糖尿病组与血糖正常组相比冠心病发病的相对危险为3.22，脑卒中发病的相对危险为3.05，与糖耐量正常者相比，糖尿病患者心血管发病和死亡是糖耐量正常者的2～4倍。

胰岛素抵抗（insulin resistance，IR）系指胰岛素促进葡萄糖的摄取与利用受损。在胰岛β细胞分泌功能与胰岛素的清除率均正常时，血浆胰岛素水平可因胰岛素抵抗而升高，并有糖耐量降低。在一般人群和有高血压家族史的人群内血清胰岛素升高及其有关的代谢异常，常发生在超重和血压升高之前，提示胰岛素抵抗对心血管疾病危险因素的聚集性起着重要的作用。

二、行为生活方式

（一）吸烟

国内外研究多认为，吸烟是导致心血管疾病的重要危险因素。据估计，吸烟会引起近10%的心血管疾病。烟雾中对人体的主要有害物质是尼古丁，尼古丁可刺激血管收缩、使血管内膜受损，亦可引起冠状动脉痉挛、诱发心绞痛和心肌梗死。吸烟者增加了心血管疾病发病的危险性，且随着吸烟量的增加而增加。Framingham 研究表明，吸烟男性发生冠心病的危险比不吸烟男性高 10 倍，吸烟女性比不吸烟女性高 4. 5 倍，且存在剂量 - 反应关系。吸烟量大的男性发生脑卒中的危险性是非吸烟者的 3 倍，在美国心血管疾病死亡人数中的 1/5 可归因于吸烟。我国 10 组队列人群的前瞻性研究表明，吸烟者冠心病发病的相对危险性比非吸烟者高约 2 倍，脑卒中发病的相对危险增高 1 倍以上。同时大量前瞻性研究表明，戒烟有利于减少冠心病的死亡。

（二）饮酒

Intersalt 研究资料表明，在男性，每周饮酒 300 ~ 499ml（相当于每日饮 55 度白酒 75 ~ 125g）者，收缩压和舒张压水平比不饮酒者高 2. 7mmHg 和 1. 6mmHg；如每周饮酒多于 500ml，收缩压和舒张压水平比不饮酒者高 4. 6mmHg 和 3. 0mmHg。有研究认为，饮酒量与高血压患病率呈 J 型曲线，即低量饮酒组的高血压患病率低于不饮酒组，但酗酒可引起心脏疾患，还可诱发脑卒中。全国第三次高血压普查表明饮酒量与高血压患病率呈剂量 - 反应关系，但还不清楚是否存在饮酒的低剂量阈值效应。中美心血管疾病流行病学合作研究表明，男性持续饮酒者比不饮酒者 4 年内发生高血压的危险增高 40%，酒精的升压效应是可逆的，戒酒后血压可下降。

（三）高钠低钾

人群减盐策略被 WHO 列为全球对抗心脑血管疾病的重要行动之一。当前我国成人食盐摄入量约为 12g/d，远超过 WHO 推荐标准（5g/d）。其中，北方约为每天 12 ~ 18g，南方约为每天 7 ~ 8g，农村地区（约 14g/d）高于城市。流行病学研究发现，人群间和人群内食盐摄入与血压水平和高血压患病率呈独立正相关关系。随机对照实验也证明，减少食盐的摄入可使高血压人群和正常血压人群血压水平下降。全国健康和营养检查调查（National Health and Nutrition Examination Survey，NHANES）结果表明，平均人群食盐摄入量与脑卒中危险呈正相关，其相关性强于食盐摄入与血压水平的联系。我国 14 组人群研究表明，人群膳食中如平均每人每日摄入食盐增加 2g，则收缩压和舒张压均值分别增高 2mmHg 及 1. 2mmHg。

不同的膳食习惯对心血管疾病的发生有一定的影响，高血压病人采用素食的饮食习惯可降低血压。一项研究显示，采用习惯饮食为基础，只增加水果和蔬菜组的收缩压和舒张压各下降 3mmHg 和 1mmHg，而同时减少脂肪摄入组的血压下降 6mmHg 和 3mmHg。植物油和鱼富含不饱和脂肪酸，有降低血脂、甘油三酯和低密度脂蛋白水平的作用，膳食纤维有降低血脂的作用。我国近年来膳食中脂肪比重正在逐步上升，膳食纤维正随着食物加工的精细程度而减少，这些均增加了心血管疾病的发病风险。

（四）体力活动不足

自 Morris JN 等首次提出缺乏体力活动可增加冠心病发病的危险以来，大量研究发现体力活动与冠心病发病呈强的负相关关系，缺乏体力活动的人患冠心病的相对危险度是正常活动量者的 1. 5 ~ 2. 4 倍，且与冠心病的危险性呈等级相关。研究表明，每天至少从事 30 分钟的轻、中度运动者，冠心病死亡的危险性较不活动者减少 30%，这可能与运动引起的血压降低及与运动所产生的其他代谢，如增加高密度脂蛋白胆固醇有关。Kujala 等对同性别双生子为期 17 年的随访研究结果显示，调整年龄和性别后，经常活动组与无活动组相比冠心病死亡危险减少 43%。

三、社会心理因素

（一）精神心理因素

大量的研究已证实心理因素与心血管疾病的发病及其临床表现密切相关。

1. A 型性格　20 世纪 50 年代 Friedman 和 Rosenman 首先提出这一人类性格特征，其主要表现是竞争性、敌意、爱发脾气、情绪不稳定、强事业心和缺乏耐心等。美国一项 9 年的随访研究认为，A 型性格者冠心病发病危险度是非 A 型性格者的 2 倍，复发心肌梗死的危险度为 5 倍。有研究指出 A 型性格中的组成部分都有致病性，其中以敌意致病作用较强，可导致心血管高反应性，从而易引起高血压或冠心病。

2. 抑郁症　抑郁症主要表现为过度的压抑情绪和对所有活动缺乏兴趣，并持续至少两周以上。Pratt 等在美国对无心脏病的队列人群 13 年的随访结果表明，有抑郁症与无抑郁症患者相比发生急性心肌梗死的 *RR* 为 4.54。实验研究发现抑郁症可引起高类固醇皮质激素血症和导致血小板功能受损，从而导致动脉粥样硬化。

3. 焦虑综合征：前瞻性研究显示，“恐慌” 和 “忧虑” 这二种焦虑常见的表现与冠心病有关。一组长达 20 年的随访观察（基线调查无冠心病）表明，焦虑与冠心病事件明显相关，且存在剂量 - 反应关系。

（二）社会因素

近年来一些研究结果表明社会因素与冠心病发生存在相关关系，心理学家采用“社会网络”（social network）包括家庭联系、朋友数、个人参与集体有组织活动的程度等社会因素对冠心病的影响进行评估，认为相对小的“社会网络”可使冠心病发病率平均增加 2 ~ 3 倍。有研究表明：社会支持程度与冠心病发病成反比，对侨居异国者的研究还证实文化不适应是冠心病的一个独立危险因素。也可能是缺乏社会支持易引起行为方面的改变，如吸烟、高脂饮食和过量饮酒，从而增加心血管疾病发生的危险性。

此外，社会因素有直接病理生理作用，包括高皮质激素血症和静息心率的不可逆增加。Watson 等认为慢性社会分离（chronic social separation）通过自主神经系统的作用导致心率增加，进而促进动脉粥样硬化形成。

（三）生活压力

多项研究表明，急性生活压力与心血管疾病的发病呈正相关，一些急性恶性事件（如恐怖、地震、失去亲人等）发生后引起急性精神压力，可导致心肌梗死发病率增加。有关慢性和亚急性生活压力与冠心病的前瞻性研究结果提示，慢性生活压力与动脉粥样硬化的发生存在联系。

四、危险因素的综合作用

心血管疾病危险因素聚集的致病作用研究已成为心血管疾病流行病学和人群防治研究

的热点之一。研究表明，心血管疾病危险因素及其在个体的聚集如：高血压、高胆固醇、高血糖、吸烟、高盐饮食、肥胖或超重以及体力活动过少等在成年人中普遍存在。危险因素在个体聚集时产生的致病作用也不是单个因素作用的叠加，而是存在一种正向的协同作用，导致患病危险成倍增加。国内外的前瞻性研究结果显示，缺血性心血管疾病的主要发病因素是血脂异常、高血压、吸烟和糖尿病；出血性脑卒中的主要发病危险因素是高血压和过量饮酒；缺血性心血管疾病发病 80% 以上归因于高胆固醇、高血压、吸烟和糖尿病等因素，20% 归因于其他因素。

五、其他

一些生物因素如感染也与某些心血管疾病（风心病、肺心病等）有直接的关系。如链球菌感染可以引起风心病，感冒也可引起肺心病等。Hofman 等研究发现：血压与体内一种名叫 IRAG 的蛋白质有关，他们认为 IRAG 蛋白质能够阻碍血管肌肉细胞中钙的释放，而钙的减少可使血管软化，从而增大血管截面积，使血压降低。这个发现也许有助于今后研制新的防治高血压的药物。近年来研究发现，在中低收入国家的贫穷者中，低出生体重、叶酸缺乏和感染与心血管疾病关系密切。Braunwald 于 1997 年列出了十种潜在的危险因素，即雌（雄）激素缺乏，感染因素（C 肺炎），和 8 种生化标示物——同型半胱氨酸，纤维蛋白原，Ⅶ因子，tPA（endogenous tissue plasminogen activator），PAL-1（plasminogen activator inhibitor type 1），D-二聚物，脂蛋白酶和 C 活性蛋白，但尚无定论。

第四节　预防与控制

一、危险因素的综合防治

对心血管疾病采取综合预防措施是降低心血管疾病患病率和死亡率的长期性策略。1979 年英国流行病学家 Geoffrey Rose 首先提出预防心血管疾病的全人群策略和高危人群策略。实践表明，该病的综合防治应以全人群策略为主，认为不仅要治疗已确定的高血压病人，而且更重要的是要加强对“正常偏高”人群的预防工作。

从总体上看，许多干预措施的效果还有待于进一步澄清，但主要的危险因素已较明确，其防治措施也卓有成效，利用现有的知识开展人群综合防治已刻不容缓。根据我国心血管疾病的危险因素特征，结合世界高血压联盟的维多利亚宣言（Victoria Declaration），现阶段我国心血管疾病危险因素的预防重点应包括：不合理饮食，高盐、吸烟、有害酒精饮用，缺乏运动以及心理因素。

1. 合理膳食　WHO 专家委员会建议采用预防性食谱，基本原则是：

（1）有超重或肥胖者，通过低能量膳食结合增加身体活动来降低体重。

（2）增加“天然形成”糖类占总能量的摄入比例，减少精制糖或加工糖的摄入比例。

（3）控制总脂肪摄入量，使其占总热量摄入量的30%，饱和脂肪酸摄入量应降至占总热量的10%以下，应尽量减少甚至停止反式脂肪酸的摄入，多数膳食脂肪应为多不饱和脂肪酸（占总热量的10%）或单不饱和脂肪酸（占总热量的10%～15%）。

（4）控制胆固醇的摄入量每天不超过300mg。

（5）控制盐的摄入量，鼓励所有人减少日常摄入量1/3以上，尽可能限制在每日<5g或<90mmol。

（6）注意食物多样化，每天至少食用400g各类水果蔬菜以及全谷食品和豆类食品。

2. 戒烟限酒。

3. 加强体育锻炼　每天至少有30分钟的中等强度的体育活动。

（1）以学校为基础，加强身体锻炼。

（2）创造安全的、积极的休闲空间。

4. 保持心理平衡　要努力做到劳逸适度，心情舒畅，避免过度的兴奋或刺激，以保持心理平衡和良好的精神卫生。

我国在长期的心血管疾病的防治工作中根据WHO的建议，提出了我国人群防治高血压的非药物治疗方案，见表19－5。

表19－5　高血压非药物治疗措施

内容	目标	手段措施
限制钠盐摄入	健康成人每日钠盐摄入量不宜超过6g，高血压患者不超过3g	1. 每人每天摄入盐不超过6g 2. 尽量避免进食高盐食物和调味品，如咸菜、腌菜、腌肉等 3. 利用蔬菜本身的风味来调味，例如，将青椒、番茄、洋葱、香菇等和味道清淡的食物一起烹煮 4. 利用醋、柠檬汁、苹果汁、番茄汁等各种酸味汁来增添食物味道 5. 采用富钾低钠盐代替普通钠盐
限制总热量	控制油脂类型和摄入量	1. 减少动物食品和动物油摄入：限制动物内脏、肥肉等富含饱和脂肪和胆固醇的食品摄入量 2. 减少反式脂肪酸摄入：限制各类西式糕点、巧克力派等摄入量 3. 适量选用橄榄油等植物油
合理膳食	营养均衡	1. 适量补充蛋白质 2. 适量增加新鲜蔬菜和水果 3. 增加膳食钙摄入
控制体重	18.5 ≤ BMI < 24.0，男性体脂不超过体重的25%；女性不超过30%；男性腰围 < 90cm；女性<85cm	1. 低能量饮食 2. 适量运动

续表

内容	目标	手段措施
戒烟		1. 避免参与往常习惯吸烟的场所或活动 2. 坚决拒绝烟草诱惑，烟瘾来时，做深呼吸活动或咀嚼口香糖 3. 把戒烟的想法告诉家人和朋友，取得他们的鼓励、支持和配合 4. 为自己安排一些体育活动，缓解压力和紧张以及把注意力从吸烟上引开 5. 药物治疗与针灸疗法
限制饮酒	男性：白酒 < 50 ~ 100ml/d，葡萄酒 < 100 ~150ml/d，啤酒 < 500 ~ 1 000ml/d	1. 高血压患者最好不饮酒；如饮酒，则少量
适量运动	每周至少 3 ~5 次，每次 >30 分钟	1. 有氧运动、力量练习、柔韧性练习、综合功能练习 2. 中、低强度的运动：安静时血压未能很好控制或超过 180/110mmHg 的患者暂时禁止中度及以上的运动 3. 适宜的运动时间：选择下午或傍晚进行锻炼
心理平衡	预防和缓解心理压力	1. 创造良好的心理环境、培养个人健康的社会心理状态 2. 纠正和治疗病态心理
关注睡眠	良好的睡眠	1. 找医生帮助调理，提高睡眠质量

[2014 中国高血压患者教育指南（简明版）]

二、总体危险评估及危险分层

（一）心血管疾病总体危险评估

心血管疾病是多种危险因素共同作用的结果。因此，心血管疾病的防治不仅取决于某一个危险因素的严重程度，还取决于个体同时具有的危险因素的数目和程度。仅控制单个危险因素是不够的，还应综合控制心血管疾病的总体危险，即在一段时间内某人发生某类心血管事件的可能性。根据年龄、性别、血压、饮食、吸烟状况、血总胆固醇和有无糖尿病等因素，可制订出判断不同地区和国家的人群未来 10 年发生致死性或非致死性主要心血管事件（心肌梗死或卒中）的 10 年风险预测表。

近年来，总体危险的概念已被国内外相关指南广泛采用，并将降低高危者的心血管疾病总体危险作为心血管疾病防治的目的。总体危险评估在心血管疾病防治中的作用主要体现在以下几个方面。

1. 检出高危个体是确定干预目标人群的重要工具，有助于对心血管疾病进行早期预防和早期干预，有助于提高患者的预防意识和依从性，有助于对患者进行健康教育和健康管理，也有助于广大民众进行自我健康管理。

2. 对患者进行危险分层，进而确定干预措施的重要依据。何时开始生活方式干预或药物治疗以及治疗的目标均取决于患者的总体危险水平。

3. 有助于综合调整危险因素控制的方案。如果患者某一个危险因素不能控制在理想水平，可通过控制其他危险因素使患者的总体危险下降。

4. 有助于合理配置有限的医疗资源，最大程度地以最低花费挽救更多的生命。

（二）心血管疾病的危险分层

高血压既是心血管疾病的主要危险因素之一，又与冠心病、脑卒中等呈连续独立相关。高血压与心血管疾病有许多并存的危险因素，如年龄、性别、吸烟、肥胖、血脂水平、糖尿病等。因此，高血压的防治决策不仅要依据其血压水平，还应依据其他危险因素及相关疾病（如糖尿病等靶器官损害）的存在情况。中国高血压防治指南（2010 年修订版）在 1999 年 WHO/国际高血压联盟（ISH）确定的《高血压治疗指南》的基础上，结合我国人群的实际情况，对总体心血管危险因素水平的共同影响提供了一个简便的危险度分层和预后的估计方法，即将相关危险因素和高血压相关性器官损害的进展程度考虑在内，根据年龄、性别、吸烟、肥胖、体力活动、胆固醇水平、糖尿病、靶器官损害、心脑血管疾病或肾脏病史等进行全面评估（表 19－6）。并结合血压水平将患者分成低度危险、中度危险、高度危险和极高度危险四个层次类别（表 19－7）。

表 19－6　影响患者预后的因素

心血管病的危险因素	靶器官的损害（TOD）	并存的临床情况（ACC）
· 收缩压和舒张压水平（1～3 级）	· 左心室肥厚	· 脑血管病
男性 >55 岁	心电图：	缺血性脑卒中
女性 >65 岁	Sokolow-Lyons >38mV	脑出血
· 吸烟	或 Cornell >2440mm · mms	短暂性脑缺血发作
· 糖耐量受损	超声心动图 LVMI：	· 心脏疾病
2 小时血糖 7.8～11.0 mmol/L	男 ≥125g/m	心肌梗死史
或空腹血糖异常 6.1～6.9mmol/L	女 ≥120g/m	心绞痛
· 血脂异常	· 动脉壁增厚	冠状动脉血运重建史
TC≥5.7mmol/L	颈动脉超声 IMT >0.9mm	充血性心力衰竭
（220mg/dl）	或动脉粥样硬化性斑块	· 肾脏疾病
或 LDL-C >3.3mmol/L	· 颈－股动脉脉搏波速度 >12m/s	糖尿病肾病
（130mg/dl）	（* 选择使用）	肾功能受损
或 HDL-C <1.0mmol/L	· 踝/臂血压指数 <0.9	血肌酐：
（40mg/dl）	（* 选择使用）	男性 > 133μmol/（1.5mg/dl）
· 早发心血管病家族史	· 估算的肾小球滤过率降低	女性 >124mol/L（1.4mg/dl）
一级亲属，发病年龄 <50 岁	（eGFR <60ml/min · 1.73m^2）	蛋白尿（>300mg/24h）
· 腹型肥胖或肥胖	或血清肌酐轻度升高：	· 外周血管疾病

续表

心血管病的危险因素	靶器官的损害（TOD）	并存的临床情况（ACC）
腹型肥胖 * WC 男性≥90cm 女性≥85cm 肥胖 BMI≥28kg/ m^2 · 高同型半胱氨酸 > 10mol/L	男性 115 ~ 133μmol/L （1.3 ~ 1.5mg/dl） 女性 107 ~ 124μmol/ L （1.2 ~ 1.4mg/dl） · 微量白蛋白尿 尿白蛋白：30 ~ 300mg/24h 白蛋白/肌酐比 ≥ 30mg/g （3.5mg/mmol）	· 视网膜病变 出血或渗出 视盘水肿 · 糖尿病 空腹血糖：≥7.0mmol/L （126mg/dl） 餐后血糖：≥11.1mmol/L （200mg/dl） 糖化血红蛋白：（HbA1c）6.5%

注：TC：总胆固醇；LDC-C：低密度脂蛋白胆固醇；HDL-C：高密度脂蛋白胆固醇；LVMI：左室质量指数；IMT：颈动脉内膜中层厚度；BMI：体重指数；WC：腰围。* 为中国肥胖工作组标准

〔中国高血压防治指南（2010 年修订版）〕

表 19 -7　按危险分级量化估计预后

其他危险因素和疾病史	血压（mmHg）		
	1 级 （轻度高血压） 收缩压 140 ~ 159 或舒张压 90 ~ 99	2 级 （中度高血压） 收缩压 160 ~ 179 或舒张压 100 ~ 109	3 级 （重度高血压） 收缩压≥180 或舒张压≥110
Ⅰ. 无其他危险因素	低危	中危	高危
Ⅱ. 1 ~ 2 个其他危险因素 △	中危	中危	极高危
Ⅲ. ≥3 个其他危险因素或靶器官损害	高危	高危	极高危
Ⅳ. 临床并发症或合并糖尿病△	极高危	极高危	极高危

注：表 19 -7 采用 2005 年指南的危险分层原则和基本内容，将高血压患者按心血管风险水平分为低危、中危、高危和极高危四个层次

〔中国高血压防治指南（2010 年修订版）〕

三、分级预防及策略

分级预防是按疾病发生发展的规律人为划分的，疾病的防治工作应是综合和协同的，是一个整体的防治策略。为了有效地控制心血管疾病危险因素和减少由于迅速增长的心血管疾病流行带来的负担，WHO 心血管疾病项目建议：①通过加强基于社区项目的全球性合作，以研究减少心血管疾病的危险因素以及社会经济因素对该病的影响；②增加投入的同

时加强心血管疾病费用—效益的管理；③加大国家在心血管疾病卫生服务方面的作用；④建立行之有效的监测体系以评估心血管疾病及其危险因素流行的模式与趋向，加强对初发病例的监控；⑤进一步加强国内及国际间的研究合作。

1. 一级预防 心血管疾病的一级预防，指心血管疾病尚未发生或处于亚临床阶段时采取的预防措施，是在人群中开展的病因预防。目的是通过控制或减少心血管疾病的危险因素来防止和减少人群中心血管疾病危险因素的发生。包括针对人群的健康促进（health promotion），预防高血压的发生，提倡良好的生活习惯，如保持心理平衡、合理的膳食结构、戒烟限酒、加强锻炼、劳逸适度、心情舒畅等。

积极开展高血压的人群防治，把测量血压作为健康检查的常规项目。高血压病既是一个独立的心血管疾病又是其他心血管疾病（冠心病、脑卒中）的重要危险因素，控制血压可有效地减少冠心病和脑卒中的发病率和死亡率。由于在中国人群中血压升高对心血管疾病发病的作用强度大于西方人群，因此采取全人群和高危人群相结合的策略，加强高血压的一级预防和人群防治，以降低整个人群的血压水平，同时加强对高血压患者的管理和治疗，必将对预防心血管疾病的发生产生更大的效果。

针对不同社会经济类型，经济发达地区的人要注重控制超重和肥胖以及血脂异常，改变不良行为和生活方式，坚持以植物性食物为主。在经济欠发达地区，高血压主要与高钠盐、低钾、低钙及动物性蛋白摄入不足有关。

2. 二级预防 二级预防是针对已患病的个体或高危人群采取必要的措施，力争做到“三早”，即早期发现、早期诊断、早期治疗，防止或减少心脑血管病的发展或急性复发及并发症的发生。主要包括两方面：①加强对心血管疾病病人的管理；②防止病情的加重和并发症的发生。具体措施有：一方面要加强对社区居民的卫生宣传和健康教育，增强群众自我检查、早期发现疾病和就诊的意识；另一方面要提高社区医务人员诊治水平，正确指导社区群众自我防病，转送有关病人至上级医院进一步诊治；第三方面应注意使用科学规范的现代化诊治技术，严格掌握适应证和控制并发症，防止疾病进一步发生发展或复发。

3. 三级预防 三级预防是指对病人定期随访和治疗，包括重症抢救、预防并发症，以及心理及功能的康复治疗。目的是尽可能恢复患者功能，提高生存质量，减少病残、延长寿命及降低病死率。主要措施有：建立健全康复组织和伤残服务体系，提供功能性和心理康复指导及合理的康复治疗，加强社会支持等。

四、社区综合防治

（一）开展积极有效的健康教育活动

通过健康教育的手段，防止和改变不良的生活方式和行为是心血管疾病预防策略的中心环节，也是全人群策略的体现。通过提高人们对心血管疾病危险因素有害性的认识，提高人群高血压的知晓率、治疗率、控制率，增强自我保健意识，进而改变不健康的行为和生活方式，以达到促进健康的目的。针对心血管疾病在不同时期的变化特点，分别采取有效的健康教育，对心血管疾病的预防和控制有着非常重要的意义，如通过建立良好的行为习惯和健康的生活方式，可有效地降低人群中危险因素的水平。对高危人群可建立健康档案，进行定期检查，及时采取降低和控制危险因素的措施，以降低心血管疾病的发病率。总之，要通过各种方式和手段，进行健康教育，在人群中建立起新的思想观念、知识态度和健康的生活方式，增强自我保护意识和能力，做好心血管疾病的防治工作。

（二）加强人群监测和建立健全社区人群防治网络

要做好心血管疾病的防治工作，必须动员全社会力量，寻求社会各方面在政策和经济上的支持。在城乡社区建立起完善的社区人群监控网络和评估系统，充分发挥基层医疗保健单位的作用，以有效地提高社区防治的效果。

要有效地实施和评价心血管疾病防治活动，必须建立完善的信息监测系统，确定标准，寻找需要进行早期干预的人群。为了减少高血压定义和分类的混乱，我国高血压防治指南修订委员会在 1999 年 WHO/ISH 治疗指导委员会确定的高血压定义和分期的基础上，重新定义了正常血压水平和删除了临界高血压亚组，提出了针对我国人群的高血压定义和分类方案（表 19－8）。本方案将收缩压 120～139mmHg 或舒张压 80～89mmHg 划入“正常高值”，对及早开始高血压的预防和从整体上控制高血压患病率有积极的意义。

表 19－8 根据血压水平的高血压定义和分期

类别	收缩压（mmHg）		舒张压（mmHg）
正常血压*	＜120	和	＜80
正常高值	120～139	和/或	80～89
高血压	≥140	和/或	≥90
1 级高血压（轻度）	140～159	和/或	90～99
2 级高血压（中度）	160～179	和/或	100～109
3 级高血压（重度）	≥180	和/或	≥110
单纯收缩性高血压	≥140	和	＜90

注：若患者的收缩压与舒张压分属不同的级别时，则以较高的分级为准；单纯收缩期高血压也可按照收缩压水平分为 1、2、3 级；* 1999 年 WHO/ISH 确定的正常血压为 SBP＜130 mmHg，DPB＜85 mmHg

〔中国高血压防治指南（2010 年修订版）〕

（冯向先）

第二十章 性传播疾病流行病学

性传播疾病（sexually transmitted disease，STD）是由多种不同种类的病原体通过性接触传播的一组传染病总称。近三十多年通过性传播的病原体及其所引起的综合征日益增多，尤其是1981年艾滋病的出现，使性传播疾病在许多国家流行猖獗，对人类生命和健康产生了严重的危害，给社会和经济发展造成了沉重的负担。因此，性传播疾病是世界性的社会问题和公共卫生问题，被认为是目前危害人类健康的主要疾病之一。

第一节 概 述

一、概念

性传播疾病既是人类最古老的疾病之一，也是世界上发病最广泛的传染病。人们对性传播疾病的认识是随着医学科学的进步而不断完善、发展、深入。20世纪50年代以前人们把梅毒（syphilis）、淋病（gonorrhea）、软下疳（chancroid）、性病淋巴肉芽肿（lymphograndnuloma venereum，LGV）通称为性病（venereal disease，VD）。由于临床医学知识的不断进步及微生物学的发展、实验手段的改进，人们发现可由性接触传播的疾病病原体越来越多，医学界对性行为在传播疾病中的作用逐步加深了认识，使性病的概念有了较大的改变，为此，1975年世界卫生组织（WHO）根据性病种类和病原体不断增多的变化特点，确定用“性传播疾病”来代替既往习惯上所称的性病一词，其概念为：由性行为接触或类似性行为接触为主要传播途径的可引起泌尿生殖器官及附属淋巴系统病变的一类传染病。这样有人又把梅毒、淋病、软下疳、性病淋巴肉芽肿称为古典性病，亦称经典性病。20世纪90年代后，专业领域人士进一步认识到许多性传播疾病感染后没有症状，从而延误治疗，导致病原携带状态不能消除，引起性传播疾病病原体更广泛的传播，对社会造成更大的危害；因此，为了重视没有症状的性传播疾病病原体感染，提出了性传播感染（sexually transmitted infection，STI）这一概念，此名词是指与性行为或性活动相关的感染。2003年WHO在《性传播感染管理准则》中推荐以性传播感染代替性传播疾病。目前，性传播感染已被世界许多国家和机构使用。鉴于性传播疾病无症状感染难于发现识别，加之一般传染病监测报告的是性传播疾病病例，这也是描述性传播感染流行状况的基本资料来源，所以许多国家和地区仍然沿用性传播疾病一词，我国亦是如此。由于性传播疾病读起来比较麻烦，在我国也将性传播疾病简称为性病。

近几十年，人们逐步发现几乎所有的医学微生物甚至寄生虫中都有可以经性接触传播的病原体，所以性传播疾病的范围越来越大，目前它不仅包括性器官直接接触传播的疾病，还包括生殖器以外通过皮肤对皮肤、皮肤对黏膜、黏膜对黏膜的直接接触传染的疾病。所以，性传播疾病的病变主要表现在生殖器官，但也可涉及生殖器官以外，如口腔、咽部、直肠、肛门等，甚至引起全身的严重病变，导致伤残或死亡。

二、病原学

几乎所有的医学微生物如病毒、细菌、衣原体、支原体、螺旋体、放线菌、真菌、寄生虫中都有可以经性接触传播的病原体，目前发现有30多种病原体可通过性接触传播，性传播疾病常见的病原体及所致的疾病见表20－1。虽然可由性行为接触或类似性行为接触传播的疾病病种很多，但其中有些疾病并不以性传播决定其流行趋势，如甲、乙型病毒性肝炎等。

表20－1　常见性传播疾病及其病原体

病原体		疾病名
螺旋体	梅毒螺旋体	梅毒（syphilis）
细菌	淋病奈瑟菌	淋病（gonorrhea）
	杜克雷嗜血杆菌	软下疳（chancroid）
	肉芽肿荚膜杆菌	腹股沟肉芽肿（granuloma inguinale）
	阴道棒状菌或阴道嗜血杆菌	阴道棒状杆菌阴道炎或阴道嗜血杆菌阴道炎 （corynebacterium vaginale vaginitis hemophilus vaginale vaginitis）
病毒	人类免疫缺陷病毒（HIV）	获得性免疫缺陷综合征 （acquired immune deficiency syndrome，AIDS）
	单纯疱疹病毒	生殖器疱疹（genital herpes，GH）
	人乳头状瘤病毒	尖锐湿疣（condyloma acuminatum）
	传染性软疣病毒	传染性软疣（molluscum contagiosum）
	人巨细胞病毒	生殖器巨细胞病毒感染（genital cytomegalovirus infection）
	乙型肝炎病毒	乙型肝炎（hepatitis B infection）
	甲型肝炎病毒	甲型肝炎（hepatitis A infection）
衣原体	性病淋巴肉芽肿衣原体	性病淋巴肉芽肿（lymphogranuloma venereum，LGV）
	沙眼衣原体	生殖道沙眼衣原体感染 （genital tract chlamydia trachomatis infection）
支原体	生殖支原体或解脲支原体	生殖器支原体感染（mycoplasma genitalium infection）
原虫	阴道滴虫	滴虫病（trichomoniasis）
寄生虫	疥螨	疥疮（scabies）
	毛虱	阴毛虱（pubic lice）
真菌	表浅部真菌	股癣（tinea cruris）
	白色念珠菌	外阴阴道念珠菌病（vulvovaginal candidiasis）

近年性传播疾病发病率居前的为梅毒、淋病、生殖道沙眼衣原体感染、尖锐湿疣、生殖器疱疹等。因此，我国根据《中华人民共和国传染病防治法》规定，将艾滋病、梅毒、淋病列入乙类传染病的法定管理，《性病管理办法》将淋病、梅毒、生殖道沙眼衣原体感染、尖锐湿疣、生殖器疱疹列为重点监测的性传播疾病。

第二节　流行特征

一、流行趋势

性传播疾病在全世界广泛流行。因性传播疾病传播途径的特殊性，加之无症状感染者的存在，无论国内或国外均存在性传播疾病漏报的问题，据估计性传播疾病的漏报率在20%～80%之间，故性传播疾病的真正发病率很难确定。据WHO统计，全世界每年患性传播疾病的人约有3亿，占世界人口的6%。近年来性传播疾病呈逐年上升趋势，分析性传播疾病增加的原因有：①因抗生素的滥用和性传播疾病的不规范治疗，使各种性传播疾病的病原体耐药性增强，新的耐药菌株不断产生，给性传播疾病的有效治疗带来困难。如2011年报告的超级淋病菌（H041）几乎对所有的抗生素都具有耐药性。②性传播疾病的感染除性职业工作者、多性伴者等高危人群以外，已向普通人群中传播，家庭中一般女性性传播疾病患者增加。

随着性传播疾病感染人群结构的变化，性传播疾病发生的频率、部位及其症状也随之发生变化。如近年AIDS发病急剧增加，衣原体感染、新发现的生殖器疱疹也成倍增加。国外淋病发病率多年一直居性传播疾病之首，现在被生殖道沙眼衣原体感染取代，同时软下疳已极为少见，性传播疾病淋病疼痛症状明显减轻，但青霉素耐药病例显著增加。

1949年前，我国性病流行猖獗，以淋病和梅毒为主。新中国成立后，党和政府十分重视性病的防治工作，采取了一系列措施，性病尤其是梅毒的发病率迅速下降，1964年我国正式宣布基本上消灭了性病。20世纪70年代末，性病在我国大陆又死灰复燃，1977年再次报告第一例淋病病例，1979年报告第一例梅毒病例，1980年全国累积报告性传播疾病病例数为64例，从1981年起报告病例的省份逐年增多，到1988年30个省市自治区均有性传播疾病新发病例的报告。从1981年起性传播疾病疫情一直呈上升趋势，2010年以前的十年以平均15%的速度递增；2010年后，我国性传播疾病的流行情况总体仍呈上升趋势，但上升趋势有所放缓；梅毒流行速度呈快速上升，2014年全国报告梅毒新发病例40余万例，较2013年增长约10%；淋病的流行呈下降趋势，2014年全国报告淋病新发病例7万余例，较2013年下降约15%。2014年，梅毒和淋病的发病率分别位居法定报告乙类传染病的第3位和第6位。

二、人群分布

性传播疾病可发生于任何年龄，但主要发生在性活跃年龄人群，以20～49岁青壮年最为多见。在美国每年约有1900万新发性传播疾病病例，其中约半数的感染者为年龄在20～

24 岁的年轻人。世界范围多数地区的男性性传播疾病发病率普遍高于女性，但随着性传播疾病的广泛流行，男女性传播疾病病例的比例在逐渐缩小。

我国性传播疾病也以性活跃人群发病最高，20～39 岁的病例数约占全部病例数的 80% 以上，但近年来儿童性病发病数有较大幅度上升，25 岁以下的青年学生和 60 岁以上的老年人发病率呈逐年增高趋势。性传播疾病以无业人员、个体户、干部、工人为主要发病人群，学生人群感染性传播疾病的比例虽然较低，但近年来上涨幅度较大。受感染者的文化程度以初中文化为主，已婚者居多。目前我国性病病人的变化情况具有以下特点：①高收入阶层发病率有所下降，普通收入阶层发病率增加；②儿童患者增多；③60 岁以上的患者人数增多。

三、地区分布

世界各地区均有性传播疾病的发生，该类疾病不仅是发展中国家和不发达国家的常见传染病，在发达国家也对人群健康构成了严重威胁。由于性传播疾病的实验室检测方法、临床诊断水平不同，疾病报告制度的完善和执行情况影响各国、各地区的性传播疾病发病水平，所以很难用发病率准确描述各国性传播疾病的发病水平。

概括我国性传播疾病的地区分布特点为：2000 年以前以大中城市、东南沿海开放地区、人口流动较大、城市化较快的地区发病较多，沿海开放省份高于内地，经济发达地区高于经济落后地区，城市高于农村，绝大多数性病患者分布在城市；2000 年后，大城市人口感染率逐渐下降，中小城市人口感染率上升，农村病人增多，性传播疾病从社会向家庭扩散蔓延。

第三节　流行过程与影响因素

一、传染源

病人及其病原携带者是性传播疾病的主要传染源，他们主要通过直接性接触感染性伴。由于这类疾病有特殊的传播方式，以及社会、家庭、居民对该类病人的歧视态度，使病人就医和个体行为有很大的隐匿性，加之有症状不典型或无明显临床症状的患者更易被漏诊，使性传播疾病的感染者大多数很难被发现或对性伴密而不告，而这些隐匿的病原携带者或轻型病人是性传播疾病最危险的传染源。因此，从高危人群发现性传播疾病传染源，对其防制有十分重要的意义。

二、传播途径

（一）性接触传播

无保护的性接触是传播性传播疾病病原体的主要途径。这种途径感染可占全部性传播疾病病例的 90% 以上。性服务人群感染性传播疾病的概率极高。在性接触中除异性性接触外尚包括男男性接触即 MSM（Men who have sex with men）人群及双重性接触。性交、肛交、口交等性行为和类似行为都能够传播性传播疾病病原体。

（二）血源性及医源性传播

经静脉输注被性传播疾病病原体感染的血液、血液成分或血液制品，及共用注射器静脉注射毒品等是传播 AIDS、乙型肝炎和梅毒的重要途径。这些性传播疾病的病原体还可通过手术、器官移植、伤口处理、口腔科治疗、导尿、注射和医疗器具检查等造成医源性传播。

（三）母婴垂直传播

性传播疾病中梅毒、淋病、AIDS、生殖器疱疹、尖锐湿疣及乙型肝炎的病原体，可以通过胎盘、产道及乳汁垂直传播而使胎儿或新生儿受感染。由病毒所引起的性传播疾病大多存在母婴垂直传播的危险。母婴垂直传播可发生在怀孕、分娩和哺乳期，如胎传梅毒、新生儿淋菌性眼炎、新生儿衣原体感染眼病等。

（四）其他传播途径

某些性传播疾病如淋病、滴虫病和真菌感染等可通过毛巾、浴盆、衣服等物品传播，尤其是在卫生条件差的地区，通过日常生活中的间接接触传播时有发生。性传播疾病还可因破损的皮肤黏膜直接接触病人的病变器官/部位或分泌物而感染。

三、人群易感性及高危人群

（一）人群易感性

人群对各种性传播疾病的病原体普遍易感，对性传播疾病既无先天免疫，也无持久的获得性免疫；可以重复感染、反复发作，也可能迁延不愈、间歇排出病原体。

（二）高危人群

因性传播疾病传播途径的特殊性，下列人群是性传播疾病的高危人群：①性服务、性交易者是感染和传播性传播疾病的“核心人群”。因性服务者流动性大，性接触客源多，极易被性传播疾病的病原体感染并传播；性交易者存在接触妓女、多性伴、性伴不固定等传播性传播疾病的危险因素。②青少年未婚多性伴者、离婚、无业游民、长途汽车司机、采购推销人员、特殊服务人员中多性伴者，感染性传播疾病的机会也多。③静脉吸毒者是 AIDS 等血源性性传播疾病的主要感染者，他们所共用的针头、针管是性传播疾病病原体尤其是 HIV 通过血液传播的另一主要形式。④MSM 人群相互间的无保护的性接触是感染和传播性传播疾病的重要方式。由于多数 MSM 者性伴多且不固定，有的还有异性性伴，加之直肠黏膜的柱状上皮比阴道复层鳞状上皮脆弱得多，弹性也差，易损伤、破溃和出血，因此生殖器与肛门接触的无保护性行为，容易感染性传播疾病的病原体。⑤性病患者的性伴与配偶也是性传播疾病的重要高危人群，原因是在一夫一妻制中，丈夫（妻子）患性传播疾病时多隐瞒妻子（丈夫），配偶也不会怀疑自己处于性传播疾病的危险之中。⑥有偿供血及经常使用血制品者极易感染 HIV 等性传播疾病的病原体。国内、国外均发生过因使用不洁血制品引起 HIV 感染的例子；我国曾在有偿供血者中发生 HIV、丙型病毒性肝炎严重流行的事例，有使用有偿献血者的血源造成 AIDS 传播的惨痛教训。

四、流行因素

1. 社会因素　①流动人口因为流动离开配偶（家庭），打破了传统的对性行为的约束和控制，易导致性乱行为。②在享受欲、金钱欲的诱惑下，使从事商业性交易的人群上升。③淫秽文艺作品流传、黄色录像、电子网络、甚至电子游戏等，使人们传统的价值观发生变化，性道德的多元化倾向及对不同生活方式的向往与追求，以及青少年的好奇与模仿，婚姻的不稳定、独身现象等，均造成性生活中多个性接触者的现象。④静脉吸毒通过共用注射器传播性传播疾病，且吸毒者还多与性乱有关。⑤性传播疾病医疗市场混乱，性传播疾病病例漏报、漏治、误治现象比较严重。⑥性传播疾病高危人群自我保护或防范意识差，对性传播疾病防控的宣传教育不够普及，尤其是缺乏针对处于青春期的青少年的性教育。

2. 生物学因素　①性传播疾病病原体感染后无巩固的免疫力，可以重复感染、反复发作，也可能迁延不愈、间歇排出病原体，是性传播疾病流行的生物学基础；②抗生素滥用导致了性传播疾病耐药病原体不断出现，增加了防治性传播疾病的困难；③月经初潮和性成熟年龄提前，第一次性行为年龄提前，人们大多婚前已发生性行为，为性传播疾病的传播提供了更多的机会。

3. 心理学因素　①对舒适、奢侈生活的追求，对单调乏味、低报酬的艰苦劳动厌恶以及对性满足的渴望，是嫖娼卖淫的主要心理；②口服避孕药和宫内节育器的普遍应用，以及人工流产手术的改进和容易实现，解除了人们对妊娠的顾虑，避孕套使用减少，且随意发生性接触；③因性传播疾病传播途径的特殊性，社会、单位和家庭往往对性传播疾病病人歧视、谴责、避而远之，使性传播疾病患者讳疾忌医，常采取非正规或秘密治疗，并隐瞒病情，甚至产生报复心理，从而增加传播性传播疾病的危险性。

第四节　预防与控制

迄今对性传播疾病既无有效的疫苗保护易感人群，也不能控制人群中所有的性传播感染者。无论在发达国家，还是发展中国家，因 AIDS 的出现，使性传播疾病的控制得到了高度的重视。目前预防性传播疾病最有效的途径是规范个人行为，切断传播途径成为预防控制性传播疾病的关键。我国对性传播疾病的基本防制方针是：预防为主，标本兼治，综合治理。

一、策略

（一）政府重视、加强领导、多部门协作共同防制

性传播疾病的传播和流行与诸多因素有关，其预防控制工作需要在政府统一领导下，医疗卫生、公安、司法、宣传教育、妇联等部门协作配合，动员全社会参与，为性传播疾病防制营造一个良好的社会环境，动员一切可以利用的力量，努力建立起一个全方位、多层次的性传播疾病、AIDS 防制体系。

（二）贯彻执行 AIDS、性传播疾病防制的相关文件和法规

近年我国已根据 AIDS、性传播疾病防制的实际情况和出现的问题，制订出台了一系列预防控制性传播疾病，尤其是 AIDS 相关的政策性、技术性文件和条例，甚至是法律法规，如《性病管理办法》《艾滋病防治条例》等，为保证性传播疾病预防控制工作的顺利开展和实施提供了政策环境的保障。在实际工作中应积极推进和完善 AIDS、性传播疾病的法制化管理。

（三）加强性传播疾病知识培训、规范病人治疗，避免漏诊、漏治

加强性传播疾病防制人员培训，尤其是有可能接触到性传播疾病人群的医疗卫生及相关行业人员，从而扩大性传播疾病的防制队伍，把性传播疾病防制工作覆盖到全社会人群。卫生部门应该严格规范性病诊疗市场，积极开展性传播疾病筛查、治疗等工作，做到对性传播疾病患者进行广泛、快速、有效规范治疗，避免漏诊、漏治，提高其治愈率，缩短病程和传染期，是控制和消灭传染源最佳策略之一。

（四）加强健康教育、行为干预

倡导洁身自爱，遵守性道德，正视不同性取向的存在，将预防性传播疾病的健康教育关口前移，在中学生中即开展性教育。通过广泛普及性传播疾病防治知识，开展防止性传播疾病高危行为的干预，推广使用安全套是预防性传播疾病最经济有效的策略。

（五）完善和加强性传播疾病的监测工作

性传播疾病监测工作是性传播疾病控制的基础工作。应加强疫情管理，严格报告制度，降低漏报率。通过主动监测，掌握性传播疾病在人群中的分布规律、流行趋势，预测疫情变化，制订相应的对策措施，遏制性传播疾病的传播和蔓延。

二、措施

（一）控制传染源

1. 筛检性传播疾病病人　筛检性传播疾病病人是控制性传播疾病的一项重要手段，筛检性传播疾病病人的目的是早期发现可疑的性传播疾病感染者，及时给予确诊和治疗，以控制性传播疾病的进一步传播。在高危人群中对性传播疾病进行筛检，如公安部门在打击卖淫嫖娼、吸毒时，由 AIDS 防制机构对该类人员进行 HIV、梅毒等检查、治疗，并开展健康教育，对预防性传播疾病有重要意义。

2. 及时正确的治疗性传播疾病病人　对性传播疾病病人早期发现、早期治疗，最好在病人第一次就诊时得到治疗，并鼓励性传播疾病患者携带性伴进行相关的性传播疾病检测。血站、妇幼保健、医院、公安、司法、计划生育等部门若发现可疑的性传播疾病患者，要及时报告和进行彻底地治疗，不漏掉可疑的传染源。对性传播疾病患者规范、全程、足量治疗，迅速地解除其病原携带状态，将性传播疾病的传染期降到最低。有效的治疗性传播疾病对防止 HIV 感染非常重要。因性传播疾病传播途径的特殊性，医生对患者的同情心和为患者保密等，能增强病人的安全感和依从性，从而提高治愈率。

（二）切断传播途径

1. 改变不良的性观念及推广安全性行为　使用安全套是性生活中最有效的预防性传播

疾病的措施之一。大力提倡和宣传一夫一妻的良好性观念、性道德，在性传播疾病高危人群中开展安全套的推广及相关教育工作，对重点人群（大、中学生及青年人、流动人群等）开展性知识健康教育。国际上提倡一种同伴教育（peer education），来达到更好的预防性传播疾病效果。通过健康教育普及性知识，提高对性传播疾病危害的认识，掌握安全套的使用技能，达到自我保护的目的。国际上曾流行一种称为 ABC 的“让步”健康教育方法：A 为 abstinence（ascetic）即禁欲，B 为 bound 即忠于性伴，C 为 condom 即安全套；其含义是教育人们要克制自己，不发生性行为；若做不到则要忠于配偶（或性伙伴）、固定性伴、减少性伴数；再做不到，就使用安全套。

2. 切断性接触以外的其他传播途径　①对供血者及血源、进口血制品严格把关，确实保证血液及其制品安全可靠，不受污染；采血、输血及其血液、血制品的存储均进行严格检验，所用一切器具必须严格消毒。②严格医院消毒制度，规范操作规程，防止医源性传播的发生。③对孕妇进行 HIV、梅毒等性传播感染的检查性传播疾病患者或病原感染者应中止妊娠，尤其是 HIV/AIDS 孕妇。④注意做好理发店、美容院、旅店、浴池、游泳池等公共服务场所的消毒卫生工作，避免发生性传播疾病。⑤教育民众珍爱生命拒绝毒品。为尽快杜绝性传播疾病的传播，对吸毒人群可采用美沙酮替代疗法或推行清洁注射器、针具交换。

3. 加强科研工作及与国际间交流合作　许多研究发现不是所有人了解了性传播疾病的危害，就能改变其现有的危险行为，许多情况下需要有外部环境条件的配合才能改变他们的高危行为。因此，我们不仅需要了解与性传播疾病有关的危险行为发生的环境及其影响因素，还需要为改变这些行为创造条件，开展对高危人群预防性传播疾病的行为干预实验研究，加强与国际间的交流与合作，建立一个灵敏的信息系统，及时捕捉全球预防控制性传播疾病、AIDS 的有效信息，做好性传播疾病、AIDS 的预防控制工作。

4. 进一步完善和加强性传播疾病的监测工作　性传播疾病监测是指对性传播疾病在人群中的发生、发展、分布规律、传播因素及不同人群行为变化进行长期、连续和系统的观察，以掌握和预测性传播疾病的流行趋势，为国家和地方制订性传播疾病防制对策和评价干预措施效果提供科学依据，以达到有效预防控制性传播疾病的目的。除结合全国法定传染病报告系统开展性传播疾病被动监测外，我国还根据 AIDS、性传播疾病流行特点和趋势，建立了全国 AIDS 哨点监测系统、性病监测点。根据选择的人群不同，监测人群可分为以下几类：①总人群监测：各地医疗卫生部门接诊患者发现重点性传播疾病感染者，按诊断标准依法报告；②选择人群的定期监测：对吸毒者、MSM 人群、暗娼、性病门诊男性就诊者、男性长途汽车司乘人员、孕产妇、青年学生、流动人群，性服务性交易者、出入境人群、吸毒者配偶、HIV 感染者配偶、AIDS 病人、结核病病人、医院就诊人群、婚前体检人群等，定期开展横断面调查，连续地系统地收集和分析 AIDS、性传播疾病感染和相关危险行为因素，主动发现病人；③以医院为基础的监测：选择代表性好和有条件的医院，定期观察就诊 AIDS、性传播疾病患者的情况。

第五节 艾滋病

艾滋病的医学专有名称为“获得性免疫缺陷综合征”，英文全称是 acquired immunodeficiency syndrome，缩写是 AIDS，艾滋病是 AIDS 的音译，是一种由于人体感染了人类免疫缺陷病毒（human immune deficiency virus，HIV），机体免疫功能受到损坏而产生一系列相应症状、体征的传染病。由于 AIDS 的病死率极高，目前无有效的疫苗，药物价格昂贵，且不能治愈。因此，AIDS 是史上最具破坏力的传染病之一，各国政府也通过立法试图控制该病的传染规模，并借用各种宣传教育手段，增加全人类对该疾病的认识及预防。AIDS 是目前全世界疾病监测的重要指标之一。

一、病原学

HIV 是带有包膜的 RNA 逆转录病毒，呈球形或卵形，直径 100～130nm，由包膜和核心两个部分组成。包膜蛋白包括外膜糖蛋白（gp120）和跨膜糖蛋白（gp41）。核心部分由核壳蛋白、两个相同拷贝的核酸基因组 RNA 和酶类组成。$CD4^+T$ 是 HIV 最重要的靶细胞，在 $CD4^+T$ 淋巴细胞内逆转录酶将 RNA 逆转录成前病毒 DNA，接着整合到宿主细胞的基因组 DNA 中，而后和细胞一起复制。1983 年法国巴斯德研究院首次发现 HIV，称为 HIV-1 型。后来在西非又发现 HIV-2 型。HIV-1 型已发现 12 种亚型，即 A、B、C、D、E、F、G、H、I、J、O 及 N 亚型。HIV-2 型可分为 6 种亚型，即 A、B、C、D、E 和 F 亚型。HIV-1 型与 HIV-2 型在结构上有相当一部分具有相同性，HIV-2 型对人体的致病性比 HIV-1 型弱。我国的 HTV 感染者以 HIV-1 型为主。

HIV 有以下特点：①其遗传物质 RNA 整合到宿主细胞中不易被免疫系统发现；②病毒变异很快，使机体产生出来的抗体不能识别新病毒，给研制预防性疫苗带来困难；③HIV 感染后破坏人的免疫系统，使协调免疫系统的 $CD_4{}^+T$ 淋巴细胞大幅度下降，人体免疫功能部分或完全丧失，最后导致各种感染和肿瘤。HIV 对外界抵抗力较弱，离开人体不易存活，对热敏感，60℃以上可迅速被杀灭，56℃ 30 分钟灭活，乙醚、丙酮、0.2%戊二醛及2%福尔马林等可以使其迅速灭活。

二、流行特征

（一）世界流行概况

从 1981 年美国首先报告了 5 例男性同性恋者感染 HIV 开始，此病疫情在全世界不断蔓延，到 2014 年底共有 7800 万人感染者，并且有 390 万人死于 HIV 感染。AIDS 流行的前 20 多年的时间，其发病人数迅速增加，首先从工业化国家发现并流行，迅速蔓延到世界各地，特别是在非洲和亚洲地区流行十分严重。非洲尤其是撒哈拉沙漠以南地区，是艾滋病流行重灾区，该地区大量的劳动年龄人口因 AIDS 死亡，造成经济发展迟缓，人力资源匮乏。在 2005 年约 300 万人死亡，其中约 57 万是儿童，三分之一的死亡病例发生在非洲撒哈拉以南。2012 年，撒哈拉以南非洲艾滋病感染者约为 2500 万，其中女性患者超过了 50%，儿童感染者为290万。尽管亚洲国家整体HIV感染率不高，但一些国家人口数较多，艾滋病病例绝对数巨大。印度15～49岁人类免疫缺陷病毒携带者仅占此年龄段人口的0.1%，但其感染绝对数高达230万；同时，亚洲某些国家的艾滋病感染呈现上升趋势，孟加拉、菲律宾和印度尼西亚近年的感染率增长了25%以上。随着AIDS防制工作力度的不断加强，AIDS疫情得到了一定的控制，特别是在一些流行严重的地区，流行趋势有所遏制，联合国艾滋病规划署《2012艾滋病疫情报告》显示，全球在AIDS防制方面采取空前力度的应对行动已产生了积极效果，在25个中低收入国家中，新的AIDS病毒感染人数的增速减少了50%以上，与2001年相比减少了70万人，与AIDS相关的疾病死亡率也连续五年出现下降；据2014年的报告显示，截至2013年底，全球新发感染210万人，AIDS相关死亡150万人。与2009年相比，新发感染病例减少15%，相关病死率降低25%。

（二）我国流行特征

1. 流行概况　我国于1985年6月发现首例输入性AIDS感染者，1987年分离出第一株HIV，1989年在云南首先发现经静脉注射吸毒的HIV感染者，1994年下半年发现大量供血者感染HIV。此后，HIV迅速传播，到1998年6月全国各省均报告了HIV感染者或病人。我国AIDS的流行经历了散发期（1985～1988年）和局部流行期（1989～1994年），自1995年，全国报告HIV感染者人数迅速上升，进入广泛流行期。目前我国艾滋病疫情依然呈上升趋势，但增长速度趋缓，全国疫情总体处于低流行，但按照WHO AIDS流行分类标准，现存活的HIV/AIDS病例数占常住人口比例超过1%为高流行区，我国四川、云南等地有7个县已进入高流行区。截至2014年10月31日，全国报告现存HIV/AIDS者496525例（占全国总人口的0.037%，其中HIV感染者297903例、AIDS病人198622例），死亡153577人。

2. 流行特点　目前我国AIDS疫情主要呈现四个特点：一是疫情呈上升趋势，但上升速度有所减缓，全国疫情整体保持低流行状态，但部分地区流行程度较高，地区分布差异大；二是经静脉吸毒和经母婴传播降至较低水平，异性性传播和男男同性性传播已经成为主要传播途径；三是感染人群多样化，从高危人群向一般人群扩散，流行形势复杂化，中老年人、青年学生等人群疫情上升明显；四是既往感染HIV者陆续进入发病期，艾滋病发病和死亡人数增加。

3. 流行因素　导致艾滋病流行的因素广泛存在。民众对艾滋病的回避和歧视，卫生工作者或同伴教育者很难接触到高危人群，导致人类免疫缺陷病毒抗体检测率较低，公众（特别是女性）缺乏艾滋病预防知识。此外，人口的大量流动、性乱行为增加、城市性病发病增多，以及大众对待艾滋病相关的社会行为更宽容、人们在知识与行为冲突时冲动地选择不安全性行为，都成为促进艾滋病蔓延的重要因素。

三、流行过程

（一）传染源

AIDS病人和HIV感染者是AIDS的传染源。机体从感染HIV到产生HIV抗体即“窗口期”约为3个月的时间，从感染HIV到成为AIDS患者的潜伏期从几年到十几年，一般为

8～10年。感染者在潜伏期即具传染性。因该病的潜伏期很长，所以HIV的携带者是AIDS的重要传染源。

（二）传播途径

HIV感染者的血液、精液、阴道分泌物、皮肤黏膜破损或炎症溃疡的渗出液里都含有大量AIDS病毒，具有很强的传染性；乳汁也含病毒，有传染性；唾液、泪水、汗液和尿液中也能发现病毒，但含病毒很少，传染性不大。所以HIV可通过性接触、血液及医源性、母婴传播；与HIV感染者的一般接触如共同进餐、握手、游泳等都不会被传染。我国在1985年到2005年期间，主要传播途径为静脉吸毒和非法采供血，性传播只占10%；到2012年，性传播达到87%，2014年性接触传播所占比例超过90%，性接触传播中男男性传播感染占25.1%（图20-1）。

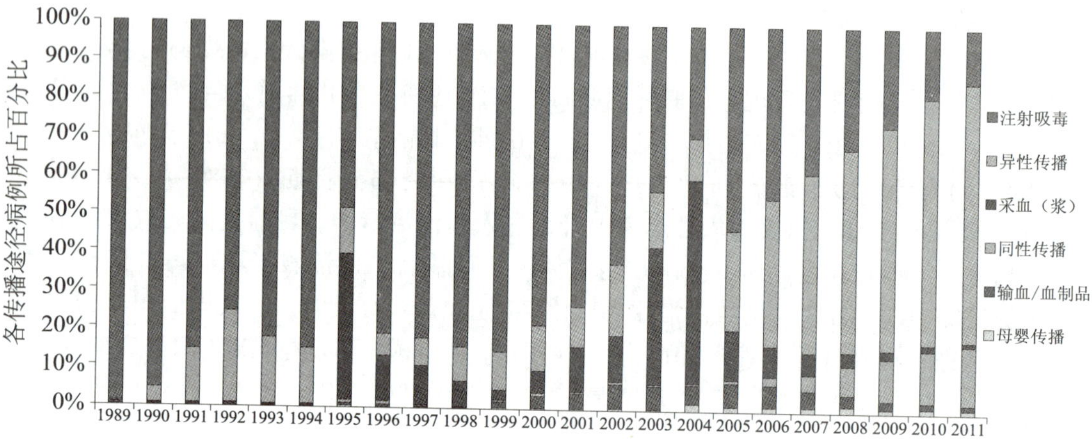

图20-1 1989～2011年我国艾滋病病例感染途径分布及变化趋势

（钱沙沙，2014）

四、预防与控制

AIDS的严重危害迫使各国政府开展了防制AIDS的工作，联合国成立了艾滋病规划署（UNAIDS），作为全球AIDS防制机构，每年发布一份AIDS疫情报告，对AIDS流行趋势做出分析，引导各国更有针对性地对AIDS采取应对措施。世界各国在AIDS的预防控制工作中，积累了许多丰富的经验和有效的控制策略，简要概括为：①政府承担责任牵头组织防控；②广泛的健康教育、在高危人群开展同伴教育；③推广使用安全套；④在吸毒人群实行清洁针具与针具交换，开展美沙酮维持治疗；⑤有效治疗性病，减少HIV感染；⑥自愿咨询检测HIV抗体；⑦孕妇抗病毒治疗减少母婴垂直传播；⑧加强血液管理，杜绝医源性传播；⑨对AIDS病人抗病毒治疗、抗机会感染治疗；⑩对AIDS病人关怀、不歧视。

我国高度重视AIDS防制，为切实加强AIDS防制工作，1996年建立了由国务院领导为组长、34个部、委领导参加的“国务院防治艾滋病性病协调会议制度”，2004年成立了国务院防治艾滋病工作委员会，确立“政府主导、多部门合作、全社会共同参与”的工作原则，和“预防为主，防治结合，综合治理”的防制方针。颁布了《艾滋病防治条例》等法律法规和国家一系列文件，除了采取上节中针对性传播疾病的防控政策措施外，还出台了免费检测、抗病毒治疗、母婴阻断、艾滋病孤儿上学和生活救助的“四免一关怀”政策，规定 HIV/AIDS 及其家属享有的婚姻、就业、就医、入学等合法权益受法律保护。在全国各地设立 AIDS 自愿检测咨询点、美沙酮门诊、筛查实验室、抗病毒治疗定点机构等，建立了功能完善的 AIDS 防治服务网络，加强了 HIV 职业暴露的防护工作。我国控制 AIDS 目标为：到 2020 年，把 AIDS 病毒感染人数控制在 150 万人以内。

防控 AIDS 是《联合国千年宣言》千年发展目标所确定的八项任务之一，这一目标要求到 2015 年，遏止并开始扭转 HIV 及 AIDS 的蔓延，向所有 AIDS 病人提供必要的药物治疗，向 HIV/AIDS 孤儿提供特别援助。另外，联合国 AIDS 规划署也提出了防制 AIDS 的“三零”愿景，即“零新发感染、零歧视、零死亡”，这相对于目前 AIDS 的流行状况，其防制工作面临巨大的挑战。

（王　英）

第二十一章　循证医学

1992年，加拿大麦克马斯特大学根据Cochrane教授的思想，首次提出循证医学（evidence-based medicine，EBM）概念。作为一种新的临床实践模式，循证医学极大地推动了临床医学的发展，主要体现在：①建立国际Cochrane协作中心，对已有的临床试验证据进行收集与总结，并在全球范围内发布；②建立原始研究和二次研究的方法学与报告规范；③推动了国家内或国际间循证临床实践指南的开发与更新；④建立了循证医学资源（如：UpToDate），旨在为知识转化，实现实时循证医疗（point-of-time care）提供有效的支持。

第一节　概　述

一、流行病学与医学研究

随着基于人群的病因研究与疾病调查的开展，经典流行病学方法体系得以逐渐建立与完善，包括观察性研究的完整过程、定量描述、建立病因假设、演绎推理和对新发现的验证，以及实验研究等，流行病学的发展大大推动了医学研究的进步。此外，基于群体的临床观察令医学家们意识到：对于不同治疗效果的比较，最好的方式是以来自同一医院不同病房的患者为受试者，对他们进行规范管理，而受试者没有人为选择医生或治疗的可能，对每一种治疗的结果认真记录，根据统计分析（计数）结果判断哪种治疗效果更好。得益于流行病学的发展，医学研究，尤其是群体水平的研究也因有了方法学指导而获得长足进步，20世纪以来，医学科研工作者发表了大量关于生物学、临床或公共卫生领域的定量研究论文。

二、临床流行病学的发展

随着科技的进步，医学获得突飞猛进发展的同时，临床医学缺乏群体观显然不符合医学发展的客观规律。保罗（John R. Paul）教授，一名传染病专业的内科医生，在1938年为美国临床研究学会（American Society for Clinical Investigation）演讲时提出临床流行病学的概念，旨在从研究患者个体开始，探讨疾病生态学与公共卫生问题。他认为流行病学是在社区人群中研究疾病发生发展规律的，而医务人员可以运用流行病学的方法，以患者个体或患者群体为研究对象，研究和解决遇到的临床实际问题。他强调：临床流行病学在研究目标、研究现场、研究对象等方面有别于经典流行病学，在临床环境下，最好是由进行临床决策的人开展临床研究或临床调查，但临床医生必须采用新的研究技术和统一的研究方法。保罗于1958年出版了第一本《临床流行病学》教材，并开始为医学生开设临床流行病学课程。

正如萨基特（David Sackett）教授指出：临床医学和流行病学是结伴而生、结伴而行的，两个学科互相关联、缺一不可，将流行病学工作者分为临床和非临床是不恰当的，克服两者分离最好的办法是发展临床流行病学。他建议将临床流行病学定位为临床医学的基础学科，强调临床医务人员不仅应具备不断更新的医学知识，还应接受流行病学和医学统计学的知识培训。

1976 年，在美国洛克菲勒基金会（Rockefeller Foundation）的资助下成立了国际临床流行病学工作网络（international clinical epidemiology network，INCLEN），网址为：http://www.inclen.org。INCLEN 的成立极大地推动了临床流行病学在国际范围内的普及，在全世界 34 个国家的 84 所大学建立了临床流行病学单位（clinical epidemiology unit，CEU），其中包括我国的四川大学医学院（原华西医科大学）和复旦大学医学院（原上海医科大学）。

我国王家良教授定义临床流行病学为：临床流行病学是在临床医学的领域内，引入现代流行病学与统计学等有关理论，创新了临床科研的严格设计、测量和评价的临床科研方法学，用宏观的群体观点及相关的定量化指标，从患者的个体诊治扩大到相应特定患病群体的研究，探讨疾病的病因、诊断、治疗和预后的整体性规律，力求排除或防止偏倚因素的干扰，确保研究结果的真实性、重要性与适用性，以创造临床研究的最佳证据（知识），并用于指导防病治病的循证医学实践。20 世纪 70 年代以后，随着临床流行病学的发展，产生了大量的临床研究证据，每年不但有几千个随机对照试验发表，而且关于诊断试验、预后研究与卫生保健质量评价的证据也越来越多。

三、循证医学的问世

科学是在不断发现错误、纠正错误的过程中前行的，因此，评价一种干预措施是否真正有效，需要重复试验。但现实情况是：即使对某种疾病的同一种治疗措施进行评价，由于研究对象的纳入排除标准不同，选择方法不同，样本量大小不同、结局指标的测量方法或诊断水平不同等因素，也可能导致针对同一治疗措施开展的多项临床试验之间的结果并不完全一致。如何弥合临床研究的快速发展与临床实践之间的裂痕，20 世纪 70 年代，Archie Cochrane 提出临床研究者应对已有的临床研究证据，尤其是对有关的随机对照试验进行综合分析，并随着新的临床试验的出现不断予以更新，为临床实践提供可靠依据。需要大家解决的问题有：①临床流行病学的发展，推动了临床研究的进步，当证据数量快速增加时，医生或管理决策者都很难快速、系统、全面地收集到所有相关证据；②同一临床问题的多项研究结果并不完全一致，需要对其进行综合评价；③随着技术进步、制药业的蓬勃发展，需要评价的项目与评价内涵在不断提出挑战；④计算机网络技术与信息检索技术的快速发展，为临床研究证据的总结、发布与传播提供了可能；⑤随着医学研究与医学文献越来越多，如何将科学研究获得的证据与临床信息相整合制订最佳的临床决策，是临床实践中的一个困难。

如何基于越来越多的临床研究证据切实推动临床实践的进步，1992 年，加拿大麦克马斯特大学根据 Cochrane 教授的思想，提出循证医学实践模式，在 JAMA 上首次提出了循证医学概念。

四、定义

当前，被最广泛引用的概念来自加拿大麦克马斯特大学Sackett教授给出的定义，“It is the conscientious, explicit and judicious use of current best evidence in making decisions about the care of individual patients.”。2001年，我国王吉耀教授在《循证医学与临床实践》一书中将其翻译为“循证医学即遵循证据的临床医学，其核心思想是医务人员应该认真地、明智地、深思熟虑地运用在临床研究中得到的最新、最有力的科学研究信息来诊治病人”。Donald和Greenhalgh后来对循证医学的概念进行补充说明，循证医学是通过对临床实践中形成的可回答问题进行系统的研究设计，对相关事件发生的概率与风险进行精确估计以提高临床医生在诊断、治疗、预防等相关领域的传统技能。

循证医学概念中的核心要素为证据、医生与患者。

1. 证据　指与临床实践（诊断、治疗、预后、病因与卫生经济学评价等）直接相关的研究结果。医学证据的来源，包括学术期刊文献、教科书、会议摘要、学术报告、未公开发表的科研论文、政府报告、政策、法律与条例、疾病监测数据、实时通讯、预警系统提供的信息、互联网资源与专家意见等。考虑不同类型研究潜在的偏倚大小将其产生的证据价值排序，由牛津大学循证医学中心提出了基于研究设计类型的分级标准。

证据质量评价对决策是至关重要的，因为无论医生还是患者，对疗效的估计往往取决于对研究质量的信赖程度。如基于2002年发表的一项观察性研究（Ann Intern Med, 2002），卫生机构一直推荐临床医生鼓励绝经后女性使用雌激素替代，以降低心血管疾病的风险，但后来的临床随机对照试验证实：绝经后激素替代治疗反而增加了心血管疾病的发生风险。但是，牛津大学循证医学制订的证据分级只关注研究的方法学质量，对在使用证据进行决策过程中医生的经验判断与患者的价值观和意愿重视不够，并不能真正反映循证医学的内涵。因此，又开发了“GRADE”证据质量和推荐强度分级系统（表21－1），综合考虑专家的“推荐强度”与“证据方法学质量”。

表21－1　“GRADE”证据质量和推荐强度分级

推荐分级	风险/获益清晰度	支持证据的质量	含义
1A. 基于高质量证据的强推荐	获益明显大于风险与负担，反之亦然	结果一致的高质量RCT研究，进一步研究不可能改变目前的结果	强推荐，在大多数情境下，适用于大多数患者
1B. 基于中等质量证据的强推荐	获益明显大于风险与负担，反之亦然	RCT研究存在重要局限性（独立研究间结果不一致、方法学局限性、不准确），进一步研究可能会改变目前的结果	强推荐，可能适用于大多数患者
1C. 基于低质量证据的强推荐	获益明显大于风险与负担，反之亦然	证据源于观察性研究，不系统的临床经验或有重要方法学局限的RCT研究。效应的估计存在不确定性	相对强推荐，获得高质量证据时，可能会改变推荐意见

续表

推荐分级	风险/获益清晰度	支持证据的质量	含义
2A. 基于高质量证据的弱推荐	获益需要与风险和负担进行权衡	结果一致的高质量 RCT 研究，进一步研究不可能改变目前的结果	弱推荐，是否可用于临床需要考虑患者、环境或社会价值
2B. 基于中等质量证据的弱推荐	获益需要与风险和负担进行权衡，获益、风险与负担的估计存在不确定性	RCT 研究存在重要局限性（独立研究间结果不一致，方法学局限性，不准确），进一步研究可能会改变目前的结果	弱推荐，某些情况下其他的选择可能更适于患者
2C. 基于低质量证据的弱推荐	获益、风险与负担的估计不确定	证据源于观察性研究，不系统的临床经验或有重要方法学局限的 RCT 研究。效应的估计不确定	非常弱的推荐，可能有其他选择更好

（http：//www. uptodate. com）

2. 医生与患者　在 Harrison 的内科学原理一书中，编辑们一致认为，“医学实践既是科学又是艺术”。医学科学的作用毫无争议，但艺术则意味着“医学实践是医学科学、医生直觉与判断和患者选择的综合”。医生的直觉与判断决定医生对研究证据的取舍，而患者的期望与价值观也决定了对治疗的选择和依从性。因此，通过系统综述和（或）Meta 分析对已有的研究证据进行综合分析，用医生与患者可以理解的方式发布研究结果，对将医学研究转化为临床实践是至关重要的。

第二节　系统综述

一、定义

在证据分级中，系统综述或 Meta 分析被认为是最佳证据。系统综述定义为：全面收集已发表或未发表的临床研究，对独立研究进行严格的质量评价后筛选出符合质量标准的文章，并运用恰当的统计分析方法对有效的研究结果进行定量综合（Meta 分析），得出可靠的结论。传统综述（review）、系统综述（systematic review）与 Meta 分析的定义见表 21－2。

表 21－2　传统综述、系统综述与 Meta 分析的定义

	定义
传统综述	针对某一研究专题，在检索大量文献的基础上，对已发表文献的研究结果进行综合分析
系统综述	针对某一研究专题，对所有的研究文献进行评价、综合分析，并能保持及时更新的综述可称为系统综述
Meta 分析	在系统综述中，需要采用特定的统计分析策略对若干独立原始研究的结果进行合并时，称之为 Meta 分析

二、步骤

区别于传统综述，系统综述必须按照标准的研究方案实施。

1. 构建一个明确、清晰的可回答问题　系统综述的研究目标是回答一个明确的问题，体现在研究问题的构建上，建议大家采用 PICOs 原则（详见本章第三节）。

2. 系统、全面检索文献　由于阴性结果的研究文献被学术期刊拒绝发表的可能性大于阳性结果，因此，为了避免由于文献检索不全导致的偏倚，系统综述要求系统、全面地检索与研究问题相对应的所有文献。要求制订检索策略，即详细描述检索的范围、步骤与方法。检索策略中应包括检索的数据库信息，检索词及其对应的布尔逻辑、检索步骤等。

3. 筛选文献　全面检索文献往往会得到针对一个研究问题的所有相关文献，有时会有上万篇，如何筛选出与研究问题最相关的文献，需要按照统一的标准与流程进行。且系统综述要求由不少于两个文献综述者按照统一的标准与流程分别筛选，当遇到不一致意见时，还应事先设计好如何处理不一致意见。

4. 偏倚风险评价　系统综述需要针对筛选出来的与研究问题可能相关的文献进行逐一的偏倚风险评价，以保证综述的结论建立在真实可靠的研究结果上。针对每一种不同的流行病学研究，可以采用相应的偏倚风险评价清单或量表评估选择偏倚、信息偏倚与潜在混杂偏倚对研究结果真实性的影响。同样，偏倚风险评价也必须由不少于两个文献综述者按照统一的标准进行评价，当遇到不一致意见时，按事先设计好的方案处理。

5. Meta 分析　Meta 分析是一种对某一研究问题所有相关研究结果进行统计合并的统计分析方法。基于与研究问题相关的、真实性较好的原始研究，我们可以针对主要的研究数据进行统计合并，即 Meta 分析，以获得综合效应估计值。Meta 分析的步骤包括：①各个原始研究结果之间的异质性检验；②如果存在异质性，需要分析造成异质性的原因；③根据异质性原因分析结果，决定是否对原始研究的效应值进行合并统计分析；④选择恰当的统计模型对原始研究的效应值进行合并统计分析。

需要强调的是：Meta 分析主要指系统综述中对独立研究结果进行定量合并的统计分析部分，人们倾向于将采用了 Meta 分析的系统综述称为定量系统综述（quantitative systematic review），不采用 Meta 分析的为定性系统综述（non-quantitative systematic review）。1992 年，随着循证医学概念的提出，在英国成立了一个国际性非营利的民间学术团体，即 Cochrane 协作中心（http：//www. cochrane. org），旨在通过制作、保存、传播和不断更新医疗卫生各领域防治措施的系统综述，提高医疗保健干预措施的效率，帮助人们制订遵循证据的医疗决策。由 Cochrane 协作网完成的高质量的系统综述被誉为提供科学证据的最佳来源。由 Cochrane 协作网协助作者完成并发表在 Cochrane 图书馆（光盘和网络）上的系统综述即称为 Cochrane 系统综述。传统综述、系统综述与 Cochrane 系统综述的主要区别见表 21－3。

表 21-3　传统综述、系统综述与 Cochrane 系统综述的主要区别

特征	传统综述	系统综述	Cochrane 系统综述
研究方案	一般不会预先制订研究方案	不要求预先制订研究方案	要求先提交研究方案，经方法学小组审评，修改后方可开展研究
问题构建	问题不明确，可能涉及多个研究问题，如：难治性白血病异基因骨髓移植后软组织肿瘤的危险因素及治疗的研究（中华内科学杂志. 2006 年第三期）	研究问题要求明确、单一，建议采用 PICO 原则构建研究问题（详见第二节）	要求同系统综述，但会得到专业评价组的审核
检索策略	一般无详细的文献检索策略，或虽然有检索策略但多数没有在综述中给予明确详细的描述	系统收集所有发表与未发表的研究，并对检索策略给予明确详细的描述以保证研究的可重复性	有专门的方法学小组会帮助修改检索策略以保证文献收集的系统性与完整性
原始研究的纳入、排除标准	一般无明确的纳入、排除标准，纳入文献主观、随意	有明确的纳入、排除标准	有明确的纳入、排除标准
纳入研究的偏倚风险评价	多数传统综述不进行偏倚风险评估	需要对纳入的独立研究进行严格评价，但不同研究者采用评价方法可能不尽相同	采用统一的偏倚风险评估工具对原始研究进行严格评价
信息提取方式	主观、随意，无质量控制	采用统一设计的资料摘录表，有严格的质量控制措施，如采用盲法等	同系统综述
数据的合并统计	多为定性分析，常采用非统一的分析和归纳方法	需要对原始数据进行定量合并统计分析时，常采用 Meta-分析	有健全的审稿和编辑系统进行质量把关
结果的解释	定性	定量与定性相结合	定量与定性相结合
综述的更新与完善	少见	没有系统更新和改善的机制	定期更新和完善
发表后的评价与反馈	无	无	要求作者对评论和意见作出及时的反应

（Greenhalgh T，1997）

第三节　循证医学实践

一、实践步骤

循证医学倡导一种区别于传统经验医学的实践模式，分为五个步骤：①构建一个单一、明确的临床问题；②检索所有相关研究文献，包括已发表与未公开发表的研究结果；③严

格评价研究质量；④将现有证据进行综合分析后，充分考虑医生与患者的期望与价值观，基于当前可获得的最佳证据进行决策；⑤对1~4步循证实践的效果进行评估。由以上五个步骤，我们不难设想，循证医学实践的目的旨在基于研究评价与实践效果评价基础上，逐步淘汰无效的、或成本－效果不好的疾病防控措施，最终建立基于循证医学的临床实践模式。

1. 构建单一、明确的临床问题　在构建问题时可以考虑以下几个原则：①循证医学实践要回答的问题更多地应来源于临床诊疗或卫生决策的需求，而不能受利益驱动；②欲研究问题应该是当前已经有大量原始研究但研究结果却存在争议以至于影响了决策行为的"热点"问题；③对研究结果应有一定的可预见性，避免低效、重复劳动。

构建一个好的问题应涵盖几个基本要素：研究人群（population）、干预措施或暴露因素（intervention or exposure）、对照（comparison）、产生的结局（outcome）及时间窗（time），初学者可以参考以下模板定义循证决策问题（表21－4）。

表21－4　PICOT问题的定义与模板

问题类型	定义	模板
干预或治疗	确定哪一种治疗可产生最佳效果	对________患者或疾病（P），________干预或暴露（I）如何作用，与______相比（C），产生什么______结果（O），在_______时间范围内（T）
病因	确定疾病的病因或危险因素	对________患者或疾病（P），暴露（I）于________因素与未暴露相比（C），发生疾病的风险________（O），在_______时间范围内（T）
诊断	确定哪一种诊断试验在疾病诊断过程中是最准确和精确的	对________患者或疾病（P），________诊断试验（I）与________诊断相比（C），能更准确地诊断疾病（O），在_______时间范围内（T）
预后或预测	确定疾病的临床过程及其可能的并发症	对________患者或疾病（P），________干预或暴露（I）如何作用，与______相比（C），会影响________结果（O），在_______时间范围内（T）

（Straus SE，2005）

2. 研究证据的检索与筛选　根据研究问题中明确的上述要素，制订目标明确、全面而可重复的检索策略以确保检索到所有相关文献，包括公开发表与未公开发表的文献。检索策略是指在分析检索信息需求的基础上，选择合适的数据库并确定检索途径和检索词，确定各词之间的逻辑关系与检索步骤的一种计划或思路，以制订出检索表达式并在检索过程中修改和完善检索表达式。需要强调的一点是，由于不同的数据库采用不同的检索词，因此对每一个独特的数据库均应制订相应的检索策略。此外，除检索电子数据库外，对一些重要的、尚未被电子数据库收录的学术期刊，需要手工检索。还应注意对会议论文集、药厂内部的资料等未公开发表的文献进行检索。检索到相关文献后，对原始文献进行系统分析，按照研究方案中设计的纳入、排除标准对原始文献进行筛选。

3. 证据质量与推荐强度分级　目前，GRADE 证据质量与推荐强度分级系统（表 21－1）被广泛采纳，包括：世界卫生组织、美国内科医师协会、美国胸科协会、UpToDate（一个在北美广泛使用的循证医学资源库，http：//www.uptodate.com）及 Cochrane 协作网（http：//www.cochrane.org）。证据的评价内容除了研究结果的真实性外，还需考虑研究结果的临床重要性与适用性。

4. 完成循证决策　基于现有研究证据，考虑目前可利用的卫生资源，与医生及患者的价值取向制订诊疗决策。如首都医科大学附属北京天坛医院王拥军教授主持完成了一项双盲、多中心、安慰剂对照研究，自 2009 年 10 月至 2012 年 7 月，从国内 114 个临床试验点筛选了 41561 例患者，最终 5170 例患者入组，其发病时间在 24 小时内，表现小卒中或高危短暂性脑缺血发作（TIA）。患者被随机分配到两组：①氯吡格雷（负荷剂量 300mg，继之 75mg/d）＋阿司匹林（75mg/d）；②安慰剂＋阿司匹林（75mg/d）。服用 90 天，行意向治疗分析，结果显示，在 TIA 或小卒中后应用阿司匹林及氯吡格雷联合治疗在降低卒中复发风险方面优于阿司匹林单药治疗，且不增加严重出血风险。此研究结果发表后即被美国发布的新版《缺血性脑卒中二级预防指南》引用，建议对小卒中或 TIA 患者发病 24 小时内，使用阿司匹林联合氯吡格雷持续治疗 90 天。但考虑到获益、风险与负担的估计存在不确定性，其证据等级定义为 B 级Ⅱb 类。

5. 对循证实践的效果进行评价　基于当前可获得的最佳研究证据制订决策后，还需对循证实践的效果进行评估，从而逐渐筛选出切实有效、又符合成本效益的干预或治疗措施。

二、实践资源

真正地实践循证医学，需要克服诸多困难，如：①有系统检索文献的能力；②熟悉或精通临床流行病学与卫生统计学，可以识别可能的偏倚；③需要掌握对证据进行 GRADE 分级的能力；④基于现有可获得证据的综合分析结果，考虑医生的期望与患者具体条件进行决策也是一件比较困难的事情。为了可以真正地实践循证医学，研究者们开发了 6S 证据资源金字塔（图 21－1）。

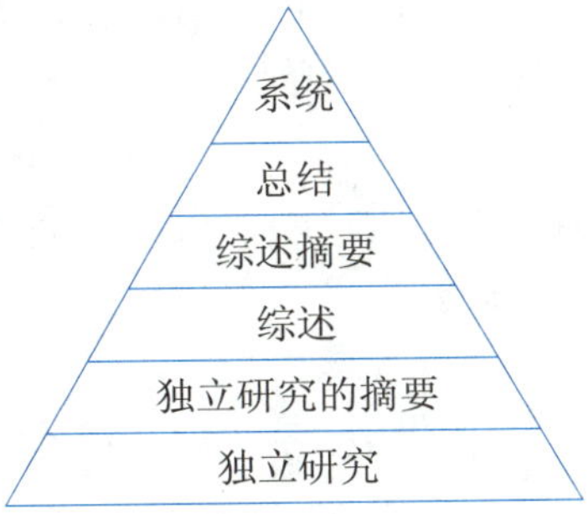

图 21－1　6S 证据资源金字塔

（麦克马斯特大学图书馆，http：//hsl.mcmaster.libguides.com/ebm）

1. 系统（systems）　系统，即计算机辅助决策系统，可以将各级证据资源与患者的个人信息进行整合，是理想的临床决策资源系统。现在尚无成熟的产品。

2. 总结（summaries） 总结是基于现有证据对特定的临床问题制订的可定期更新的临床指南和教科书。分临床实践指南与循证医学文本两类。临床实践指南以美国的国家指南仓库（National Guideline Clsearinghouse）与英国的国家卫生和临床证据研究所（National Institute for Health and Clinical Evidence，NICE）制订的临床指南为代表；此外还有 UpToDate，Best Practice 等为代表的循证医学决策支持数据库。

3. 综述摘要（synopses of syntheses） 综述摘要是对系统综述信息的总结。代表性资源有：英国卫生服务的综述与发布中心相关数据库，如有效性评价的摘要数据库、卫生和技术评价数据库等；Cochrane 摘要；循证医学摘要期刊，如循证医学（Evidence-Based Medicine）、美国医师协会期刊俱乐部（ACP Journal Club）、循证卫生保健和公共卫生（Evidence-Based Healthcare and Public Health）等。

4. 综述（syntheses） 通常指系统综述，即对一个明确的研究问题的所有相关证据进行综合分析。代表性数据库有 Cochrane 图书馆与循证实践中心（Evidence-Based Practice centers）的证据报告等。

5. 独立研究的摘要（synopses of single studies） 独立研究的摘要指高质量的原始研究摘要。此类资源包含在循证医学、美国医师协会期刊俱乐部、循证护理、循证卫生保健和公共卫生等循证医学摘要期刊中。

6. 独立研究（single studies） 独立研究指为了回答特定的临床问题而实施的原始研究，如 PubMed、OVID 等收录原始研究的摘要或全文数据库。

三、实践模式

有了循证医学的证据资源后，我们就没有必要针对每一个需要决策的问题都按循证医学的五步骤进行。循证医学实践可按照以下三种模式实施。

1. 循证医学的使用模式，即在构建明确、具体的问题后，如果可以在证据资源数据库中检索到属于“总结”一层的循证医学资源时，便可以根据患者的具体情况，直接使用已有的循证医学资源。

2. 循证医学的复制模式，即在明确问题后，可以在证据摘要与合成的循证医学资源中找到相关的循证医学研究证据，在对患者与临床可行性进行评估后，将循证医学研究证据复制于自己的临床决策中。

3. 循证医学的实施模式，即在明确研究问题后，只能找到一些独立研究证据或没有证据时，需要实施新的研究提供决策证据。

第四节 循证医学与循证公共卫生

一、循证公共卫生的定义

循证医学的提出，极大地推动了临床诊疗过程中的循证决策能力，提高了临床诊疗水平。这些成果使其他领域的工作者也意识到循证决策的重要性，包括公共卫生领域。美国的“人民健康2020计划”的核心使命之一就是：基于可获得的最佳证据和知识完善政策并改善实践。

1997年Jenicek提出循证公共卫生（evidence-based public health，EBPH）的概念，并对流行病学、循证医学与循证公共卫生之间的内在联系进行了讨论，强调无论是循证医学还是循证公共卫生，其基础都是流行病学。Jenicek将循证公共卫生定义为：在进行包括保护健康、预防疾病、维持与促进健康在内的社区和人群保健决策时，要审慎、公正、明智地运用当前可得到的最佳证据。后来，Brownson等人进一步发展了循证公共卫生的概念，提出：循证公共卫生是指运用科学的推理原则（包括系统的数据分析和信息系统），恰当地提出项目计划模型，制订、执行公共卫生领域的项目与政策，并对其效果进行评估。

因为公共卫生的实质是公共政策问题，政策的制订是一个复杂的过程，除了科学研究生产的证据以外，还包括意识形态、政治的考虑、传统的价值观念、公众的压力、行为惯性、决策者个人的兴趣、经验和利益等。

二、循证公共卫生决策的环节与方法

基于证据的公共卫生决策包含三个环节：首先是证据的生产阶段；其次是总结和传播证据；第三是根据研究证据，考虑公共卫生经验、知识、实践以及社区价值观等多方面因素制订公共卫生决策。

1. 研究证据的产生　在公共卫生政策发展过程中，哪些可以视为证据呢？明确这个概念非常重要。1999年英国政府内阁办公室（UK government cabinet office）对证据做了如下的描述：“专家的知识、发表的研究、现有的统计资料、相关人员的咨询意见、以前的政策评价、网络资源、咨询结果、多种政策方案的成本估算、由经济学和统计学模型推算的结果”。我们可以看到，在这个叙述中，由科学研究生产的证据只是众多证据中的一种。

科学研究产生的证据质量高低及其数量多少往往影响着决策的质量高低。2001年5月，英国牛津循证医学中心的分级和推荐标准首次引入了分类的概念，分为治疗、预防、病因、危害、预后、诊断、经济学分析七个方面，同时结合当前可得到的证据类型与分级标准进行调整和细化，使证据更具有针对性、适用性。区别于临床决策，许多定性研究（德尔菲法、小组访谈等）证据在公共卫生决策中也起到至关重要的作用，尤其是对推广证据使用的外部环境进行评估时。

2. 证据的总结和传播　证据作为解决问题的知识产品，应该为人类所共享，接受公众监督，保证需要者能及时获取，并利用证据解决实际问题。面对日益增多的研究证据，证据的总结与传播便越发重要起来。证据的来源，包括学术期刊文献、教科书、会议摘要、学术报告、未公开发表的科研论文、政府报告、政策，法律与条例、疾病监测数据、实时通讯、预警系统提供的信息、互联网资源与专家意见。时下，支持循证决策的信息资源大量涌现，在临床研究、证据合成和对证据完成的概述大量增多，信息技术和系统日趋完善的共同压力下，信息领域开始提供新型优质服务，Haynes在2001年提出了针对循证信息服务的“4S”模型：将原始研究作为最基层；系统评价（如Cochrane系统评价）作为次基层；然后是概述（如循证医学期刊上对原始研究和综述的简要描述）；最成熟的服务是系统

（如计算机决策支持系统）。现在，已扩展为6S系统，如图21－1。

3. 基于证据进行决策　研究证据是科学决策的重要依据和手段，但证据本身并不等于决策。决策，尤其是公共卫生决策是一个复杂过程，往往受证据本身、决策环境、资源、决策者（技能、经验和偏好）和用户的价值取向等多因素影响。实用的循证决策方法（pragmatic evidence-based approaches）包含系统综述（systematic review）、决策分析（decision analysis）、应用社区信息与流行病学技术方法（community information and epidemiological technologies，CIET）循环和以需求为基础的卫生评价（needs-based health assessment）等。

循证公共卫生决策的方法包含六个步骤：①清晰地描述或陈述公共卫生问题；②检索科学文献并对相关信息进行综合；③评价证据质量，运用现有数据进行定量分析；④考虑公共卫生经验、知识、实践以及社区价值观对证据设定优先顺序，选择最佳证据作为决策依据；⑤制订公共卫生项目或政策，并实施公共卫生干预；⑥对公共卫生项目或政策的效果进行评估。但考虑到公共卫生循证决策除考虑相关研究证据本身外，还需要根据相应的公共卫生经验、知识、实践以及社区价值观等多方面因素进行权衡才能制订科学、可行的公共卫生决策，因此，建议循证公共卫生决策应基于多学科团队的研究及实践成果的基础上完成。

三、循证医学与循证公共卫生的发展及挑战

在提出循证医学概念的20多年以来，人们渐渐接受采用高质量的研究证据，综合考虑临床专家和患者的需求与医院制订决策而不是根据基础科学的研究结果进行推论。循证医学的实践在临床获得了巨大成功，如基于循证医学研究结果，英国国家卫生研究所制订了术后静脉栓塞的预防指南，从而使静脉栓塞并发症明显减少。作为一种新的临床实践模式，循证医学取得的成就主要体现在：①建立国际Cochrane协作中心，对已有的临床试验证据进行收集与总结，并在全球范围内发布；②建立原始研究和二次研究的方法学与报告规范；③推动了国家内或国际间循证临床实践指南的开发与更新；④建立了循证医学资源（如UpToDate），旨在为知识转化，实现实时循证决策（point-of-time care）提供有效的支持。许多已经建立起来的循证医学资源与方法也为循证公共卫生的实施奠定了良好基础。

但在循证医学快速发展的同时，也受到各种质疑，如：①过分强调实验研究的证据是否会削弱基础科学与临床经验的价值；②通过临床试验或社区实验获得的平均效果是否适用于真实世界的患者个体，尤其是那些不同于研究对象特征的患者。目前，循证医学面临的危机有：①打上“质量标签”的证据被既得利益者不合理使用；②证据的数量，尤其是临床指南的容量是难以控制的；③有统计学意义的获益在临床实践中可能并不重要；④固定的规则与技术驱动的行动可能会导致管理驱动的照顾而不是以患者或群体为核心的照顾；⑤循证指南常常不能处理复杂的共患疾病。

而循证公共卫生面临的挑战则在于：①临床干预至产生效果的时间较短，而公共卫生干预至产生效果的时间较长。例如，对吸烟的干预，可能几十年后才能看到降低肺癌的效果，导致相应的证据数量有限；②公共卫生的研究常常是观察性研究及现场或社区实验，如何更科学地对多个研究结果进行合并需要方法学的突破；③更关键的是，循证公共卫生

决策是公共卫生干预项目或措施的制订、执行，在决策过程中，除了考虑项目或措施本身对人群健康状况的改善效应外，还需要考虑诸多社会经济因素。

四、循证医学与循证公共卫生的展望

无论是临床医学还是公共卫生，基于可获得的最佳证据和知识加强政策并改善实践都是医学科研工作者为之奋斗的目标。但流行病学显然是实践循证决策的基石。要切实实践循证决策，专家们倡议采取以下行动：①强化对医学科研工作者的流行病学培训，掌握流行病学基本原理与方法，致力于生产真实性较强的原始研究；②对临床或公共卫生从业人员的培训不应该局限于研究证据的检索与严格评价，而应培训其具备相应的决策制订技能；③在开发证据总结、临床指南或决策支持工具时，必须考虑将来谁使用这些产品，使用的目的以及其约束条件；④发表循证研究结果时，不仅要考虑方法学，而且要考虑研究结果的可用性；⑤政策制订者必须拒绝机械地生产与使用由既得利益者提供的证据；⑥循证决策，尤其是循证公共卫生决策的研究范围应更广泛，由多学科参与，由决策者基于当前可得到的证据与证据使用者共同协商并分享证据。

（彭晓霞）

第二十二章　流行病学研究数据的分析策略

流行病学研究的基本程序包括选题（立题）、设计、观察和实验、数据整理和统计分析及理性概括等。其中，数据管理和分析贯穿整个流行病学研究过程。科学合理地进行数据管理和统计分析，对流行病学研究的顺利实施至关重要。

第一节　研究设计与数据管理分析过程

一、研究设计与数据管理分析步骤

研究设计是流行病学研究工作的起始步骤，也是最重要的环节。首先提出研究设想，确定要回答或解决的问题，明确研究目的；其次，根据研究目的确定相应的分析指标，通过调查和实验，收集研究数据。

研究的实施步骤则和设计思路相反。在严格设计的基础上，首先进行观察和实验，收集相关的数据资料，并对数据进行整理和统计分析，结合归纳、演绎和推理，最终验证所提出的假设或回答所要解决的问题。

数据管理和统计分析贯穿于流行病学研究设计和实施的整个过程中。在研究设计时即应该明确所要收集的数据类型、测量方法、统计分析方法和指标。实际上，流行病学研究实施的过程也可以被认为是数据收集（data collection）、数据整理（data processing）、统计分析（statistical analysis）和结果解释（interpretation）的过程。

流行病学研究设计与数据管理分析步骤的关系如图22－1所示。

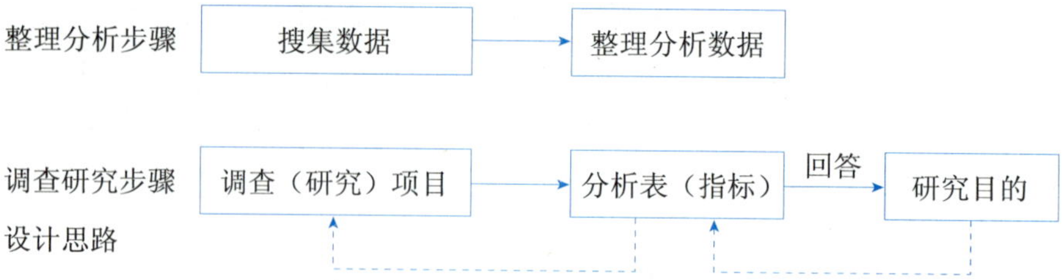

图22－1　研究设计思路和数据整理分析的关系

二、研究计划的制订和数据管理分析

（一）明确研究目的

各项流行病学研究的目的可能不同，但从统计学角度来说，无非解决下列两个问题。

1. 了解参数（parameter），用以说明总体，如通过抽样调查了解某地学龄儿童的身高和体重水平。

2. 研究变量间的关系　通过确立统计学联系来验证因果联系，如探索暴露和疾病之间的因果关系、评价某种预防措施或药物的防治效果等。

研究目的需要通过具体的指标来阐明。确定研究目的是选定研究指标的依据，而研究指标又是研究目的的具体体现。

（二）确定研究对象和观察单位

根据研究目的和指标，确定研究对象和观察单位（observation unit），即划清研究总体的同质范围。如评价某药物对高脂血症的治疗效果，研究总体则包含所有患高脂血症的个体，研究对象则应该是总体的一个代表性样本，观察单位则是样本中每一个患高脂血症的个体。

（三）研究设计类型的选择

流行病学研究设计类型包括描述性研究（普查和抽样调查、生态学研究、个案调查和病例分析等）、分析性研究（病例对照研究、队列研究）、实验性研究（临床试验、现场试验和社区干预试验）和理论性研究等。设计类型的选择主要取决于研究目的和客观条件的限制。如评价某药物的疗效，可采用临床试验研究设计；如探索某罕见病的危险因素，可采用病例对照研究；为了解某病预后的影响因素，则可采用队列研究。

不同类型的研究设计，数据管理和统计分析的方法和指标选择有所不同，应掌握每种具体方法的应用条件，科学合理地选用。

（四）确定研究项目，拟定调查表或原始数据记录表

1. 研究项目的确定　研究项目的确定主要取决于研究目的和分析手段。流行病学研究项目通常包括一般情况（如姓名、性别、出生日期、出生地、民族、文化程度、职业等）和研究项目（也即研究变量，包括疾病史、家族遗传史、吸烟史、饮酒史、饮食习惯、体力活动、月经生育史、职业暴露史、体格检查和实验室检测等）。

2. 调查表和原始数据记录表的设计　调查表是通过把拟收集的数据项目用恰当的措辞构成一系列问题的“答卷”，也称“问卷（questionnaire）”。调查表是流行病学研究资料收集的最主要工具。调查表如何设计取决于研究目的和分析手段的需要，关键在于保证所获得信息具有全面性、针对性、准确性和可靠性。

（五）样本含量的估计

样本含量（sample size）的估计是流行病学研究设计的一个重要内容。流行病学研究对象一般为人群样本，影响研究结果的因素多而复杂，研究变量变异较大，样本含量的估计更为重要。样本含量的大小至少满足“统计学效率”。样本含量大小主要取决于研究单位的变异大小、两组或多组可能差异的大小、精确性（容许误差）的要求、第一类错误（α）和第二类错误（β）的设定。不同研究设计可用各自样本含量计算公式来估计，也可采用专门的计算机软件（如 Epi Info、EpiCalc 等）来估算。

（六）原始资料的收集

原始资料（raw data）的来源包括常规报表、实验数据和现场调查资料等。收集方式包括直接观察法（体格检查、各种实验室检测分析等）和采访法（访问、调查会及信访、电话访问等）。资料的收集是整个研究工作的中间环节，所收集资料的质量将直接影响研究结果的真实性与结论的正确性。收集原始数据时应严格质量控制措施，避免或减少信息偏倚。

（七）质量控制

质量控制是决定研究结果科学性的关键。流行病学研究所获取的数据只有准确地反映客观现实，通过归纳、比较、推理所获的结果才具有科学性，否则就会产生系统误差（systematic error），即偏倚（bias）。偏倚包括选择偏倚（selection bias）、信息偏倚（information bias）和混杂偏倚（confounding bias）三类。流行病学研究的质量控制即是控制这三类偏倚对结果真实性的影响。只有通过严格的质量控制措施，才可以保证所获研究资料的准确性、可靠性和完整性。

（八）数据资料的管理

数据资料的管理包括录入计算机前的核对、录入时的质量控制和录入后的核对、分组、编码等。

1. 录入前的核对　在研究开始时，应采取措施保证原始数据的准确性。通常通过制订规范的质量控制系统来避免或减少调查研究中的信息偏倚。录入前的核对包括检查调查表中有无漏项、填写错误、及时纠正等内容，录入前核对和纠错有利于数据录入。

2. 录入计算机，建立数据库　可以通过统计分析软件或数据库管理软件录入调查表信息，建立数据库（database）。常用的软件有 Epi Info、EpiData、SPSS、和 Excel 等。录入软件的选择，取决于数据量的大小（包括记录数、变量数）和对录入效率的要求等。记录数和变量数较大时，建议采用 EpiData 或 Epi Info 软件录入数据。

3. 录入后处理　主要包括逻辑核对、编码、新变量的建立和变量转换等。

（1）逻辑核对（logic checking）：在数据库或统计分析软件中通过排序（sorting）等方法查看极大值或极小值，再重新核对某些极端值，以决定取舍或修正。

（2）数据的编码（coding）和转换（transforming）：有时需要根据连续性资料的值来对个体进行分类，如根据血压值判定是否为高血压患者，或根据既往有无糖尿病病史或口服糖耐量试验（OGTT）血糖值综合判定其是否为糖尿病患者或分型，则需要重新编码。

（3）建立新变量：将数据编码和转换的结果赋值于新变量。如新建立“DM”变量，“1”表示糖尿病患者，“0”表示非糖尿病患者；又如建立“BMI”变量表示体质指数（BMI），根据体重（weight）和身高（height）两个变量值，利用公式对“BMI”赋值。

（4）分类变量转换成哑变量（dummy variable）：对于名义数据（如血型、性格类型等），因为各类别间并不呈等级关系，在进行多因素分析（如多元回归分析、Logistic 回归分析，Cox 回归分析）时，不能使用原始数值，必须进行变量变换，将该变量转换成 $n-1$（水平数 -1）个哑变量，再将这些变量纳入多因素模型中。

第二节　数据类型与统计分析方法选择

一、流行病学研究的数据类型

整理和统计分析资料时一般先区分数据的类型。流行病学研究数据大体上可分为三种类型：定量数据（quantitative data）、等级数据（ranked data）和名义数据（nominal data）。

1. 定量数据　用定量的方法测量每个观察单位的某项（或几项）指标，所得的数据资料称为定量数据，也称计量资料（measurement data）。每个观察个体的某项指标记以一个数值，如身高、血压、白细胞数等。定量数据又可分为两类：一类是离散型数据（discrete data）或间断型数据（discontinuous data），它们往往是一种计数，如每名儿童口腔中的龋齿数、一个路段一年内的车祸次数、一个显微镜视野下的阳性细胞数等，这种计数只能是0和正整数，不会是负数，也没有小数点；另一类是连续型数据（continuous data），理论上在任何两个数值之间都还有无穷多个数据，如身高在165.5cm和165.6cm之间理论上存在着无穷多个数据。

2. 等级数据　将观察单位按某种属性的不同程度分组，所得的各组观察单位数为等级资料，又称有序分类数据（ordinal data）或半定量数据（semi-quantitative data）。这类数据一般无单位，但组与组之间有大小之分，或程度差别，而组内不分大小。例如临床疗效痊愈、显效、好转和无效。

3. 名义数据　各类数据之间没有顺序或等级关系。如白细胞分类的中性粒细胞、淋巴细胞、嗜酸性粒细胞、嗜碱性粒细胞等，男性和女性。

等级数据和名义数据也被称为定性数据（qualitative data）、属性资料（attribute data）或计数资料（enumerative data 或 count data），资料中每一观察指标是以其性质为特点的，如血型、性格类型、发病与否、病情轻重等。对计数资料做整理，主要就是清点各种属性的个数，有时还需要对属性本身做归类。有些等级数据或名义数据可以分成两类。如生、死，男、女，阳性、阴性，有效、无效，暴露、不暴露，发病、未发病，患病、未患病等，属两分类数据（dichotomic data）。等级和名义数据也可以是多分类的。

不同类型的数据，在选择研究方法时有所不同。实际工作中，根据统计分析的需要，对这三类数据可进行适当的变换或重新编码（recoding）。

二、数据类型的转换

根据研究目的和统计分析的需要，定量数据和定性数据可以互相转化。例如，血压值为定量数据，但如果将一组20～40岁成年人的血压按诊断标准分“正常”与“异常”两组，再统计各组人数，于是血压这一定量数据就转化成为定性数据了。又如年龄资料为定量数据，但可以按10岁为1个年龄组，将人群年龄分为<10、10～、20～、30～、40～、50～、60～、70～等8个年龄组，这样定量数据便转换为等级数据。又如诊断试验中，将某些阳性体征根据确诊病人的概率赋予分数，分数的多少代表确诊概率的大小，这样原来的定性数据就转化为定量数据。

定量数据转换为定性或等级数据时，常用的选择分组切割值（cut-point value）方法有：①以正常参考值或临床诊断标准作为分组依据。如空腹血浆血糖值根据临床诊断标准：<6.1 mmol/L（110 mg/dl）为“正常血糖＝0”；≥6.1 mmol/L（110 mg/dl）及<7.0 mmol/L（126 mg/dl）为“糖耐量低减（IGT）＝1”；≥7.0 mmol/L（126 mg/dl）为“糖尿病＝2”。②某些定量指标尚无公认的正常参考值，可根据均数或四分位间距值，将其分为两组或四组。

③根据数据的分布特点和研究需要，自行确定，但要能对统计分析结果做出合理的解释。

三、统计分析方法和指标

首先应考虑研究目的和研究设计，再根据资料的类型和资料的分布情况选择合适的统计分析方法进行数据分析。流行病学研究数据的统计分析，可以利用统计软件在计算机上进行。常用的统计分析软件有 SAS、SPSS、STAT、Epi Info、EpiCalc 等，其中 SAS 和 SPSS 适应于数据库数据的统计分析，EpiCalc 适用于表格数据的统计分析，Epi Info 则两者均可。统计分析包括统计描述和统计推断。

（一）统计描述

1. 定量数据的描述　定量数据的描述指标包括均数（或几何均数）±标准差（$\bar{x} \pm s$）、中位数（median）、百分位数（percentile）、变异系数（coefficient of variation，CV）、极差（range）以及偏度系数（coefficient of skewness）、峰度系数（coefficient of kurtosis）和总体95%可信区间（confidence interval，CI）。定量数据的统计描述方法见图 22 -2。

- 中位位置 —分布类型→
  - 正态分布→均数
  - 非正态分布
    - 对数正态分布→几何均数
    - 其他分布→中位数
- 离散程度
  - 标准差
  - 变异系数
    - 均数相差大
    - 观测单位不同时的比较

图 22 -2　定量数据统计描述方法小结

（金丕焕，2000）

2. 定性数据的统计描述　定性数据可通过计算各种相对指标来描述，包括率（rate）、比值（ratio）或构成比（proportion）。如发病率、病死率、*N* 年生存率、治愈率、缓解率、相对危险度（relative risk，RR）、比值比（odds ratio，OR）、标化死亡比（SMR）等。应用过程中，应注意率和比的区别。定性数据的统计描述方法见图 22 -3。

- 二分类→
  - 率
  - 构成比
- 多分类→
  - 名义数据→构成比
  - 等级数据→构成比、平均得分
- 联系强度→
  - 各种设计→OR
  - 队列研究设计→RR
  - 现况研究设计→患病比

图 22 -3　定性数据统计描述方法小结

（金丕焕，2000）

（二）统计推断

1. 假设检验　包括定量数据分布类型的假设检验——正态性检验；定量数据方差的假设检验——方差分析（analysis of variances，ANOVA），包括成组设计多个样本均数的比较、配伍组设计多个样本均数比较、多个样本均数的两两比较、多个实验组和一个对照组均数间的两两比较等；定量数据均数的假设检验——t 检验和 ANOVA；定性数据分布情况或位置的假设检验（χ^2 检验）等。定量数据差别的假设检验方法见图 22－4。

- 配对比较
  - 正态→配对 t 检验
  - 非正态
    - 数据转换→符合正态分布后，采用配对 t 检验
    - 非参数成对比较→符号检验或符号等级检验
- 两组比较
  - 正态→成组比较 t 检验
  - 非正态
    - 数据转换→符合正态分布后，采用成组比较 t 检验
    - 非参数成组比较→等级秩和检验或中位数检验
- 配伍组比较（→多重比较）
  - 正态→随机区组 ANOVA
  - 非正态
    - 数据转换后→随机区组 ANOVA
    - 非参数配伍组比较→M 检验或 F 检验
- 多组比较（→多重比较）
  - 正态→完全随机设计 ANOVA
  - 非正态
    - 数据转换后→完全随机设计 ANOVA
    - 非参数多组比较→H 检验或中位数检验

图 22－4　定量数据差别的统计学检验方法小结

（金丕焕，2000）

2. 变量之间的关系分析　包括定量数据相关分析（以直线相关为例，用于双变量正态分布资料）、回归分析（包括直线回归、多元线性回归、Logistic 回归和 Cox 回归等分析）和定性数据（R×C 表数据）的关系分析。见图 22－5 和图 22－6。

- 回归分析
  - 一般定量数据→线性回归
  - 等级或名义数据→Logistic 回归
  - 时间变量→Cox 回归

图 22－5　回归分析小结

（金丕焕，2000）

- 行—名义变量，列—名义变量 →一般联系—Pearson χ^2 检验（χ^2_P）
- 行—名义变量，列—等级变量 →行平均得分差检验（χ^2_D）
- 行—等级变量，列—等级变量 →相关分析（χ^2_R）

图 22－6　列联表数据分析小结

（金丕焕，2000）

（三）统计分析方法汇总

按应变量和自变量性质归类，相应的统计分析方法见表 22－1。

表 22－1　统计分析方法汇总表

应变量个数	自变量性质	应变量性质	采用的统计分析方法
1	无自变量（1 个总体）	连续且正态	单样本 t 检验
		有序或连续	单样本中位数检验
		二分类	二项检验
		分类	拟合优度检验
	1 自变量 2 水平（组间独立）	连续且正态	两独立样本 t 检验
		有序或连续	Wilcoxon-Mann Whitney 检验
		分类	χ^2 检验
			Fisher 确切概率检验
	1 个自变量，2 个或以上水平（组间独立）	连续且正态	单因素 ANOVA
		有序或连续	H 检验（Kruskal Wallis 法）
		分类	χ^2 检验
	1 自变量 2 水平（组间相关/配对或配伍）	连续且正态	配对 t 检验
		有序或连续	Wilcoxon 符号秩和检验
		分类	McNemar χ^2 检验
	1 个自变量，2 个或以上水平（组间相关/配对或配伍）	连续且正态	单因素重复测量 ANOVA
		有序或连续	Friedman 检验
		分类	重复测量 Logistic 回归分析
	2 个或以上自变量（组间独立）	连续且正态	ANOVA
		有序或连续	秩变换后 ANOVA
		分类	Logistic 回归分析
	1 个连续性自变量	连续且正态	相关分析
			简单线性回归分析
		有序或连续	非参数相关/ Logistic 回归分析
		分类	单因素 Logistic 回归分析
	1 或多个连续性自变量和（或）1 或多个分类自变量	连续且正态	多因素线性回归分析
			协方差分析
		分类	多因素 Logistic 回归分析
			判别分析
2 个或以上	1 个自变量，2 个或以上水平	连续且正态	One-way MANOVA
2 个或以上	2 个或以上自变量	连续且正态	多变量多重线性回归分析
2 组变量	0	连续且正态	典型相关分析
2 个或以上	0	连续且正态	因子分析

（James DL，2006）

第三节 数据管理和分析的原则

一、忠实于原始数据

忠实于原始数据是必须具备的科学精神。流行病学研究必须遵循客观现实，其本质是通过观察、实验，描述或模拟疾病和健康状态的人群现象，或者通过实验动物模型模拟疾病和健康状态的发生、发展，经过科学的归纳、分析和逻辑推理得出普遍性的规律。只有客观地记录、复制原始数据，才能使所获结果接近真实的情况，才能再现出客观规律。通常，研究结果和客观现实之间，总会存在或多或少的不一致，即误差（error），包括随机误差和系统误差。流行病学研究过程中，应尽量通过科学的设计和严格的质量控制措施，控制系统误差。

二、重视数据资料的处理过程

数据处理是统计分析前数据管理中必不可少的步骤，应给予足够的重视。数据资料处理的目的：一是保证被分析数据的正确性，和获得的客观结果尽可能保持一致，控制信息偏倚；二是使原始数据经过编码、转换、重新赋值后符合进一步统计分析的需要。

数据处理过程往往会花费研究者大量的时间，尤其在涉及较大规模的人群调查研究时。由于现今的统计分析软件大都具有较好的功能模块，一旦研究数据处理充分，统计分析过程就会大大简化。

三、选择合适的统计分析方法和指标

统计分析方法的选择主要取决于数据的类型，定量数据、定性数据的统计分析方法各不相同；同时，描述和统计分析方法的选择又取决于数据的分布类型，大多数统计分析方法要求符合正态分布或近似正态分布。

（一）数据转换

选择统计分析方法时，必须遵循科学和客观的原则，只能根据研究数据的类型和分布特点来做出选择，并要求最大限度地利用数据的“统计学信息”。不能满足正态分布的条件时，可以通过适当的数据转换（如对数转换、平方根转换等）以达到要求。避免主观地选择统计分析方法和指标，以迎合自己的需要。

常用的数据转换类型及方法如表 22－2。

表 22－2 常用的数据转换类型及方法

数据类型	转换方法	举例
Poisson 分布	平方根转换 $x' = \sqrt{x}$	水中细菌数、单位时间放射性计数等
二项分布	反正弦函数转换 $x' = \arcsin\sqrt{p}$	非传染病患病率、白细胞百分数、淋巴细胞转换率等

续表

数据类型	转换方法	举例
标准差与均数呈正比关系	对数转换 $x' = \log x$	发汞含量

（金丕焕，2000）

（二）正态性检验

流行病学研究数据分析中常用的 t 检验和 ANOVA 是统计学家根据数据为正态分布且各组总体方差相同的条件下推导出来的，因而用以分析的数据应该是正态的而且样本方差间差别无统计意义（方差齐）。正态性及方差齐性检验的方法见表 22－3。在 SPSS 软件中，可通过 Nonparametric Tests 过程中的 One-Sample Kolmogorov-Smirnov Test 进行正态性检验。

表 22－3　常用正态性及方差齐性检验的方法

检验内容	检验方法
正态性	用直方图或正态概率纸进行观察
	用矩法、W 法或 D 法进行统计检验
两组方差齐性	F 检验
多组方差齐性	Bartlett 检验

（金丕焕，2000 年）

一般来说，t 检验和 ANOVA 是比较稳健的。当上述前提条件有所违反时对结果影响不太大。因而在一般情况下还是可以用的，不必太多顾虑。只有在与这些前提条件要求相距过远时才会有重大影响。

（三）非参数统计法

当 t 检验或 ANOVA 的前提条件不能满足而对数据的总体分布不能确定或没有适当的转换方法时，可以用一种不依赖于某一专门的总体分布因而也与参数无关的方法，称为非参数统计法。非参数统计法往往也适用于等级数据。非参数统计法与参数法在无效假设是正确时，其效率相同。当无效假设不正确而分布为正态时其效率稍差；当分布为非正态时，其效率优于参数法。

相应于 t 检验和 ANOVA，有以下一些非参数统计方法（表 22－4）。

表 22－4　常用非参数统计方法小结

设计方法	参数统计方法	非参数统计方法
配对比较	配对 t 检验	符号检验*、符号等级检验（Wilcoxon 法）
两组比较	成组比较 t 检验	两样本等级秩和检验（Wilcoxon Mann and Whitney 法）、中位数检验*
配伍组比较	随机区组 ANOVA	M 检验（Friedman 法）
多组比较	完全随机设计 ANOVA	H 检验（Kruskal and Wallis 法）

注：*效率较差的方法

非参数方法在配伍组设计或多组比较时也有多重比较的方法可用。具体参见相关统计学书籍。

（四）分析指标的选择

对不同的研究设计类型来说，应选择合适的分析指标。分析指标的选择主要取决于研究的目的、设计的类型和所获数据信息。流行病学研究常用分析指标包括各种率（如发病率、患病率、死亡率、病死率、治愈率、缓解率、有效率、保护率、*N* 年生存率、累积发病率、发病密度等），比和构成比（如比值比、相对危险度、标化死亡比、灵敏度、特异度、阳性预测值、阴性预测值等），均数（算术均数、几何均数），以及其他特定的指标（如遗传度、分离比、伤残调整寿命年、潜在减寿年数、正确诊断指数）等。

值得注意的是，由于大多数流行病学研究的对象只能是同质总体的一个样本，因而不仅要分析每个指标的点值（point value），而且要计算其95%的可信区间，以估计总体的95%可能范围，用样本估计总体，由“特殊”推导出“一般”情况。

四、科学合理地解释数据分析结果

一般来说，要从统计学、逻辑学和生物医学三个方面科学、合理地解释数据统计分析结果，正确认识统计学联系和因果联系的区别，并应用因果关系判定的标准进行评判。

（一）统计学解释

1. 了解不同研究设计的效率、优点和局限性　在验证病因假设时，实验研究和队列研究验证因果关系的能力较病例对照研究强；横断面研究由于同时调查某个时点上的暴露因素和疾病现况，无法确定暴露和疾病发生的时间先后顺序，验证病因假说的能力较弱；个案调查和病例分析由于未特设对照组，缺乏严格的设计，一般仅能提供病因线索。

2. 理解样本和总体的关系　由于流行病学研究的对象不可能包含总体中的全部个体，多为总体的一个样本，通过样本资料来推断总体。实际上，从选择研究对象的角度来说，绝大部分流行病学研究都是“抽样调查”或“抽样研究”。抽样研究的目的是用样本指标推断总体。在解释结果时：①应从抽样的随机化程度和样本含量两方面解释样本的代表性；②合理分析抽样误差和选择性偏倚对研究结果的影响；③样本指标只是点值估计（point estimate），应推算抽样总体指标——95% *CI*，即进行区间估计（interval estimate），用样本资料推断总体可能的范围。

3. 正确认识 *P* 值大小和统计学显著性，合理解释统计分析结果　统计学检验通常是根据样本指标来计算统计量，再根据统计量大小确定拒绝或接受“无效假设（H_0）”概率（*P* 值），如 $U>1.96$，$P<0.05$，即按 $\alpha=0.05$ 水准，拒绝 H_0，接受“备选假设（H_1）”，表明具有统计学显著性或具有统计学意义。但“0.05”只是一个人为规定的界值，表示出现第一类错误（假阳性）的可能性。在报告统计分析结果时，应列出统计量和所对应 *P* 值的具体数值，让评阅人或读者去判断统计学意义的大小，如 $\chi^2=3.84$，$P=0.05$，而不是单单列出“$P>0.05$”或“$P<0.05$”。

（二）逻辑学解释

对统计学分析结果的解释要遵循科学的逻辑推理准则。流行病学研究中常用两种逻辑推理方法：假设演绎法（hypothesis-deduction method）和Mill准则（Mill' s cannon）。具体参见相关专业书籍。

1. 假设演绎法　假设演绎法的基本推理形式为：①得到假设H，并且如果H则证据E；所以推出证据E；②获得证据E，并且如果H则证据E；所以假设H成立。假设演绎法的整个推论过程为：从假设演绎导出具体的证据，然后用观察或实验检验这个证据，如果证据成立，则假设可能成立。从一个假设可推导出多个具体证据，经验证证实的证据越多，或证实的条件越多种多样，则支持该假设的概率就越大。

2. Mill准则　科学研究的核心问题是证实因果关系。Mill首先将因果推理的原则加以系统化，提出了科学实验四法，后人进行了修改完善，成为科学实验五法，即：求同法（method of agreement）、求异法（method of difference）、共变法（method of concomitant variation）、类比法（method of analogy）和剩余法（method of residues）。Mill准则是因果关系研究中最常用的推理方法。

（三）生物医学解释

根据现有的生物医学知识对所获结果进行客观评价，对于结果的解释是否与现有的理论知识相矛盾，是否符合疾病自然史和生物学原理，是否与现有生物医学领域的研究成果一致。可通过下述方式进行评价：①和国内外既往的研究结果比较；②和国内外同期的研究结果比较；③从相关学科中寻找支持和不支持该结论的证据。通过比较，结合假设演绎法、Mill准则和病因推断的标准进行综合评判，合理解释。当然，少数创新性的研究结果可能不是"言之有理"，因为这种"合理性"判断会受到现有科技水平、评价者知识背景和能力的限制，存在一定的局限性；但在绝大多数情况下，应该能从生物医学角度对研究结果做出合理解释。

（四）深刻理解统计学联系的本质

了解统计学联系的本质对正确解释数据分析结果至关重要。广义的统计学联系是指任意两个或两个以上变量之间的统计学关系显著。流行病学研究通常根据观测或实验所获得的数据，来判定变量之间是否存在统计学联系。如两组或多组的计量指标，经过t检验或方差分析，判定差异是否有显著性；或根据病例组和对照组暴露比例的差异是否具有显著性，来判定暴露和疾病之间是否存在统计学关联。

根据研究数据所确定的"显著"关系，只是"统计学"上的联系。统计学联系只是表面现象，据此能否确定变量间存在"真实的联系"或"因果联系"，还要看具体的研究设计和实施能否客观地"复制"或"模拟"真实的情况，并通过科学的归纳和逻辑推理来解释。

机遇、偏倚和真实的联系都有可能使研究结果呈现"统计学联系"，也即研究所得出的"统计学联系"，既可能是真实的联系（即因果联系），也可能由于研究中的机遇或（和）偏倚所致。

机遇（chance）所引起的误差，称随机误差（random error）或抽样误差。抽样误差的大小一般可以估计。

偏倚为系统误差，是指在流行病学研究的设计、实施和统计分析过程中，由于方法的局限和（或）错误，使研究结果系统地偏离真实情况。偏倚是一种错误，影响结果的真实性，应力求避免、控制；偏倚的控制是流行病学研究质量控制的核心内容。

流行病学研究的核心即是估计随机误差、控制偏倚，从而凸现出真实的联系。因此，在研究实施、论文撰写或评阅时，对呈现“统计学联系”的结果，应结合研究的设计、实施、数据整理和统计分析等多个环节的质量控制情况，科学、客观地进行解释和评价。

第四节　三种研究类型统计分析方法和指标的选择

下面概括介绍三种常用的流行病学研究设计的统计分析思路、方法和指标。

一、抽样调查

（一）分析思路和指标

1. 描述抽样方法，设计样本量、调查样本量、应答率等。

2. 计算有关统计指标　包括患病率、感染率、暴露率等频率指标，有关计量资料的均数、标准差、标准误、95%的可信区间等。

3. 描述疾病或健康状态的分布　结合频率指标，通过图表或文字按时间、地区和人群描述疾病或健康状态的分布。可先按某个因素分层描述分布，再按多个因素描述分布，如按时间－地区、地区－人群、时间－人群等不同分层方法进行描述。计量资料的比较采用 t 检验或 ANOVA，率的比较采用 χ^2 检验或 U 检验。可按表 22－5 格式描述。

表 22－5　某地某病的性别、年龄分布例表

年龄（岁）	男性			女性			合计		
	调查人数	患病人数	患病率（%）	调查人数	患病人数	患病率（%）	调查人数	患病人数	患病率（%）
20～									
30～									
……									
合计									
χ^2 趋势									
P 值									

4. 分析性描述　对某些因素和疾病或健康状态之间的关系，可做初步的相关或关联分析。也可选择适当的自变量和因变量进行多因素分析。关联的统计推断采用 χ^2 检验或 Logistic 回归分析。关联强度的指标包括比值比（odds ratio，*OR*）或相对危险度（relative risk，*RR*）、人群归因危险度百分比（population attributable risk percentage，*PARP* 或 *PAR%*）等。

（二）结果解释

一般先说明样本的代表性、应答率等情况，然后分析调查中有无偏倚及其来源、大小、方向和调整方法，最后归纳疾病或健康状态分布规律的正确性及可能提供的病因线索。

（三）注意事项

现况研究资料分析所获结果的价值，取决于资料质量的优劣和分组、归纳方法是否恰当，尤其是偏倚的影响至关重要。在分析某因素与某疾病或健康状态之间的关系时，要注意现况研究通常无法确定暴露和疾病之间的时间先后顺序。在和其他地区进行疾病频率比较时，必须考虑到年龄等非研究因素的影响，需将疾病频率按标准人口构成标准化后才具有可比性。

二、病例对照研究

（一）分析思路和指标

1. 首先描述病例和对照的来源、代表性和人口学特征（如性别、年龄等）。

2. 病例组和对照组的均衡性检验　比较两组研究因素之外的其他因素是否均衡可比，计量指标的比较（如两组平均年龄的比较）可采用 t 检验、ANOVA；计数指标的比较（如两组性别构成比较）可采用 χ^2 检验。病例对照研究均衡性检验结果常用表 22－6 形式描述。

表 22－6　病例组和对照组一般情况均衡性检验结果例表

变量	病例组	对照组	统计量	*P* 值
性别	男/女	男/女		
年龄	$\bar{x} \pm s$	$\bar{x} \pm s$		
……				

3. 描述和比较病例组和对照组之间研究因素暴露率的差异，推断暴露和疾病之间是否存在统计学关联（χ^2 检验），计算关联强度（*OR*）。

病例对照研究单因素分析结果常用表 22－7 形式描述。

表 22－7　某疾病危险因素病例对照研究单因素分析结果例表

暴露因素		病例组		对照组		*P* 值	*OR* 值 (*OR* 95% *CI*)
		N	暴露率	*N*	暴露率		
因素 1	有						
	无						
因素 2	有						
	无						
因素 n	有						
	无						

病例对照研究多因素分析目前常采用 Logistic 回归模型法，结果常用表 22－8 形式描述。

表 22-8　某疾病危险因素的多因素 Logistic 回归模型例表

因素	β	$Se(\beta)$	P 值	OR 值	OR 95% CI
变量 1					
变量 2					
变量 n					

（二）结果解释和注意事项

1. 病例对照研究设计是医学研究中常用的一类设计方法，结合其衍生出来巢式病例对照研究（nested case-control study）、病例-病例研究（case-case study）、病例交叉设计（case crossover design）、病例系列研究（case series study）等，可广泛应用于疾病危险因素的探讨、分子流行病学研究、遗传流行病学研究、疾病预后因素的研究等方面。

2. 对病例对照研究来说，由于病例组和对照组一般不是来自同质总体，且该研究容易产生选择性偏倚、信息偏倚和混杂偏倚，影响其验证假设的能力，因而下结论时要慎重。

3. 目前，病例对照研究设计的资料通常直接采用 Logistic 回归模型进行分析，以控制和分析混杂作用和交互作用。Logistic 回归分析对数据库结局变量的设定、自变量的编码、结果的解释有一些特殊要求，参见本章第五节和相关参考书。

4. 表格数据可用 Epi Info 软件或 EpiCalc 软件分析，可计算χ^2值、OR 值、OR95% CI，也可进行分层分析、分级分析、趋势性χ^2检验，非常方便、直观。

三、随机对照试验

随机对照试验（randomized controlled trial，RCT），也称随机对照双盲试验。目前，RCT 设计是考核预防措施效果和临床药物疗效的标准设计形式。

（一）分析思路和指标

1. 首先描述实验组和对照组的入选标准、样本代表性、随机分组方法等。

2. 描述实验组和对照组的一般情况，对两组非研究因素进行均衡性检验。计量资料比较采用 t 检验、ANOVA 或秩和检验；计数资料采用χ^2检验；等级资料也可采用秩和检验。

3. 比较实验组和对照组的效应差异，如两组血糖值、SGPT 的比较，或两组有效率、缓解率的比较等。计量资料比较采用 t 检验、ANOVA 或秩和检验；计数资料采用χ^2检验；等级资料也可采用秩和检验。

4. 评价治疗措施效果的主要指标有有效率、治愈率、N 年生存率等；评价预防措施效果指标有保护率、效果指数、抗体阳转率和抗体几何平均滴度等。

（二）结果解释和注意事项

1. 严格意义上的临床试验应遵循下述原则　研究对象的代表性、对照原则、随机化分组原则和盲法观测原则。缺少上述要素或缺乏质量控制措施，则影响检验假设的能力。

2. 临床试验根据设计形式又可分为　平行设计（parallel design）、交叉设计（crossover design）、析因设计（factorial design）和序贯设计（sequential design）等类型。RCT 设计主要是平行设计。其他类型设计的资料分析方法和 RCT 设计不同，具体方法请参见有关统计学参考书。

第五节 Logistic 回归模型及其流行病学研究中的应用

一、概述

流行病学研究的难点之一是混杂因素不易控制，即使简单的暴露与疾病联系，也常受年龄、性别、种族、社会经济水平及其他多种暴露因素的影响，因此常用的计算相对危险度或比值比的方法，不能适用于混杂因素较多的复杂情况。通常有两种办法可以解决上述问题。一种是用 Mantel-Haenszel 提出的分层分析方法，分别处理有关协变量，但随着分层的增多，每层各个格子的观察数量必然减少，甚至可能为零，这会给计算带来困难或使综合分析结果不可靠。另一种方法是用多元回归方程来分析各种疾病发生与多个可能危险因素之间的定量关系，但疾病的发病概率不同于多元线性回归方程中的结局变量，它的取值只能是 1 或 0，是两分变量。因此，各种疾病的发病概率对多个因素（自变量）的多元回归方程，不会是多元线性回归方程，而将是多元非线性回归方程。

统计学家结果研究和实践发现，Logistic 多元非线性回归方程，是最适合拟合各种疾病发病概率对多个危险因素的多元回归方程。Logistic 回归模型可用来估计各因素的独立或联合作用，它能够从分层或分组的邻近等级中获得信息，而使相对危险度或比值比的计算更为可靠。

二、Logit 变换与 Logistic 回归模型

设研究人群任意一人在某段研究时期发生某种疾病的概率为 p，危险因素（自变量）有 m 个：x_1，x_2，x_3，…，x_m，m 个危险因素的线性组合为：

$$y=\beta_0+\sum_{i=1}^{m}\beta_i x_i \text{则有 } p=\frac{\exp y}{1+\exp y} \quad \text{也即 } \frac{p}{1-p}=\exp y \text{ 或 } y=\ln\frac{p}{1-p}$$

定义 Logit p = $\ln\frac{p}{1-p}$，此为 Logit 变换，则有：Logit $p=\ln\frac{p}{1-p}=\beta_0+\sum_{i=1}^{m}\beta_i x_i$，此为 Logistic 多元线性回归方程，即 Logistic 回归模型（Logistic regression model）。

Logistic 回归模型中各项的意义如下：

（1）$x_1 \sim x_m$表示各危险因素、混杂因素或它们之间的交互项。

（2）p/（1-p）为发病与不发病之比，称为比值或比数（odds）。

（3）β_0为常数项，表示所有自变量都不存在时正常人群中该病的基准发病率。

（4）$\beta_1 \sim \beta_m$为需要估计的各自变量的偏回归系数，反映危险因素、混杂因素及交互项的效应。

三、Logistic 回归模型的流行病学意义

举例说明，假定研究糖尿病与肥胖（x_1，取值 1 表示“肥胖”、0 表示“不肥胖”）、体力活动（x_2）和糖尿病家族史（x_3，取值 1 表示“有”、2 表示“无”）的关系，则所拟合的糖尿病与三个自变量之间关系的 Logistic 回归方程为：

$ln\frac{p}{1-p}=\beta_0+\beta_1x_1+\beta_2x_2+\beta_3x_3$，现只考虑肥胖（$x_1$）和糖尿病的关系，

$$x_1=1\text{ 时，}ln\frac{p_1}{1-p_1}=\beta_0+\beta_1+\beta_2x_2+\beta_3x_3$$

$$x_1=0\text{ 时，}ln\frac{p_0}{1-p_0}=\beta_0+\beta_2x_2+\beta_3x_3$$

两式相减得：

$$ln\frac{p_1/(1-p_1)}{p_0/(1-p_0)}=\beta_1\text{，也即}\frac{p_1/(1-p_1)}{p_0/(1-p_0)}=e^{\beta_1}\text{，而}\frac{p_1/(1-p_1)}{p_0/(1-p_0)}=\frac{odds_1}{odds_0}=OR_1\text{，}$$

所以　$OR_1=e^{\beta_1}$

由此可见，Logistic 回归模型的意义在于其偏回归系数 β_i 可以用来计算 OR 值，偏回归系数 β_i 表示自变量 x_i 每变化一个单位，所引起的 OR 值自然对数改变量。如本例得出 x_1（肥胖）和糖尿病的关联强度 $OR=3.25$，则表明肥胖（赋值“1”）者发生糖尿病的危险性是不肥胖（赋值“0”）者的 3.25 倍。

四、Logistic 回归模型的作用、应用范围及应用条件

1. Logistic 回归的作用　Logistic 回归分析可衡量危险因素与疾病间的关系，估计 OR 值，筛选自变量，反映自变量之间的关系。

2. 应用范围　Logistic 回归分析常用于病例对照研究、队列研究和横断面研究资料分析。

探讨各种疾病发生的原因可推广到探讨各种事件发生的原因，只要调查或实验得到的结果或结局是某种事件“发生 - 不发生”的两分类变量，如阳性 - 阴性、治愈 - 未愈、死亡 - 存活等，都可用 Logistic 回归分析去探讨其发生的原因。

3. 应用条件　Logistic 回归分析应用中要求各个体的结局变量取值应该相互独立、互不影响，各观察对象的观察事件应该相同。

五、Logistic 回归的类型及其应用

根据研究设计的不同，Logistic 分析有两种方式处理明显混杂因子的作用，即所谓的非条件方式与条件方式。在理论上非条件方式以二项分布理论作为基础，而条件方式以条件概率为基础。

非条件 Logistic 回归模型适用于非配比（成组）病例对照调查形式，即不强调在调查过程中采用配对方式消除混杂因子作用。在分析过程中利用分层统计方法消除混杂因子的作用。这种方式的主要优点是计算快速，适用于处理大样本，且结果可靠，缺点是如果分层过细则所得比值比偏离实际情况较大，容易做出相对危险度偏高的估计。

条件 Logistic 回归模型适用于匹配病例对照研究，主要混杂因子作为配对条件在收集资料过程中即加以控制和消除。

Logistic 回归分析的统计运算比较复杂，目前直接采用统计分析软件（如 SAS、SPSS 等）进行统计分析。

（喻荣彬）

第二篇

实践篇

LIUXINGBINGXUE

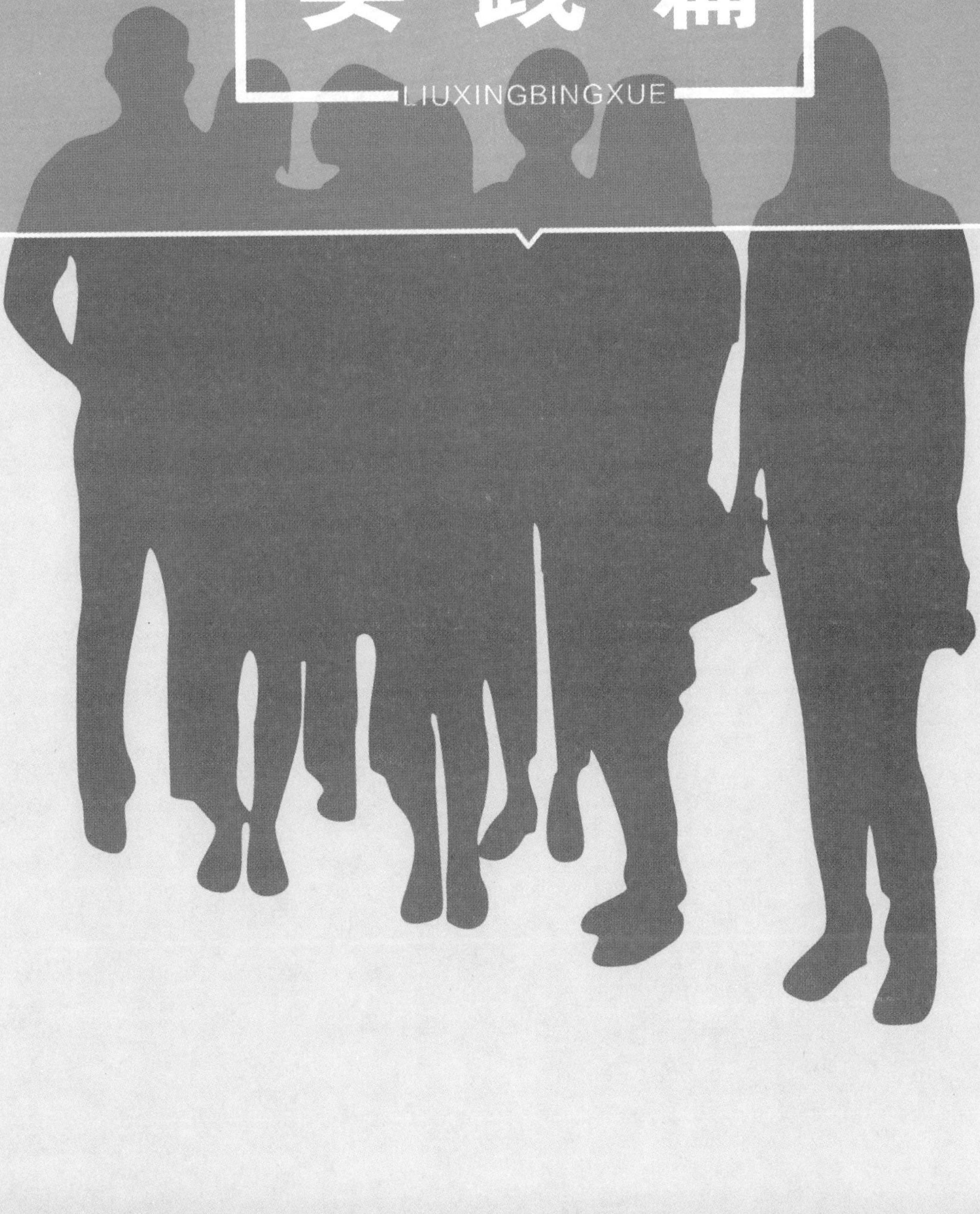

实习一　疾病的分布

【目的】掌握流行病学常用疾病频率指标的概念、应用条件和计算方法；掌握疾病在人群、地区和时间分布的形式及描述方法；熟悉疾病时间、地区和人群分布的综合分析方法。

【时间】4～8 学时。

【内容】

单元 1　疾病分布的频率测量

【课题一】某人群（1000 人）2013 年某病的发病和死亡情况如图 1－1 所示。

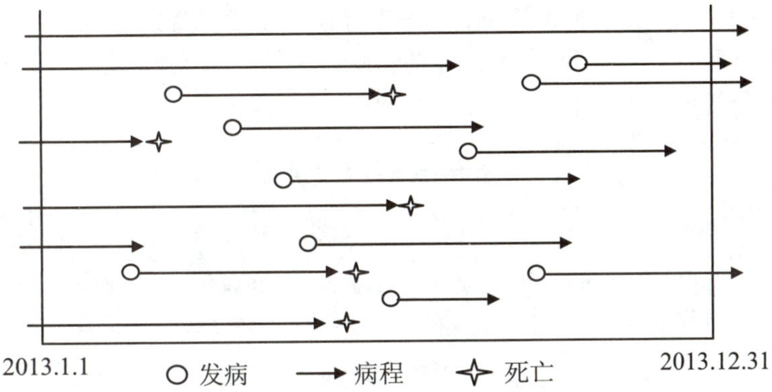

图 1－1　某人群 2013 年某病的发病和死亡情况

问题 1：请问应采用哪些指标来反映该疾病对人群健康的影响，并说明各指标的意义。

问题 2：请分别计算 2013 年 1 月 1 日患病率、2013 年 1 月 1 日至 2013 年 12 月 31 日的该病患病率。

问题 3：请分别计算 2013 年 1 月 1 日至 2013 年 12 月 31 日该病的发病率和死亡率。

【课题二】某地一家幼儿园（66 人）在 2012 年 3～4 月发生一起甲型肝炎的暴发，4 月下旬开始出现甲型肝炎患儿的家人也有发病，图 1－2 所示为病例的分布示意图。

问题 1：请问要描述该疾病事件的流行强度和传染性大小应该采用什么指标？并计算相应的指标。

问题 2：请分析二代发病率和罹患率在描述疾病流行强度时有什么不同？

问题 3：说明各个指标的流行病学意义。

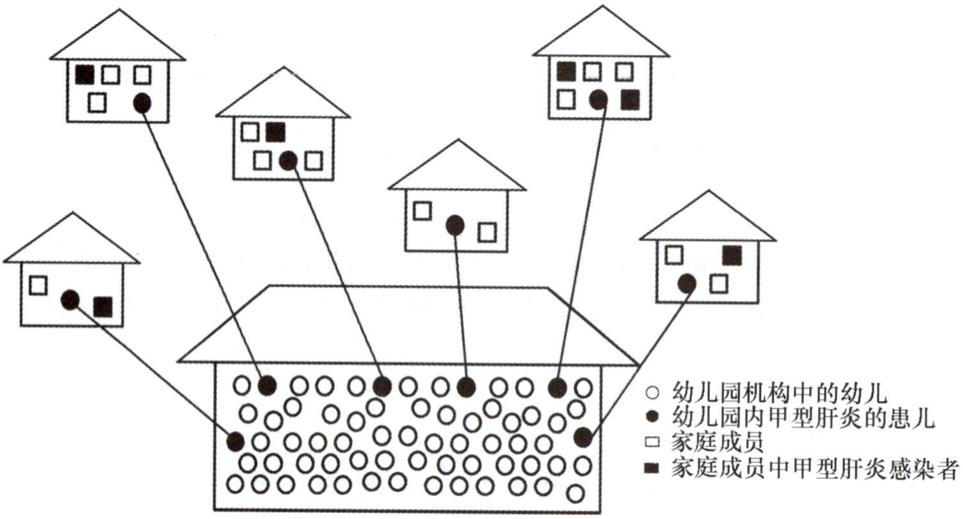

图1－2 甲型肝炎暴发和家庭二代病例示意图

【课题三】采用多阶段随机整群抽样方法，利用自制问卷对天津市内六个社区居民的慢性病患病情况进行调查，结果显示高血压是影响该社区居民健康的首要慢性病，随即按照年龄分层进一步分析该人群高血压的患病状况，见表1－1。

表1－1 天津市15岁以上人群高血压患病率

年龄（岁）	男性			女性			合计		
	调查人数	患病人数	患病率（%）	调查人数	患病人数	患病率（%）	调查人数	患病人数	患病率（%）
15～	914	15		945	8		1859	23	
20～	3459	115		3803	62		7262	177	
30～	2576	169		2655	101		5231	270	
40～	3827	654		3964	484		7791	1138	
50～	5990	1551		6758	1542		12748	3093	
60～	9940	3760		10954	4179		20894	7939	
合计	26706	6264		29079	6376		55785	12640	

问题1：根据表1－1计算高血压在该社区居民中的患病率。

问题2：总患病率年龄分层结果说明了什么？男女患病率有什么不同，试分析性别差异的原因。

问题3：试分析不同性别年龄分层后患病率与年龄的关系，分析可能的原因。

【课题四】水痘是具有高度传染性的病毒性疾病，北京某高校对2007～2012年在校大学生开展水痘疫情监测工作，具体见表1－2。监测人员对所有水痘病例采取隔离措施，并对宿舍、教室开窗通风，对公共物品进行随时消毒，对大一新生进行健康教育讲座，同时组织学生接种水痘疫苗。

表 1-2 2007～2012 年北京市某高校在校大学生水痘发病及接种情况

年度	调查人数	发病人数	发病率	接种人数	接种率
2007	25549	52		201	
2008	25470	43		614	
2009	26143	43		0	
2010	26151	25		0	
2011	26326	82		788	
2012	29436	26		1342	
合计	159075	271		2945	

问题 1：请计算 2007～2012 年水痘发病率及接种率？

问题 2：分析不同年度发病率变化与接种率间的关系？说明了什么问题？

【课题五】2002 年 1 月至 2012 年 12 月在上海市杨浦区对男性人群开展了前列腺癌发病和死亡状况的研究。这期间前列腺癌死亡人数共计 716 例，新发病例 1578 例，见表 1-3。

表 1-3 2002～2012 年上海市杨浦区男性前列腺癌发病和死亡情况

年龄（年）	总人口	新发病例	发病率	死亡人数	死亡率
<50	3686723	2		2	
50～	707750	19		2	
55～	521124	51		12	
60～	330524	107		17	
65～	239830	168		43	
70～	238650	343		82	
75～	201010	438		160	
80～	115299	286		200	
≥85	59453	164		198	
合计	6100363	1578		716	

问题 1：请计算该人群前列腺癌的发病率及死亡率，分析各指标的意义。

问题 2：根据上述结果，试分析前列腺癌对男性健康造成的危害程度及年龄分布特征。

单元2　疾病的三间分布

一、人群分布

（一）年龄及性别

【课题六】2000～2009年浙江省肿瘤登记地区肝癌发病情况如图1－3所示。
问题1：请解释2000～2009年浙江省肿瘤登记地区各年龄组肝癌发病率变化趋势。
问题2：请比较说明男性及女性肝癌发病的特征。

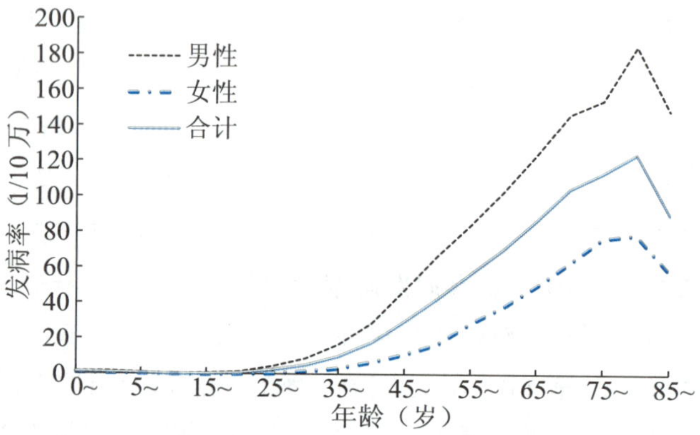

图1－3　2000～2009年浙江省肿瘤登记地区不同年龄人群肝癌发病率

【课题七】基于中国人群糖尿病和代谢紊乱相关研究，2007年6月至2008年5月针对大于20岁以上的成年人开展调查研究，共调查54 240人，其中有效调查46 239人，有效率为85.25%。图1－4所示为中国成年人群不同年龄段高血压的患病率。

问题1：请分析中国成年人群高血压的年龄分布特征。

问题2：请比较说明男性、女性高血压患病率的特征及差异，并解释造成差异可能的原因。

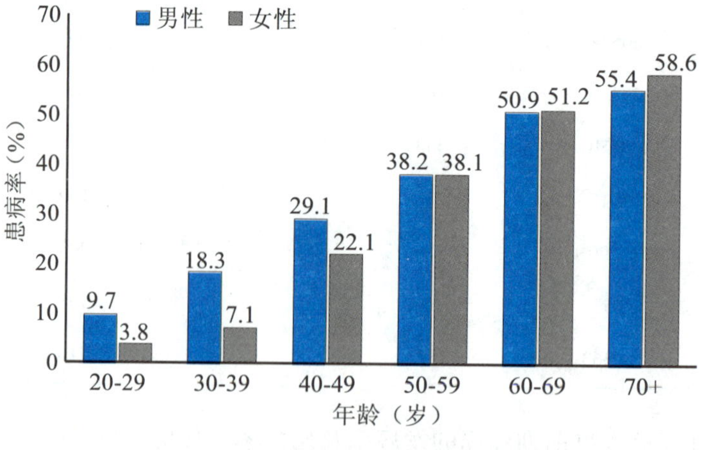

图1－4　中国成年人不同年龄组高血压的患病率

【课题八】利用中国疾病预防控制中心疾病监测数据库，对比分析两种不同的流感病毒H5N1 和 H7N9 在人群中的流行特征，图 1 –5 所示为实验室确诊 H5N1 和 H7N9 感染病例的年龄及性别分布特征。

问题 1：请分析 H5N1 和 H7N9 的年龄及性别分布特征。

问题 2：试解释两种不同流感病毒人群分布差异的原因。

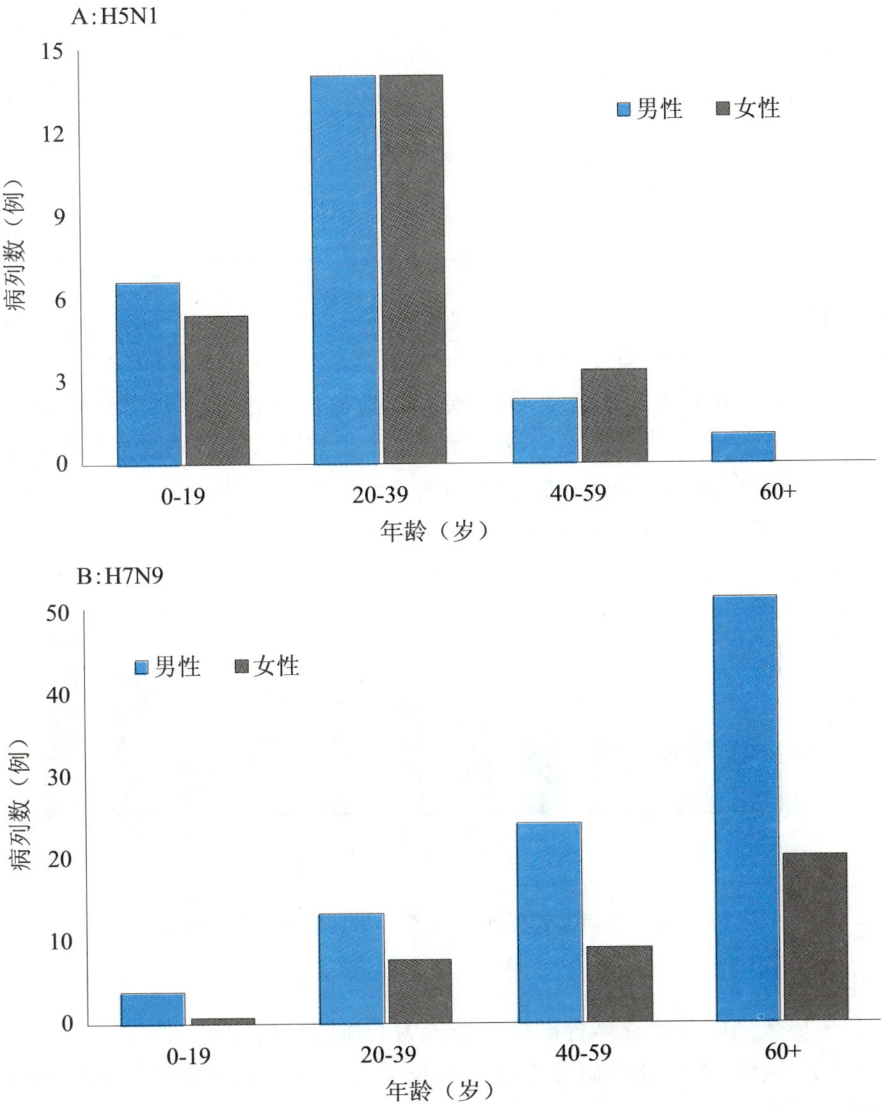

图 1 –5　实验室确诊 H5N1 和 H7N9 感染病例的年龄及性别分布特征

（二）职业

【课题九】2012 年 6 月开展了一项针对南京市城区社区居民高血压的现况调查，表 1 –4所示为不同职业人群高血压患病率。

问题 1：不同职业人群高血压患病率分布特征，说明了什么问题?

问题2：试分析导致不同职业高血压患病率差别的可能原因？还应该进一步分析什么？

表1-4 南京市城区社区不同职业人群高血压患病率

职业	调查人数	高血压人数	患病率（%）
工人	353	67	18.98
农民	16	1	6.25
行政干部	128	32	25.00
行政事业单位职员	309	37	11.97
个体商企职员	172	10	5.81
学生	114	2	1.75
离退休人员	723	306	42.32

（三）民族

【课题十】某研究从云南省随机选择了36个村庄，以50～80岁的少数民族人群为研究对象开展现况调查，拟了解云南省少数民族人群高血压的患病率现状。该研究共计调查1676人，涉及11个少数民族，图1-6所示为11个少数民族人群的高血压患病率。

问题1：请分析高血压在不同少数民族中的患病率分布特征。

问题2：试讨论各民族高血压患病率差异可能的原因。

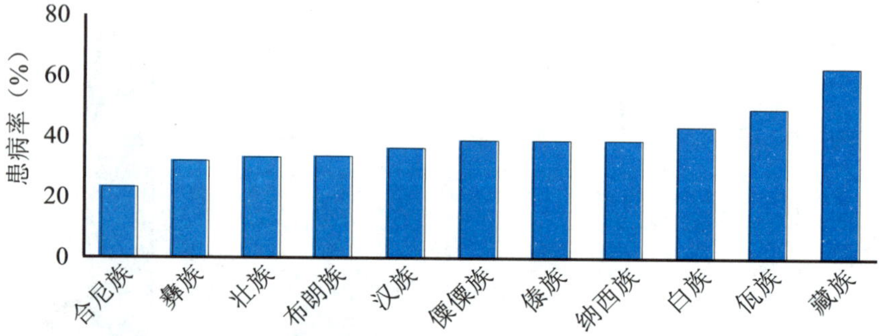

图1-6 云南省农村地区11个少数民族高血压患病率

（四）生活行为方式

【课题十一】久坐以及缺乏体育锻炼已经成为心血管病的相关危险因素之一。一项针对50～79岁女性健康状况的前瞻性研究中拟探讨每天久坐时间以及缺乏体育锻炼对女性心血管病发病率的危险度。

1993～1998年对71018名50～79岁无任何心血管病的女性完成基线调查，以首次出现心血管病作为判断终点，随访至2010年9月，表1-5所示为不同久坐时间及体育锻炼强度下该人群女性发生心血管系统疾病的发病密度。

问题：试分析久坐时间及体育锻炼与心血管系统疾病发病的关系。

表 1－5　久坐时间和体育锻炼与心血管系统疾病的关联性

	病例	观察人年	发病密度（1/10 万人年）
久坐时间（hours/day）			
≤5	1581	317 343	498. 20
5. 1～9. 9	1805	328 936	548. 74
≥10	849	151 656	559. 82
体育锻炼（MET-hour/week）			
>20	782	203 907	383. 51
8. 4～20	1161	234 178	495. 78
1. 8～8. 3	1172	196 071	597. 74
≤1. 7	1120	164 779	679. 70

注：MET ＝ 代谢当量

二、时间分布

（一）季节性

【课题十二】图 1－7 所示是 2004～2012 年济南市麻疹、乙脑、菌痢及手足口的季节分布图。

问题：请解释这几种传染病的季节分布特征及可能的原因。

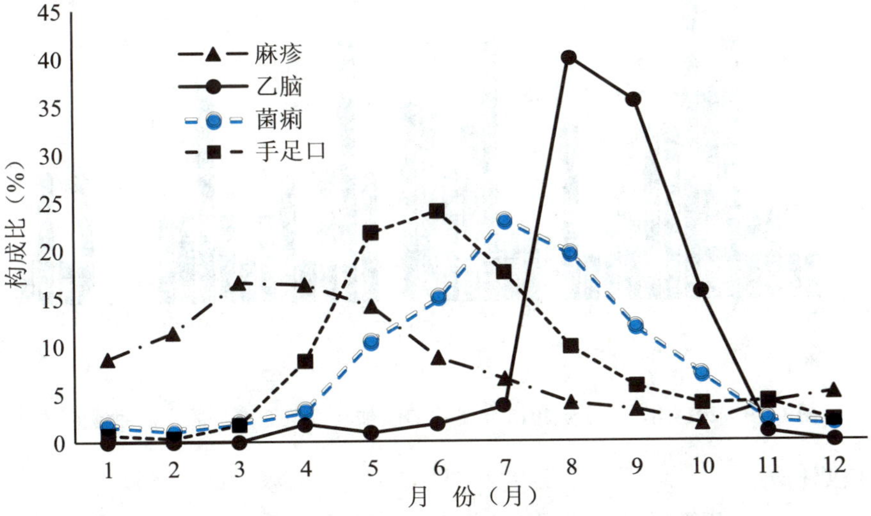

图 1－7　2004～2012 年济南市常见传染病月发病数占全年发病数的构成情况（%）

（二）周期性

【课题十三】1955～2011 年浙江省杭州市麻疹发病率的变化趋势及麻疹计划免疫实施情况，如图 1－8 所示（图中所示为计划免疫接种目标人群的调整时间）。

问题1：请分析变化趋势的特征和发病率下降的原因。

问题2：请解释麻疹周期变化与计划免疫的关系，分析计划免疫目标人群调整的原因。

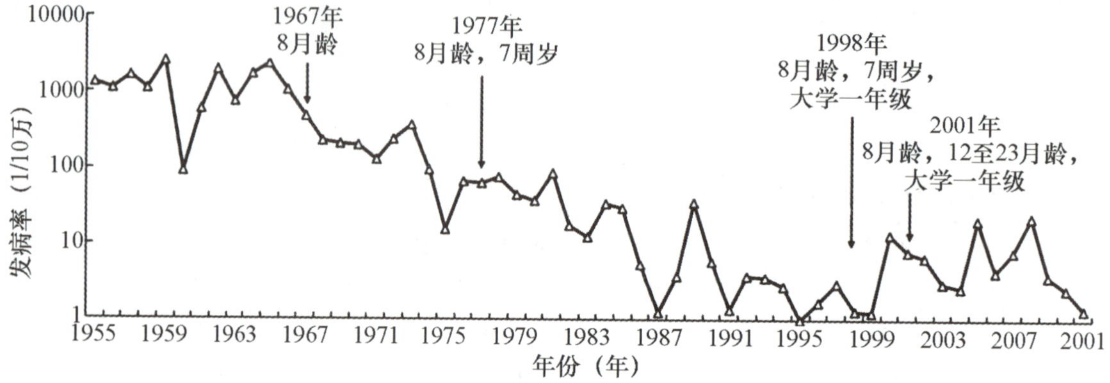

图1-8　1955～2011年浙江省杭州市麻疹发病率变化趋势

（三）短期波动

【课题十四】2014年12月底至2015年2月美国加利福尼亚出现麻疹的暴发流行，如图1-9所示。

问题：请分析此次麻疹呈现暴发流行的可能原因。

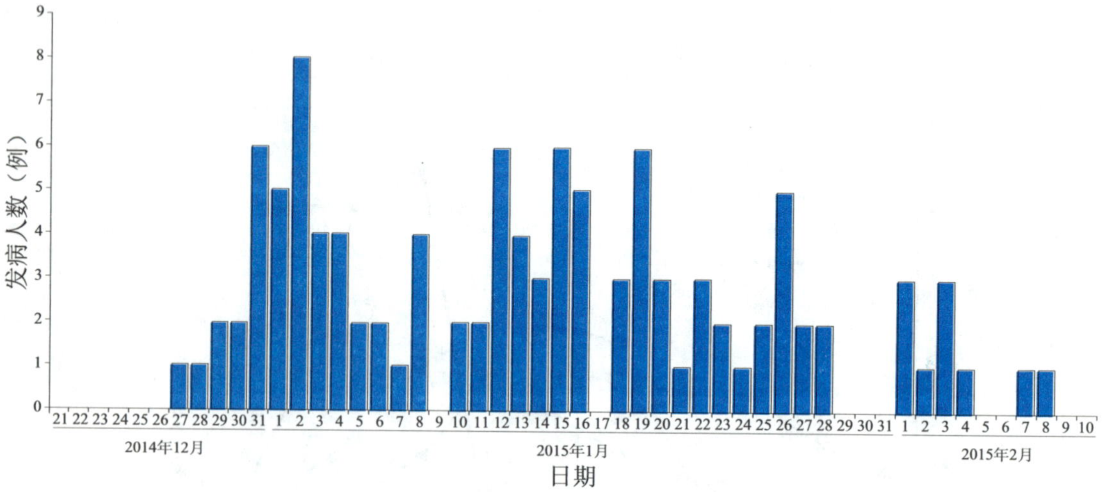

图1-9　2014年12月至2015年2月美国加利福尼亚麻疹的发病曲线图

（四）长期趋势

【课题十五】胡尚英等报告，我国1989年至2008年女性子宫颈癌发病和死亡趋势如表1-6所示。

问题：从提供的数据分析1989～2008年我国女性子宫颈癌发病及死亡的长期趋势，并分析可能的影响因素有哪些？

表 1-6 1989~2008 年中国女性子宫颈癌发病率及死亡率（1/10 万）

年份	发病率			死亡率		
	城市	农村	合计	城市	农村	合计
1989~1990	2.82	1.88	2.13	1.62	1.35	1.42
1991~1992	2.30	1.82	1.95	1.40	1.38	1.39
1993~1994	2.28	1.43	1.67	1.44	1.41	1.42
1995~1996	1.90	1.92	1.91	1.04	1.63	1.46
1997~1998	1.86	1.78	1.81	0.95	0.95	0.95
1999~2000	2.21	1.99	2.07	0.86	1.20	1.08
2001~2002	2.78	2.01	2.31	0.82	1.20	1.06
2003~2004	4.58	5.00	4.83	1.01	1.97	1.57
2005~2006	5.77	5.99	5.90	1.06	2.12	1.65
2007~2008	6.81	7.22	7.03	1.25	2.20	1.76

【课题十六】根据 2013 年中国心血管病报告，2002~2011 年中国城乡居民冠心病死亡率的变化趋势如图 1-10 所示。

问题：试分析中国城乡居民冠心病 2002~2011 年死亡率变化特征，解释城乡差别的可能原因。

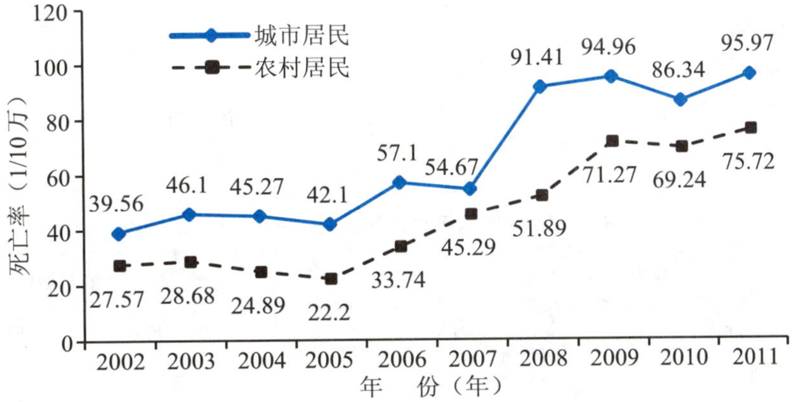

图 1-10 2002~2011 年中国城乡居民冠心病死亡率变化趋势

三、地区分布

【课题十七】根据 2013 年中国卫生统计年鉴，表 1-7 所示为 2012 年我国部分地区艾滋病的发病率、死亡率和病死率。

问题 1：结合三个指标的流行病学意义，分析艾滋病在中国的地区分布特征。

问题 2：试分析艾滋病在我国存在地区差异可能的原因是什么？

表1-7　2012年中国部分地区艾滋病的发病率、死亡率及病死率

地区	发病率（1/10万）	死亡率（1/10万）	病死率（%）
北京	2.75	0.17	6.12
上海	2.78	0.16	5.67
吉林	0.92	0.22	23.62
河北	0.38	0.07	19.06
河南	3.40	1.71	50.39
山东	0.30	0.06	18.69
浙江	1.79	0.21	11.68
福建	1.23	0.29	13.46
广西	18.15	6.46	35.59
云南	13.63	3.40	24.94
陕西	0.91	0.22	24.71
新疆	11.09	2.34	21.06

【课题十八】根据中国2011年肿瘤登记年报，中国城市和农村地区恶性肿瘤的死亡率顺位如表1-8所示。

问题1：恶性肿瘤死亡率的描述说明了什么问题？

问题2：试比较恶性肿瘤在中国城市和农村地区的分布差异，并分析差异存在的可能原因。

表1-8　中国城市和农村地区恶性肿瘤的死亡率顺位

顺位	城市地区		顺位	农村地区	
	肿瘤名称	死亡率（1/10万）		肿瘤名称	死亡率（1/10万）
1	肺癌	48.76	1	胃癌	41.29
2	肝癌	23.81	2	食管癌	37.60
3	胃癌	22.64	3	肺癌	36.03
4	结直肠癌	16.44	4	肝癌	33.38
5	食管癌	10.51	5	结直肠癌	8.76
6	胰腺癌	8.09	6	胰腺癌	5.59
7	乳腺癌	5.77	7	脑及神经系统	4.31

续表

顺位	城市地区		顺位	农村地区	
	肿瘤名称	死亡率（1/10万）		肿瘤名称	死亡率（1/10万）
8	淋巴瘤	4.24	8	白血病	3.46
9	胆囊癌	4.23	9	乳腺癌	3.23
10	白血病	4.14	10	淋巴瘤	2.89
	全部肿瘤	181.54		全部肿瘤	196.34

单元3 疾病分布的综合分析

【课题十九】出生缺陷是婴儿死亡和致残的主要原因之一。据统计，全球每年大约有500万出生缺陷婴儿，330万是在发展中国家。张海涛等对吉林省2003~2008年出生缺陷监测数据进行分析，通过疾病分布的综合描述，分析吉林省出生缺陷的流行趋势和分布特点（表1-9~1-11，图1-11~1-12）。

表1-9 吉林省2003~2008年各种出生缺陷的发生率

顺位	种类	例数	发生率（1/万）
1	先天性心脏病	203	15.91
2	先天性脑积水	63	4.94
3	腭裂	42	3.29
4	外耳其他畸形	41	3.21
5	多指（趾）	32	2.51
6	唐氏综合征	32	2.51
7	唇裂合并腭裂	30	2.35
8	无脑畸形	28	2.19
9	肢体短缩	23	1.80
10	马蹄内翻足	18	1.41

表1-10 吉林省2003~2008年不同性别出生缺陷的发生率

性别	调查人数	出生缺陷	发生率（1/万）
男	67923	613	90.25
女	59668	374	62.68
合计	127591	987	77.36

表1-11　吉林省2003~2008年不同民族出生缺陷的发生率

民族	调查人数	出生缺陷	发生率（1/万）
汉族	121 963	945	77.48
朝鲜族	2 955	17	57.53
满族	1 714	20	116.69
其他	959	5	52.14
合计	127 591	987	77.36

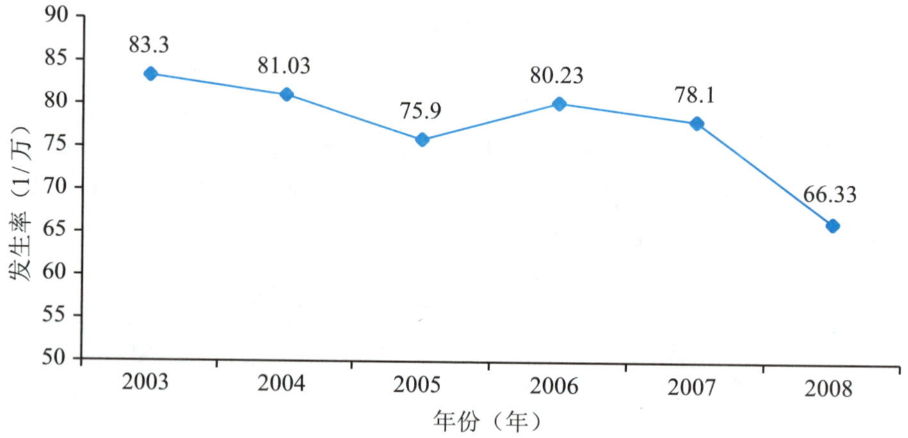

图1-11　吉林省2003~2008年出生缺陷发生率时间变化趋势

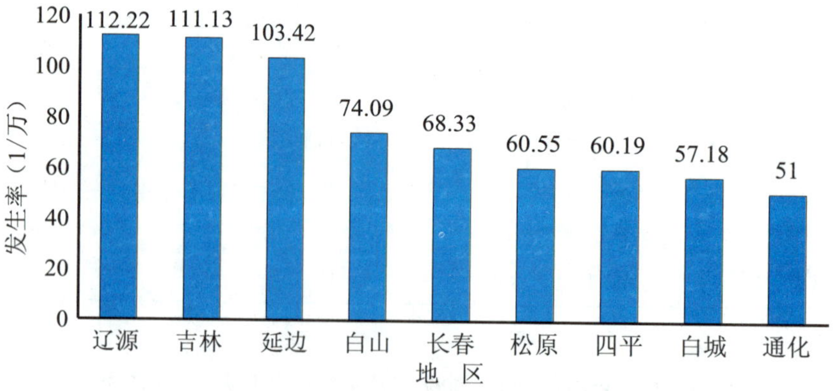

图1-12　吉林省2003~2008年不同地区出生缺陷发生率

问题1：试述吉林省出生缺陷发生的流行特征。

问题2：分析三间分布在描述病种顺位、发现高危人群、探索出生缺陷病因、防制措施效果评价方面的作用和意义。

【课题二十】为了解深圳市16岁以上常住居民代谢综合征（MS）及其各组分的患病情

况，掌握 MS 相关影响因素在全市不同人群中的分布状况，为 MS 的预防和控制提供参考依据，袁雪丽等研究人员采用多阶段分层与人口成比例的整群随机抽样的方法，于 2011 年 2 月至 7 月在深圳市 8 个区开展现况调查，共调查 2033 人，男性 904 人，女性 1129 人。代谢综合征的诊断标准如表 1－12 所示。深圳市 16 岁以上居民代谢综合征患病情况及其分布特征见表 1－13～1－17。

表 1－12　国际糖尿病联盟（IDF，2007）的代谢综合征（MS）诊断标准

MS 判定标准如下：
一、中心性肥胖（以腰围判定）：腰围（中国人）为：男≥90cm，女≥80cm。
二、合并下列四个因素中的任意 2 个因素：
1. 高甘油三酯（TG）血症：血清 TG≥1.7mmol/L；
2. 低高密度脂蛋白（HDL-C）血症：HDL-C：男＜1.03mmol/L，女＜1.29 mmol/L，或此前诊断为该血脂异常并治疗者；
3. 高血压：血压≥130/85mmHg，或者诊断为高血压并治疗者；
4. 高血糖：空腹血糖≥5.6mmol/L，或者餐后 2 小时血糖≥7.8mmol/L，或者诊断为糖尿病并治疗者。

表 1－13　深圳市 16 岁以上常住居民不同性别 MS 及各组分的患病率

性别	中心性肥胖 n（%）	高血压 n（%）	高血糖 n（%）	高 TG 血症 n（%）	低 HDL-C 血症 n（%）	MS n（%）
男性	310（34.29）	259（28.65）	243（26.88）	319（35.29）	116（12.83）	145（16.04）
女性	510（45.17）	256（22.67）	234（20.73）	263（23.29）	286（25.33）	221（19.57）
合计	820（40.33）	515（25.33）	477（23.46）	582（28.63）	402（19.77）	366（18.00）

表 1－14　深圳市 16 岁以上常住居民各年龄段 MS 及各组分的患病率（%）

年龄	中心性肥胖	高血压	高血糖	高 TG 血症	低 HDL-C 血症	MS
16～	9.23	6.92	4.62	7.69	12.31	1.54
25～	26.07	7.69	8.33	21.79	18.80	7.26
35～	36.79	17.07	17.89	30.28	19.72	13.62
45～	50.86	29.71	29.71	30.29	20.86	20.00
55～	59.11	43.77	40.26	41.85	22.68	37.06
65～	50.71	51.79	40.71	30.00	20.36	27.50
合计	40.33	25.33	23.46	28.63	19.77	18.00

表1-15　深圳市16岁以上常住居民不同文化程度MS及各组分的患病率

文化程度	中心性肥胖n（%）	高血压n（%）	高血糖n（%）	高TG血症n（%）	低HDL-C血症n（%）	MS n（%）
文盲	44（61.97）	33（46.48）	29（40.85）	25（35.21）	17（23.94）	23（32.39）
大专及以下	681（40.61）	418（24.93）	393（23.43）	475（28.32）	341（20.33）	313（18.66）
大学及以上	95（33.33）	64（22.46）	55（19.30）	82（28.77）	44（15.44）	30（10.53）
合计	820（40.33）	515（25.33）	477（23.46）	582（28.63）	402（19.77）	366（18.00）

表1-16　深圳市16岁以上常住居民不同职业性体力活动情况下MS及各组分的患病率

职业体力活动	中心性肥胖n（%）	高血压n（%）	高血糖n（%）	高TG血症n（%）	低HDL-C血症n（%）	MS n（%）
轻度	614（45.25）	397（29.26）	362（26.68）	401（29.55）	269（19.82）	284（20.93）
中度	75（32.61）	48（20.87）	45（19.57）	67（29.13）	51（22.17）	33（14.35）
重度	131（29.37）	70（15.70）	70（15.70）	114（25.56）	82（18.39）	49（10.99）
合计	820（40.33）	515（25.33）	477（23.46）	582（28.63）	402（19.77）	366（18.00）

表1-17　深圳市16岁以上常住居民吸烟与否MS及各组分的患病率

	中心性肥胖n（%）	高血压n（%）	高血糖n（%）	高TG血症n（%）	低HDL-C血症n（%）	MS n（%）
不吸烟	642（41.53）	378（24.45）	350（22.64）	390（25.23）	329（21.28）	280（18.11）
吸烟	178（36.55）	137（28.13）	127（26.08）	192（39.43）	73（14.99）	86（17.66）
合计	820（40.33）	515（25.33）	477（23.46）	582（28.63）	402（19.77）	366（18.00）

问题1：请分析该地不同人群代谢综合征分布特征，说明了什么问题？

问题2：通过综合分析，为进一步病因研究提供了什么线索？

（王敏珍　白亚娜）

实习二 描述性研究

【目的】掌握个案病例和病例系列报告、现况研究、生态学研究的概念；熟悉不同研究类型特别是现况研究的设计、实施及资料分析方法，并学会设计和实施现况研究。

【时间】4 ~6 学时。

【内容】

单元1 个案病例和病例系列报告

【课题一】广州呼吸疾病研究所发现的第一例传染性非典型性肺炎病例

郭先生，41 岁，商人，过去 3 年除患有慢性复发性咳嗽外，身体尚属健康。2012 年 11 月 19 日，他因咳嗽住进了广东省河源县的一家医院，做全面检查。住院期间同病房的另一位患者死亡，后被证实死于非典型性肺炎。住院 3 天后，郭先生突然高热 39.6℃、寒战、全身不适、肌肉疼痛，氧氟沙星治疗无效。治疗 3 天后，转到广州呼吸疾病研究所。转入时，患者持续发热，白细胞计数 $8.3\times10^9/L$，放射学检查所示左下肺炎性改变，但并未出现严重的呼吸综合征。12 月 26 日，经过多种抗生素治疗，患者高热现象没有好转，发生呼吸困难，呼吸频率（RR）为 38 次/分，氧饱和度（$SaO_2$89%）降低，予以鼻罩吸氧（2L/min）治疗。X 线胸片显示双下肺呈弥散的云雾状。次日下午，病情进一步恶化，X 线胸片出现斑块样阴影；数小时后，发展为全肺毛玻璃样阴影。随着 X 线所见迅速恶化，患者呼吸急促（RR 55 次/分），双水平气道正压通气（BiPAP）实施后，仍有低氧血症（Sat92%，氧指数 137）。患者因此被诊断为急性呼吸窘迫综合征（ARDS），接受气管插管，行机械通气。通气过程中，发现患者的肺呈“僵硬”状态，顺应性很差。12 月 29 日，出现双侧气胸，纵隔积气，需做引流治疗。鉴于发热迟迟不能消退和出现类似 ARDS 的症状，给予患者大剂量皮质类固醇（甲泼尼龙 160mg/d）治疗，显著改善了患者的血氧饱和度，并减轻了肺部炎性渗出性病变，患者的体温也渐渐恢复正常。此后，患者的病情尽管有起伏，但已得到控制，2013 年 2 月 17 日停止机械通气治疗，3 月 5 日出院。

问题 1：上述案例属于哪种流行病学研究方法？

问题 2：根据上述信息，请描述患者的人口学特征，临床特征及发病前的行为危险因素暴露情况。

问题 3：除以上信息外，该研究方法还应该报告病例的哪些信息？

此外，同前述患者有过密切接触的 8 个人（包括家属和医护人员）也相继罹患类似综合征。随着来自中山市和河源县的更多类似病例的报道，可认为这种类似郭先生病情的肺炎具有传染性。该病起病急，以发热为首发症状，呈张弛热或不规则热，伴或不伴有头痛、关节酸痛、全身酸痛、乏力、胸痛。该病进展迅速，患者有干咳、呼吸困难症状。实验室检查显示血白细胞计数不升高或降低。对抗生素的治疗无明显效果、对肺有潜在损伤，具有接触传染性，目前该病被命名为“传染性非典型性肺炎”（severe acute respiratory syndrome，SARS）。

问题5：本研究的优点是什么？还存在哪些不足之处？

问题6：结合本案例的调查，请你谈谈该研究方法的用途。

问题7：根据已经掌握的现场流行病学资料，请提出下一步工作的建议。

问题8：在本案例中，从首次发现为原因不明性疾病，到最终认定为一种新发呼吸道传染性疾病－传染性非典型性肺炎，你得到了哪些经验教训？

【课题二】呋喃妥因诱发自身免疫性肝炎

在女性慢性肝炎患者中，自身免疫性肝病并不罕见。虽然自身免疫性损伤通常没有明确的诱因，但是一些药物与自身免疫性肝病相关。在自身免疫性肝炎中，呋喃妥因成为诱因的病例较为罕见。

病例1：一例女性65岁，白种人，退休警察，出现腹部不适、恶心、嗜睡等非特异性症状。之后出现黄疸、尿色深黄、大便淡白色。患者既往病史有过敏性肠道综合征、慢性腰背疼痛、复发性泌尿道感染。用药史包括服用美贝维林135毫克/次，3次/日；度硫平25mg/d；兰索拉唑30mg/d；呋喃妥因50mg/d，服用六年；偶用对乙酰氨基酚和吸入性沙丁胺醇，间歇用氟康唑治疗腹股沟念珠菌病。病人未服用过草药或非处方药；无饮酒史20多年。查体：患者有黄疸；肝脏边缘触痛；踝部轻度水肿；无其他肝病特征。

初期血检显示肝功能紊乱：胆红素649μmol/L（正常范围4～21μmol/L）；丙氨酸转氨酶1322 U/L（正常范围10～35 U/L）；碱性磷酸酶227U/L（正常范围40～150 U/L）。白蛋白28g/L（正常范围35～50 g/L）；凝血功能正常。全血细胞计数、电解质、肾功能均正常，血小板计数：196 × 10^9/L。甲、乙、丙型肝炎的血清学检测均为阴性。肝脏超声显示肝脏与胆道系统外表无显著变化，无胆结石或胆管扩张。免疫学试验显示平滑肌抗体与抗核抗体均阳性，同质性染色滴度：1∶320。伴有高丙种球蛋白血症，IgG升高：21.8g/L（正常范围5.8～14）；IgA与IgM水平正常。未发现双链DNA抗体、抗线粒体抗体及肝肾微粒体抗体。抗核抗体及平滑肌抗体阳性表示自身免疫性肝炎。肝活检显示肝门束纤维性扩张，但无确切坏死。肝门区肝炎界面慢性炎细胞浸润与碎屑样坏死明显。组织学特征符合自身免疫性肝炎。

初期治疗包括口服强的松龙25mg/d；服用阿伦磷酸盐1次/周，保护骨骼。治疗几周后，患者临床状况改善：黄疸和嗜睡缓解。呋喃妥因除外，该药疑有诱发疾病的作用，研究期间，暂停的药物重新服用。强的松龙治疗1个月后，胆红素从649μmol/L降至62μmol/L；丙氨酸转氨酶从1322U/L降至118U/L。肝脏生化指标好转后，强的松龙剂量随之减少，加服硫唑嘌呤治疗类固醇不足。两年后患者肝脏生化指标依然正常，不再服用强的松龙；单独服用硫唑嘌呤150mg/d，治疗慢性肝炎。

病例2：一例女性42岁，白种人，护士，在低生育力调查期间发现丙氨酸转氨酶升高：469U/L（正常范围10～35 U/L）。其余肝脏生化指标包括白蛋白和凝血能力正常。患者无肝病的症状或体征。既往有复发性泌尿道感染和先兆流产病史。维生素B与呋喃妥因

50mg/d 服用两年。无过量饮酒史，也无服用草药或补剂史。

进一步检查发现自身免疫筛查明显异常，包括抗核抗体阳性：1∶640；平滑肌抗体阳性：1∶320；抗线粒体抗体阳性：1∶320。抗-λ、可提取的核抗体和类风湿因子均阳性。IgG 水平升高：22.8 g/L；IgA 和 IgM 水平正常。慢性肝炎病毒血清学检测阴性；血清铁蛋白：300μg/L。肝活检显示肝门束内明显的慢性炎症与广泛性纤维化以及一些肝硬化特征。

患者口服类固醇治疗，初始剂量：强的松龙 40mg/d。停用呋喃妥因。自从计划妊娠以来，患者停用骨骼保护性二膦酸盐化合物，因为该药有致畸胎风险。皮质类固醇服用数周后，患者肝脏生化指标迅速好转。患者计划妊娠时，延期加服硫唑嘌呤。诊断两年后，服用强的松龙 7.5mg/d 时，患者肝脏生化指标完全正常。

病例 3：一例女性，74 岁，白种人，既往胆囊切除、因肾癌左肾切除 4 年，患者出现黄疸、恶心、尿色深黄、大便淡白。服用呋喃妥因两年，100mg/d 以预防泌尿道感染。无过量饮酒史。超声扫描显示肝脏外形不规则；胆囊已切除；未见胆道阻塞。临床检查显示肝掌、可触及肝脏边缘、胆囊切除术与肾切除术瘢痕。

入院时显示全血细胞计数无显著变化，虽然平均血细胞比容（MCV）为 100，但是胆红素 394μmol/L，丙氨酸转氨酶（ALT）1423 U/L，碱性磷酸酶 207 U/L，白蛋白 29 g/L。腹部 CT 扫描显示肝内无局灶性损害，无胆管扩张。甲、乙、丙、戊型肝炎病毒、巨细胞病毒、EB 病毒及 HIV 血清学检测均为阴性。免疫球蛋白水平显示高 IgG 为 22.3g/L，IgA 轻度升高为 4.4g/L。抗核抗体强阳性（1∶640），但作为其他自身抗体筛查，包括系统性红斑狼疮血清学标志和平滑肌抗体和肝肾微粒体抗体均为阴性。

停用呋喃妥因，给予强的松龙 30 mg/d，但未能改善患者的临床状况或生化指标。强的松龙剂量增至 50mg/d，患者因胆红素高达 430μmol/L，白蛋白降至 16g/L 而依旧住院。加服考酚酯 1 克/次，2 次/日。4 个月后患者黄疸消退，症状出现后 7 个月，服用强的松龙 10 毫克/日与麦考酚酯 1 克/次，2 次/日时，患者的肝脏生化指标恢复正常。

上述报告的三例女性肝炎患者均长期服用呋喃妥因预防复发性泌尿道感染。三例患者的血清学、肝脏组织学以及对免疫抑制药物的临床反应符合自身免疫性肝炎。

问题 1：基于本研究的数据，你将得出什么结论？

问题 2：这一研究能否说明呋喃妥因与自身免疫性肝炎存在联系？为什么？

问题 3：该研究存在哪些局限性？如果要清楚说明呋喃妥因与自身免疫性肝炎的关系，如何进行进一步的研究？

单元 2　现况研究

【课题一】孕妇体内微量元素含量与新生儿发育状况

某医师为了探讨孕妇体内微量元素含量与新生儿发育状况的关系，进行了如下研究：选择某时期内某一个或多个医院所有住院临产的孕妇（收集到合适样本量的孕妇），在孕妇住院临产时采血检测有关微量元素含量，生产后测量新生儿体重、身长、和头围进行相关分析。另外，按孕妇血液各微量元素含量高低分组，比较各组新生儿体重、身长、头围的差别，针对这一研究课题，请回答以下问题。

问题1：本次研究的目的是什么？

问题2：哪些因素影响本研究样本量的大小？如何估计该研究的样本量？

问题3：该研究能够得到哪些研究数据？如何分析该研究的数据？

问题4：该研究能否说明孕妇体内微量元素含量与新生儿发育状况的关系？为什么？

问题5：本研究存在哪些局限性？如果要清楚说明孕妇体内微量元素含量与新生儿发育状况的关系，如何进行进一步的研究？

【课题二】脑卒中高危人群的调查

一、研究背景

脑卒中是一组以脑组织缺血或出血性损伤症状为主要临床表现的急性脑血管病，包括脑出血、脑梗死和蛛网膜下腔出血。我国脑卒中呈现高发病率、高致残率、高死亡率、高复发率的特点。WHO 的研究表明，我国脑卒中发病率高于世界平均水平，比美国高出1倍；我国的缺血性脑卒中仍以每年8.7%的速率上升。一些大规模人群防治研究结果表明，通过人群脑卒中危险因素筛查和综合干预，可以降低脑卒中的发病率和复发率，减少脑卒中引起的残障和社会经济负担。本研究对北京市某地区居民开展脑卒中筛查，了解该地区脑卒中患病及人群危险因素暴露水平，为探索脑卒中高危人群的有效干预措施，更好地开展脑卒中高危人群防治工作提供科学依据。

问题1：这是一种什么性质的流行病学研究？本调查的目的是什么？

问题2：该类研究方法有何特点？应用范围有哪些？

二、研究设计

1. 研究对象　采取整群抽样的方法，在该地区卫生服务中心辖区内，对40岁以上居民进行脑卒中筛查。研究对象纳入标准：40岁以上的具有本市户籍，或者本地区居住满6个月以上的居民。排除标准：①有精神障碍，无法独立回答问题者；②常年卧床，无完全行动者；③其他身体、精神或环境状况原因无法完成筛查者。符合纳入标准的人群共9 000例，应答者8 888例，应答率为98.75%。最终纳入分析8 888例。其中，男性3 756例，女性5 132例，年龄40～100岁，平均年龄61.0±12.7岁。

问题3：抽样调查的基本原理是什么？

问题4：抽样调查的方法有几种？各有何优缺点？

问题5：查阅文献，假定我国40岁以上人群脑卒中的患病率为15%，采用单纯随机抽样，需要的样本含量是多少？

2. 资料收集　通过当面访问进行问卷调查的方法，对所有符合标准的人群进行人口学基本信息调查，包括性别、年龄、婚姻状况、教育水平、职业等信息。所有人群均采用脑卒中风险初筛表进行脑卒中风险筛查，具体筛查项目见三部分（相关诊断标准及定义）。对筛查的高危人群进行体格检查和实验室检查，检查项目包括身高、体重、腰围、血压、空腹血糖、同型半胱氨酸、甘油三酯（TG）、总胆固醇（TC）、低密度脂蛋白胆固醇（LDL-

C）等，分析高危人群危险因素分布情况，并按照性别、年龄分组进行比较；对初步筛查的非高危人群进行健康指导和教育。

3. 相关诊断标准及定义 脑卒中风险筛查包括：①BP≥140/90 mmHg，或未知；②心房颤动（房颤）和心瓣膜病（经区/县级以上医院明确诊断）；③吸烟（吸烟的定义为每日吸烟至少1支，连续1年以上）；④血脂异常，或未知；⑤糖尿病；⑥很少进行体育活动（根据2000年国民体质监测方案，体育锻炼的定义是每周体育锻炼≥3次、每次坚持30分钟、持续时间超过1年）；⑦明显超重或肥胖（BMI≥26.0 kg/m^2）；⑧有脑卒中家族史。

对满足以上八个条件中任意三个或三个以上危险因素，或者既往有卒中或短暂性脑缺血发作（transient ischemic attack，TIA）病史的患者，则判定为脑卒中高危人群；以上八个条件中低于三个危险因素，但患有慢性病如高血压、糖尿病、房颤或瓣膜性心脏病之一者，定义为中危人群；以上八个条件中低于三个危险因素，并且无慢性病者为低危人群。

TIA：表现为一过性讲话不清、偏瘫、偏身感觉障碍、单眼黑蒙、眩晕、行走不稳等。

糖尿病：①糖尿病症状以及任意时间血浆葡萄糖水平≥11.1mmol/L（200 mg/dl）；②空腹血浆葡萄糖（FPG）≥7.0mmol /L（126 mg/dl）；③OGTT实验中，2小时血糖≥11.1 mmol/L（200mg/dl）。

血脂异常：TG≥2.26 mmol /L，TC≥6.22 mmol /L，或LDL-C≥4.14 mmol /L，或高密度脂蛋白胆固醇（HDL-C）<1.04 mmol/L。

问题6：该现况研究的调查内容是什么？

4. 调查培训和质量控制 按照《国家脑卒中高危人群筛查及干预试点项目具体实施方案》，由负责课题的流行病学专家对人员进行问卷调查、体格检查、实验室检查等规程培训，统一标准、统一操作规程，合格后方上岗开展工作。

问题7：为何要对研究实施质量控制？质量控制的措施有哪些？

问题8：本研究中可能出现的偏倚有哪些？

问题9：如何控制这些偏倚？

问题10：请思考该研究类型的设计要点有哪些？

单元3 生态学研究

【课题一】英国不同地区酒精的消费与酒精相关死亡率的关系

在2010～2011年期间，研究者通过采集英国十一个地区电子销售、交付记录和零售店的酒精消费情况，来估计每个成人酒精消费数据。通过计算不同的地区酒精相关死亡率，进行英国不同地区酒精的消费与酒精相关死亡率之间的相关性分析，并对离群值进行敏感性分析，探讨饮酒和酒精相关死亡率之间的关系。结果发现：英格兰北部地区成人平均酒精消费水平高于英国平均水平，特点是高啤酒销售。英格兰西南部地区，高水平的酒精消费来自苹果酒、烈酒和葡萄酒。苏格兰地区烈酒销售额高于英国其他地方，伦敦消费最低。研究发现平均成人酒精消费较高的地区，酒精相关的死亡率也较高（r = 0.83，95% CI = 0.43 ～ 0.96）（图2－1）。

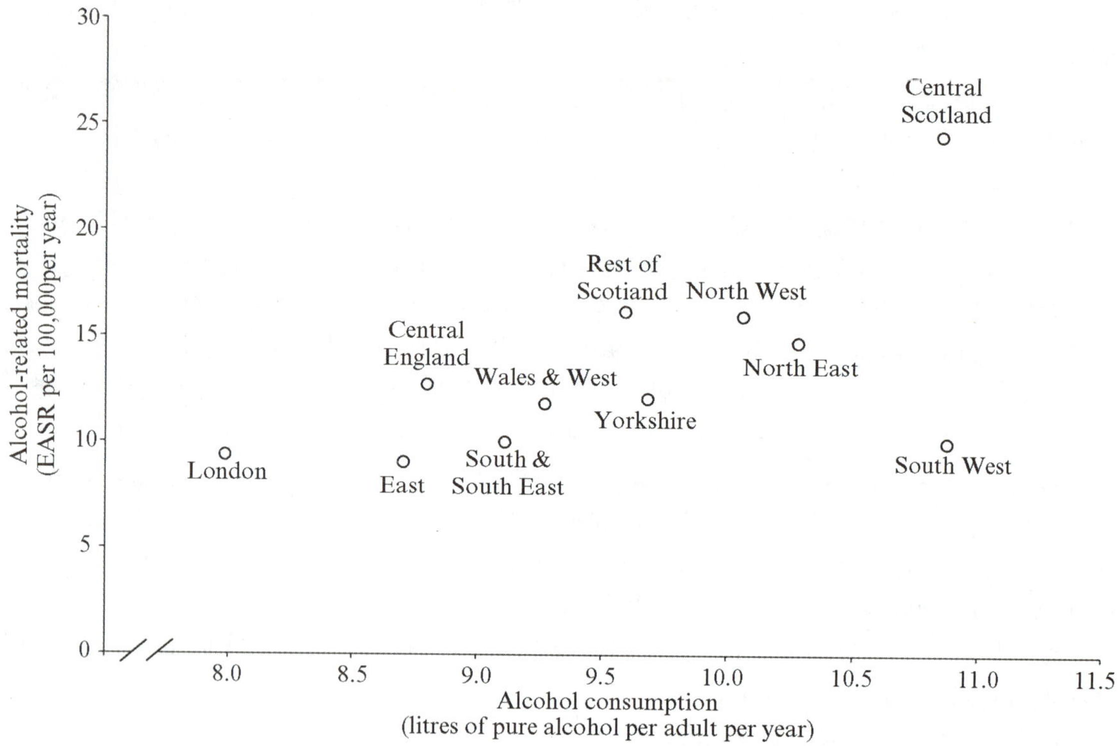

图 2-1 年龄/性别标化酒精相关死亡率与 2010～2011 期间英国成年人平均酒精消费水平

问题 1：生态学研究的类型有哪些？本研究是哪种研究类型？

问题 2：基于本研究的数据，你将得出什么结论？

问题 3：此研究的优点是什么？

问题 4：此研究的局限性是什么？如果要清楚说明英国不同地区酒精的消费与酒精相关死亡率的关系，如何进行进一步的研究？

【课题二】某城市 1991～2001 年间气象因素与霍乱月累积发病率的关系

某城市地处亚热带季风气候区，季风显著，气候温和，湿润多雨。自 1962 年埃尔托霍乱传入以来，霍乱流行时起时伏。本课题拟探讨影响该城市霍乱发病的自然因素。

应用圆型分布（circular distribution）对该城市 1991～2001 年霍乱发病资料进行统计分析，研究表明霍乱发病季节性分布情况如下：在 1991～2001 年间，除冬季（12～2 月份）无病例外，其他季节均有病例出现，如春节（3～5 月份）发病率占 2.50%，夏季（6～8 月份）占 50.09%，秋季（9～11 月份）占 47.42%。对本地区霍乱发病情况进行分析，其高峰日为 8 月 27 日，高峰期为 7 月 29 日～9 月 26 日。

对霍乱发病资料与该城市各年 5～10 月份月平均气温、平均气压进行统计分析，将呈偏态分布的霍乱发病率采用取平方根的方法进行数据的正态性转换，对经正态性转换后的霍乱发病率与平均气温、平均气压作散点图。单因素相关分析结果表明霍乱发病率分别与月平均气温、月平均气压呈显著性相关（$r_{气温} = 0.598$，$P < 0.01$；$r_{气压} = -0.435$，

$P<0.01$)。图2－2、图2－3 表明霍乱发病主要集中在7～9 月份，7 月份气温最高、气压最低，8 月份（1 个月后）霍乱月累积发病率达高峰，9 月份开始下降。霍乱在发病高峰前一个月平均气温较高，气压较低。这些均有利于霍乱弧菌的繁殖，加之温度的升高也促使苍蝇的孳生繁殖，增加了食物污染的机会，使得传染源逐渐增多，这些因素为霍乱发病提供了有利的环境条件。

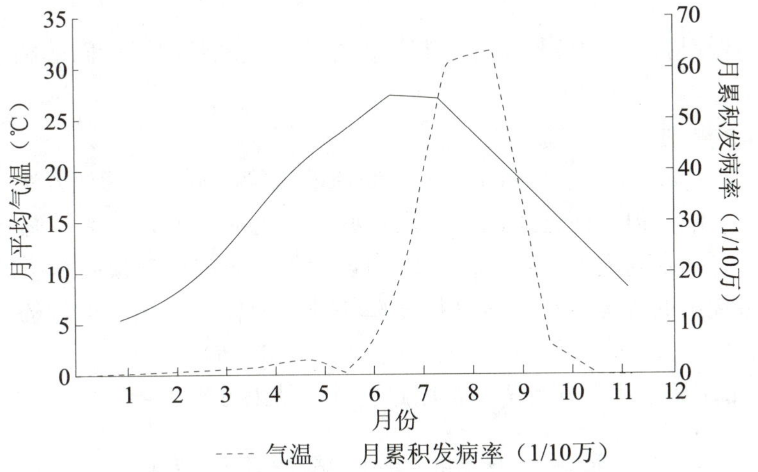

图 2－2　1991～2001 年霍乱各月累积发病率与月平均气温分布

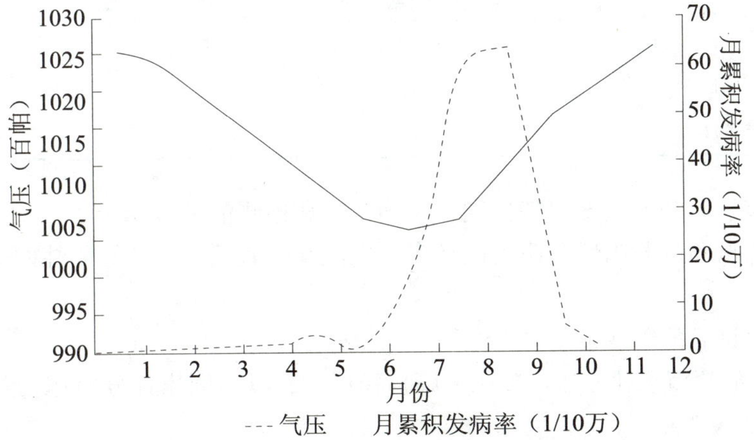

图 2－3　1991～2001 年霍乱各月累积发病率与月平均气压分布

问题 1：这是一种什么性质的流行病学研究？它属于哪种研究类型？

问题 2：本调查的目的是什么？结论是什么？

问题 3：这一研究能否说明气象因素影响霍乱的发病？为什么？

问题 4：该研究有何优点及局限性？

（张　明）

实习三　筛检方法评价

【目的】掌握筛检试验的评价指标及其计算方法，熟悉各项指标间的相互关系和筛检的策略。

【时间】3～6学时。

【内容】筛检（screening）是运用快速、简便的试验、检查或其他方法，将健康人群中那些可能有病或缺陷，但表面健康的人，同那些可能无病者鉴别开来。筛检的目的是早期发现、治疗病人；确定高危人群；了解疾病的自然史，开展疾病流行病学监测。筛检试验是决定筛检效果优劣的关键，在考虑筛检试验快速、简便、安全、可行的同时，要尽可能提高其科学性，应从真实性、可靠性和收益来评价筛检试验。

【课题一】采用尿干化学分析法筛检尿路感染，结果见表3－1。

表3－1　尿干化学分析法筛检尿路感染结果

尿干化学分析法	尿路感染		合计
	是	否	
阳性	36	56	92
阴性	19	289	308
合计	55	345	400

问题1：该试验的灵敏度、特异度、正确指数和预测值是多少？

问题2：该试验的假阳性和假阴性是多少？试验的假阳性率和假阴性率是多少？似然比是多少？

问题3：该试验的阳性率是多少？

【课题二】危险因素计分法可以用来筛检糖尿病，以不同累计分值作为判别阈值，其灵敏度和特异度如表3－2。

表3－2　危险因素累计分值筛检糖尿病的灵敏度和特异度

累计分值	灵敏度（%）	特异度（%）
5	80.5	51.2
7	74.3	63.2
10	61.1	75.6
15	38.9	90.0

问题1：某单位对5000名职工进行健康检查，估计糖尿病的患病率为6.5%，以危险因素累计分值7为筛检标准，将发现多少病人？其中假阳性病例多少？可能漏诊病人有多少？计算假阳性率、假阴性率、似然比、阳性预测值、阴性预测值。

问题2：如果筛检标准为10，上述计算结果会有哪些改变？比较这两种筛检标准，你认为哪种更合适？为什么？

问题3：当筛检的标准不变，人群中患病率上升到7.5%，检查结果会有哪些变化？

【课题三】分别运用化学法粪隐血试验（CFOBT）、免疫法粪隐血试验（IFOBT）和序贯粪隐血试验（SFOBT）三种试验来筛检结直肠癌，三种试验的灵敏度和特异度见表3－3。

表3－3　三种试验筛检结直肠癌的灵敏度和特异度

试验	灵敏度（%）	特异度（%）
CFOBT	95.9	75.5
IFOBT	95.9	89.2
SFOBT	93.9	94.2

问题1：如果在人群中筛检结直肠癌，用这3种方法中的哪种收益将会最大？

问题2：如果某社区有30万人口，结直肠癌的患病率为25/10万，在该社区用SFOBT来筛检结直肠癌时，会造成多少假阳性？阳性预测值是多少？它表示什么？

问题3：影响预测值的因素有哪些？

【课题四】采用平板运动试验（TET）和动态心电图（AECG）筛检冠心病，结果见表3－4。

表3－4　两种方法筛检冠心病结果

试验结果		冠心病	
TET	AECG	是	否
+	+	39	5
+	－	11	8
－	+	5	9
－	－	17	26
合计		72	48

问题1：通过上表提供的数据，计算完成表3－5。

表3－5 两种方法筛检冠心病时的相应指标

筛检试验	灵敏度（%）	特异度（%）	阳性预测值（%）	阴性预测值（%）
TET				
AECG				
平行试验				
系列试验				

问题2：请总结一下平行试验和系列试验的效应。

问题3：用联合试验在人群中筛检冠心病，你认为应该采用平行试验还是系列试验？为什么？

（刘雅文）

实习四　病例对照研究

【目的】理解病例对照研究的基本原理、设计思路；掌握资料的基本整理与分析方法；熟悉病例对照研究的设计与实施方法；了解病例对照研究在病因研究中的应用。

【时间】8 学时。

【内容】

单元 1　研究设计

【课题一】20 世纪 20 年代，世界上不少国家肺癌的发病率和死亡率都有所升高，特别是在某些工业发达的地区。关于肺癌的病因，有学者提出是由吸烟、空气污染等原因引起，但也有人认为与职业相关因素有关。而在当时的英国，80% 的男性吸烟，吸烟被当作是一种正常的、对健康无害的嗜好。而关于吸烟与肺癌的研究，最著名的莫过于英国学者 Doll 和 Hill 于 1948 年 4 月至 1952 年 2 月期间进行的一系列有关吸烟与肺癌关系的研究。他们利用回顾性的研究方法，在伦敦地区 20 多家医院中，选取确诊的肺癌住院病人以及其他城市的一部分肺癌病人作为病例组，并选择同一医院的胃癌、肠癌等住院病人以及普通医院内的非癌症病人作为对照组。对照的年龄与病人在相同的年龄组内，性别、民族、职业、经济生活条件、社会阶层等都同病人一致或相似。一个病人配一个对照。对肺癌组和对照组病人均详细询问了既往和现在的吸烟等情况，并填写了统一的调查表。

问题 1：该研究用了什么流行病学的设计类型？

问题 2：病例的选择有哪些原则？该研究选择病例的方法是否合适？

问题 3：该研究是如何选择对照的？这样选择是否合适，为什么？

问题 4：在此次调查中，主要需收集哪些资料？如何收集这些资料？请针对该研究设计一份简单的调查表。

问题 5：除上述资料外，该研究还可以调查哪些因素？为什么？

问题 6：根据该研究的设计内容，可以采用什么统计分析方法？

问题 7：设 $\alpha = 0.05$（双侧），$\beta = 0.10$，假设当地居民吸烟的比例为 43.6%，文献报道吸烟与肺癌的相对危险度不一，较低值为 3.0，试确定样本含量。

单元 2　资料分析

【课题一】成组设计资料分析

吸烟与肺癌病例对照研究的资料整理见表 4 – 1。

表4-1　吸烟与肺癌关系

	病例	对照	合计
吸烟	688	650	1338
不吸烟	21	59	80
合计	709	709	1418

问题1：根据上表资料计算 χ^2、*OR* 值、*OR* 的95% *CI*，并解释计算结果。

问题2：根据上表资料能否计算 *AR*% 和 *PAR*%？为什么？

【课题二】1∶1匹配资料分析

某地为了探讨男性饮酒与肝癌之间的关系，采用配对（对照条件为同年龄组、同民族、同职业）方法，部分结果资料整理如表4-2。

表4-2　109例男性肝癌患者与109例男性健康对照配对调查结果

对子	年龄	民族	职业	饮酒	开始饮酒年龄	饮用高度酒
1	47/50	汉/汉	工人/工人	+/+	20/22	是/是
2	51/53	汉/汉	工人/工人	+/+	16/20	是/是
3	60/63	汉/汉	干部/干部	+/+	24/23	是/是
4	43/42	汉/汉	干部/干部	+/-	20/-	是/-
5	68/68	汉/汉	工人/工人	+/+	29/18	是/是
6	35/35	汉/汉	职员/职员	+/+	19/25	否/否
7	49/52	汉/汉	工人/工人	+/+	32/20	是/否
8	52/54	汉/汉	工人/工人	+/+	16/32	是/否
9	70/70	汉/汉	干部/干部	+/+	19/35	否/否
10	42/45	汉/汉	销售/销售	+/+	17/23	是/是
11	62/57	汉/汉	干部/干部	+/-	16/-	否/-
12	70/73	汉/汉	干部/干部	+/+	15/28	否/是
13	28/31	汉/汉	服务/服务	+/-	18/-	否/-
14	46/48	汉/汉	技术/技术	+/+	28/30	否/否
15	66/68	汉/汉	工人/工人	-/+	-/20	-/是
16	64/68	汉/汉	干部/干部	+/+	15/28	是/是
17	47/49	满/满	干部/干部	+/+	21/20	是/否
18	57/62	汉/汉	司机/司机	-/-	-/-	-/-
19	44/46	汉/汉	干部/干部	+/+	16/32	是/否
20	44/44	汉/汉	工人/工人	+/-	16/-	否/-

续表

对子	年龄	民族	职业	饮酒	开始饮酒年龄	饮用高度酒
21	52/55	汉/汉	工人/工人	+/+	21/18	是/是
22	43/42	汉/汉	工人/工人	+/+	26/19	否/否
23	74/70	汉/汉	工人/工人	+/+	21/13	是/是
24	68/68	汉/汉	工人/工人	+/+	23/25	是/是
25	34/31	汉/汉	工人/工人	+/+	19/15	是/否
26	50/50	汉/汉	工人/工人	+/-	20/-	是/-
27	52/54	汉/汉	工人/工人	+/-	20/-	是/-
28	71/69	汉/汉	工人/工人	+/-	30/-	是/-
29	72/73	汉/汉	工人/工人	+/-	20/-	是/-
30	50/53	汉/汉	职员/职员	+/-	32/-	是/-
31	59/59	汉/汉	干部/干部	+/+	10/12	是/否
32	64/67	汉/汉	干部/干部	+/+	24/20	否/是
33	45/47	汉/汉	工人/工人	+/+	16/14	是/是
34	45/46	汉/汉	工人/工人	+/+	20/22	是/是
35	62/64	汉/汉	工人/工人	-/-	-/-	-/-
36	49/54	汉/汉	工人/工人	-/+	-/25	-/是
37	67/71	汉/汉	工人/工人	-/+	-/19	-/否
38	67/67	汉/汉	干部/干部	-/+	-/16	-/是
39	65/61	汉/汉	干部/干部	+/+	19/29	否/否
40	64/66	汉/汉	干部/干部	+/+	35/45	是/否
41	65/65	汉/汉	工人/工人	+/-	23/-	是/-
42	60/57	汉/汉	工人/工人	+/+	40/43	是/是
43	56/57	汉/汉	服务/服务	+/+	40/10	否/否
44	28/26	汉/汉	工人/工人	+/+	15/13	否/否
45	45/45	汉/汉	工人/工人	+/+	30/20	是/是
46	66/66	汉/汉	工人/工人	+/+	45/35	是/是
47	49/49	汉/汉	工人/工人	+/+	27/29	是/否
48	44/48	汉/汉	工人/工人	+/+	12/28	是/否
49	45/50	汉/汉	工人/工人	+/+	20/16	否/是
50	64/67	汉/汉	工人/工人	+/+	30/20	是/是
51	64/66	汉/汉	职员/职员	+/+	25/55	是/否
52	59/59	汉/汉	职员/职员	-/+	-/22	-/否

续表

对子	年龄	民族	职业	饮酒	开始饮酒年龄	饮用高度酒
53	36/37	汉/汉	干部/干部	–/+	–/16	–/是
54	29/31	汉/汉	工人/工人	–/+	–/30	–/否
55	66/69	汉/汉	工人/工人	–/+	–/19	–/是
56	71/68	汉/汉	工人/工人	+/+	56/45	是/是
57	24/23	汉/汉	工人/工人	+/–	16/–	是/–
58	58/61	汉/汉	工人/工人	+/+	28/16	是/否
59	52/58	汉/汉	工人/工人	+/+	19/29	是/是
60	61/62	汉/汉	技术/技术	+/–	19/–	是/–
61	63/66	汉/汉	干部/干部	+/+	41/50	否/否
62	59/59	汉/汉	干部/干部	+/+	25/15	是/是
63	74/77	汉/汉	干部/干部	+/+	17/20	是/是
64	62/66	汉/汉	干部/干部	+/–	20/–	是/–
65	58/58	汉/汉	工人/工人	+/+	20/15	是/否
66	65/69	汉/汉	工人/工人	+/+	26/26	是/否
67	60/64	汉/汉	工人/工人	+/+	20/25	是/否
68	67/70	汉/汉	工人/工人	+/+	14/18	是/是
69	55/58	汉/汉	工人/工人	+/+	30/20	是/否
70	52/56	汉/汉	工人/工人	+/+	36/22	是/是
71	50/50	汉/汉	工人/工人	+/+	24/25	是/否
72	57/60	汉/汉	工人/工人	+/+	35/20	否/否
73	74/78	汉/汉	工人/工人	+/+	11/50	是/是
74	51/51	汉/汉	工人/工人	–/+	–/30	–/否
75	70/69	汉/汉	职员/职员	+/–	26/–	是/–
76	53/52	汉/汉	工人/工人	+/–	35/–	是/–
77	64/66	汉/汉	工人/工人	+/+	39/37	是/是
78	47/47	汉/汉	工人/工人	+/+	17/14	是/否
79	63/65	汉/汉	工人/工人	+/+	36/47	是/是
80	35/35	汉/汉	工人/工人	+/+	15/13	是/否
81	29/31	汉/汉	干部/干部	+/–	32/–	是/–
82	47/52	汉/汉	干部/干部	+/–	16/–	否/–
83	62/65	汉/汉	干部/干部	–/–	–/–	–/–
84	65/63	汉/汉	干部/干部	+/–	30/–	否/–

续表

对子	年龄	民族	职业	饮酒	开始饮酒年龄	饮用高度酒
85	57/61	汉/汉	技术/技术	+/+	26/27	是/是
86	66/67	汉/汉	工人/工人	+/+	55/12	是/是
87	54/55	汉/汉	工人/工人	+/-	21/-	否/-
88	39/41	汉/汉	销售/销售	+/+	22/20	是/否
89	58/61	汉/汉	工人/工人	+/-	24/-	是/-
90	72/75	壮/壮	工人/工人	+/-	29/-	是/-
91	62/66	汉/汉	工人/工人	+/-	17/-	是/-
92	47/49	汉/汉	工人/工人	+/-	18/-	是/-
93	60/61	汉/汉	工人/工人	+/-	25/-	是/-
94	47/52	汉/汉	工人/工人	+/-	21/-	是/-
95	67/65	汉/汉	工人/工人	+/-	17/-	否/-
96	58/61	汉/汉	工人/工人	+/-	15/-	否/-
97	35/36	汉/汉	工人/工人	+/+	12/18	是/是
98	47/49	汉/汉	工人/工人	+/+	20/19	是/是
99	67/71	汉/汉	工人/工人	+/+	16/20	否/是
100	62/66	汉/汉	工人/工人	-/+	-/21	-/是
101	56/58	汉/汉	工人/工人	+/+	25/28	是/是
102	61/58	汉/汉	职员/职员	-/+	-/20	-/否
103	56/56	汉/汉	工人/工人	+/+	30/29	是/是
104	39/41	汉/汉	工人/工人	+/+	32/19	是/是
105	43/46	汉/汉	工人/工人	+/-	16/-	否/-
106	47/45	汉/汉	工人/工人	+/-	19/-	是/-
107	58/54	汉/汉	工人/工人	+/-	16/-	否/-
108	63/61	汉/汉	工人/工人	+/+	28/16	是/否
109	66/68	汉/汉	工人/工人	+/+	27/15	是/是

问题1：上述资料可做哪些分析？

问题2：根据以上资料，分析饮酒与否、是否饮用高度酒与肝癌之间的关系，并做解释。

【课题三】分层资料分析

Brinton 等人于 1988 年对月经因素与乳腺癌的关系进行了一项病例对照研究，选择乳腺癌病例组共 2 866 人，对照组共 3 141 人，分别调查两组人群既往的月经情况，整理结果见表 4－3。

表4－3　月经因素与乳腺癌关系的病例对照研究

	未绝经	绝经	合计
病例组	887	1 979	2 866
对照组	868	2 273	3 141
合计	1 755	4 252	6 007

问题1：根据上表计算χ^2、*OR*值和*OR*的95%*CI*。

问题2：该*OR*值是否能反映绝经与否与乳腺癌之间的真实联系？为什么？

表4－4　按年龄分层后绝经与乳腺癌的关系

年龄组	是否绝经	病例组	对照组	χ^2	*OR*	*OR* 95% *CI*
40 ~	否	278	314			
	是	65	83			
45 ~	否	334	323			
	是	149	197			
50 ~	否	240	193			
	是	391	467			
55 ~	否	35	38			
	是	1374	1526			
合计		2866	3141			

问题3：请根据表4－4所给的数据，分别计算各层的χ^2和*OR*及*OR* 95%*CI*。

问题4：经Woolf齐性检验显示各年龄层间具有一致性。请计算年龄调整的χ^2_{MH}和OR_{MH}及OR_{MH}95%*CI*，并与粗*OR*进行比较，判断年龄在绝经与乳腺癌关系的研究中是否起了混杂作用。

【课题四】分级资料分析

Doll和Hill关于吸烟与肺癌关系的研究中男性每日吸烟量与肺癌的关系，整理结果见表4－5。

表4－5　男性每日吸烟量与肺癌的关系

	吸烟剂量（支/日）						合计
	0	1 ~	5 ~	15 ~	25 ~	50 ~	
肺癌组	7	49	516	445	299	41	1 357
对照组	61	91	615	408	162	20	1 357

续表

	吸烟剂量（支/日）						合计
	0	1 ~	5 ~	15 ~	25 ~	50 ~	
合计	68	140	1131	853	461	61	2 714
OR							
95% *CI*							
χ^2							
总χ^2							
趋势χ^2							

问题1：请计算不同暴露剂量下的 *OR* 及 95% *CI*、χ^2、总χ^2和趋势χ^2检验并填入表4－5。

问题2：请对上表计算结果做出解释。

【课题五】多因素资料分析

一项吸烟、饮酒与肝癌关系的病例对照研究多因素分析结果见表4－6。

表4－6　肝癌多因素条件 Logistic 回归分析结果

因素	偏回归系数	*OR*	*OR* 95% *CI*	*P* 值
是否吸烟	0.885	2.42	(1.24，4.73)	0.009
是否大量饮酒	1.091	2.98	(1.23，7.23)	0.016
是否喝茶	－0.836	0.43	(0.25，74.00)	0.002
是否感染乙型肝炎	3.462	15.37	(15.37，66.14)	<0.0001
人均收入	－0.427	0.65	(0.40，1.05)	0.081

注：该方程的 R^2 为0.87；其中二分类变量以状态为否的作为对照组，人均收入分为高中低，并以低为对照组

问题：请对上表结果做出解释。

（顾梦佳　陈　坤）

实习五　队列研究

【目的】理解队列研究的基本原理、设计思路；掌握资料的基本整理与分析方法；熟悉队列研究的设计与实施方法；了解队列研究在病因研究中的应用。

【时间】4 学时。

【内容】

单元1　基本原理

【课题一】二十世纪初，世界上许多国家肺癌的发病率和死亡率均有增长，30 年代至 60 年代各地学者进行了大量流行病学研究，根据临床观察开始怀疑吸烟与肺癌之间存在一定联系；另一方面，在 1900 ~ 1950 年间英国的烟草消费量与肺癌死亡率之间存在正相关关系。为了查明这种联系，Doll 与 Hill 在英国先后进行了两种研究。1947 年首先进行的是病例对照研究，主要是对比肺癌病人和其他病人（包括其他癌症和非癌症的病人）的吸烟习惯，结果发现肺癌与吸烟存在着联系，并存在剂量反应关系；然而他们并不满足于这些证据，因为这些研究是回顾性的，可受未知外来因素影响。因此他们着手进行了吸烟与肺癌的队列研究，以英国所有注册登记的医生为研究对象，结果发现肺癌和吸烟有关。队列研究大大加强了吸烟可引起肺癌这一理论的论证强度。之后 Doll 和 Hill 又继续随访了戒烟医生，发现肺癌死亡率随戒烟年限的延长而逐年下降，从而确定了吸烟与肺癌的关系。

问题 1：病因研究程序如何？

问题 2：在什么情况下进行队列研究？

问题 3：队列研究的基本步骤包括哪些？

1951 年 10 月 31 日开始，Doll 和 Hill 采用函访的方式给英国联合王国医师协会（The medical profession in the United Kingdom）的医生发信，请他们填写简单的调查表，除要求填写姓名、年龄、性别、住址等一般情况之外，还问他们自己是属于下列三组中的哪一组：

1. 在调查当时吸烟（指规则吸烟，即每天至少吸一支烟或与一支烟等量的烟丝，持续一年及其以上）。
2. 曾经吸过烟，但已戒烟。
3. 从未规则地吸过烟。

对所有的吸烟者还需进一步回答开始吸烟年龄以及调查当地的吸烟量和吸烟种类。对已戒烟者除进一步回答上述问题外，还要求回答最后戒烟时间。共发出调查表 59 600 份，得到答复的共 41 024 份，其中填写完好的调查表 40 637 份，其中男医生 34 445 份，女医生 6 192 份。

问题4：队列研究中研究因素如何确定？暴露因素如何规定？

问题5：研究对象如何分组？

问题6：选择何种结局指标进行组间比较？

【课题二】为证实长期低剂量二硫化碳（CS_2）职业暴露与精神病、中枢神经系统疾患及多发性神经炎、冠心病等疾病的关系，某研究者于2010年开始进行有关长期CS_2暴露的职业危害研究。从2003年建立的一个粘纤厂，选择25～64岁，至少有5年CS_2暴露史的所有男性工人作为暴露组，以该地普通男性人群为对照组。调查不同疾病的发病情况，结果见表5－1。

表5－1　二硫化碳（CS_2）职业中毒与冠心病发病的关系

	调查人数	观察人年	发病人数			
			冠心病	中枢神经系统疾患	精神病	多发性神经炎
暴露组	4 543	39 430.05	72	21	7	6
非暴露组	5 626	48 236.48	60	12	1	9
合计	10 169	87 666.53	132	33	8	15

问题1：上述研究属于何种类型的流行病学研究？

问题2：本研究中采用何种指标以反映疾病的发病情况？

问题3：本研究与病例对照研究有何区别和联系？

【课题三】为探讨2008年婴幼儿期暴露于三聚氰胺奶粉对儿童肾功能的较远期影响，选择有污染奶粉喂养史且2008年筛查时泌尿系统B超异常的儿童为暴露组；按照同乡、同性别、出生日期相差≤3个月的标准，选择未食用过污染奶粉的儿童作为非暴露组。于2011年11月至2012年6月，对两组儿童进行肾功能检查，结果见表5－2。（数据来源：王佩鑫，李宏田，王琳琳，等．三聚氰胺污染奶粉对婴幼儿健康较远期影响的队列研究．中华医学杂志．2013，93（38）：3031－3034.）

表5－2　两组儿童肾功能的随访结果比较（$\bar{x}\pm s$）

组别	肾功能指标		
	血肌酐（μmol/L）	血尿酸（μmol/L）	血清白蛋白（g/L）
暴露组	37±8	344±75	47±5
非暴露组	33±8	282±69	43±5
P值	>0.05	<0.05	<0.05

问题1：上述研究属于何种类型的流行病学研究？

问题2：与“课题二”比较，两者的相同点及区别何在？

【课题四】20世纪90年代中期，我国中部一些省份存在非法采集原料血浆，违规操作造成HIV感染的现象，自从1995年以来，我国政府采取了一系列政策法规措施，严令禁止和取缔非法不规范采供血（浆）行为，彻底切断了采供血途径传播HIV的可能性，使我国既往有偿供血感染HIV人群成为一个无续发感染者的特殊人群。为探讨这类人群HIV感染的自然史及其影响因素，研究者于2004年11月开始选择已发现并确认既往不安全有偿采血（浆）者HIV/AIDS病例为研究对象，从当地HIV/AIDS病例报告资料、AIDS患者医院或疾控部门的所有病历和随访记录等历史资料中收集其感染、发病、死亡信息及影响因素。于2005年开始对入选研究对象进行相关现场调查，以入户调查方式为主并结合知情者访谈和随访调查，观察终点为2006年7月。[数据来源：张福杰，豆智慧，于兰，等. 中国既往不安全有偿供血感染HIV者自然史双向性队列研究. 中华流行病学杂志. 2008，29（1）：9－12.]

问题1：上述研究属于何种类型的流行病学研究？

问题2：与“课题二”和“课题三”比较，其相同点及区别何在？

问题3：研究对象如何分组？

问题4：结合“课题一”“课题二”和“课题三”，深刻体会队列研究的基本原理及流行病学中暴露的含义。

单元2 常用指标及资料整理分析

【课题五】在进行妇女使用口服避孕药与心肌梗死关系的研究中，随访32317名妇女，资料见表5－3。

表5－3 妇女使用口服避孕药与心肌梗死关系的研究

绝经后激素使用情况	冠心病例	人年
是	30	54308.7
否	60	51477.5
合计	90	105786.2

问题1：用什么指标反映参加此项研究的人群中心肌梗死的发病情况，并计算之。

问题2：用什么指标反映口服避孕药与心肌梗死的关系，并计算之。

【课题六】某项关于吸烟与肺癌和心血管疾病的队列研究的资料，见表5－4。

表5－4 吸烟者与非吸烟者死于不同疾病的统计量值

疾病	死亡率（1/10万）		χ^2	*RR*	*RR* 95% *CI*	*AR*（1/10万）	*AR*%
	暴露组	对照组					
心血管疾病	127.47	94.40	4.93*				
肺癌	52.06	13.42	22.81**				

注：$^{*}P<0.05$，$^{**}P<0.01$

问题1：请计算反映该研究人群暴露与肺癌和心血管疾病发病关联强度的 *RR*、*AR*、*AR%*，并对计算结果进行解释。

问题2：体会 *RR* 与 *AR* 的区别和联系，根据上表可得出什么结论？

【课题七】某心脑血管疾病研究中心对血清胆固醇含量与冠心病发病关系进行了研究。研究者首先检测了1045名33～49岁男子的血清胆固醇含量，然后按其水平高低分为5组，随访观察10年，以血清胆固醇水平114～193mg/dl组作为参照组，累积发病率差异的假设检验结果见表5－5。

表5－5 33～49岁男子按血清胆固醇水平分组的冠心病10年随访结果

血清胆固醇 (mg/dl)	暴露水平 (x_i)	病例数 (a_i)	非病例数 (b_i)	观察人数 (n_i)	*CI* (%)	χ^2	*RR*	*RR* 95% *CI*	*AR*	*AR%*
114～	0	2	207	209		－				
194～	1	11	198	209		6.43				
214～	2	14	195	209		9.36				
231～	3	26	183	209		22.05				
256～	4	32	177	209		28.81				
合计	－	85	960	209		－				

注：胆固醇 1mg/dl＝0.026mmol/L

问题1：请计算表5－5中各暴露水平组冠心病的10年的累积发病率（*CI*）、*RR*、*RR*95%的可信区间、*AR* 以及 *AR%*。

问题2：观察分析上述资料，“课题六”还可进行何种分析来增加病因关系推断的说服力，并说明其分析的目的。

【课题八】某心脏病研究中心提供了当地35～44岁男性人群中冠心病几种危险因素的相对危险度（*RR*）与人群暴露比例（*Pe*）的资料（表5－6）。

表5－6 某地35～44岁男子中冠心病几种危险因素的 *RR* 与 *PAR%*

危险因素	*RR*	*Pe*	*PAR%*
收缩压≥180mmHg	2.8	0.02	
X线显示心脏扩大	2.1	0.10	
吸烟	1.9	0.72	

计算公式：

$$PAR\% = \frac{Pe\ (RR-1)}{Pe\ (RR-1)\ +1} \times 100\%$$

问题1：请计算各危险因素的人群归因危险度百分比（*PAR%*），并将结果填入该表“*PAR%*”项中。

问题2：*PAR%* 与 *AR%* 有何区别？

问题3：简述相对危险度（*RR*），人群暴露比例（*Pe*）与人群归因危险度百分比（*PAR%*）三者之间的关系，并对你的计算结果进行解释。

【课题九】某研究以手纺温石棉女工作为研究对象，随访41年，以一般人群为对照，其中研究了单纯温石棉暴露与心血管疾病和恶性肿瘤的关系。表5-7为职业人群的恶性肿瘤与心血管疾病的标准化死亡比。[数据来源：孙统达，李鲁，施南峰，等．手纺温石棉女工肿瘤死亡的41年队列研究．卫生研究．2003，32（6）：511-513．]

表5-7 研究中石棉工人标准化死亡比

死因	观察死亡数	期望死亡数	*SMR*	*SMR*95% *CI*
恶性肿瘤	213	157.4	1.35*	
心血管疾病	112	108.92	1.03	0.84～1.22

注：*与1的差别做假设检验 $P<0.01$

问题：请根据上述资料对职业人群的恶性肿瘤 *SMR* 与1的差别做假设检验，同时计算总体 *SMR* 可信区间，并解释上述结果。

附言：

当结局事件的发生率很低，或研究对象比较少时，计算标准化死亡比（*SMR*）比直接法做率的标化更好一些，可对 *SMR* 与1的差别做统计学检验（计算总体 *SMR* 的95%可信区间或对样本 *SMR* 与1的差别做假设检验），如果还需要研究不同暴露水平与发病率或死亡率之间是否有关，或者说 *SMR* 是不是随暴露量变化而变化的线性趋势，可进行 *SMR* 线性趋势的 χ^2 检验。

计算总体 *SMR* 可信区间的近似公式：

$$Lp/E(D),\ Up/E(D)$$

式中：

Lp 和 Up 表示按 Possion 分布所得死亡数可信区间的下限和上限，当实际死亡数 D 较大（如 D>50），可用正态近似法求得（$D-u_\alpha\sqrt{D}$，$D+u_\alpha\sqrt{D}$）；当 D 不大时，可用 Possion 分布查表法求得。

E（D）表示期望死亡数。

如果要对样本 *SMR* 与1的差别做假设检验，可把观察死亡数看作为均数是期望死亡数 E 的 Possion 分布变量，只要期望死亡数 E 不太小（如≥20），可用正态近似检验。

$$u=\frac{D-E}{\sqrt{E}}$$

$$\text{或}\chi^2=\frac{(D-E)^2}{E}\quad(v=1)$$

（丁　玲）

实习六　流行病学实验研究

【目的】进一步理解流行病学实验研究基本概念，掌握现场试验、临床试验和社区干预试验的基本方法，学会流行病学现场试验和临床试验以及社区干预试验的设计和评价。

【时间】3 学时。

【内容】现场试验实例分析；社区干预试验实例分析；临床试验实例分析；类实验实例分析。

单元 1　现场试验实例分析

文献题目：每四个月口服补充一次维生素 D_3 对社区男性和女性居民骨折和死亡的影响：随机双盲对照试验［Trivedi D P，Doll R，Khaw KT. Effect of four monthly oral vitamin D3 (cholecalciferol) supplementation on fractures and mortality in men and women living in the community：randomized double blind controlled trial. BMJ，2003，326（1）：1-6. 有删改］

试验目的：评价每四个月口服补充一次维生素 D_3 对社区 65 岁及以上男性和女性居民骨折发生率的影响。

研究对象和方法：研究者从牛津临床试验中心英国医生研究登记册和 Ipswich 全科医业协会的年龄性别登记册的名单中，选择 65 ~ 85 岁的老年人为研究对象。剑桥地方伦理委员会批准了这个研究。

研究者通过信函的方式招募研究对象，他们排除了正在服用维生素 D 和患有禁忌服用维生素 D 疾病的人（如肾结石、肉状瘤病和恶性肿瘤）。他们发出了 11120 份邀请，其中 3504 人（31.5%）起初同意参加该研究，有 2686 人（77.5%）经过进一步的评估符合纳入的条件并签署了知情同意。从 1996 年 6 月至 1997 年 3 月，将这 2686 人按年龄性别进行分层，按照随机分配原则，将研究对象随机分配至实验组和对照组，试验组给予维生素 D，对照组组给予安慰剂。在研究结束前，研究者和试验对象均对分组情况不知情。最终由 Ipswich药物公司公布研究对象的编码的所属分组。

研究者通过邮寄的方式，每四个月给受试者邮寄一粒含 100000 国际单位（IU）的维生素 D 胶囊或者与之匹配的相应感官性状的安慰剂，连续五年。研究者要求研究对象收到胶囊后立即服用，并填写相应的表格以示完成服用。用自由的邮递方式将表格寄回。

研究开始后，研究对象可继续服用任何治疗所需的药物或为治疗目的医生开具的新的药物。如果处方中有每日服用 200IU 的维生素 D，则要求研究对象终止本研究的干预措施，但继续接受随访观察以收集其结局事件。

所有研究对象在国家死亡统计署均有记录并一直随访至 2002 年 3 月 31 日（随访约 5

年）。疾病分类专家利用ICD－9（国际疾病分类第9版）对死亡者的死亡记录进行编码。根据调查问卷或死亡记录确定骨折、心血管疾病和恶性肿瘤的发生。

问题1：你认为作者选择的试验对象正确吗？为什么？

问题2：你认为试验分组正确吗？该研究是以个体为单位进行分组的，作者为什么没有采用以家庭或居住街区为单位进行分组？

问题3：什么是安慰剂？在该研究中，作者是否使用了安慰剂？在流行病学现场试验中，使用安慰剂有什么优点？

问题4：在流行病学现场试验设计中，你认为哪些环节最重要？如果让你做同样题目的现场试验，你认为上述设计是否有需改进的地方？

试验结果：

在按计划完成了现场试验及观察后，研究者首先统计了实验组和对照组对象的基线特征（表6－1）。

表6－1 实验组和对照组研究对象的基线特征

基线特征	合计		男性		女性	
	实验组（n＝1345）	对照组（n＝1341）	实验组（n＝1019）	对照组（n＝1018）	实验组（n＝326）	对照组（n＝323）
年龄，Mean（SD）	74.8（4.6）	74.7（4.6）	75.2（4.6）	75.0（4.6）	73.7（4.5）	73.6（4.6）
BMI，Mean（SD）	24.3（3.4）	24.4（3.0）	24.3（3.3）	24.4（2.7）	24.4（3.8）	24.3（3.8）
心脏病史，n（%）	223（16.6）	208（15.5）	189（18.5）	181（17.8）	34（10.4）	27（8.4）
卒中病史，n（%）	51（3.8）	57（4.3）	42（4.1）	48（4.7）	9（2.8）	9（2.8）
肿瘤病史，n（%）	82（6.1）	79（5.9）	67（6.6）	69（6.8）	15（4.6）	10（3.1）
吸烟，n（%）	59（4.4）	53（4.0）	39（3.8）	29（2.8）	20（6.1）	24（7.4）
使用类固醇，n（%）	60（4.5）	70（5.2）	42（4.1）	53（5.2）	18（5.5）	17（5.3）
使用激素替代疗法，n（%）	NA	NA	NA	NA	21（6.4）	21（6.5）
酒精摄入	（n＝1295）	（n＝1279）	（n＝972）	（n＝968）	（n＝323）	（n＝311）
不饮用，n（%）	132（10.2）	115（9.0）	77（7.9）	64（6.6）	55（17.0）	51（16.4）
偶尔，n（%）	197（15.2）	205（16.0）	102（10.5）	115（11.9）	95（29.4）	90（28.9）
经常，n（%）	966（74.6）	959（75.0）	793（81.6）	789（81.5）	173（53.6）	170（54.7）
体育活动	（n＝1288）	（n＝1276）	（n＝969）	（n＝963）	（n＝319）	（n＝313）
中等以上体育活动，n（%）	1119（86.9）	1133（88.8）	840（86.7）	852（88.5）	279（87.5）	281（89.8）

注：NA表示无数据

问题5：研究者为什么要进行研究对象的基线特征分析？

问题6：表6－1列出了按性别分层后的实验组和对照组的各基线特征的情况（均数或率），你认为还应该如何进一步的分析？

问题7：通过对研究对象基线特征的分析，得到什么提示？

问题8：根据该研究的目的，除了上述列出的基线特征以外，你认为还应该进一步收集哪些因素的资料？

研究者进行了基线资料分析后，分析了实验组和对照组总的以及躯体各部位骨折的发生率，以对照组骨折的发生率为参比，通过应用Cox回归模型，计算了相对危险度（*RR*）和95%可信区间（*CI*），见表6－2。

表6－2 1996～2002年实验组和对照组骨折的发生率以及相对于对照组试验组发生骨折的相对危险度（*RR*）和95%可信区间（*CI*）

骨折部位	实验组	对照组	年龄调整RR（95%CI）	*P*值
男女合计	（n＝1345）	（n＝1341）		
任何部位	119（8.8）	149（11.1）	0.78（0.61，0.99）	0.04
臀部、腰部、前臂或椎骨	60（4.5）	87（6.5）	0.67（0.48，0.93）	0.02
臀部、腰部或前臂	43（3.2）	62（4.6）	0.67（0.46，0.99）	0.04
臀部	21（1.6）	24（1.8）	0.85（0.47，1.53）	0.59
椎骨	18（1.3）	28（2.1）	0.63（0.35，1.14）	0.12
男性	（n＝1019）	（n＝1018）		
任何部位	77（7.6）	91（8.9）	0.83（0.61，1.13）	0.24
臀部、腰部、前臂或椎骨	36（3.5）	50（4.9）	0.70（0.46，1.08）	0.11
臀部、腰部或前臂	22（2.2）	31（3.0）	0.70（0.40，1.20）	0.19
臀部	11（1.1）	14（1.4）	0.76（0.35，1.67）	0.49
椎骨	14（1.4）	22（2.2）	0.62（0.32，1.22）	0.17
女性	（n＝326）	（n＝323）		
任何部位	42（12.9）	58（18.0）	0.68（0.46，1.01）	0.05
臀部、腰部、前臂或椎骨	24（7.4）	37（11.5）	0.61（0.37，1.02）	0.06
臀部、腰部或前臂	21（6.4）	31（96）	0.64（0.37，1.11）	0.11
臀部	10（3.1）	10（3.1）	0.98（0.41，2.36）	0.97
椎骨	4（1.2）	6（1.9）	0.65（0.18，2.30）	0.50

问题9：根据表6－2所列的试验分析数据，请你对试验结果进行总结。

问题10：根据分析结果，你认为连续五年每四个月给受试者100000国际单位（IU）的维生素D胶囊用于预防骨折有效吗？

问题11：你认为还应进行哪些分析？

研究者进行了补充维生素 D 与骨折危险性的关系分析后，进一步分析了试验组和对照组任何原因死亡率以及心血管疾病和恶性肿瘤的死亡率，以对照组的死亡率为参比，通过应用 Cox 回归模型，计算了相对危险度（*RR*）和95%可信区间（*CI*），见表6－3。

表6－3 实验组和对照组的所有原因、心血管疾病和恶性肿瘤死亡率以及相对于对照组实验组发生死亡的危险度［*RR*（95% *CI*）］

死亡原因	维生素 D	安慰剂	年龄调整 *RR*（95% *CI*）	*P* 值
男女合计	（n＝1345）	（n＝1341）		
所有原因，n（%）	224（16.7）	247（18.4）	0.88（0.74，1.06）	0.18
心血管疾病，n（%）	101（7.5）	117（8.7）	0.84（0.65，1.10）	0.20
恶性肿瘤，n（%）	63（4.7）	72（5.4）	0.86（0.61，1.20）	0.37
男性	（n＝1019）	（n＝1018）		
所有原因，n（%）	199（19.5）	220（21.2）	0.88（0.73，1.07）	0.19
心血管疾病，n（%）	90（8.8）	106（10.4）	0.83（0.62，1.10）	0.19
恶性肿瘤，n（%）	56（5.5）	59（5.8）	0.93（0.64，1.34）	0.69
女性	（n＝326）	（n＝323）		
所有原因，n（%）	25（7.7）	27（8.4）	0.91（0.53，1.56）	0.73
心血管疾病，n（%）	11（3.4）	11（3.4）	0.99（0.43，2.30）	0.99
恶性肿瘤，n（%）	7（2.1）	13（4.0）	0.53（0.21，1.33）	0.18

问题12：根据分析结果，你认为连续五年每四个月给受试者100000国际单位（IU）的维生素 D 胶囊用于预防任何原因死亡以及心血管病和恶性肿瘤的死亡有效吗？

单元2 社区干预试验实例分析

文献题目：补充维生素 A 对发病率的影响—随机化社区干预试验［Abdeljaber M H，Monto A S，Tilden R L，A Schork M，Tarwotjo I. The impact of vitamin A supplementation on morbidity：a randomized community intervention trial. Am J Public Health. 1991 December；81（12）：1654－1656. 有删改］

试验目的：维生素 A 对呼吸道和肠道感染发病率所起的作用已有许多的假设。有研究显示，患有维生素 A 缺乏的学龄前期儿童（检查干眼病）与没有患干眼病的同类人群相比，有2倍的危险性发展为呼吸道感染，有3倍的危险性可能发展为腹泻。另有研究也表明，患有中度干眼病的儿童有2倍的危险性可发展为呼吸道感染。但与对照组相比，发展成腹泻的危险性并不很大。该研究的主要目的是评价儿童补维生素 A 对减少呼吸道和肠、道感染频率的效果。

研究对象和方法：该项目研究组在印度尼西亚苏门答腊的 Aceh 省选择450个村组成该

研究现场，开展了补充维生素 A 对干眼病、死亡率和生长发育的影响。在这 450 个村中，按随机分配原则，选取 229 个村（15101 名 1～5 岁的儿童）作为接受补充维生素 A 的处理组；221 村（13760 名儿童）作为研究的对照组，两组中的每个村均访问两次，第一次为基线调查，第二次为 1 年后的随访调查。维生素 A 胶囊含 200000 国际单位的维生素 A。在基线调查时和之后的 6 个月时，由经过培训的志愿者向处理组的儿童分发维生素 A 胶囊。不给予对照组维生素 A 胶囊。

调查组由一名眼科专家和 5 名培训有素的调查员组成，于 1982 年 9 月～1983 年 8 月进行了基线调查。调查内容包括：①调查前一周内咳嗽、发热和腹泻的病史情况。咳嗽和发热持续 24 小时或以上者通常表明有呼吸道感染；每天腹泻 4 次或更多，质为稀便或水样大便者常诊断为肠道感染；社会人口统计学资料，包括社会经济状况、父母年龄、文化程度、职业、住房卫生；③食用水源情况。在基线调查后的 9～13 个月内，同一时间随访每个村，反复检查儿童的眼睛，并且记录前一周内儿童的死亡人数和腹泻、咳嗽和发热的发生人数。

试验结果：首先比较了两组（对照组和处理组）的基线特征分布情况，结果显示，儿童的年龄、性别分布、村庄的大小以及父母年龄和职业等在两组都是相似的。

进一步分析了基线调查 1 年后儿童咳嗽、发热、腹泻和干眼病的流行情况，结果见表 6－4。

表 6－4 处理组（补维生素 A）和对照组处理前后腹泻、咳嗽、发热的发生率

感染症状	对照组		处理组	
	处理前	处理后	处理前	处理后
咳嗽	31.7	18.6	31.7	17.0
发热	46.1	26.7	46.2	25.0
腹泻	7.5	4.5	7.4	4.0

问题 1：你认为本单元的实例中的试验方法与上述单元 1 中的试验方法有何不同？

问题 2：根据表 6－4 中的数据，对服用维生素 A 预防咳嗽、发热和腹泻的效果进行评价。

问题 3：你认为该研究的局限性有哪些？该问题可用现场随机对照试验吗？为什么？

单元 3 临床试验实例分析

文献题目：氟罗沙星与氧氟沙星治疗细菌性尿道感染临床试验研究［参考中华传染病杂志（1997，15：214－217. 作者：氟罗沙星临床协作组．有删改）。

试验目的：评价氟罗沙星治疗细菌性尿道感染的效果。

试验方法：采取随机对照试验，具体方法如下。

1. 病例选择标准　经过临床和实验室检查确认为急性细菌性尿道感染，年龄在 18～65 岁的患者，并于 1994 年 9～12 月住院者或门诊可随访者。

2. 病例排除标准　①有严重的脏器功能不全者；②感染严重者、怀孕和授乳妇女、对喹诺酮类药有过敏史者。

3. 试验分组　各医院入选病例按设定的随机数字表分别进入氟罗沙星（fleroxacin，FLX）实验组和氧氟沙星（ofloxacin，OFX）对照组，共治疗尿路感染115例，其中FLX组58例，OFX组57例。

4. 治疗方法　复杂性尿路感染、单纯性上尿路感染、慢性尿路感染急性发作，FLX为每日400mg顿服，OFX为每日600mg，分2～3次服，疗程均为5～7日。

5. 疗效及安全性评价

（1）疗效判定标准为：①痊愈：治疗后症状、体征、实验室及病原学检查均转为正常；②显效：病情明显好转，上述痊愈4项指标中有1项未转正常；③进步：病情有好转，但不明显，上述痊愈4项指标有2项未转正常；④无效：治疗后72小时病情无好转或有恶化者，痊愈及显效者为有效病例，据此计算有效率。

（2）安全性评价：除观察症状和体征外，同时随访实验室检查，出现的异常与受试药物的关系按有关、很可能有关、或许有关和无关进行评价。

6. 细菌学检查及药敏测定　分别于治疗前、中、后分离病原菌，治疗结果按细菌清除、未清除、部分清除和菌交替进行评价。对临床分离菌先进行纸片药敏测定，并对存活菌以琼脂双倍稀释法测定FLX、OFX等8种抗菌药对细菌的最低抑菌浓度（MIC），结果按美国国家临床试验委员会（NCCLS）制订的标准判断。

问题1：什么是临床试验？与现场试验有何区别？

问题2：该试验研究对象选择是否合理？

问题3：该研究在分组时是否采用了随机分配？用什么方法进行的随机分配？

问题4：在临床试验选择研究对象时，设立排除标准有什么意义？

试验结果：按计划完成了试验及资料的收集后，获得了如下试验结果。

1. 疗效比较

（1）FLX组与OFX组基本情况：两组基本情况、感染种类和严重程度见表6－5。

表6－5　FLX组和OFX组基本情况和感染程度比较

项目	FLX组	OFX组
病例数	58	57
男/女	23/35	23/34
年龄（$\bar{x}\pm s$）	51.3±15.6	50.8±15.7
尿路感染种类		
单纯性下尿路感染	36	32
单纯性上尿路感染	5	3
复杂性尿路感染	7	12
慢性尿路感染	10	10

问题5：研究者列出表6－5的目的是什么？

问题6：你认为两组（FLX组与OFX组）基本情况及其感染的严重程度是否具有可比性？

（2）FLX和OFX治疗尿路感染效果比较（表6－6）。

表6－6 FLX和OFX对尿路感染治疗效果的比较

分组	例数	有效例数	痊愈例数	疗程（天）
FLX	58	50	47	9.3±4.1
OFX	57	48	44	9.1±3.1

2. 不良反应 FLX组在治疗过程中，有7例出现不良反应，表现为恶心、头昏、食欲缺乏、上腹不适等，上述反应均轻微，呈一过性，无中途停药者。OFX组在治疗过程中，有6例出现不良反应，表现为恶心、头昏、头痛、呕吐、食欲缺乏等，无中途停药者，见表6－7。两组发生的不良反应均不能排除FLX或OFX引起的可能性。

表6－7 FLX和OFX组在治疗过程中不良反应发生情况

分组	例数	不良反应例数
FLX	58	7
OFX	57	6

3. 临床分离药敏测定 对FLX或OFX组分离菌进行药敏测定，结果显示两组细菌对两药的敏感性相仿。

问题7：你如何对表6－6和表6－7的结果进一步分析？请写出分析的步骤，并进行必要的计算。

问题8：请根据该临床试验的设计及其试验的结果，对该试验做出综合评价。

单元4 类试验实例分析

文献题目：北京市人群流感疫苗接种的效果效益评价研究〔刘民，刘改芬，王岩，等. 中国全科医学杂志，2005，8（15）：1238－1241. 有删改〕。

试验目的：为了评价人群接种流感疫苗的效果和效益，为科学、有效的进行流感疫苗接种、预防和控制流感提供理论依据。研究者于2003年10月～2004年5月对北京市宣武区和朝阳区的老年人群、医务人员和学龄儿童开展了接种流感疫苗后的效果和效益评价研究。

研究对象：以北京市朝阳区和宣武区为研究现场，选取两区接受过流感疫苗接种的老年人（>60岁）、医务人员和年龄2～10岁的儿童为接种组观察对象，选取两区与接种组对象年龄、性别、健康状况等相匹配的未接种流感疫苗的相应人群作为对照组观察对象。

剔除近1年内接种过流感疫苗者以及拒绝接受调查或随访者。共选取观察对象2470人，其中试验组1236人，对照组1234人。

研究方法：该研究采用流行病学类试验研究方法。试验组和对照组同时进行基线问卷调查。调查的内容包括：研究对象的性别、年龄、职业、既往病史、近1年内疫苗接种情况、目前呼吸系统、心脑血管系统疾病健康状况及其他慢性病情况。分别于流感疫苗接种（基线调查）后的第1个月、第3个月和第6个月对试验组和对照组同时进行随访问卷调查。随访问卷调查的内容包括：流感样症状的发生情况、并发症发病情况以及由这些疾病导致的就诊次数等。

诊断标准相关指标的规定：流感样疾病的诊断标准，采用中华人民共和国国家标准，流行性感冒诊断标准及处理原则（GB15944－1995）：如果流行季节急起高热（腋温≥38℃），并伴有下列症状中的2项，即诊断为流感样疾病，如寒战、虚弱乏力、头痛、肌痛或关节痛、咳嗽、咽痛和鼻塞、鼻咽部的红肿。

质量控制：为确保研究的质量，本研究采取了以下质量控制措施：①各研究点均采用统一研究方案和统一调查表，在规定的时间内进行调查；②由地段保健医生和防保医生作为调查员，并在调查开始前进行统一培训；③尽量动员研究对象接受随访，尽可能减少失访率；④调查人群的失访情况：本次研究共有4次调查，即1次基线调查和3次随访调查。调查开始时共有2470人参加，其中接种组1236人，对照组1234人，调查结束时仍为2470人，没有失访者。

问题1：这个试验研究与单元1所列举的实例，在设计上有何不同？

问题2：研究者选择了三类人群（老年人、医务人员和儿童）为研究对象，你认为这样选择研究对象的优点是什么？

试验结果：首先，研究者对该试验的基本情况进行了描述。该试验共有2470名研究对象，其中接种流感疫苗组1236人，对照组1234人。老年人群1192人，医务人员663人，儿童人群615人。对两组基线时的基本情况进行了分析。结果显示，接种组和对照组在社会人口学指标方面基本相似，具有较好的可比性。

研究者进一步分析了接种组和对照组对象试验开始前近1年内呼吸系统疾病发病情况，见表6－8。

表6－8　接种组和对照组对象接种前1年呼吸系统疾病发病率比较〔n（%）〕

疾病名称	接种组	对照组	P值
感冒	337（27.3）	260（21.1）	<0.001
肺炎	29（2.3）	13（1.1）	0.013
慢性支气管炎	50（4.0）	30（2.4）	0.023
哮喘	23（1.9）	23（1.9）	0.966
其他呼吸道疾病	19（1.5）	17（1.4）	0.574
合计	458（37.1）	343（27.8）	<0.001

问题3：研究者分析并比较了接种组和对照组人员试验开始前近1年内各种呼吸系统疾病发病率，其目的是什么？

问题4：请根据表6-8列出的具体数据，解释接种组和对照组试验前1年内感冒等呼吸系统疾病的发病率差异，并讨论这样的结果是否对之后的疫苗效果评价产生影响？

关于接种组和对照组流感样疾病的发病率的统计分析列于表6-9。

表6-9 随访期间接种组和对照组流感样疾病的发病率〔n（%）〕

组别	1个月		3个月		6个月	
	接种组	对照组	接种组	对照组	接种组	对照组
老年人群	12（2.0）	25（4.2）	35（6.0）	57（9.5）	35（5.9）	57（9.5）
医务人员	17（5.0）	14（4.3）	32（9.5）	20（6.1）	36（10.7）	21（6.5）
儿童人群	5（1.6）	10（3.3）	14（4.5）	19（6.2）	32（10.4）	31（10.1）
合计	34（2.8）	49（4.0）	81（6.5）	96（7.8）	103（8.3）	109（8.8）

问题5：根据表6-9所列的试验分析数据，请你对试验结果进一步的分析。

问题6：根据分析结果，你认接种流感疫苗对预防流感样疾病的发生有效吗？

表6-10是关于接种组和对照组随访期间流感样疾病就诊率的统计分析结果。

表6-10 随访期间接种组和对照组流感样疾病的就诊率〔n（%）〕

组别	1个月		3个月		6个月	
	接种组	对照组	接种组	对照组	接种组	对照组
老年人群	30（5.1）	56（9.3）	27（4.6）	56（9.3）	27（4.6）	56（9.3）
医务人员	14（4.1）	18（5.5）	42（12.4）	28（8.6）	55（16.3）	29（8.9）
儿童人群	6（1.9）	4（1.3）	22（7.1）	13（4.2）	31（10.1）	24（7.8）
合计	50（4.0）	78（6.3）	91（7.4）	97（7.9）	119（9.1）	109（8.8）

问题7：根据表6-10所列的初步分析结果，请你对试验结果进一步的分析。

问题8：根据分析结果，你认接种流感疫苗对因流感样疾病而就诊的就诊率有影响吗？

（张永红）

实习七　偏倚及其控制

【目的】掌握流行病学研究中常见的偏倚种类及其控制方法。

【时间】3～4学时。

【内容】在流行病学研究中，研究结果与真实情况之间存在差异，可能会使研究结果得出完全错误的结论。差异产生原因有两个，一是随机误差，另一是系统误差（偏倚）。流行病学研究中的偏倚一般分为选择偏倚、信息偏倚与混杂偏倚三大类。选择偏倚是指被选入到研究中的研究对象与没有被选入者之间特征上的差异所造成的系统误差，主要发生在研究的设计和实施阶段。信息偏倚是指在资料的观察、测量及收集时获取了非真实的信息而导致的系统误差，主要发生在实施阶段。而混杂偏倚是指由于一个或多个潜在混杂因素的影响，掩盖或夸大了研究因素与疾病之间的联系，从而使两者之间的真正联系被错误地估计，主要发生在设计和结果分析两个阶段。因此，流行病学工作者应深入了解、认识各类偏倚产生的原因及对结果的影响，在研究过程中尽量加以避免或控制，以保证研究结果的真实性。

【课题一】在某一个颇为独立的社区内共有5万名30～50岁的居民，发现该人群高血压和皮肤癌患病率都很高，因此，某甲想了解高血压是否为皮肤癌的危险因素。在对该社区全部5万人做病例对照研究后，将结果列入表7－1。

表7－1　甲在社区的病例对照调查统计表

	皮肤癌患者	非皮肤癌患者	合计
患高血压	1 000	9 000	10 000
未患高血压	4 000	36 000	40 000
合计	5 000	45 000	50 000

注：$OR = (1\,000 \times 36\,000)/(4\,000 \times 9\,000) = 1$

问题1：根据甲的调查结果可以得出什么结论？该社区高血压患病率和皮肤癌患病率分别是多少？

某乙则在该社区的唯一一所医院就同一问题做了为期一年的病例对照研究，他以就诊的皮肤癌患者为病例，以就诊的外伤骨折患者作对照，使用与甲相同的调查标准，同时了解病例和对照患高血压的情况。由于在这一年中，每位皮肤癌患者和外伤患者至少到医院就诊一次，乙因此获得了全部病例和对照的资料，并注意到将同时患皮肤癌和外伤骨折的人算作病例。其调查结果见表7－2。

表 7－2　乙在医院的病例对照调查统计表

	皮肤癌患者	外伤骨折患者	合计
患高血压	1 000	450	1 450
未患高血压	4 000	1 800	5 800
合计	5000	2 250	7 250

注：$OR=(1\ 000\times1\ 800)/(4\ 000\times450)=1$

问题 2：根据乙的调查结果可以得出什么结论？该社区皮肤癌患病率是多少？与甲的调查结果一致吗？该社区外伤骨折的患病率是多少？

某丙也到该医院独立开展与乙相同的工作，他选取病例、对照的方式及调查分析方法与乙完全一致，但是他收集资料的时间仅半个月。而在这半个月里，因患高血压、皮肤癌和外伤骨折到医院就诊的概率分别为 15%、20% 和 5%。其调查结果见表 7－3。

表 7－3　丙在医院的病例对照调查统计表

	皮肤癌患者	外伤骨折患者	合计
患高血压	322		409
未患高血压	808		898
合计	1 130		1 307

问题 3：请根据该社区高血压、皮肤癌和外伤骨折的患病率以及半个月中这三种病到医院就诊的概率等已知条件将表 7－3 补充完整。根据丙的调查结果可以得出什么结论？此结论与甲、乙的结论是否相同？为什么？

问题 4：此类偏倚的名称是什么？是由谁发现的？在流行病学研究中，如何避免此类偏倚的发生？

【课题二】某甲欲研究某高发区成年男性食盐摄入量与高血压的关系。他在某个有 21 740名成年男性的颇为独立的社区以 5 470 名高食盐摄入量者作为暴露组，剩余的 16 270 名正常食盐摄入量者作为非暴露组，进行了为期 5 年的队列研究。在研究期间每半年进行一次随访。研究结果见表 7－4。

表 7－4　某社区成年男性食盐摄入水平与高血压关系的队列研究结果

	高血压患者	非高血压患者	合计
高食盐摄入	850	4 620	5 470
正常食盐摄入	1 160	15 110	16 270
合计	2 010	19 730	21 740

根据此研究结果，某甲得出，该社区成年男性高食盐摄入量者患高血压的 *RR* 值为

2.2，联系强度为中等。该研究结束后，甲在该社区开展了健康教育活动，使该社区人群充分认识到了高食盐摄入的危害，特别是对高食盐摄入的高血压患者进行了专门的指导。

在甲的健康教育活动结束后，某乙也为了相同的研究目的，在该社区对同一人群（在甲、乙的研究过程中没有研究对象死亡）进行了一次病例对照研究。其采用的高血压诊断标准、高食盐摄入水平的界定标准、测量仪器以及方法与甲进行队列研究时完全一致。得到了如下的研究结果，见表7-5。

表7-5 某社区成年男性食盐摄入水平与高血压关系的病例对照研究结果

	高血压患者	非高血压患者	合计
高食盐摄入	580	4 500	5 080
正常食盐摄入	1 430	15 230	16 660
合计	2 010	19 730	21 740

根据此研究结果，乙得出，成年男性高食盐摄入者患高血压的 *OR* 值为1.4，此危险因素与疾病之间的联系强度为弱。

问题1：请问为什么某甲和某乙的研究结果会出现差异？可能的原因是什么？某甲和某乙的研究结果，哪者更可靠？

问题2：请问此种偏倚被称为何种偏倚？如何避免此类偏倚？

问题3：请根据上述资料，对此偏倚的大小与方向予以测量。

【课题三】某些报道显示，橡胶行业工人不但总死亡率比一般人群高，而且肿瘤、心血管等疾病死亡率也有逐年升高的趋势。为了进一步探讨该种职业暴露对人类健康的影响，McMichael等在美国俄亥俄州的一个轮胎生产工厂，选择在岗及退休男性工人6678人作为暴露组，进行了回顾性队列研究。观察期间为1967～1972年共9年时间。以国家卫生统计中心编制的1968年美国男性年龄别死亡率做参比。表7-6是同时期与钢铁工人、俄亥俄州人口及美国全国人口相比较的橡胶工人全死因死亡率。

表7-6 种族调整的年龄别全死因死亡率（1/10万人年）

年龄组（岁）	橡胶工人	钢铁工人	俄亥俄州人口	美国全国人口
45～54	852	907	940	980
55～64	2 317	2 166	2 365	2 370

（McMichael AJ，1974）

由表7-6可见，橡胶行业工人的全死因死亡率皆低于俄亥俄州人口的全死因死亡率及美国全国人口的全死因死亡率。我们再看下面两组资料，表7-7是暴露组观察期间各年龄组的观察死亡数与以1968年美国男性年龄别死亡率作参比计算的期望死亡数之比；表7-8是暴露组在岗工人及全部队列人口某些死因的SMR。

表 7－7 暴露组各年龄段死亡人数

年龄组（岁）	暴露组观察人年数	观察死亡数	美国男性死亡率（1/10 万）	期望死亡数	观察死亡数/期望死亡数
40～44	2642. 0	17	486. 8	12. 9	1. 318
45～49	6388. 5	42	767. 0	49. 0	0. 857
50～54	7108. 5	73	1224. 9	87. 1	0. 838
55～59	7394. 0	144	1914. 9	141. 6	1. 017
60～64	8015. 0	213	2923. 4	234. 3	0. 910
65～69	7931. 5	341	4258. 3	337. 7	1. 010
70～74	6496. 5	385	6453. 1	419. 2	0. 918
75～79	3851. 5	357	8653. 8	333. 3	1. 071
80～84	1519. 0	211	12073. 9	183. 4	1. 150
40～64	31548. 0	489	—	524. 9	0. 932
65～84	19798. 5	1294	—	1273. 6	1. 016
40～84	51346. 5	1783	—	1798. 5	0. 991

（McMichael AJ，1974）

表 7－8 在岗职工及全部观察人口部分死因 SMR

死因	在岗职工（年龄 40～64 岁）			全部观察人口（年龄 40～64 岁）		
	观察死亡数	期望死亡数	SMR	观察死亡数	期望死亡数	SMR
全死因	489	524. 9	93	1783	1798. 5	99
全肿瘤	110	108. 9	101	351	336. 9	104
恶性肿瘤	108	107. 3	100	344	333. 3	103
胃癌	12	5. 5	219	39	20. 9	187
大肠癌	10	8. 3	121	39	31. 8	123
直肠癌	2	3. 3	60	7	11. 7	60
胰腺癌	4	6. 4	62	17	19. 8	86
呼吸系统癌	33	45. 8	72	91	109. 3	84
前列腺癌	6	4. 1	147	49	34. 4	142
膀胱癌	2	2. 5	80	9	12. 3	73
淋巴肉瘤	6	2. 4	251	14	6. 2	226
白血病	11	3. 5	315	16	12. 5	128
糖尿病	13	8. 3	157	43	30	143
脑血管病	26	30. 6	85	182	176. 5	103

续表

死因	在岗职工（年龄 40～64 岁）			全部观察人口（年龄 40～64 岁）		
	观察死亡数	期望死亡数	SMR	观察死亡数	期望死亡数	SMR
慢性呼吸疾病	13	13.6	96	53	55.4	96
肝硬化	14	17.8	78	35	28.6	122
自杀	10	9.6	105	17	16.7	102
其他	69	94.5	72	289	324	89

从表 7－7 和表 7－8 可见，某些年龄组及某些死因的观察死亡数低于其期望死亡数。

问题 1：根据上述资料，如何解释全死因及其他一些死因观察死亡数低于期望死亡数的现象？根据以上资料是否能说明橡胶行业职业暴露对人类不但没有危害而且还有保护作用，为什么？

问题 2：在研究某些职业暴露的危害时，以一般人口作参比易受易感性偏倚的影响，如何控制这种偏倚的产生？

【课题四】某学者随机抽取某城市三甲医院，将该院心内科患者作为研究对象，评价不同治疗方法对心脏再同步化治疗的效果，研究对象分为 3 组，其中 2 组为干预组，分别采用不同的干预措施，另 1 组作为对照组。该学者在调查初期共发出 1000 份调查表，研究结束后得到 760 份有效调查表。学者对干预组中应答者与无应答者的随访资料进行了对比，部分结果见表 7－9。

表 7－9　干预组应答者与无应答者随访死亡人数

死因	应答者（n＝760）	无应答者（n＝240）
肿瘤	40	50
意外事故	25	24
自杀	25	20
感染	8	25
酒精中毒	10	20
呼吸系统疾病	10	4
肝硬化	1	20
消化溃疡穿孔	5	5
合计	124	168

问题 1：你认为根据 760 例应答者的资料能否反映干预组的真实情况？为什么？

问题 2：在流行病学调查研究过程中，可能产生无应答偏倚的原因有哪些？

问题 3：如何控制与处理无应答偏倚？

【课题五】某学者认为某药物的长期服用与肝癌有关，为此他选择了 250 名肝癌患者作为病例组，选择与患者在同一社区、年龄近似的250名正常人作为对照组，进行了病例对照研究。两组皆以相同调查表、经过统一培训的调查员、以相同询问方式调查某药物的服用情况。结果见表7－10。

表7－10　某药物服用与肝癌关系的病例对照调查统计表

	服用药物	未服用药物	合计
病例	72	178	250
对照	58	192	250
合计	130	370	500

问题1：请根据上述资料计算药物服用与肝癌关系的粗 *OR* 值。

为了避免研究中存在较严重的暴露偏倚，该学者对全部研究对象，即病例组和对照组分别比较了医院或门诊的药物使用记录与患者回忆的药物使用情况，结果见表7－11及表7－12。

表7－11　肝癌患者药物使用情况的比较

医院门诊记录	患者回忆		合计
	服用药物	未服用药物	
服用药物	68	5	73
未服用药物	4	173	177
合计	72	178	250

问题2：根据上表资料计算患者回忆的药物使用史与医院门诊记录的药物使用史的一致率。

表7－12　对照组患者某药物使用情况比较

医院门诊记录	对照患者回忆		合计
	服用药物	未服用药物	
服用药物	40	32	72
未服用药物	18	160	178
合计	58	192	250

问题3：请根据上表资料计算对照组回忆的药物使用史与医院记录的药物使用史的一致率。两组的一致率相同吗？为什么？

问题4：此项研究存在偏倚吗？某药物的服用导致肝癌发生的 *OR* 值应该是多少呢？请

根据表7－10及表7－11的资料，以医院的记录作为是否服用该药物的金标准，重新计算该药物服用导致肝癌疾病的 *OR* 值。

问题5：请问在病例对照研究中能否避免此类偏倚的发生？应如何减少此种偏倚？

【课题六】某学者欲研究某种新型降压药与老药在降压方面的效果，该学者进行了一次临床试验，以用药24小时后的血压降低值为效应指征，选择60名高血压患者，随机分配到新药组和老药组，每组各30人。因为该学者对新药的药效不十分了解，为了防止意外情况的发生，他对新药组观察密切，让有经验的护士全天24小时监护，并且使用血压监护仪全天24小时监护血压。但是对老药组，因为该学者对老药的疗效十分清楚，故他对使用老药组漠不关心，没有派护士进行全天24小时的监护，也没有使用血压监护仪监护血压，只是在试验结束时用普通的水银血压计测量一次血压。试验结束后，根据此临床试验的资料，该学者得出了新药的疗效优于老药的结论。

问题1：请问该学者的结论可信吗？为什么？此临床试验应该做哪些方面的改进？

问题2：请问此种偏倚被称为何种偏倚？在流行病学研究中应如何避免此类偏倚的发生？

问题3：试举出一个可能发生此类偏倚的例子。

【课题七】某学者以病例对照研究方法探讨近期口服避孕药（OC）与心肌梗死（MI）的关系。病例组为某地医院就诊的25～49岁患心肌梗死的妇女153名，对照组为该地年龄为25～49岁妇女的一个随机样本178名。病例组与对照组均按统一标准、同一方法收集3个月前避孕药的暴露情况。不考虑潜在的混杂因素对口服避孕药与心肌梗死关系影响的资料见表7－13。

表7－13　口服避孕药与心肌梗死关系的病例对照研究结果

	病例	对照	合计
服OC	39	24	63
未服OC	114	154	268
合计	153	178	331

问题1：根据表7－13的资料，试分析口服避孕药与心肌梗死之间的关系。

考虑到年龄可能是一种混杂因素，进一步分析在对照组中年龄与心肌梗死之间的联系，见表7－14。再分析对照组中年龄与口服避孕药之间的联系，见表7－15。

表7－14　对照组年龄与心肌梗死之间的关联

	<40岁	≥40岁
心肌梗死	26	88
对照	59	95

表 7－15 对照组年龄与口服避孕药的关联

	<40 岁	≥40 岁
口服避孕药	17	7
未口服避孕药	59	95

问题 2：根据表 7－14 及表 7－15 的资料，判断年龄与心肌梗死、口服避孕药之间有无联系，并根据混杂因素具备的三个基本特征来判断年龄是否是混杂因素？

如果年龄是混杂因素，那么就会歪曲口服避孕药与心肌梗死之间的真正联系，应予调整。按年龄分层后，口服避孕药与心肌梗死之间的关系资料见表 7－16。

表 7－16　按年龄分层的结果

	<40 岁			≥40 岁		
	服 OC	未服 OC	合计	服 OC	未服 OC	合计
病例	21	26	47	18	88	106
对照	17	59	76	7	95	102
合计	38	85	123	25	183	208

问题 3：根据表 7－16 的资料，试分析按年龄分层后，口服避孕药与心肌梗死之间的关系。

问题 4：在流行病学调查研究过程中，如何控制混杂因素的混杂作用？

（李　曼　刘殿武）

实习八　病因及其推断

【目的】了解流行病学的病因研究过程，掌握病因评判标准。

【时间】3~4学时。

【内容】探索病因是发病机制研究、早期诊断、治疗、预防以及康复等工作的基础。进行病因探索一般需要经过如下研究步骤：

1. 描述疾病分布　通过描述疾病的分布特征，可以为病因研究提供重点范围和线索。

2. 提出假说　根据疾病分布特征，研究者可以通过一定的逻辑推理方法提出病因假说，即 Mill 准则（Mill Canon）。

3. 初步检验假说　常用的方法是病例对照研究、队列研究等。

4. 证实假说　一般进行流行病学实验或干预研究来证实病因假说。

5. 病因推断　上述一系列研究建立了疾病的因果联系。但这些联系是否为真实的病因，要排除各种误差与错误、间接联系等之后，结合因果关联判定的条件再判断其真实性。请阅读以下材料对提出的问题进行解答。

【课题一】原发性肝癌（肝癌）是最常见的10种恶性肿瘤之一。据世界卫生组织统计，在世界范围内肝癌死亡率列第五位。在我国，每年有12万人死于肝癌，占全世界肝癌死亡率总人数的40%以上。HBV感染呈世界性流行，但不同地区HBV感染的流行强度差异很大。据世界卫生组织报道，全球约有20亿人曾感染过HBV，其中3.5亿人为慢性HBV感染者。据2006年全国范围的抽样调查，我国属HBV感染中高流行区，约有近1亿HBsAg病毒携带者，3000万例慢性乙型肝炎患者，每年死于肝炎及其并发症的患者达数十万人。

值得注意的是世界各地原发性肝癌发病率都有上升趋势，每年约有25万人死于此病，其中约40%发生在中国，这可能与肝炎病毒感染有关。HBV感染到底是不是原发性肝癌发生的危险因素，二者是否存在有因果联系呢？请根据下面资料做出自己的判断。

问题1：如果你要研究HBV感染与肝癌的关系，你将怎样考虑？请列出你的整体思路。

【课题二】为探讨肝癌患者HBV感染状况，有研究者对已确诊的肝癌患者进行了HBV的血清流行病学调查分析，115例肝癌患者中血清HBV感染阳性者109例，感染率为94.78%；103例HBsAg阳性，携带率为89.57%。109例HBV感染者有5种感染模式，结果见表8-1。HBV感染与年龄、性别的关系依据血清学检测结果，将肝癌患者分成HBsAg（+）和HBsAg（-）两组，其年龄、性别分析结果见表8-2。

表 8-1　115 例肝癌患者 HBV 感染情况及感染模式分布

感染模式	HBsAg	抗-HBs	HBeAg	抗-HBe	抗-HBc	阳性例数	构成比
1	+	-	+	-	+	20	0.1739
2	+	-	-	+	+	58	0.5043
3	+	-	-		+	25	0.2174
4	-	-	-	+	+	1	0.0087
5	-	-	-	-	+	5	0.0435
6	-	-	-	-	-	6	0.0522

表 8-2　两组肝癌患者年龄和性别的比较

组别	10~19 岁		20~29 岁		30~39 岁		40~49 岁		50~59 岁		60~69 岁		70 岁以上		合计	
	男	女	男	女	男	女	男	女	男	女	男	女	男	女	男	女
HBsAg +	1	0	2	0	9	1	27	3	36	3	15	6	0	0	90	13
HBsAg-	0	0	0	0	0	0	0	2	1	3	2	2	2	0	5	7

问题 1：从上述的研究中你能得到什么启示？能否下结论，并说出你的理由。

【课题三】丁保国、樊冬梅等人针对乙型肝炎与肝癌在泰兴市开展了以全人群为基础的肝癌病例对照研究。以 2000 年 4 月到 11 月经市级及以上医院确诊的肝癌新发病例作为病例组；按照肝癌病例年龄、性别分布，在人群中随机选取健康对照。其研究结果见表 8-3、表 8-4。

表 8-3　乙肝病毒感染与肝癌的病例对照研究

感染类型	肝癌病例		对照		粗 *OR*（95% *CI*）	调整 *OR**（95%）
	例数	阳性率（%）	例数	阳性率（%）		
未感染	24	12.12	163	39.28	1.00	1.00
感染	173	86.07	252	60.72	4.661 （2.913~7.459）	4.368 （2.485~7.183）

注：* *OR* 经年龄、性别、教育程度、吸烟、饮酒调整

表 8-4　乙肝病毒感染谱与肝癌的病例对照研究

编码	HBsAg	抗 HBs	HBeAg	抗 HBe	抗 HBc	病例	对照	粗 *OR*（95% *CI*）	调整 *OR**（95% *CI*）
1	-	-	-	-	-	22	77	1.00	1.00
2	+	-	-	-		3	7		

续表

编码	HBsAg	抗 HBs	HBeAg	抗 HBe	抗 HBc	病例	对照	粗 *OR*（95% *CI*）	调整 *OR**（95% *CI*）
3	-	+	-	-	-	6	86	0.24（0.08～0.68）	0.23（0.86～0.63）
4	-	-	-	-	+	18	63		
5	-	+	-	-	+	10	56		
6	-	+	-	+	-	5	2	8.75（1.36～70.66）	12.65（1.93～81.82）
7	+	-	+	-	-	2	7		
8	+	-	+	-	+	25	7	12.5（4.39～37.01）	12.12（4.25～34.55）
9	+	-	-	+	-	0	12		
10	+	-	-	+	+	46	34	4.74（2.36～9.57）	3.85（1.90～7.80）
11	+	-	-	-	+	33	13	8.88（3.74～21.48）	7.12（2.85～17.75）
12	+	+	-	-	+	7	2	12.25（2.09～92.69）	14.30（2.55～80.10）
13	+	-	+	+	+	8	1	28（3.22～629.82）	32.84（3.50～305.57）

注：**OR* 经年龄、性别、教育程度、吸烟、饮酒调整；表中 + 为阳性结果，- 为阴性结果

问题1：从上述病例对照研究中你能得出什么结论？能否认为 HBV 感染是或者不是肝癌的病因呢？请说出你的理由。

【课题四】国内外的很多学者在肝癌高发区作了大量的队列研究，得到了很多有价值的结果。部分结果摘录如下。

陆培新、王金兵等人在肝癌高发的江苏省启东市内某高发区的7个乡内，对年龄在20～60岁之间，以 HBsAg 阳性作为暴露组，以 HBsAg 阴性为对照组进行了乙肝表面抗原与肝癌关系的前瞻性队列研究。其结果如下：

表 8－5　前瞻性队列中肝癌发生率

组别	随访数	人年数	发生肝癌		χ^2	*P*	*RR*	*AR*（1/10万人年）	*ARP*（%）
			例数	1/10万人年					
HBsAg（阳性）	744	5776	68	1177.29	70.22	<0.001	16.93	1107.76	94.09
HBsAg（阴性）	895	7191	5	69.53					
合计	1639	12967	73	562.97					

陆建国、陈建国等人从1976年开始在启东某社区中15岁以上自然人群进行 HBsAg 携带与肝癌的随访研究。其结果如下：

表 8－6　HBsAg 滴度与肝癌的发生率

HBsAg 滴度（1∶2^x）	肝癌发生率（1/10 万）		
	男性	女性	合计
0～	51.7	11.37	26.04
3～	708.87	195.81	325.99
6～	601.16	193.15	366.98
合计	137.34	37.1	73.82

表 8－7　HBV 感染与肝癌发生率及相对危险度

性别	HBV（＋）			HBV（－）			*RR*	95% *CI*
	观察人年数	肝癌发生数	发生率（1/10 万）	观察人年数	肝癌发生数	发生率（1/10 万）		
男	13402.2	83	619.3	75428.8	39	51.7	11.98	8.19～17.52
女	21653.5	42	193.96	131982.7	15	11.37	17.06	9.46～30.77
RR		3.19			4.55			
95% *CI*		2.2～4.63			2.51～8.25			

同时研究了 HBV 感染与其他癌症发生的关系，结果发现，除肝癌以外，食管、胃、肠、胰腺、肺、乳腺、宫颈各部位癌症及白血病等发生均未见与 HBV 感染有联系；HBV（＋）与（－）者发生各种癌症的 *RR* 95% *CI* 均包含基准危险度 1（$P>0.05$）。

问题 1：上述资料说明什么问题？第三部分的资料与第四部分的资料在流行病学方法上有什么区别及优缺点？为了更好的得出确定性的结论，需要进一步作哪些工作？

【课题五】为了更进一步说明 HBV 感染与肝癌的关系，很多学者又做了大量的实验性研究。其中一项研究如下：

对某一地区 1～10 岁 HBsAg 阴性儿童实施大规模乙肝疫苗免疫接种。然后对其进行检测。其检测结果如下：乙肝疫苗普种后 15 年，1～14 岁年龄组乙肝发病率为 1.4/10 万，下降了 92.4%；0～19 岁组肝癌粗死亡率为 0.17/10 万，下降 19.23 倍。

表 8－8　出生队列急性乙肝发病率

分组	观察人数	病例数	发病率（1/10 万）	χ^2	*P*
免疫组	64 866	0	0		
未免疫组	7 246	1	13.8	0.08	0.78
合计	72 112	1	1.4		
历史对照	342 772	63	18.4		

表8－9 乙肝疫苗免疫前后人群肝癌死亡率（1/10万）比较

年龄组	1969～1988年			1989～1995年			1996～2002年		
	人口数	死亡例数	死亡率	人口数	死亡例数	死亡率	人口数	死亡例数	死亡率
0～	1 475 409	9	0.61	561 483	0	0	573 968	0	0
10～	1 585 365	91	5.74	677 726	10	1.48	565 504	2	0.35
20～	836 197	438	52.38	474 452	133	28.03	484 681	57	11.76
30～	615 279	807	131.16	298 843	300	100.39	305 588	174	56.93
40～	530 998	758	142.75	222 526	298	133.92	227 588	183	80.41
50～	388 921	469	120.59	182 625	243	133.09	186 535	166	88.99
60～	456 126	265	58.09	271 160	311	114.69	222 450	133	59.79
合计	5 888 295	2837	48.18	2 688 815	1295	48.12	2 566 314	715	27.86

问题1：如何评价实验性研究结果在病因推断中的价值？据此能否得出HBV感染就是肝癌的病因呢？请说出你的理由。

综合分析题：请运用病因评判标准对本课题所提供的所有材料进行综合分析。

（杨海燕　张卫东）

实习九　消毒技术及效果评价

【目的】了解常用消毒技术及用途；熟悉消毒效果评价方法；掌握消毒技术应用原则。

【时间】3～6学时。

【内容】消毒（disinfection）指杀灭或清除传播媒介上病原微生物，使其达到无害化的处理，是进行疾病诊断与治疗、预防与控制中的重要措施，在控制传染病暴发流行时的作用尤为突出。消毒的任务是将病原微生物消灭于外环境中，切断传播途径，控制传染病的播散，从而达到保护人类健康的目的。消毒作为切断传染病传播途径、有效预防医院感染的手段，在临床医学和疾病控制工作中越来越受到重视。而且，现代消毒灭菌技术已经在医疗、卫生、制药工业、食品工业、生物工程和航天技术等方面发挥着越来越重要的作用。

单元1　常用消毒技术

一、常用消毒方法及设备、药品示教

表9－1　常用消毒技术、适用范围和主要设备及药品

分类	主要方法名称		主要适用范围	主要设备及药品名称
	热力消毒与灭菌	干热	耐焦化物品	酒精灯、电热干烤箱、红外线消毒柜
		湿热	耐高热物品	煮锅、压力蒸汽灭菌器
	紫外线消毒		空气、物体表面等	紫外线灯、紫外臭氧消毒柜
	电离辐射消毒		医疗用品、化妆品等	医用高压电离消毒杀菌器
	微波消毒		食品、餐具等	微波干燥杀菌机
	等离子体消毒		玻璃器材、不耐热器材、医疗器械物品等	等离子灭菌器
	超声波消毒		液体或在液体中的物品	医用超声波清洗消毒器
	过滤除菌		液体、空气	过滤器
化学	含氯消毒剂		日常生活用水、饮用水、污水、污染环境等	次氯酸钠、漂白粉、氯胺T、二氯异氰尿酸钠、三氯异氰尿酸钠
	醛类消毒剂		医疗器械、传染病疫源地、实验室物品等	戊二醛、福尔马林（40%甲醛水溶液）

续表

分类	主要方法名称	主要适用范围	主要设备及药品名称
化学	烷基化气体消毒剂	医学消毒、工业灭菌	环氧乙烷、乙型丙内酯
	过氧化物类消毒剂	医疗器械、物品表面、饮用水、污水、空气	过氧乙酸、过氧化氢、臭氧、二氧化氯
	醇类消毒剂	皮肤、物品表面、医疗器械	乙醇、异丙醇
	酚类消毒剂	物体表面、卫生防疫处理	苯酚、煤酚皂溶液（来苏儿）、卤化酚类
	含碘消毒剂	创面、医疗器械、物品等	碘酊、碘伏
	胍类消毒剂	皮肤黏膜及创面、物品等	氯己定（洗必泰）、聚六亚甲基胍及其衍生物
	季铵盐类消毒剂	创面、食具、织物等	苯扎溴铵、苯扎氯铵
生物	抗菌植物药、噬菌体和质粒消毒、生物酶	烧伤创面、空腔卫生、食品、餐具、卫生洁具等	丁香、大黄、黄芩、银花等，溶菌酶、蛋白酶、脂肪酶、淀粉酶

请观察各类消毒方法的示教设备、药品，记录其特点。

问题1：消毒与灭菌、消毒剂与灭菌剂的概念是什么？

问题2：消毒剂的种类及作用机制是什么？

二、常用消毒剂的配制方法

1. 固体消毒剂配制溶液常用下列公式计算固体消毒剂用量。

$$C=\frac{m}{M\cdot V} \qquad m = C\cdot V\cdot M$$

m：物质的质量（g）；C：摩尔浓度（mol/L）；V：溶液的体积（L）；M：分子量（g/mol）

$$溶液的质量百分比浓度（\%）=\frac{m}{V}\ （1\% =1g/100ml）。$$

m：物质的质量（g）；V：溶液的体积（100ml）。

2. 高浓度配制低浓度药物的稀释法　消毒剂原液和加工剂型一般浓度较高，在实际应用中，必须根据消毒的对象和目的进行稀释，配制成适宜浓度使用，才能收到良好的消毒灭菌效果。

稀释配制计算公式：

$$C_1\cdot V_1=C_2\cdot V_2$$

C_1——稀释前溶液浓度；C_2——稀释后溶液浓度；

V_1——稀释前溶液体积；V_2——稀释后溶液体积。

问题3：用5%苯扎溴铵（新洁尔灭）100ml，可以配制0.1%的苯扎溴铵多少毫升？拟配制0.1%苯扎溴铵2000ml，需用5%苯扎溴铵多少毫升？

问题4：如何配制1mol/L的NaOH消毒液？如何配制15% 的碘化钾消毒液？

3. 紫外线消毒杀菌剂量计算公式

紫外线杀菌剂量（μW·s/cm²）＝照射强度（μW/cm²）×照射时间（s）

即 $K = It$

问题5：某物品表面怀疑污染了大肠杆菌，作者采用紫外线强度为70μW/cm²，持续照射30min进行消毒，请问能否达到杀灭大肠杆菌的效果？（已知物品表面大肠杆菌消毒灭菌标准：紫外线照射剂量≥20 000μW·s/cm²）

单元2　消毒效果评价

一、常用消毒效果评价方法

依据中华人民共和国国家标准《消毒与灭菌效果的评价方法与标准（GB15981-1995)》，采用常见的下排气式压力蒸汽灭菌器杀灭一般微生物，要求在0.070MPa/cm²压力、115℃温度下持续灭菌40min，或0.105MPa/cm²压力、121℃温度下持续灭菌30min；采用紫外线进行物体表面消毒时，表面消毒接受的照射剂量应达到杀灭目标微生物所需，对指示菌杀灭率≥99.9%为合格；而采用液体消毒剂对各种物体进行消毒时，对细菌和真菌的杀灭率≥99.9%，对HBsAg，将检测方法灵敏度10^4倍或5×10^4倍（载体试验）的HBsAg抗原性破坏，可判为消毒合格，对枯草杆菌黑色变种芽胞全部杀灭，可判为灭菌合格。

二、常用消毒效果的检查与评价

（一）物体表面消毒效果（对细菌的消毒效果检查）

1. 材料　10^6cfu/ml大肠杆菌菌液、0.5%～1%无菌硫代硫酸钠溶液、0.05%过氧乙酸溶液、无菌棉签、10ml无菌盐水管、1ml无菌吸管、规格板、已融化并冷却至45～50℃的普通营养琼脂、无菌平皿。

（上述材料，除大肠杆菌外，均需无菌）。

2. 方法

（1）以人工染菌实物为消毒对象（在无特殊要求情况下，可用木制桌面为代表，进行消毒观察）：消毒前选好地点，模拟现场表面污染大肠杆菌液（待自然干燥后进行试验）。

（2）消毒前采样：放置无菌规格板，取无菌棉签在硫代硫酸钠溶液中浸湿，在规格板空心处旋转自左至右涂抹整个区域，将此棉签采样端剪入盛有10ml无菌盐水试管中，注明编号为消毒前。

（3）消毒后采样：在前采样地点旁用0.05%过氧乙酸溶液消毒物体表面，15～30min内将无菌棉签于硫代硫酸钠溶液中浸湿，用上述同一方法采样，将此棉签采样端剪入盛有10ml无菌盐水试管中，注明编号为消毒后。

（4）将采好样的两支试管，震荡20s或振打80次，充分摇匀，形成菌悬液（实际工作中，消毒前标本视污染度可进行10倍递减稀释至10^{-2}，消毒后的标本一般采用原液接种）。分别用无菌吸管各吸取1ml样品注入到无菌平皿内，再倾注入已融化并冷却至45～50℃的普通营养琼脂约15～20ml，边倒边摇，轻轻摇匀，使菌能均匀分布于琼脂中，每标本平行接种3～5个平皿，置放平台上，待琼脂凝固后，翻转平皿，置36±1℃恒温箱内培养48±2h，同时做阴性和空白对照。

（5）菌落计数：取菌落数（即菌落形成单位colony forming unit，cfu）为30～300个/平皿的平皿计数。

3. 评价计算消毒前后细菌杀灭率。

杀灭率（killing rate，KR）：在微生物杀灭试验中，用百分率表示微生物数量减少的值。

$$杀灭率=\frac{消毒前菌落数-消毒后菌落数}{消毒前菌落数}\times 100\%$$

注：国家消毒效果的评定标准：对指示菌的杀灭率≥99.9%判为消毒合格。

问题6：硫代硫酸钠的作用是什么？

问题7：通过试验评价过氧乙酸对指示菌的消毒效果。

（二）皮肤表面消毒效果

1. 材料　0.5%～1%无菌硫代硫酸钠溶液、碘伏、无菌棉签、5ml无菌盐水管、1ml无菌吸管、规格板、已融化并冷却至45～50℃的普通营养琼脂、无菌平皿。

2. 方法

（1）消毒前采样：将无菌规格板放于受试者前臂内侧中段表面，用无菌棉签在硫代硫酸钠溶液中浸湿，于管壁上挤干后，在规格板的框定的区域内来回涂擦10次，每涂擦1遍，将棉签转动1次。将此棉签采样端剪入盛有5ml无菌盐水试管中，注明编号为消毒前。

（2）消毒后采样：用浸有碘伏的棉签在相邻部位的皮肤上进行擦拭消毒，1～2分后用上述同一方法采样，将此棉签采样端剪入盛有5ml无菌盐水试管中，注明编号为消毒后。

（3）将采好样的消毒前后的标本管，震荡20s或振打80次，充分混匀，形成菌悬液。用无菌吸管吸取0.5ml样品分别加入无菌平皿中，注明消毒前、后，再倒入已融化并冷却至45～50℃的营养琼脂约15～20ml，边倒边摇，使菌能均匀分布于琼脂中，每个标本平行接种3～5个平皿，置放平台上，待琼脂凝固后，翻转平皿，置36℃±1℃恒温箱内培养48h±2h。

（4）菌落计数：取菌落数为30～300个/平皿的平皿计数，用杀灭率评价消毒效果，方法同前。

3. 注意事项

（1）受试者接受试验时，不得触摸任何表面，以免使试验部位沾染杂菌。

（2）棉签涂抹采样，较难标准化，为此应尽量使棉拭的大小、用力的均匀、吸取采样液的量以及洗菌时敲打的轻重等先后保持一致。

（3）擦拭消毒时，涂药量要适宜，涂抹要均匀。

（4）现场样本须及时检测，室温存放不得超过2h，否则应放4℃冰箱内，但亦不得超过4h。

问题8：请评价碘伏消毒效果。

（三）空气消毒效果

采用紫外线消毒效果的检查与评价。

1. 材料　灭菌血平皿、紫外线灯。

2. 方法

（1）消毒前采样：选择密闭的房间作为消毒对象，消毒前取灭菌血平皿置于房间的四个角和中央各一个，打开平皿盖，暴露15min后盖好取出，标记为消毒前。

（2）消毒后采样：开启紫外线灯5min后，继续密闭门窗10min，将灭菌血平皿置于消毒前采样的同样位置，暴露15min后盖好取出，标记为消毒后。置37℃恒温箱内培养24～48h，观察结果，分别计算菌落数。

（3）消毒效果评价：计算消亡率（自然沉降和消毒处理杀菌的综合效果）。

$$\text{消亡率}=\frac{\text{消毒前样本平均菌落数}-\text{消毒后样本平均菌落数}}{\text{消毒前样本平均菌落数}}\times 100\%$$

问题9：常用的紫外线消毒效果检测方法有哪些？

问题10：试评价紫外线消毒效果。

三、消毒剂污染情况检查

使用中的消毒液细菌污染时有报道，加强对使用中消毒液有无污染的监测非常必要，为保证消毒效果切实可靠，需要经常检查消毒液的自身污染情况。

1. 材料　试管、灭菌平皿、无菌吸管、普通营养琼脂培养基、生理盐水、中和剂。

2. 方法

（1）样品处理：在无菌条件下，用无菌吸管吸取1ml被检消毒液，加入到9ml含有相应中和剂的无菌生理盐水中，震荡20s或振打80次，取1∶10稀释液进行检测。

（2）操作步骤：用无菌吸管吸取1∶10稀释的检液2ml，分别注入到两个灭菌平皿内，每皿1ml。另取1ml注入到9ml无菌生理盐水中，并震荡20s或振打80次，充分混匀，制成1∶100检液。吸取2ml，分别注入到两个灭菌平皿内，每皿1ml。如样品含菌量高，还可再继续稀释，每种稀释度应更换一支吸管。将融化至45～50℃的普通营养琼脂培养基倾注到平皿内，每皿约15ml，随即转动平皿，使样品与培养基充分混合均匀，待琼脂凝固后，翻转平皿，置36℃±1℃恒温培养箱内培养48h±2h。另取一个不加样品的无菌空平皿，加入约15ml普通营养琼脂培养基，待琼脂凝固后，翻转平皿，置36℃±1℃恒温培养箱内培养48h±2h，作为空白对照。

（3）结果判定：先用肉眼观察，点数菌落数，然后再用放大5～10倍的放大镜检查，以防遗漏。记下各平皿的菌落数后，求出同一稀释度各平皿生长的平均菌落数。判定结果时，应选取菌落数在30～300个范围之内的平皿计数，乘以稀释度，即为1ml（1g）消毒剂中所含菌落的总数，以cfu/ml（g）表示。若所有的稀释度均无菌生长，报告数为<10cfu/ml（g）。

问题11：请判定被检消毒液有无污染？

四、影响消毒效果的因素

新洁灵为双长链季铵盐类消毒剂，杀菌有效成分为5%溴化双（十二烷基二甲基）乙撑二铵（DDEDB），某作者对其消毒效果进行了如下研究，结果见表9－2、表9－3、表9－4。

表9－2 新洁灵对悬液中大肠杆菌的杀灭效果

DDEDB浓度（%）	不同作用时间的杀灭率（%）			
	2min	5min	10min	15min
0.167	97.55	98.64	98.90	99.60
0.250	98.65	99.86	100.00	100.00
0.500	99.97	100.00	100.00	100.00
1.000	100.00	100.00	100.00	100.00

注：试验温度25℃，对照组平均大肠杆菌数为578000cfu/ml，结果为5次试验的平均值

表9－3 温度对新洁灵杀菌效果的影响

温度（℃）	大肠杆菌平均杀灭率（%）	温度（℃）	大肠杆菌平均杀灭率（%）
30	99.22	50	100.00
40	99.98	60	100.00

注：含0.167%DDEDB的新洁灵溶液作用5min，对照组平均大肠杆菌数为563000cfu/ml，结果为3次试验平均值

表9－4 有机物对新洁灵杀菌效果的影响

小牛血清浓度（%）	不同作用时间的平均杀灭率（%）		
	2min	5min	10min
0	100.00	100.00	100.00
5	72.85	84.22	89.55
10	67.56	77.43	81.20

注：试验温度26℃，新洁灵溶液含1.0%DDEDB，对照组平均大肠杆菌数为472000cfu/ml，结果为3次试验平均值

问题12：由表9－2、表9－3、表9－4结果可得出什么结论？有什么启示？

问题13：影响消毒效果的因素有哪些？

问题14：如何正确评价一种消毒剂的消毒效果？

问题15：若让你评价一种新的消毒剂的消毒效果，你打算如何去做，请写出初步实施方案。

五、消毒技术的应用

2003年我国发生了传染性非典型肺炎暴发流行，为指导及规范公共场所、学校和托幼机构的预防性消毒工作，有效预防和控制传染性非典型肺炎在公共场所、学校和托幼机构等人员聚集性活动场所进行传播，中国疾病预防控制中心制订了《公共场所、学校、托幼机构传染性非典型肺炎预防性消毒措施指导原则（试行）》和《各种污染物的常用消毒方法》，部分规定如下：

【经常性消毒措施指引】

1. 公共场所、学校和托幼机构应首选自然通风，尽可能打开门窗通风换气。

2. 应保证空调系统的供风安全，保证充足的新风输入。所有排风要直接排到室外。未使用空调时应关闭回风通道。

3. 对地面、墙壁、电梯等表面定期消毒。消毒时应按照先上后下、先左后右的方法，依次进行喷雾消毒。喷雾消毒可用0.1%～0.2%过氧乙酸溶液或有效溴为500～1000mg/L二溴海因溶液或有效氯为500～1000 mg/L的含氯消毒剂溶液喷雾。用药量：泥土墙吸液量为150～300 ml/m^2，水泥墙、木板墙、石灰墙为100ml/m^2。地面消毒喷药量为200～300ml/m^2，由内向外进行喷雾消毒，作用时间应不少于60min。

4. 对经常使用或触摸的物品、食饮具定期消毒。对人体接触较多的柜台、桌椅、门把手、水龙头等可用0.2%～0.5%过氧乙酸溶液或有效氯为1000～2000mg/L的含氯消毒剂进行喷洒或擦拭消毒作用15～30min。食饮具可用流通蒸汽消毒20min（温度为100℃）；煮沸消毒15～30min；使用远红外线消毒碗柜，温度达到125℃，维持15 min，消毒后温度应降至40℃以下方可使用。对不具备热力消毒的单位或不能使用热力消毒的食饮具可采用化学消毒法。如用有效氯含量为250～500mg/L的含氯消毒液、有效溴为250～500mg/L的二溴海因溶液、200mg/L二氧化氯的溶液浸泡、0.5%过氧乙酸溶液浸泡30min。消毒后清水冲洗、空干保存备用。

5. 勤洗、勤晒衣服和被褥等，亦可用除菌消毒洗衣粉和洗涤剂清洗衣物。

6. 卫生间、厨房和居住的房间要经常打扫，卫生洁具可用有效氯含量为500mg/L的含氯消毒剂浸泡、擦拭作用30min。

【各种污染对象的常用消毒方法】

1. 地面、墙壁、门窗　用0.3%～0.5%过氧乙酸溶液或有效溴为500～1000 mg/L二溴海因溶液或有效氯为1000～2000mg/L的含氯消毒剂溶液喷雾。泥土墙吸液量为150～300 ml/m^2，水泥墙、木板墙、石灰墙为100 ml/m^2。对上述各种墙壁的喷洒消毒剂溶液不宜超过其吸液量。地面消毒先由外向内喷雾1次，喷药量为200～300 ml/m^2，待室内消毒完毕后，再由内向外重复喷雾一次。以上消毒处理，作用时间应不少于60min。

2. 空气　房屋经密闭后，每立方米用15%过氧乙酸溶液7ml（1g/m^3），放置瓷或玻璃器皿中加热蒸发，熏蒸2h，即可开门窗通风。

3. 衣服、被褥、书报、纸张　耐热、耐湿的纺织品可煮沸消毒30min，或用流通蒸汽消毒30min，或用有效氯为250～500 mg/L的含氯消毒剂浸泡30min；不耐热的毛衣、毛毯、被褥、化纤尼龙制品和书报、纸张等，可采取过氧乙酸熏蒸消毒。熏蒸消毒时，将欲消毒衣物悬挂室内（勿堆积一处），密闭门窗，糊好缝隙，每立方米用15% 过氧乙酸 7ml（$1g/m^3$），放置瓷或玻璃容器中，加热熏蒸1～2h。或将被消毒物品置环氧乙烷消毒柜中，在温度为54℃，相对湿度为80%条件下，用环氧乙烷气体（800mg/L）消毒4～6h；或用高压灭菌蒸汽进行消毒。

4. 病人排泄物和呕吐物　稀薄的排泄物或呕吐物，每1000ml可加漂白粉50g或有效氯为20000mg/L的含氯消毒剂溶液2000ml，搅匀放置2h。无粪的尿液每1000ml加入干漂白粉5g或次氯酸钙1.5g或有效氯为10000mg/L的含氯消毒剂溶液100ml混匀放置2h。成形粪便不能用干漂白粉消毒，可用20% 漂白粉乳剂（含有效氯5%），或有效氯为50000mg/L含氯消毒剂溶液2份加于1份粪便中，混匀后，作用2h。

5. 餐（饮）具　首选煮沸消毒15～30min，或流通蒸汽消毒30min。也可用0.5%过氧乙酸溶液或有效溴为250～500mg/L二溴海因溶液或有效氯为250～500 mg/L含氯消毒剂溶液浸泡30min后，再用清水洗净。

6. 食物瓜果、蔬菜类　可用0.2% ～0.5%过氧乙酸溶液浸泡10min，或用12mg/L臭氧水冲洗60～90min。病人的剩余饭菜不可再食用，煮沸30min，或用20% 漂白粉乳剂、有效氯为50000mg/L的含氯消毒剂溶液浸泡消毒2h后处理。也可焚烧处理。

7. 盛排泄物或呕吐物的容器　可用2%漂白粉澄清液（含有效氯5000 mg/L）、或有效氯为5000mg/L的含氯消毒剂溶液、或0.5%过氧乙酸溶液浸泡30 min，浸泡时，消毒液要漫过容器。

8. 家用物品、家具　可用0.2% ～0.5% 过氧乙酸溶液或有效氯为1000～2000mg/L的含氯消毒剂进行浸泡、喷洒或擦洗消毒。

9. 手与皮肤　用0.5%碘伏溶液（含有效碘5000 mg/L）或0.5%氯己定醇溶液涂擦，作用1～3min。也可用75%乙醇或0.1%苯扎溴铵溶液浸泡1～3min。必要时，用0.2%过氧乙酸溶液浸泡，或用0.2%过氧乙酸棉球、纱布块擦拭。

10. 病人尸体　对病人的尸体用0.5% 过氧乙酸溶液浸湿的布单严密包裹后尽快火化。

11. 运输工具　车、船内外表面和空间　可用0.5% 过氧乙酸溶液或有效氯为10000mg/L的含氯消毒剂溶液喷洒至表面湿润，作用60min。密封空间，可用过氧乙酸溶液熏蒸消毒。对细菌繁殖体的污染，每立方米用15% 过氧乙酸7ml（$1g/m^3$），对密闭空间还可用2%过氧乙酸进行气溶胶喷雾，用量为$8ml/m^3$，作用60min。

12. 垃圾　可燃物质尽量焚烧，也可喷洒10000 mg/L有效氯含氯消毒剂溶液，作用60min以上。消毒后深埋。

13. 疫点内的生活污水　应尽量集中在缸、桶中进行消毒。每10L污水加入有效氯为10000ml/L的含氯消毒溶液10ml，或加漂白粉4g。混匀后作用1.5～2h，余氯≥6.5mg/L时即可排放。

问题16：根据疾病预防和控制的需要，消毒技术可应用于哪些方面？

问题17：在控制疫情时，如何考虑消毒方法选择的原则？

问题18：疫源地的消毒如何分类？

问题19：某托幼机构甲肝暴发，如果你带队前往控制疫情，如何组织消毒工作？

问题20：某地发现疑似传染性非典型肺炎病例，如果你前往控制疫情，本次消毒工作的组织与甲肝暴发有何不同？

问题21：医院消毒工作及其效果检查评价、监测非常重要，直接关系到医院感染甚至该地区的疫情发生，请你拟定一份简单的年度工作计划或方案的提纲。

（冯永亮）

实习十　暴发调查

【目的】掌握暴发调查的基本方法和步骤，理解传染病暴发调查资料分析方法。

【时间】3 学时。

【内容】疾病暴发是指在一定时间内（通常为较短时间内），某地区或单位发生较多（或大量）同类病人。暴发调查就是对疾病暴发时间、地点、人群和发病因素进行全面调查了解，并制订有效防治措施，以控制暴发、消除疫情。暴发调查的基本步骤包括：①罗列事实，分析情况（描述分布）：调查疾病的三间分布（地区、时间、人群）；用率来描述，调查病人和未患病的人。②寻找差异：提出病因假设。③验证病因假设：用排除法，排除可能性不大的其他因素；人体试验和动物试验证实因果关系；收集流行病学的依据，确定流行原因。④提出防制对策。

一、课题相关情况简介

1972 年 7 月下旬，上海市郊县广大地区突然发生大量皮炎病例，形成暴发流行，各县流行情况轻重不等，市区也有散在病例。患者达数十万人，流行过程约为三个月，严重地影响了广大人民的健康和工农业生产，就连停在上海港口外轮上的人也有发病。

患者主要症状是头面颈、两臂、胸部、腿部等暴露皮肤出现丘疹，奇痒难忍，一般历时数日可自愈，也有延长 10 余日者，无发热、流涕、流泪、咳嗽、无脱皮等症状，眼结膜不充血。患者主要是青壮年的工人和农民。

7 月初开始有散发病例，7 月下旬至 8 月中旬出现流行高峰，以后病例稀少，但至 9 月下旬又出现一个流行余波。

像这样大规模的皮炎流行，在医学史上实属罕见。上海市领导非常重视，命令市卫生局从 10 多个医疗单位抽调 17 人组成皮炎调查小组，由基础、临床和流行病学三方面专业人员参加，在上海第一医学院（现复旦大学医学院）流行病学教研室苏德隆教授的带领下，进行了流行病学调查。要求查明是什么疾病（明确诊断、查明致病因子），弄清疾病流行原因（为什么会发生流行）并提出防制措施，防止今后再发生。请根据疫情，讨论以下问题。

问题 1：这次暴发是什么性质的皮炎？可能经什么途径传播？并说明理由。

提示：首先需要说明诊断为皮炎的依据是什么；其次采用排除法初步确认是哪种皮炎①水痘、猩红热、天花、麻疹、斑疹、伤寒的患者均有全身中毒症状；②服用药物、接触花粉、食用等致敏因素；③接触化学物质：如染料、塑料等；④废气吸入；⑤昆虫叮咬或毒毛）。

问题 2：为弄清疾病流行原因，主要研究步骤是什么？应到什么地方进行调查，为什么？

二、流行病学初步调查

调查组根据上述疫情信息，从调查疾病分布入手，对市区、郊区和农村等不同地区和地点的发病情况进行了调查和比较。首先在浦东高发区一家大造船厂内进行调查，获得资料如下。

1. 共调查1088人，患者556人，罹患率51.1%，其中不同性别工人罹患情况分别为：男工有806人，患者426人，罹患率为52.9%；女工有282人，患者130人，罹患率为46.1%，不同性别工人罹患率差异经统计分析得：$\chi^2 = 3.814$，$P > 0.05$。

2. 不同工种工人皮炎罹患率比较发现：除电焊气割工人罹患率较低外，其余工种之间的差别不大。于是，调查组分别在男工、女工中进行了电焊气割工与其他工种罹患率的比较，数据如表10－1和表10－2，请予以统计分析。

表10－1　男工工种罹患率比较

工种	皮炎患者	非皮炎患者	合计	罹患率（%）
各工种男工	397	323	720	
电焊气割男工	29	57	86	
合计	426	380	806	52.9

（χ^2 = ____，P __0.05）

表10－2　女工工种罹患率比较

工种	皮炎患者	非皮炎患者	合计	罹患率（%）
各工种女工	121	123	244	
电焊气割女工	9	29	38	
合计	130	152	282	46.1

（χ^2 = ____，P __0.05）

问题3：表10－1和表10－2的分析结果说明什么？电焊气割工人皮炎罹患率低，提示什么？

问题4：你认为有必要到电焊气割工人工作现场进行调查吗？为什么？

现场调查组在电焊气割工作现场实地考察，发现工人全部头戴防护罩、身着帆布工作服，电焊操作时蓝光闪闪，火花四溅。对于皮炎病因的研究，这一现象可帮助我们提出什么假设？应进一步从哪方面进行病因研究？

三、流行病学深入调查

上述高发病区一家工厂的调查结果提示：皮炎的发生与皮肤外露可能有关，从而提出了“致病因子通过空气经风传播”的假设。自然界到处有风，是否由于风的大小，造成发病的差异？调查组为了比较风力大小与发病的关系，扩大了调查范围，对市区及郊区的上海县、川沙县、南汇县农村20多个居民点（1500多人）进行了调查研究。部分数据如下，请分别计算并分析结果。

1. 不同地点，风力相同的罹患率比较（表10－3）。

表10－3　地点不同风力相同发病情况比较

对象	皮炎患者	非皮炎患者	合计
浦东沪东新村居民	83	103	186
浦西共青路40号公房居民	44	61	105
合计	127	164	291

（χ^2＝____，P __0.05）

2. 不同地区，风力不同的罹患率比较（表10－4）。

表10－4　地点不同风力不同发病情况比较

对象	皮炎患者	非皮炎患者	合计
风大的浦东大道上81路汽车驾驶员、售票员	22	12	34
风小的市区中心区23路电车的驾驶员、售票员	17	50	67
合计	39	62	101

（χ^2＝____，P __0.05）

3. 同一地点，风力不同的罹患率比较（表10－5）。

表10－5　地点相同风力不同发病情况比较

对象	皮炎患者	非皮炎患者	合计
南市四新里委某工人楼房、风力小的底楼	1	40	41
同楼，风力大的三楼	13	27	40
合计	14	67	81

（χ^2＝____，P __0.05）

此外，在发病市区新四里一幢工人楼附近的一条几乎无风的小弄里，调查了69人，无一人患皮炎。

问题5：根据表10－3、表10－4、表10－5数据的分析结果，能得出什么结论？

问题6：此结论是否需要进一步验证？为什么？怎样进行验证？

四、资料整理与分析

为了进一步验证风与致病因子的关系，调查组继续深入调查，在高发病郊区乡村进行风力与皮炎发病关系的研究。获得资料列表如下。

1. 地点不同，风力相同的罹患率比较（表10－6）。

表10－6 地点不同风力相同发病情况比较

川沙县凌桥公社高家滨大队风力相同，地点不同的两个生产队	皮炎患者	非皮炎患者	合计
一队	57	50	107
三队	45	86	131
合计	102	136	238

（χ^2 = ____，P _0.05）

2. 地点不同，风力不同或相同的罹患率比较（表10－7）。

表10－7 地点不同风力不同或相同发病情况比较

	皮炎患者	非皮炎患者	合计
（1）滨海风大的南汇果园公社果农	27	104	131
（2）距海较远，风力较小的周浦横塘大队	73	43	116
（3）同（2），风力较小的塘乐大队	24	74	98

根据表10－7，计算结果如下：

（1）和（2）做四格表检验 χ^2 = ____，P _0.05；

（1）和（3）做四格表检验 χ^2 = ____，P _0.05；

（2）和（3）做四格表检验 χ^2 = ____，P _0.05。

问题7：根据以上资料的统计分析，得出什么结论？

问题8：该结论和前面的结论比较，是否一致？说明什么问题？

五、病因分析

调查组进入确定致病因子的研究阶段。根据上述研究的推论，“致病因子存在于空气中，靠风传播，由外露皮肤侵入”，调查组运用排除法，从空气中寻找致病因子。根据调查所得资料，结合基础医学理论，进行以下论证。

问题1：这种能经空气漂浮传播的致病因子，具备什么特征？请予分析。

提示：在质量和数量上有无季节性增减，在地区分布上有无差别。

问题2：有人认为与废气有关，试分析以下资料（表10－8），你同意这个假设吗？

表10－8 高桥化工厂上下风向地区皮炎发病情况比较

对象	皮炎患者	非皮炎患者	合计	罹患率（%）
位于厂上风南塘大队	116	183	299	38.7
位于厂下风中兴镇	52	85	137	37.8
合计	168	268	436	38.5

（χ^2 = ____，P __0.05）

问题3：有人认为与植物花粉有关，你是否同意？请提出理由？

提示：夏天不是发生花粉过敏的季节，并且花粉过敏的症状与这次流行中皮炎的症状不同。

问题4：有人认为与植物纤毛有关，你是否同意？请提出理由？

提示：有些植物的纤毛，如荨麻毛可致皮炎，但以痛为主。而且此毛不易大量脱落，只有当人们直接接触才能脱落。经调查，上海地区不生长。

问题5：有人认为与虫咬有关，上述流行病学分布资料能否支持这一假设？

提示：蚊虫叮咬不可能引起数十万人发病。

问题6：有人认为与某些虫毛有关，结合调查得到的资料给予分析。

提示：某些毛虫幼虫的毛可致皮炎，常见的刺毛虫（刺蛾幼虫）、苔蛾幼虫、毒蛾幼虫（柿黄毒蛾、茶毒蛾、桑毒蛾、枯叶蛾）。

问题7：上述提到的毛虫和本疾病有无关系？

提示：1. 刺毛虫幼虫（又名，洋辣子）

症状不符：毛刺入后剧疼。

流行病学特征不符：当年不比往年多，园林工人反映今年还比往年少。

2. 苔蛾幼虫

症状不符：以痛为主。

流行病学特征不符：分布局限，幼虫仅生长在苔藓生长的房屋阴湿面，数量不多。

3. 毒蛾幼虫

柿黄毒蛾、茶毒蛾、枯叶蛾：它们的幼虫在本次调查中未发现。

桑毒蛾：幼虫的数量很多，皮炎流行的25个居民点在调查时都有桑毛虫寄生的树。

通过上述调查，应用“排除法”初步认为是桑毛虫毒毛引起本次皮炎。

问题8：假如皮炎流行与上述某因素有关，应从哪几方面来验证该假设？

提示：在此基础上又开展了以下几方面的调查。

1. 发病地区必有树，树上必有虫。
2. 无病人的四新里无树；其他无病人地方树少。
3. 流行高峰时，正是虫多时。

4. 杀虫后，发病率下降。

5. 在新发病人的皮肤和甲沟里找到了毒毛。

6. 风中找到毒毛。

7. 同样为树多虫多处，暴露机会不同以致发病不同。以上海精神病院为例，医务人员36.7%发病，病员10.9%发病。

8. 通过动物实验验证现场证据。

六、总结

调查组经过调查分析，结合临床和流行病学两方面资料肯定，这种皮炎不是经人传播的皮肤病，因此必然存在造成皮炎大规模流行的因素。能形成流行必须同时具备三个条件：一是必须有大量致病因子存在而且是从多处同时发出来；二是大量致病因子必须在一个短时间内通过有效的运载方法，使许多人被接触；三是受害者具有遭受致病因子侵袭的条件。

按此推理，调查组在调查中发现，皮炎流行高峰期间，上海市连续处在台风边缘中，风速每秒5～6m以上，此期间没有下大雨，天气干旱，绝对湿度在27ml左右。因为天气炎热，人们穿的多是短袖、衬衫及短裤，衣料薄而透风，多在树下乘凉，而病人也多是这些人群。这些资料和上述的致病因子是否一致？说明什么？

1. 毒毛大量存在　1972年6～9月，桑毛虫成蛾收集的数量高出1971年同期23倍，当时桑毛毒蛾比其他种毒蛾多数十倍。川沙，南汇上海等县农村中有大量可供桑毛虫寄生的树，树上桑毛虫之多无法计数。每个桑毛虫身上的毒毛数达200万根以上，故当时流行区毒毛之多是不可胜数的。

寄生虫树：22种，杨、柳、桑、榆、椿、冬青、梨、苹、梧等。

2. 存在有效运载工具　1972年6～9月的气象条件极利于毒毛散播。皮炎流行高峰期间（7月27日～8月8日）上海连续处在台风边缘，风速300～360米/分或更高，毒毛本易脱落，在大风中更易脱落，并被吹到较远的地方。

在流行期间，没有下过大雨，空气干旱，湿度很低，这些气候条件适于毒毛飘扬，又极易使毒毛接触皮肤。

3. 接触机会　流行期间天气炎热，人们穿着少，皮肤外露部分较多，衣料薄透风，人们在树下乘凉。均有利于毒毛对人的侵入。

上述分析，揭开了桑毛虫皮炎流行的生态学关系。

（杜　球　丁一波　曹广文）

实习十一　疾病预防和公共卫生监测

【目的】掌握疾病三级预防，掌握公共卫生监测的概念、种类和内容；熟悉疾病零级预防的概念和疾病监测系统。

【时间】2～4学时。

【内容】

单元1　基础练习

【课题一】表11－1为我国1975～2012年甲、乙类法定报告传染病发病率、死亡率及病死率资料，表11－2为2012年甲、乙类法定报告传染病发病率、死亡率和病死率排序。报告方式是通过全国法定传染病疫情报告系统依法报告。

表11－1　甲、乙类法定报告传染病发病率、死亡率及病死率

年份	发病率（1/10万）	死亡率（1/10万）	病死率（%）	年份	发病率（1/10万）	死亡率（1/10万）	病死率（%）
1975	5070.27	7.40	0.15	1994	196.12	0.46	0.24
1976	3254.00	6.29	0.19	1995	176.37	0.34	0.19
1977	3816.78	6.51	0.17	1996	166.10	0.33	0.20
1978	2373.07	4.86	0.20	1997	199.29	0.43	0.21
1979	2067.38	4.39	0.21	1998	204.39	0.41	0.20
1980	2079.79	3.76	0.18	1999	204.44	0.41	0.18
1981	1884.43	3.51	0.19	2000	192.59	0.36	0.19
1982	1532.85	3.16	0.21	2001	191.09	0.36	0.19
1983	1302.95	2.68	0.21	2002	182.25	0.39	0.21
1984	1043.22	2.59	0.25	2003	192.18	0.48	0.25
1985	874.82	2.41	0.28	2004	244.66	0.55	0.22
1986	725.91	1.97	0.27	2005	268.31	0.76	0.28
1987	558.74	1.83	0.33	2006	266.83	0.81	0.30
1988	465.89	1.49	0.32	2007	272.39	0.99	0.36
1989	339.26	1.26	0.37	2008	268.01	0.94	0.35

续表

年份	发病率 (1/10万)	死亡率 (1/10万)	病死率 (%)	年份	发病率 (1/10万)	死亡率 (1/10万)	病死率 (%)
1990	297.24	1.17	0.40	2009	263.52	1.12	0.42
1991	284.50	0.87	0.29	2010	238.69	1.07	0.45
1992	235.91	0.55	0.23	2011	241.44	1.14	0.47
1993	189.49	0.47	0.25	2012	238.76	1.24	0.52

（资料来自《2013中国卫生统计年鉴》）

表11-2　2012年甲、乙类法定报告传染病发病率、死亡率和病死率排序

顺位	发病		死亡		病死	
	疾病名称	发病率 (1/10万)	疾病名称	死亡率 (1/10万)	疾病名称	病死率 (%)
1	病毒性肝炎	102.48	艾滋病	0.86	鼠疫	100.00
2	肺结核	70.62	肺结核	0.20	人感染高致病性禽流感	100.00
3	梅毒	30.44	狂犬病	0.10	狂犬病	95.51
4	细菌性和阿米巴性痢疾	15.40	病毒性肝炎	0.06	艾滋病	27.61

（资料来自《2013中国卫生统计年鉴》）

问题1：全国法定传染病疫情报告系统属于什么类型的监测？该系统是如何报告的？

问题2：根据表11-1做图，分析我国1975~2012年传染病流行趋势及特点，并分析其可能原因。

问题3：表11-2资料对于我国目前传染病预防有何提示？

问题4：开展传染病监测有什么意义？

问题5：传染病的预防策略与措施是什么？

【课题二】表11-3为我国2003年和2008年调查地区居民慢性病患病率，表11-4为我国农村居民1990~2012年主要疾病死亡率、死因构成及排位。

表11-3　2003年和2008年调查地区居民慢性病患病率（‰）

年份	合计	城市				农村				
		小计	大	中	小	小计	一类	二类	三类	四类
2003年	123.3	177.3	207.7	161.8	156.4	104.7	109.7	100.4	107.7	99.0
2008年	157.4	205.3	246.7	194.9	167.8	140.4	167.8	129.8	147.0	105.1

（资料来自《2013中国卫生统计年鉴》）

表 11－4　我国农村居民主要疾病死亡率及死因构成

疾病名称	1990年			2000年			2010年			2012年		
	死亡率（1/10万）	构成（%）	位次	死亡率（1/10万）	构成（%）	位次	死亡率（1/10万）	构成（%）	位次	死亡率（1/10万）	构成（%）	位次
呼吸系统疾病	159.67	24.82	1	142.16	23.11	1	88.25	14.15	4	103.90	15.75	4
恶性肿瘤	112.36	17.47	2	112.57	18.30	3	144.11	23.11	2	151.47	22.96	1
脑血管病	103.93	16.16	3	115.20	18.73	2	145.71	23.37	1	135.95	20.61	2
心脏病	69.60	10.82	4	73.43	11.94	4	111.34	17.86	3	119.50	18.11	3
传染病	23.20	3.61	9	5.14	0.83	11	4.13	0.66	11	5.69	0.86	11

注：呼吸系统疾病包括：哮喘病、气管炎、支气管炎、慢性阻塞性肺疾病、肺心病和肺结核。传染病不包括呼吸道结核

（资料来自《2013中国卫生统计年鉴》）

问题1：根据表11－3资料比较我国不同时间和城乡居民的慢性病患病特点，并分析其可能原因。

问题2：根据表11－4资料分析我国农村居民主要疾病死亡率及死因构成的特点。对于我国目前疾病预防有何提示？

问题3：慢性病的预防策略和措施是什么？

问题4：什么是疾病的零级预防？

问题5：为什么开展健康教育、健康促进是降低慢性非传染性疾病患病率的一项低投入、高收益的战略决策？

单元2　实例分析

【课题一】我国宫颈癌流行病学状况及防治策略的回顾与展望

宫颈癌是一种严重危害女性健康的恶性肿瘤，位居我国女性恶性肿瘤死亡第二位，女性生殖道恶性肿瘤的首位。自1949年新中国成立以来，我国在宫颈癌防治方面采取了一系列策略和措施。随着国家公共卫生服务均等化等政策的实施、宫颈癌筛查方法和技术的成熟以及宫颈癌疫苗等预防措施的突破，我国宫颈癌防治工作进入了新阶段。

一、宫颈癌的流行情况

1. 时间分布　1949～2005年，宫颈癌的患病率和死亡率总体上呈现大幅度下降后又有小幅度上升的趋势。1958年在全国20多个大、中城市1116949名25岁以上妇女普查发现，宫颈癌患病率为145/10万，占妇女恶性肿瘤首位。1970～1984年，24个省、市、县4123321名妇女普查显示，宫颈癌患病率达294.84/10万。此后，我国经过多年的普查普

治，宫颈癌患病率和死亡率明显降低。但是，1998～2008年宫颈癌患病率略有升高，由9.7/10万升至14.9/10万。我国宫颈癌死亡率由70年代的高水平降至中等水平，1973～1975年宫颈癌死亡率为10.7/10万，2005年降至2.86/10万（图11－1）。

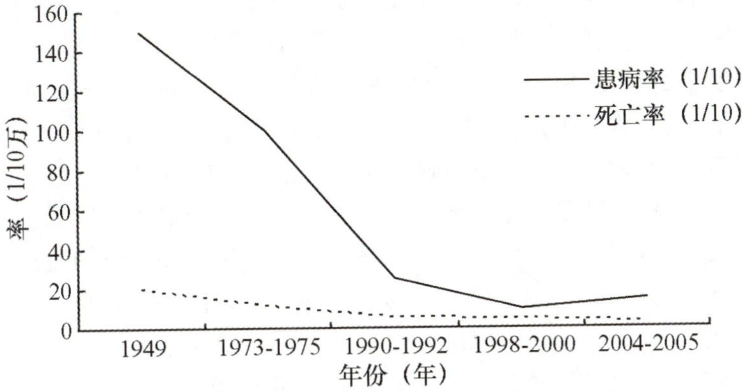

图11－1　1949～2005年宫颈癌患病率及死亡率变化趋势

2. 地区分布　我国宫颈癌高发区前三位分别为湖北省五峰县渔关区（1073.34/10万）、陕西省略阳县（1026.06/10万）和江西省靖安县（1020.81/10万）；低发区为北京（2.54/10万）和上海（3.80/10万）等地。宫颈癌的发病率和死亡率是城市低于农村。一般城乡宫颈癌调整发病率约在8.11/10万～602.70/10万之间，部分农村的宫颈癌发病率显著高于城市。尽管宫颈癌死亡率大幅度下降，但在部分中西部地区宫颈癌的发病与死亡率始终居高不下。

3. 人群分布　我国30岁以下妇女宫颈癌少见，30岁以后随着年龄增加宫颈癌发病率明显升高，55～60岁是高发年龄组，65岁以后呈下降趋势。近年来，宫颈癌有逐步年轻化趋势，小于30岁宫颈癌患者并非罕见。性伴侣数多的妇女和城市流动性大的妇女患宫颈癌的风险较高。

二、防治的历史经验

宫颈癌筛查技术是宫颈癌防治措施中的关键，是早期发现、早期诊断、早期治疗，降低患病率和死亡率的有效措施。

1951年由林巧稚教授倡导，杨大望教授将巴氏涂片引入我国，在全国范围内开展阴道细胞学培训班。20世纪70年代起，包括宫颈癌普查在内的妇科普查已形成制度，列入妇女保健的常规工作内容，并纳入《90年代中国妇女发展纲要》，受到政府和有关部门的关注。20世纪70年代中期至80年代中期，杨学志教授在江西省靖安县开展宫颈癌筛查，采用了四联早期诊断法。1979年全国宫颈癌防治研究协作组编写的《宫颈癌普查早治、诊断治疗的统一规定和标准试行草案》，统一规定采用“四联早期诊断法”进行系统检查。目前的主要筛查方法有：宫颈细胞学检查、人类乳头瘤病毒（human papillomavirus，HPV）DNA检测和醋酸/碘染色裸眼观察法（VIA/VILI）等。

2000年以来宫颈癌防治研究有三大技术突破：①病因明确，高危人乳头瘤病毒是宫颈癌发生的必要条件；②宫颈癌筛查、早诊早治方法的进展；③HPV预防性疫苗的成功上市，并初见成效。但美国妇产科学会指出，疫苗是一种预防工具，不能代替宫颈癌筛查。

根据我国这一阶段宫颈癌防治的工作情况，提出以下防治经验：建立和健全宫颈癌防治研究协作组和普查普治机构，做好肿瘤登记工作。普查间隔时间以2~3年为宜；积极防治与宫颈癌发病有关的妇女疾病；积极寻找早期诊断和早期治疗的有效方法；积极开展防癌卫生宣传，提高广大妇女自我监测能力。[资料来自王临虹，邱琇，郑睿敏，等．我国宫颈癌流行病学状况及防治策略的回顾与展望．中国妇幼卫生杂志，2010，1（3）：146－149]。

问题1：在制订疾病预防策略过程中，决策者应该首先明确哪些问题？

问题2：结合我国宫颈癌的流行特点，试述我国目前宫颈癌预防的重点。

问题3：宫颈细胞学检查、HPV DNA检测和醋酸/碘染色裸眼观察法等宫颈癌筛查方法属于哪一级预防措施，如何开展宫颈癌一级、二级和三级预防？

【课题二】2007年浙江省居民出生、死亡、传染病和慢性病漏报调查结果分析

浙江省公共卫生监测系统每隔3年开展一次居民漏报调查，2007年浙江省居民漏报调查工作由30个公共卫生监测区组织实施。2007年10~12月各监测区先后开展了现场调查，于2008年3月前完成了所有调查数据的清理、汇总、统计分析和上报工作。

一、对象与方法

1. 调查地区和对象　浙江省30个公共卫生监测区的监测点常住户口居民。

2. 抽样方法　采用多阶段整群随机抽样方法。每个监测区随机抽取5个监测点（乡镇/街道），每个乡镇/街道随机抽取2个行政村/居委会，每个行政村/居委会随机整群抽取360户（多抽20%备用），每个监测区完成3000户调查。

3. 调查内容　传染病覆盖时段为1年，出生、死亡和4种主要慢性病覆盖时段为3年，时间跨度根据调查开始的时间来确定。内容包括家庭成员基本情况、出生、死亡、确诊37种法定传染病、确诊糖尿病、确诊恶性肿瘤、脑卒中、冠心病急性事件发生的情况、是否漏报和漏报原因等。

4. 调查方法　调查员对抽样家庭入户调查，登记每一位家庭成员的基本情况，并对1年来家庭居民传染病发病情况，3年来出生、死亡、糖尿病、恶性肿瘤、脑卒中、冠心病急性事件4种主要慢性病发病情况进行调查。对所有的阳性事件者（出生、死亡、传染病和慢性病确诊病例、疑似病例）都在个案登记表上进行登记。对查出的出生、死亡、传染病和慢性病确诊个案，均需与县（市、区）疾病预防控制中心（CDC）卡片数据库进行核对，若无报告，则属漏报。

二、结果

1. 基本情况　本次漏报调查共调查30个县（区）93599户居民，280164人。其中城市监测区调查100658人，占总调查人数的35.93%；农村监测区调查179505人，占总调查人数的64.07%，性别比1.03∶1，与监测系统人口性别比一致。

2. 出生、死亡和传染病漏报情况　出生、死亡和传染病漏报调查结果见表 11－5。

表 11－5　2007 年浙江省公共卫生监测区居民出生漏报调查结果

监测区	出生			死亡			传染病		
	查出数	漏报数	漏报率（%）	查出数	漏报数	漏报率（%）	查出数	漏报数	漏报率（%）
城市	1607	306		826	66		105	7	
农村	3572	154		2462	117		298	30	
合计									

［资料来自肖媛媛，胡如英，龚巍巍，等. 2007 年浙江省居民出生、死亡、传染病、慢性病漏报调查结果分析. 疾病监测，2008，23（11）：727－730.］

问题 1：漏报调查属于什么类型的监测？为什么要进行漏报调查？

问题 2：为保证调查质量，应采用哪些质量控制措施？

问题 3：根据表 11－5 计算出生、死亡和传染病漏报率？

问题 4：比较城市和农村出生、死亡和传染病漏报率并进行统计学检验，分析其原因？

（许　雅）

实习十二　分子流行病学的应用

【目的】掌握DNA提取、PCR扩增、ELISA检测等实验技术；熟悉分子流行病学用于传染性疾病、非传染性疾病研究的方法。

【时间】6~8学时。

【内容】

单元1　实验操作

一、全血基因组DNA提取

既往使用酚-氯仿法提取DNA，目前大多采用试剂盒提取全血基因组DNA。试剂盒提取较酚-氯仿法提取DNA有以下优势：简单快速，1h内即可获得超纯的基因组DNA；获得的DNA纯度高，可直接用于PCR、酶切、杂交等分子生物学实验。

下面以使用TIANamp Blood DNA Kit血液基因组DNA提取试剂盒（离心柱型DP318-02）为例进行全血基因组DNA提取。

（一）试剂盒DP318-02（50 preps）含有的试剂/材料

1. 细胞裂解液CL（Buffer CL）60ml。
2. 缓冲液GS（Buffer GS）15ml。
3. 缓冲液GB（Buffer GB）15ml。
4. 缓冲液GD（Buffer GD）13ml。
5. 漂洗液PW（Buffer PW）15ml。
6. 洗脱缓冲液TB（Buffer TB）15ml。
7. Proteinase K 1ml。
8. 吸附柱CB3（Spin Columns CB3）50个。
9. 收集管（2ml）（Collection Tubes 2ml）50个。
10. 1.5ml离心管（Centrifuge Tubes 1.5ml）50个。

（二）DNA提取步骤

使用前先在缓冲液GD和漂洗液PW中加入无水乙醇，加入体积请参照瓶上的标签。

1. 取血液样品体积200μl（抗凝剂处理的全血样品）至1.5ml离心管中。
2. 加入20μl Proteinase K溶液，混匀。
3. 加200μl缓冲液GB，充分颠倒混匀，56℃放置10min，其间颠倒混匀数次，溶液应变清亮（如溶液未彻底变清亮，请延长裂解时间至溶液清亮为止）。

4. 加 200μl 无水乙醇，充分颠倒混匀，此时可能会出现絮状沉淀。

5. 将上一步所得溶液和絮状沉淀都加入一个吸附柱 CB3 中（吸附柱 CB3 放入收集管中），12000r/min（～13400×g）离心 30 sec，倒掉收集管中的废液，将吸附柱 CB3 放入收集管中。

6. 向吸附柱 CB3 中加入 500μl 缓冲液 GD（使用前请先检查是否已加入无水乙醇），12000r/min（～13400×g）离心 30 sec，倒掉收集管中的废液，将吸附柱 CB3 放入收集管中。

7. 向吸附柱 CB3 中加入 600μl 漂洗液 PW（使用前请先检查是否已加入无水乙醇），12000r/min（～13400×g）离心 30 sec，倒掉收集管中的废液，将吸附柱 CB3 放入收集管中。

8. 重复操作步骤 7。

9. 12000r/min（～13400×g）离心 2 min，倒掉废液。将吸附柱 CB3 置于室温放置数分钟，以彻底晾干吸附材料中残余的漂洗液。

10. 将吸附柱 CB3 转入 1.5 ml 离心管中，向吸附膜中间位置悬空滴加 50～200μl 洗脱缓冲液 TB，室温放置 2～5 min，12000r/min（～13400×g）离心 2 min，将溶液收集到离心管中。

11. 离心管中为提取的 DNA 进行纯度测定后，保存在 -20℃及以下温度，以防 DNA 降解。

二、ELISA 法检测血清标志物：乙肝表面抗原（HBsAg）

HBsAg 检测的操作步骤（以北京万泰生物 HBsAg 诊断试剂盒为例）。

1. 试剂盒和待测样品（血清）在室温条件下平衡 30 分钟。

2. 将浓缩洗涤液用蒸馏水或去离子水 20 倍稀释。

3. 设置阴性对照 3 孔，阳性对照各 2 孔，空白对照 1 孔。

4. 除空白对照外，每孔加入样品稀释液 20μl。

5. 待测样本孔加入待测血清 100μl；阴性对照孔和阳性对照孔加入试剂盒自带的阴性对照或阳性对照 100μl，轻轻震荡混匀。

6. 用封板膜封板后，置 37℃孵箱内孵育 60 分钟。

7. 每孔加入酶结合物 50μl（空白对照孔除外），充分混匀，封板，置于 37℃孵箱内孵育 30 分钟。

8. 洗板机洗板或人工洗板 5 次，最后一次洗板后拍干。

9. 每孔先后加入显色剂 A 液、B 液各 50μl，轻轻混匀，封板，置于 37℃避光孵育 30 分钟。

10. 每孔加终止液 50μl，轻轻混匀，10 分钟内检测。

11. 用酶标仪读取每孔吸光度数值，取波长 450nm，用空白孔校零，然后读取各孔 OD 值。

12. 结果判断（样品 OD 值/阴性对照平均 OD 值）≥2.1 则判断为阳性，否则判断为阴性（阴性对照值低于0.05者按0.05计算）。

三、血清HBV DNA提取及PCR检测

（一）酚氯仿提取血清HBV DNA法

1. 血清200μl与蛋白酶K裂解液1∶1混合（终浓度为20mmol·L^{-1} Tris-HCl，pH 8.0，10mmol·L^{-1} EDTA，100ml·L^{-1} SDS，0.8mg·mg^{-1}蛋白酶K），56℃ 5h，94℃ 15min。

2. 12400g高速离心10min，取上清加入等体积Tris饱和酚振荡摇匀。

3. 12400g高速离心10min，取上清加等体积的氯仿：异戊醇（24∶1），振荡摇匀。

4. 12400g高速离心10min，取上清加1/10体积的4M NaCl，和两倍体积的无水乙醇-20℃沉淀，过夜。

5. 12400g高速离心10min，弃上清，加入1ml 70%乙醇洗涤沉淀。

6. 12400g高速离心10min，弃上清，晾干后，30μl TE溶解置-20℃保存。

（二）PCR扩增HBVS基因区DNA片段

PCR扩增的目的片段为HBV S基因区的一段大小约500bp的DNA片段，PCR引物具体序列为。

P1：5′-CACTGCAGCCTGCTCGTGTTACAGGC-3′（nt189～206）

P2：5′-CGGTCGACGGCACTAGTAAACTGAGC-3′（nt689～672）

PCR反应条件：50μl反应体积中含：10×Buffer 5μl、dNTP 4μl、$MgCl_2$ 3μl、引物P1、P2各1μl、DNA模板2μl、H_2O 34μl，2滴石蜡油封顶后，94℃ 5min预变性。

每个反应管中加Taq DNA聚合酶3U。

PCR反应条件：

94℃ 50s
55℃ 50s } 循环30次
72℃ 55s

72℃延伸10min，4℃保存。

PCR产物结果判定：取10μl PCR扩增产物用1.2g·L^{-1}琼脂糖凝胶电泳，室温下恒定电压5V/cm，30min，在紫外灯下观察，与DL2000 Marker（100bp，250bp，500bp，750bp，1000bp，2000bp）比较，500bp出现特异性橙红色条带者判为HBV DNA阳性。

（三）实验中注意事项

1. PCR实验必须设置对照，设立阳性对照（PCR扩增模板用pCP10质粒DNA）、阴性对照（PCR扩增模板用H_2O）和空白对照。

2. DNA的提取和扩增在不同的时间、不同的实验区域进行；每次DNA提取时都设立阳性血清、阴性血清对照；PCR扩增时设立阳性、阴性对照和空白。实验所用的离心管、枪头等材料均为一次性使用，使用前均经严格的高压灭菌。

四、代谢酶基因多态性研究

扩增CYP1A1基因时，每一标本分为A、B两管，分别以P1、P2和P1、P3作为引物

扩增，长度为322bp，检测CYP1A1第七外显子编码区A-G突变（导致一个异亮氨酸被缬氨酸替代）。如果仅A管有扩增产物，则为野生纯合子；若仅B管有扩增产物，则为突变纯合子；两管均有产物时则为杂合子

引物：

CYP1A1：P1：5′-CGG AAG TGT ATC GGT GAG ACC ATT GCC-3′

P2：5′-CGG AAG TGT ATC GGT GAG ACC GTT GCC-3′

P3：5′-GTA GAC AGA GTC TAG GCC TCA-3′

PCR反应体系：反应总体积为50μl，其中含引物各1μl（25Pmol），10mmol/L 4×dNTP 4μl，10×缓冲液5μl，25mmol/L $MgCl_2$μl，模板DNA 0.1-0.5μg，Taq酶2U。

CYP1A1 PCR循环条件：首先94℃变性10分钟，然后进行PCR循环：94℃变性1分钟，60℃退火1分钟，72℃延伸1分钟，共30个循环，最后72℃延伸5分钟。

PCR产物鉴定：取10μl PCR产物进行1.5%琼脂糖凝胶电泳，紫外灯下观察。

单元2　分子流行病学应用

分子流行病学在传染性疾病、非传染性疾病的研究中具有很多优势。下面以分子流行病学在HBV宫内感染危险因素的研究以及环境因素及遗传易感性与食管癌的关系为例，介绍分子流行病学的研究方法及应用。

（一）HBV宫内感染危险因素的分子流行病学研究

自1992年起，在西安地区进行了长达5年多的一项巢式病例对照研究：收集陕西省妇幼保健院的402例连续性入院的HBsAg阳性孕妇及其新生儿作为研究对象。将产妇HBV的生物学标志和病例对照研究方法结合，以探讨HBV的传播方式及其在HBsAg阳性孕妇宫内感染中的作用。凡新生儿出生后24小时内股静脉血HBsAg和/或HBV DNA阳性者即判定为HBV宫内感染。

用酶联免疫吸附实验（ELISA法）和聚合酶链反应（PCR）检测孕妇和新生儿外周血HBsAg、HBeAg和HBV DNA。结果表明：402例HBsAg阳性母亲所生婴儿中，发生宫内感染的15例，HBV宫内感染率为3.7%；HBsAg与HBeAg双阳性母亲HBV宫内感染率则高达9.8%（13/133）。

将HBV宫内感染者作为病例组，无宫内感染者为对照组。进行问卷调查，内容包括6类51个因素：主要包括孕妇的人口学资料、生活和卫生习惯、营养状况、乙肝感染状况、家庭情况和家族史、妊娠和胎儿情况及分娩过程与新生儿状况等。同时采集母亲肘静脉血与新生儿股静脉血。

在进行危险因素分析前，对两组母亲的年龄、职业、新生儿的体重与性别进行了均衡性检验，均未发现有显著性差异（$P>0.05$），提示两组研究对象具有较好的可比性。而且，询问调查在分娩前进行，调查员不清楚分组情况，避免了倾向性偏倚。

通过单因素分析和Logistic多因素回归分析，排除混杂因素后孕妇部分危险因素*OR*值见表12-1。

表 12－1 乙肝病毒宫内感染危险因素的优势比分析

孕妇危险因素	病例		对照		*OR*	*OR* 95% *CI*	*P*
	+	－	+	－			
HBeAg	13	2	120	267	14.46	3.01～95.57	<0.05
人流史	7	8	155	232	1.31	0.41～4.11	>0.05
1产以上	3	12	26	361	3.47	0.72～14.62	>0.05
剖宫产	1	14	78	309	0.29	0.04～2.15	>0.05
先兆流产	1	14	70	317	0.32	0.02～2.44	>0.05
先兆早产	3	12	14	373	6.66	1.31～30.15	<0.05
妊高征	2	13	39	348	1.37	0.00～6.84	>0.05

问题1：根据上述资料，分析HBV宫内感染的可能危险因素。设计进一步深入研究具体传播机制的方案。

（二）环境因素及遗传易感性与食管癌的关系

为探索西安地区环境因素及遗传易感性与食管癌的关系，采用以医院为基础的病例对照研究设计的分子流行病学研究方法。研究完成了127例食管癌病例和101例对照的吸烟史、饮酒史及食管癌家族史的调查，并检测了CYP1A1第七外显子区基因多态性，研究数据主要结果整理如下。

表 12－2 食管癌危险因素分析

因素	分类	病例	对照	*OR*	95% *CI*	χ^2	*P*
吸烟	是	70	38				
	否	57	63				
饮酒	是	50	16				
	否	77	85				
食管癌家族史	是	27	8				
	否	100	93				
CYP1A1	*Ile/Ile*	21	31				
	Ile/Val	56	48				
	Val/Val	50	22				

表 12-3　CYP1A1*Val/Val* 基因型与吸烟的交互作用分析

吸烟	*CYP1A1*（*Val/Val*）	病例	对照	*OR*	95% *CI*	χ^2	*P*
No	No	33	47				
No	Yes	24	16				
Yes	No	44	32				
Yes	Yes	26	6				

问题 1：请利用χ^2检验分析 CYP1A1 基因型分布是否符合 Hardy-Weinberg 平衡。

问题 2：依据表 12-2 所给的数据计算相关统计量，并解释研究结果。

问题 3：依据表 12-3 所给的数据计算相关统计量，并解释研究结果。

（王安辉　闫永平）

实习十三　流行病学资料的整理与分析

【目的】通过案例分析、讨论和上机操作，了解流行病学数据的收集、整理和统计学分析的基本过程和基本原则；掌握数据录入、数据清洗等数据管理基本方法和技巧；掌握常用流行病学调查数据分析的基本思路；了解 Logistic 回归分析的基本原理、实际应用和结果解释。

【时间】4 学时。

【内容】案例：某省开展“20 岁及以上居民糖尿病流行病学调查”，旨在了解 20 岁及以上社区居民糖尿病的分布特征、主要危险因素。本次调查经过严格设计，采用“糖尿病流行病学调查表”进行调查，内容包括社会人口学特征、糖尿病史、糖尿病症状、其他疾病史、糖尿病家族史、吸烟情况、饮酒情况、体力活动、饮食习惯、月经生育史、体格检查和血糖测定等。

问题 1：本次调查在设计阶段应该明确哪些与数据整理和统计学分析等相关的问题？

问题 2：本次调查的质量控制措施中，应对调查表数据的收集过程做出哪些明确的规范要求？

本次调查的设计样本量为 9600 人，采用分层整群抽样，共获得有效样本 8734 人，样本资料包括流行病学调查表资料、体格检查资料和口服糖耐量试验（OGTT）血糖资料，共 135 个变量。

问题 3：如何对调查资料进行整理分析？是否需要将调查表资料录入计算机，建立数据库？请陈述理由。

问题 4：有没有更简洁、高效的流行病学调查数据收集办法或技术？

问题 5：针对本次调查，你认为可采用何种计算机软件录入数据？列出 2 – 3 种计算机软件并陈述各自优缺点。

问题 6：正式录入数据前，是否需要对调查表资料进行检查核对？如何核对？重点核对哪些内容？

本次调查的主要内容简化为“糖尿病流行病学调查简表”（图 13 – 1）。所有调查表和检查资料经过专人检查核对后，采用 EpiData3. 02 软件录入计算机，建立数据库。

问题 7：试用 EpiData 软件将“糖尿病流行病学调查简表”内容编写成数据录入文件（调查表文件，即 . QES 文件），生成数据文件（. REC 文件），并录入 5 ~ 10 个模拟调查对象数据。

糖尿病流行病学调查简表

地区：□□　　　　编号：□□□□

A. 一般情况

1. 姓名 ________　　2. 性别　　（男 =1 女 =2）　□
3. 出生日期　　□□□□年□□月□□日
4. 文化程度　　（文盲 =1 小学 =2 初中 =3 高中、中专 =4 大学、大专 =5）□

B. 糖尿病史

1. 您是否被医生诊断患有糖尿病？　　（是 =1 否 =0）　□
2. 如否，请直接询问 C 项；如是，第一次诊断至今已有多少年？　□
3. 诊断医院　　（省级 =1 地区级 =2 县级 =3 区乡级 =4）　□
4. 目前治疗措施　　（是 =1 否 =0）　□

　控制膳食 □　运动 □　服降糖药 □　胰岛素 □　中药 □

C. 既往患病史和糖尿病家族史　　（有 =1　无 =0）

　高血压□　　冠心病□
　高脂血症□　　糖尿病家族□

D. 行为史　　（有 =1　无 =0）

　吸烟□　　饮酒□

E. 体力活动史　　（轻度 =1　中度 =2　重度 =3　极重度 =4）

　职业性体力活动□　　休闲时体力活动□

F. 体格检查和 OGTT 血糖

　身高□□□. □cm　　体重□□□. □kg
　腰围□□□. □cm　　臀围□□□. □cm
　OQTT 血糖□□. □□mmol/L
　调查日期：　　□□□□年□□月□□日
　调查员签名：

图 13－1　糖尿病流行病学调查简表

问题8：在数据录入过程中，可能会出现哪些错误？如何预防？

问题9：针对本次调查简表，如何提高数据录入效率？

问题10：试用 EpiData 软件编写一个与 .REC 文件对应的核对文件（.CHK 文件），并查看数据录入时文件是否发挥作用。

由于 EpiData 软件不具备数据统计学分析功能，本次调查将 EpiData 软件录入的数据导出，采用 SPSS 软件进行数据清洗（data cleaning）、数据处理（data processing）和统计学分析。

问题11：请列出 EpiData 软件数据导出的类型和注意事项，并试将模拟录入的 .REC 文件导出为 SPSS 数据文件。

问题12：试述为何在统计学分析前要对数据进行必要的清洗或处理？

问题13：数据清洗和处理主要包括哪些内容？就本次调查简表来说，需要对数据进行哪些处理？

问题14：试对本次调查模拟录入数据进行清洗或处理，并陈述本人的处理技巧或心得。

本次调查目的是了解20岁及以上社区居民糖尿病的流行特征和危险因素。

问题15：针对调查简表数据信息，列出糖尿病流行特征数据统计学分析的思路、指标和方法。

问题16：编制糖尿病流行特征数据统计学分析结果呈现的统计表和统计图。

问题17：如何进行糖尿病危险因素的统计学分析？试述本人已掌握或了解的分析方法和指标。

在流行病学研究中，有关危险因素的统计学分析经常采用 Logistic 回归分析。Logistic 回归分析可用于衡量研究因素与疾病间的关系、估计 *OR* 值、筛选自变量且能反映自变量之间的关系，主要应用于病例对照研究设计、队列研究设计（封闭队列）和横断面研究设计资料。根据研究设计的不同，Logistic 回归分析有两种方式处理明显混杂因子的作用，即所谓的非条件方式与条件方式。非条件 Logistic 回归模型适用于非配比（成组）设计资料（如成组设计病例对照研究），即不强调在调查过程中采用配对方式消除混杂因子的作用。在分析过程中利用分层统计方法消除混杂因子的作用。这种方式的主要优点是计算快速，适用于处理大样本，且结果可靠，缺点是如果分层过细则所得比值比偏离实际情况较大，容易做出相对危险度偏高的估计。条件 Logistic 回归模型适用于匹配设计的资料分析（如配对或配比的病例对照研究），主要混杂因子作为匹配条件在收集资料过程中即加以控制和消除。现结合本次调查的模拟数据，采用 SPSS 20.0 统计分析软件进行非条件 Logistic 回归模型分析。具体过程如下：

首先，建立数据库，如图13-2。

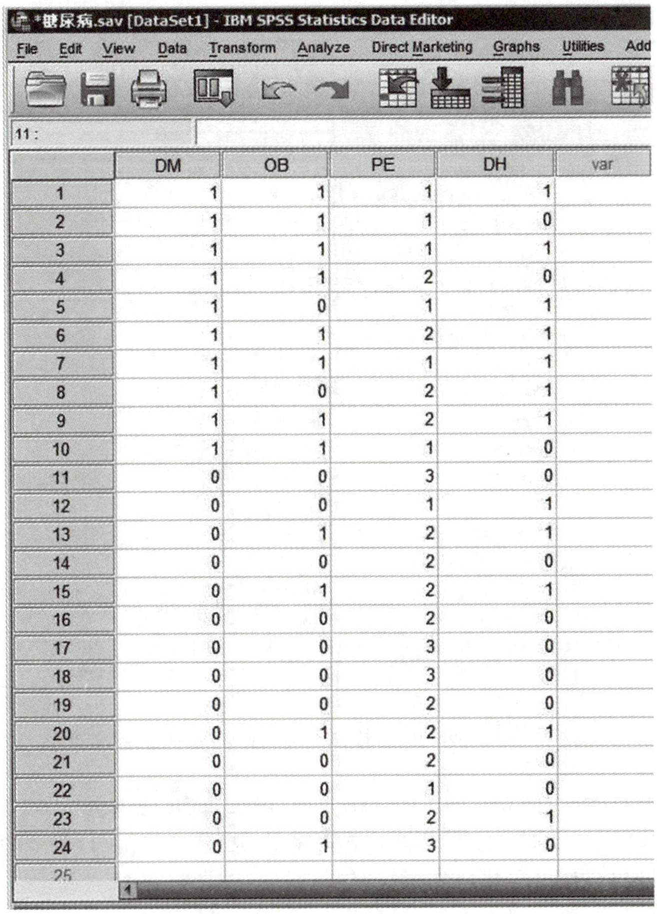

	DM	OB	PE	DH	var
1	1	1	1	1	
2	1	1	1	0	
3	1	1	1	1	
4	1	1	2	0	
5	1	0	1	1	
6	1	1	2	1	
7	1	1	1	1	
8	1	0	2	1	
9	1	1	2	1	
10	1	1	1	0	
11	0	0	3	0	
12	0	0	1	1	
13	0	1	2	1	
14	0	0	2	0	
15	0	1	2	1	
16	0	0	2	0	
17	0	0	3	0	
18	0	0	3	0	
19	0	0	2	0	
20	0	1	2	1	
21	0	0	2	0	
22	0	0	1	0	
23	0	0	2	1	
24	0	1	3	0	
25					

图 13－2　糖尿病危险因素 Logistic 回归分析模拟数据

说明：

(1) 上述为模拟数据库，病例组 10 例，对照组 14 例，样本量较小。

(2) 编码说明：糖尿病（DM，1＝有，0＝无）、肥胖（OB，0＝正常体重、1＝超重或肥胖）、体力活动（PE，1＝不太活动，2＝轻度活动，3＝中重度活动）、糖尿病家族史（DH，0＝无，1＝有）。

问题 18：讨论结局变量和自变量如何编码以及编码的意义。

问题 19：根据上述数据库，将糖尿病和肥胖、糖尿病家族史的关系整理成四格表，分别计算 χ^2 和 *OR* 值。

其次，按图 13－3 所示，进行非条件 Logistic 回归分析。

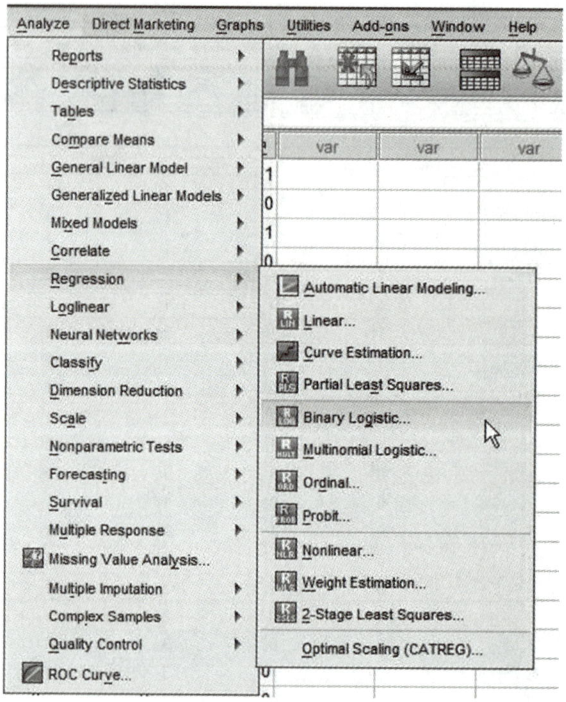

图13－3　SPSS20.0 软件 Logistic 回归分析程序菜单

1. 单因素非条件 Logistic 回归分析　糖尿病为应变量（dependent variable），也即结局变量，将三个自变量肥胖、体力活动和糖尿病家族史一一进行分析（图13－4），是为单因素非条件 Logistic 回归分析。

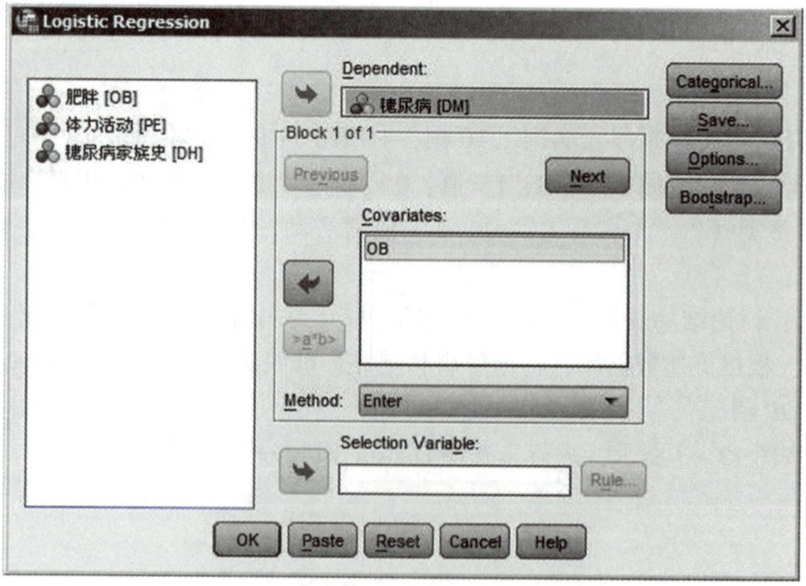

图13－4　单因素 Logistic 回归分析程序运行对话框

肥胖和糖尿病家族史的单因素非条件 Logistic 回归分析主要结果如图 13－5。

Variables in the Equation

		B	S.E.	Wald	df	Sig.	Exp(B)	95% C.I.for EXP(B)	
								Lower	Upper
Step 1[a]	OB	2.303	.987	5.438	1	.020	10.000	1.444	69.262
	Constant	-1.609	.775	4.317	1	.038	.200		

a. Variable(s) entered on step 1: OB.

Variables in the Equation

		B	S.E.	Wald	df	Sig.	Exp(B)	95% C.I.for EXP(B)	
								Lower	Upper
Step 1[a]	DH	1.435	.887	2.616	1	.106	4.200	.738	23.907
	Constant	-1.099	.667	2.716	1	.099	.333		

a. Variable(s) entered on step 1: DH.

图 13－5　单因素 Logistic 回归分析结果

说明：B 为偏回归系数，S. E. 为 B 的标准误，Wald 为 Wald χ^2 值，*df* 为自由度，Sig. 为对应 χ^2 值的 *P* 值，Exp（B）为 e^{β}（即 *OR* 值），Constant 所示为常数项。

问题 20 ：请比较单因素非条件 Logistic 回归分析和四格表分析结果。

2. 多因素非条件 Logistic 回归模型分析　将三个自变量全部选入协变量（covariates variable）框，按似然比前进法（Forward：LR）逐步选入回归方程（图 13－6）。

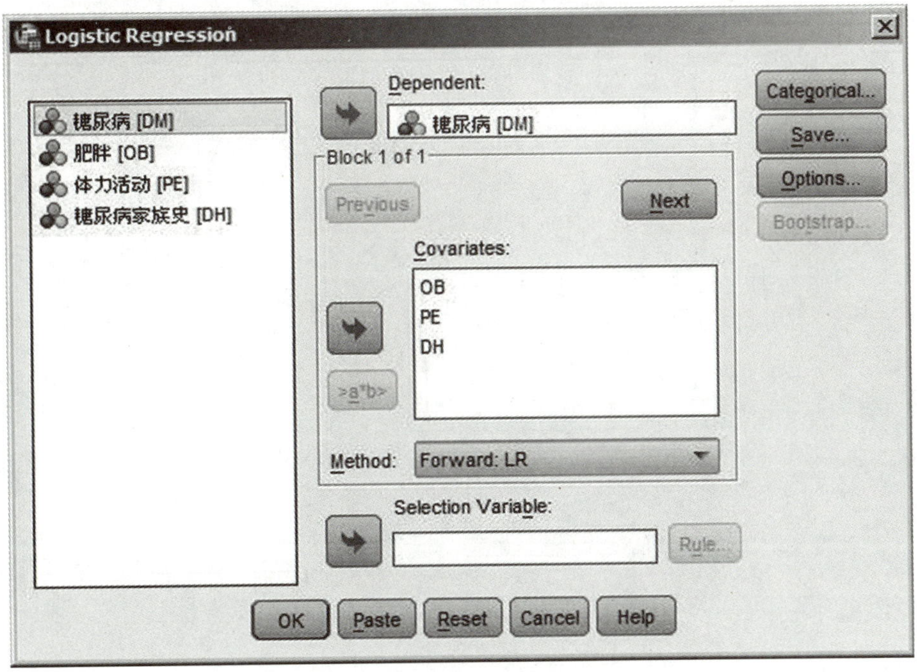

图 13－6　多因素 Logistic 回归分析程序运行对话框

主要分析结果如图 13－7。

Variables in the Equation

		B	S.E.	Wald	df	Sig.	Exp(B)	95% C.I.for EXP(B)	
								Lower	Upper
Step 1[a]	PE	-2.087	.900	5.370	1	.020	.124	.021	.725
	Constant	3.325	1.614	4.241	1	.039	27.790		
Step 2[b]	OB	2.585	1.277	4.100	1	.043	13.266	1.086	161.990
	PE	-2.387	1.166	4.193	1	.041	.092	.009	.903
	Constant	2.362	1.874	1.589	1	.207	10.617		

a. Variable(s) entered on step 1: PE.

b. Variable(s) entered on step 2: OB.

图 13－7　多因素 Logistic 回归分析结果

问题 21：根据上述结果，进入模型的变量分析结果和单因素分析结果有何不同，请予以解释。

问题 22：列出三个流行病学数据分析常用的统计学软件，并简述各自功能和应用特点。

问题 23：撰写一篇学习心得。

（喻荣彬）

实习十四　流行病学研究设计

【目的】熟悉流行病学研究设计的原则和方法，掌握制订流行病学研究方案的基本内容，掌握流行病学基本研究方法的设计要点和注意事项。

【时间】4 学时。

【内容】

单元1　流行病学研究设计要点

【课题】研究设计是决定研究成败的关键步骤。一般情况下，流行病学研究设计遵循如下原则：首先要明确本次研究的目的和研究推论的总体人群，根据研究目的选择正确研究方法，并明确各种方法论证因果关系的强度；其次在研究设计过程中要始终坚持代表性、可靠性、可比性、显著性原则，即研究对象能够代表一般人群；采用的各种诊断、测量方法应当准确、可靠；对照组与暴露组/病例组/试验组之间除研究因素不同外，其他方面应当可比；还必须保证足够的样本量；最后，设计方案一经确定，中途不得任意改变。为帮助大家回顾流行病学研究设计的基本内容，请思考以下问题并进行小组讨论。

问题1：如何提出研究假说？需要了解和查阅哪几方面的资料？

问题2：流行病学研究设计包括哪些主要内容？

问题3：流行病学研究的方法有哪些？

问题4：如何选择研究对象？为什么要制订纳入标准和排除标准？制订纳入标准和排除标准时需要考虑的因素是什么？如何确定样本大小？

问题5：制订流行病学调查表应包括哪些项目？

问题6：如何确定研究变量及其测量方法？

问题7：如何进行资料的整理与统计分析？

问题8：为了保证研究的真实性，如何采取针对性措施避免和控制偏倚？

单元2　实例分析

【课题一】生活方式与慢性病发生、发展的关系一直受到人们的关注，随着社会经济的发展，生活水平的提高，人们的生活方式发生了很大变化。研究分析人群生活方式与慢性病的关系，及时指导人群采取健康的生活方式是减少慢性病发生发展的主要预防手段之一。

为了分析居民生活方式与慢性病的关系，某学者于 2006 年在天津市市区、农村、滨海新区中随机选取了 2886 人作为样本人群，进行了慢性病患病情况及膳食结构调查。按户进行日调味品称重和膳食回顾记录，分析生活方式与冠心病、脑血管疾病、糖尿病、高血压、超重和肥胖的关系。

结果显示：该市居民冠心病、脑血管疾病、糖尿病、高血压、超重和肥胖的标化患病率分别为 9.24%、4.33%、6.74%、34.05% 和 42.62%。能量摄入越高（摄入量分为低、中、高），人群超重和肥胖的患病风险越高（*OR* 值大于 1）；每天摄入膳食纤维 ≥20g 可降低发生超重和肥胖的风险（*OR* 值为 0.68）。经多因素 Logistic 回归分析，口味偏咸使高血压的患病风险增加了 42%；看电视时间 ≥3h/d 可增加患脑血管疾病、糖尿病的风险（*OR* 值分别为 1.802、1.703）；每天睡眠时间不足 7h 是高血压、冠心病、脑血管疾病的危险因素（*OR* 值分别为 1.517、1.833 和 2.041）。

研究结论：膳食结构、久坐、睡眠时间等生活方式与高血压、糖尿病等慢性病有很强的联系，应注意合理膳食、适当运动，减少静坐时间、增加睡眠时间，从而促进健康，预防和控制慢性病。[摘自文献：常改，李静，潘怡，等．生活方式与慢性病关系现况研究．中国慢性病预防与控制，2008，16（6）：555－557.]

问题 1：该研究采用了哪种流行病学研究设计类型？

问题 2：该研究存在哪些不足之处？

问题 3：如何进一步设计来更合理地探究生活方式与慢性病的相关性？

【课题二】近年来，乳腺癌发病率在世界范围内普遍增高，深入研究乳腺癌发病相关危险因素是降低乳腺癌发病率、早期诊断乳腺癌的有效途径。为此，某学者筛查了中国女性乳腺癌发病相关危险因素。

该研究在全国 8 个省市 14 家研究中心开展 1∶m 配对病例对照研究，采用调查问卷通过面对面交流收集乳腺癌发病相关危险因素信息。乳腺癌患者及其配对健康对照女性年龄、生活环境相匹配。应用 1∶m 条件 Logistic 回归分析乳腺癌相关危险因素在病例组和对照组间的分布特点，明确其与乳腺癌发病危险性的相关性。

结果显示：共纳入 416 例乳腺癌患者及 1156 例健康对照女性。中国女性乳腺癌发病相关危险因素包括体重指数（body mass index，BMI）≥24（*OR* = 4.07，95% *CI*：2.98～5.55），乳腺良性病变活检史（*OR* = 1.68，95% *CI*：1.19～2.38），初潮年龄≥14 岁（*OR* = 1.41，95% *CI*：1.07～1.87），生存压力大（1～4 级，*OR* = 2.15，95% *CI*：1.26～3.66；5～9 级，*OR* = 3.48，95% *CI*：2.03～5.95），绝经（*OR* = 2.22，95% *CI*：1.50～3.28）（$P < 0.05$），乳腺癌家族史（*OR* = 1.72，95% *CI*：1.15～2.58），肿瘤家族史（乳腺癌除外）（*OR* = 1.55，95% *CI*：1.22～1.98）。口服避孕药（*OR* = 1.59，95% *CI*：0.83～3.05）亦增加乳腺癌发病危险性，但差异未达到显著统计学意义（$P > 0.05$）。

研究结论：中国女性乳腺癌发病相关危险因素包括 BMI≥24、乳腺良性病变活检史、初潮年龄≥14 岁、生存压力大、绝经、乳腺癌家族史及其他肿瘤家族史。[摘自文献：徐雅莉，孙强，单广良，等．中国女性乳腺癌发病相关危险因素：病例对照研究．协和医学杂志，2011，2（1）：7－14.]

问题 1：该研究是否满足了流行病学科研设计的基本原则？

问题 2：该研究存在哪些偏倚？

问题3：请你概括总结本研究所用流行病学方法的设计要点，并指出哪几点是做好设计的关键？除了该设计方法外，是否还可以考虑其他类型的设计？

【课题三】高血压和吸烟均能增加心血管疾病（cardiovascular disease，CVD）死亡风险，是全球死亡的第一和第二位危险因素。在我国，高血压患病率和吸烟比例均较高，已成为严重的公共卫生问题。2008～2010年对全球13个中低收入国家≥15岁人群烟草调查结果显示，全球吸烟率为30%。目前全球每年至少有540万人死于吸烟所引起的相关疾病，预计2030年该数字将超过800万。由于高血压和吸烟在人群中共存比例较高，在高血压患者中暴露于吸烟可能会使这些患者CVD死亡风险进一步升高。因此，某学者探讨了吸烟对高血压患者CVD死亡风险的影响，同时分析吸烟量和血压同时升高对高血压患者CVD死亡风险是否存在协同作用。

该研究的36943名高血压患者均来自1991～2000年全国高血压调查流行病学随访研究。1991年采用标准化方案进行基线调查，收集人口统计学信息、吸烟信息和个人疾病史等。1999～2000年开展随访研究。吸烟的定义为：每日吸烟至少1支以上且连续吸烟1年以上。将吸烟叶按照1.0g烟叶等于1支香烟转换为吸香烟支数。采用Cox比例风险回归模型分析多种吸烟指标（累计吸烟量、每日吸烟量、吸烟年限和开始吸烟年龄）与高血压患者CVD死亡风险的关系，并获得高血压患者CVD死亡的相对风险（relative risk，*RR*）及其95%置信区间（95% confidence interval，95% *CI*），并计算相应的人群归因危险度，其结果如下。

（1）随访情况：本研究平均随访8.3年。36943名高血压患者中，7194人（男性3765人，女性3429人）在随访期间死亡，其中3785人（男性1978人，女性1807人）死于CVD。CVD和全因死亡率分别为1368.1/10万人年和2600.1/10万人年。

（2）累积吸烟量与CVD死亡和全因死亡风险的关系，见表14－1、图14－1。

表14－1　高血压患者累积吸烟量与CVD死亡和全因死亡率及其相对危险度

	不吸烟者	吸烟者	累计吸烟量（包年）		P^a
			0.1～19	≥20	
随访人年	179120.2	97532.9	40497.8	57035.1	
CVD死亡					
死亡人数	2237	1548	501	1047	
死亡率[b]	1248.9	1587.2	1237.1	1835.7	
RR（95% *CI*）[c]	1.00	1.55（1.45，1.65）	1.35（1.23，1.49）	1.66（1.54，1.78）	<0.001
RR（95% *CI*）[d]	1.00	1.28（1.19，1.38）	1.19（1.07，1.32）	1.34（1.23，1.46）	<0.001
全因死亡					
死亡人数	4247	2947	957	1990	

续表

	不吸烟者	吸烟者	累计吸烟量（包年）		P^a
			0.1～19	≥20	
死亡率[b]	2371	3021.5	2363.1	3489.1	
RR（95% *CI*）[c]	1.00	1.56（1.49，1.64）	1.38（1.28，1.48）	1.67（1.58，1.76）	<0.001
RR（95% *CI*）[d]	1.00	1.31（1.24，1.38）	1.23（1.14，1.32）	1.36（1.28，1.45）	<0.001

注：[a]线性趋势检验；[b]死亡率单位为1/10万人年；[c]基线年龄、性别、高中及以上文化程度、饮酒、体力活动、体重指数、城乡和地域；[d]基线年龄、高中及以上文化程度、饮酒、体力活动、体重指数、城乡和地域

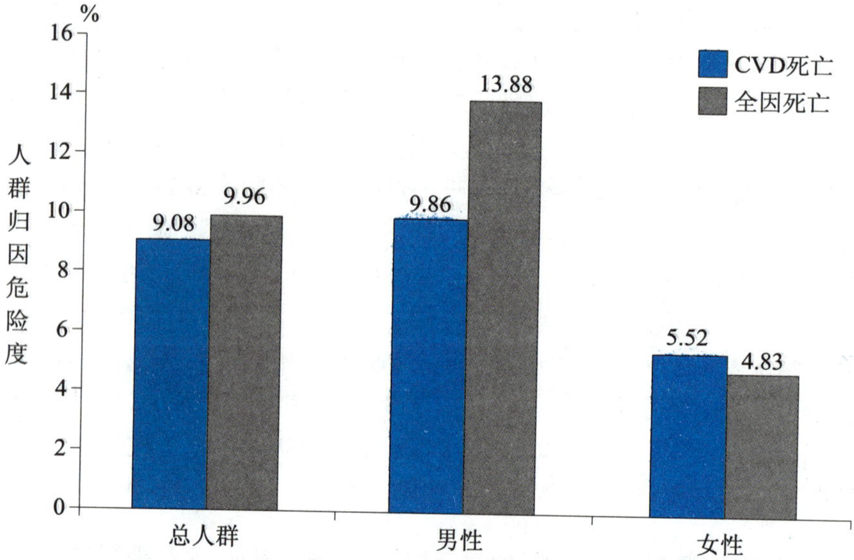

图 14－1　吸烟致高血压患者 CVD 死亡和全因死亡的人群归因危险度

（3）每日吸烟量与 CVD 死亡和全因死亡风险的关系，见表 14－2。

表 14－2　高血压患者每日吸烟量与 CVD 死亡和全因死亡风险

	不吸烟	每日吸烟量（支/日）		P^a
		1～10	>10	
CVD 死亡				
RR（95% *CI*）[b]	1.00	1.51（1.39，1.64）	1.58（1.46，1.71）	<0.001
RR（95% *CI*）[c]	1.00	1.30（1.19，1.42）	1.25（1.14，1.37）	<0.001
全因死亡				
RR（95% *CI*）[b]	1.00	1.48（1.40，1.58）	1.64（1.54，1.73）	<0.001

续表

	不吸烟	每日吸烟量（支/日）		P^a
		1～10	>10	
RR（95%CI）[c]	1.00	1.31（1.23，1.40）	1.31（1.23，1.41）	<0.001

注：[a]线性趋势检验；[b]调整基线年龄；[c]基线年龄、性别、高中及以上文化程度、饮酒、体力活动、体重指数、城乡和地域

（4）吸烟年限与CVD死亡和全因死亡风险的关系，见表14－3。

表14－3　高血压患者不同吸烟年限与CVD死亡和全因死亡风险

	不吸烟	吸烟年限（年）		P^a
		≤35	>35	
CVD死亡				
RR（95%CI）[b]	1.00	1.36（1.22，1.52）	1.61（1.50，1.73）	<0.001
RR（95%CI）[c]	1.00	1.19（1.06，1.33）	1.31（1.21，1.42）	<0.001
全因死亡				
RR（95%CI）[b]	1.00	1.39（1.29，1.51）	1.62（1.54，1.71）	<0.001
RR（95%CI）[c]	1.00	1.22（1.12，1.33）	1.34（1.27，1.43）	<0.001

注：[a]线性趋势检验；[b]调整基线年龄；[c]基线年龄、性别、高中及以上文化程度、饮酒、体力活动、体重指数、城乡和地域

（5）开始吸烟年龄与CVD死亡和全因死亡风险的关系，见表14－4。

表14－4　高血压患者的开始吸烟年龄与CVD死亡和全因死亡风险的关系

	不吸烟	开始吸烟年龄（岁）	
		≤20	>20
CVD死亡			
RR（95%CI）[a]	1.00	1.68（1.56，1.82）	1.39（1.28，1.52）
RR（95%CI）[b]	1.00	1.36（1.25，1.49）	1.19（1.08，1.31）
全因死亡			
RR（95%CI）[a]	1.00	1.73（1.64，1.83）	1.37（1.29，1.46）
RR（95%CI）[b]	1.00	1.42（1.34，1.52）	1.19（1.11，1.28）

注：[a]调整基线年龄；[b]基线年龄、性别、高中及以上文化程度、饮酒、体力活动、体重指数、城乡和地域

（6）累计吸烟量与不同血压水平组合对CVD死亡风险的协同作用，见表14－5。

表14－5　高血压患者累计吸烟量与不同血压水平的组合对CVD死亡风险的协同作用

	RR（95% *CI*）[a]		
	累计吸烟量（包年）		
	0	0.1～19	≥20
收缩压（mmHg）			
<140	1.00	1.16（0.90，1.50）	1.45（1.19，1.76）
140～159	1.21（1.07，1.37）	1.44（1.24，1.67）	1.65（1.44，1.89）
≥160	1.77（1.56，2.01）	2.26（1.94，2.63）	2.34（2.03，2.68）
舒张压（mmHg）			
<90	1.00	1.16（1.00，1.34）	1.33（1.18，1.49）
90～99	1.15（1.04，1.27）	1.32（1.11，1.57）	1.52（1.33，1.74）
≥100	1.89（1.69，2.12）	2.67（2.21，3.22）	2.77（2.38，3.21）
脉压压（mmHg）			
<50	1.00	1.03（0.76，1.39）	1.20（0.95，1.52）
50～69	1.26（1.08，1.47）	1.42（1.16，1.73）	1.55（1.31，1.85）
≥70	1.56（1.34，1.82）	1.94（1.61，2.34）	2.22（1.88，2.63）
高血压分级			
1级高血压	1.00	1.08（0.93，1.25）	1.28（1.14，1.44）
2级及以上高血压	1.68（1.54，1.82）	2.18（1.90，2.50）	2.31（2.07，2.59）

注：[a]调整基线年龄、性别、高中及以上文化程度、饮酒、体力活动、体重指数、城乡和地域

研究结论：吸烟能够增加高血压患者CVD死亡风险，血压和吸烟量的同时升高能进一步增加高血压患者CVD死亡风险。（摘自文献：葛增．高血压患者吸烟与心血管疾病死亡和全死因风险关系的前瞻性队列研究［博士学位论文］．北京：北京协和医学院中国医学科学院，2013.）

问题1：本研究所采用的流行病学方法在因果关联判定中的作用如何？

问题2：确定研究对象是否暴露（吸烟）或其暴露的程度，本研究是否给予明确的定性和定量界定？本研究如何选择结局变量？

问题3：为了保证队列研究顺利实施，需要注意哪些问题？

问题4：根据研究目的和内容，研究结果从哪几方面进行了相应分析？

问题5：本研究结果受随访时间影响吗？如有影响则应如何进行控制？

问题6：本研究获得的结果能否推论到一般人群？为什么？

【课题四】为了评价儿童使用国产新型口服 O_{139} 霍乱疫苗（重组霍乱毒素 B 亚单位 - 灭活全菌体，recombinant-subunit-B/killed Cholera whole cell，rBS-WC）的安全性和免疫原性的影响。

某学者采用现场试验的方法，对某地区儿童进行试验：分为 2 个组，分别为：试验组：服用 rBS-WC 疫苗（79 人）和对照组：服用安慰剂（80 人）。

服苗程序：试验组及对照组均统一服苗（安慰剂）时间，按照 0、14、28 天的程序服苗。

不良反应观察：①观察时间：服苗（安慰剂）后均连续观察 3 天，并将观察结果登记在不良反应登记表中；②观察指标：主要观察指标包括发热、腹痛、腹泻、恶心、呕吐、过敏反应、其他副反应。

实验室方法：①标本收集：收集血液，时间分别为免疫前、全程免疫完后 2 周；②检测方法：血清抗-CT 抗体的检测采用间接 ELISA。

结果显示：①安全性观察 rBS-WC 对儿童有良好的安全性，受试者副反应率为 0.54%（1/184）。副反应在免疫最初时发生，症状较轻微，不需治疗自行恢复。②免疫效果观察：受试者抗-CT 阳转率：血清抗-CT 阳转率达 60.00%，高于安慰剂组的 8.00%（$P<0.001$）。抗体几何平均滴度（antibody geometric mean titers，GMT）在全免后 2 周时比免疫前升高 2.27 倍（$P<0.001$），男、女性别之间差别无统计学意义。rBS-WC 试验组在全免后 2 周时抗-CT GMT 是免疫前的 5.28 倍。③采样方法对血清抗-CT 水平的影响：随机采样与重复采样标本的抗体水平差别无统计学意义，表明在现场疫苗效果评价试验中，如需要多次对受试者采集标本，可采取随机采样方法，有利于提高受试者的依从性。（摘自文献：吴辉绪．O139 霍乱冻干口服疫苗（rBS-WC）的现场试验及评价［硕士学位论文］．广州：第一军医大学，2003.）

问题 1：开展现场试验前，是否需要对研究现场及人群进行基线调查？为什么？

问题 2：本研究选择的现场及对象是否合适？如何确定样本量？试验组和对照组是否需要均衡可比？为什么？

问题 3：怎样贯彻现场试验的设计原则，请提出具体方案。

问题 4：你认为还有哪些结果需要收集和分析？

问题 5：如何了解受试者的依从性？

问题 6：你认为在现场试验设计时，还有哪些问题需要考虑和注意？

【课题五】类风湿关节炎（RA）是一种病因不清的慢性自身免疫性疾病，目前的治疗方法主要是非甾体抗炎药、糖皮质激素、改变病情抗风湿药（DMARDs）。DMARDs 也并不是一类理想的治疗药物，它通常起效慢、疗效也不稳定。许多研究表明，RA 患者及动物模型中都发现病损关节内的肿瘤坏死因子 α（TNF-α）明显升高，给予抗 TNF 抗体后可明显消除症状。Infliximab 为美国 Centocor 公司生产的人鼠嵌合型单克隆抗 TNF-α 抗体，已于 2000 年被美国食品药品管理局（FDA）批准用于中到重度 RA 的治疗。

为了评价 infliximab 与甲氨蝶呤（MTX）联合使用与单独使用 MTX 在治疗类风湿关节炎（RA）中的疗效与安全性，某学者采用随机、双盲、平行、多中心试验。于 2003 年 7 月至 2004 年 3 月从 5 个临床试验医院选入 173 例受试者，诊断标准依据 1987 年美国风湿病学会（ACR）RA 分类诊断标准。其中试验组 87 例，对照组 86 例。患者在入组前至少 MTX 治疗 3 个月，且 MTX 剂量稳定在 7.5～20 毫克/周。入选条件：疾病处于活动期，无结核、肝炎、肿瘤、多发性硬化、淋巴瘤、中枢性神经脱髓鞘病变和充血性心力衰竭等疾病。口服糖皮质激素，则剂量（相当于泼尼松的剂量）必须稳定在≤10mg/d 至少已 4 周。如果受试者正在服用非甾体抗炎药（non-steroidal antiinflammatory drugs，NSAIDs），则剂量至少已稳定 4 周。RA 活动期必须同时满足下列 3 条：①3 个或 3 个以上的关节肿胀；②8 个或 8 个以上的关节触痛；③符合下面 3 条标准中任意 2 条：随访当日晨僵持续时间≥45 min；血沉（ESR）≥28mm/1h；C 反应蛋白（CRP）≥正常上限的 1.5 倍。筛选前 4 周内使用过除 MTX 以外的 DMARD 或激素，筛选前 3 个月内使用过减少 TNF 的药物等情况的患者不入选。用药方法：经筛选检查证实符合加入试验的条件后，受试者按 1 : 1 的比例被随机分配到试验组或对照组，试验组为 infliximab + MTX，对照组为安慰剂 + MTX。受试者在第 0、2、6、14 周分别接受 3 mg/kg 的 inflixi mab 或安慰剂静脉滴注，同时每周按固定剂量服 MTX。受试者分别在试验的第 0、2、6、14、18 周随访，完成临床病情的评估、不良事件收集及相应的实验室检查等内容，抗核抗体仅在筛选期和第 18 周进行。疗效以美国风湿病学会（ACR）疗效评价指标为指标。其中以 ACR20 为主要疗效指标，ACR50、ACR70、关节肿胀数、关节肿胀评分、关节触痛数、晨僵持续时间、疼痛视觉模拟评分（VAS）及疲乏 VAS 评分、C 反应蛋白（CRP）、血沉（ESR）、健康状况问卷（HAQ）为次要疗效指标。

结果显示：按方案规定属于完成病例者共 139 例，试验组 69 例，对照组 70 例。本研究的意向治疗（ITT）及安全评价人群均为 173 例。24 例受试者因各种原因未完成方案规定的全部观察内容而提前退出试验，试验组有 9 例（10.3%），对照组中有 15 例（17.4%）。另外有 10 例受试者接受了试验药物的治疗，完成了试验规定的全部访视内容，但不符合方案的入选标准，所以没有计入符合方案人群。疗效与不良反应结果：试验第 2 周时，infliximab + MTX 组 ACR20 改善者占 52.9%，对照组只有 14.0%（$P=0.0003$）；且关节肿胀数、关节触痛数、晨僵时间、疼痛 VAS 的评分、CRP、ESR 等指标明显改善，有统计学意义（$P<0.05$）。第 18 周，infliximab + MTX 组 ACR20 改善者 75.9%，对照组只有 48.8%（$P=0.0003$）；ACR50 改善者 43.7%、对照组 25.6%（$P=0.011$）。与单用 MTX 对照组相比，其不良事件发生率差异无统计学意义（$P=0.215$），多数不良事件无需停药，试验组有 1 例结核感染者。

研究结论：Infliximab + MTX 治疗 RA 的疗效明显优于单用 MTX 的疗效，能迅速改善 RA 的各项症状、体征和实验室炎性活动指标。[摘自文献：候勇，张奉春，黄烽，等. Infliximab 治疗类风湿关节炎的随机双盲平行多中心临床试验. 中华风湿病学杂志，2006，10(11)：658-663.]

问题 1：本研究的研究对象纳入标准和排除标准是否明确？所有纳入的研究对象是否随访完整，是否报道了所有对象，包括失访？

问题2：如何评价本研究结果的真实性？

问题3：临床试验的设计类型有哪些？本研究是否采用了随机对照试验（RCT）？

问题4：是否报道了所有结果（安全性、有效性、无效、副作用、生命质量等）？

问题5：本研究采用的统计学分析方法和评价指标是否合适？为什么？

问题6：本研究设计有何不足之处，还需要弥补哪些内容？

（魏俊妮）

参考文献

理论篇

1. 耿贯一，主编．流行病学．第2版．北京：人民卫生出版社，1995.
2. 胡永华，主编．遗传流行病学．北京：北京大学医学出版社，2008.
3. 黄培堂，沈倍奋，主编．生物恐怖的防御．科学出版社，2005.
4. 姜庆五，陈启明，编著．流行病学方法与模型．上海：复旦大学出版社，2007.
5. 姜庆五，主编．流行病学．北京：科学技术出版社，2003.
6. 李立明，主编．流行病学．第6版．北京：人民卫生出版社，2007.
7. 李立明，主编．流行病学．第5版．北京：人民卫生出版社，2003.
8. 连志浩，主编．流行病学．第3版．北京：人民卫生出版社，1994.
9. 刘树贤，刘殿武，主编．临床流行病学．北京：中国医药科技出版社，2000.
10. 刘续宝，王素萍，主编．临床流行病学与循证医学．第4版．北京：人民卫生出版社，2013.
11. 钱宇平，主编．流行病学．第2版．北京：人民卫生出版社，1987.
12. 钱宇平，主编．流行病学研究实例．第1卷．北京：人民卫生出版社，1984.
13. 沈福民，主编．流行病学原理与方法．上海：复旦大学出版社，上海医科大学出版社，2001.
14. 沈洪兵，齐秀英，主编．流行病学．第8版．北京：人民卫生出版社，2013.
15. 施侣元，李立明，主编．现代流行病学词典．北京：人民卫生出版社，2009.
16. 谭红专，主编．现代流行病学．第2版．北京：人民卫生出版社，2008.
17. 王吉耀，主编．循证医学与临床实践．北京：科学技术出版社，2002.
18. 王家良，主编．临床流行病学．北京：人民卫生出版社，2000.
19. 王素萍，主编．流行病学．第2版．北京：中国协和医科大学出版社，2009.
20. 徐飚，主编．流行病学基础．上海：复旦大学出版社，2011.
21. 徐飚，主编．流行病学原理．上海：复旦大学出版社，2007.
22. 曾光，主编．现代流行病学方法与应用．北京：北京医科大学中国协和医科大学联合出版社，1994.
23. 詹思延，主编．流行病学．第7版．北京：人民卫生出版社，2013.
24. 詹思延，主译．循证医学实践和教学．北京：北京大学医学出版社，2006.

25. 赵仲堂，主编．流行病学研究方法与应用．第2版．北京：科学出版报社，2005.

26. Aschengrau A，Seage GR. Essentials of in Public Health. Jones and Bartlett Publishers，2003.

27. Stewart A. Basic Statistics and Epidemiology：A Practical Guide. Oxford：Radcliffe Medical Press，2002.

28. Brownson RC，Baker EA，Leet TL，Gillespie KN. Evidence-based public health. New York：Oxford University Press，2003.

29. Gordis L. Epidemiology. 3rd ed. Philadelphia：Elsevier Saunders，2004.

30. Rothman KJ，Greenland S，Lash TL. Modern Epidemiology. 3rd ed. Lippincott Williams & Wilkins，2008.

31. Rothman KJ. Epidemiology：An Introduction. Oxford University Press，2002.

32. Gordis L. Epidemiology. 4th ed. Philadephia：Saunders Elsevier，2009.

33. Porta M. A Dictionary of Epidemiology. 5th ed. New York：Oxford University Press，2008.

34. Greenberg RS，Daniels SR，Dana Flanders W. Medical epidemiology. 4th ed. New York：McGraw-Hill，2004.

35. Fletcher RH，Fletcher SW，Wagner EH. Clinical Epidemiology The Essentials. 3rd ed. Philadephia：Lippincott Williams& Wilkins，1996.

实践篇

1. 韩雪，黄辰曦，赵佳，等．2002－2012年上海市杨浦区社区人群前列腺癌的发病和生存情况分析．第二军医大学学报，2014，35（1）：21－25.

2. 李莉，宋凯，杜灵彬，等．2000－2009年浙江省肿瘤登记地区肝癌发病和死亡情况分析．中华预防医学杂志，2014，48（7）：634－637.

3. 刘晓清，宋春华，李长平，等．天津市社区居民慢性病患病情况流行病学调查．中国卫生统计，2012，29（5）：667－669.

4. 上海市消毒品协会．公共场所消毒技术规范．北京：中国标准出版社，2010.

5. 上海市消毒品协会．医院消毒技术规范．北京：中国标准出版社，2008.

6. 王栋，王洁，汤成春，等．南京市城区社区居民高血压现况调查及影响因素分析．东南大学学报（医学版），2014，33（5）：581－585.

7. 薛广波．现代消毒学．北京：人民军医出版社，2012.

8. 薛广波．现代消毒学进展．第1卷．北京：人民卫生出版社，2012.

9. 赵杰强，周广华，刘爽．北京某大学水痘疫情流行病学分析及预防控制对策．中华医院感染学杂志，2014，24（2）：416－417，423.

10. 中华人民共和国国家卫生和计划生育委员会．消毒专业名词术语（WS/T466－

2014），2014.

11. 中华人民共和国卫生部. 消毒技术规范，2002.

12. Chomistek AK，Manson JE，Stefanick ML，et al. Relationship of sedentary behavior and physical activity to incident cardiovascular disease：results from the Women's Health Initiative. J Am Coll Cardiol，2013，61（23）：2346－2354.

13. Cowling BJ，Jin L，Lau EH，et al. Comparative epidemiology of human infections with avian influenza A H7N9 and H5N1 viruses in China：a population-based study of laboratory-confirmed cases. The Lancet，2013，382（9887）：129－137.

14. Gao Y，Chen G，Tian H，et al. Prevalence of hypertension in china：a cross-sectional study. PLoS One，2013，8（6）：e65938.

15. Liu S，Xu E，Zhang X，et al. The epidemiological characteristics of measles and difficulties of measles elimination in Hang Zhou，China. Hum Vaccin Immunother，2013，9（6）：1296－1302.

16. Yang S，Liu S，Wang Y，et al. High blood pressure in Chinese ethnic minorities：report from rural Yunnan province. Am J Hypertens，2011，24（11）：1209－1214.

中英文名词对照索引

A

B

C

D

J

K

L

M

N

P

Q

R

S

T

W

X

Z

彩 图

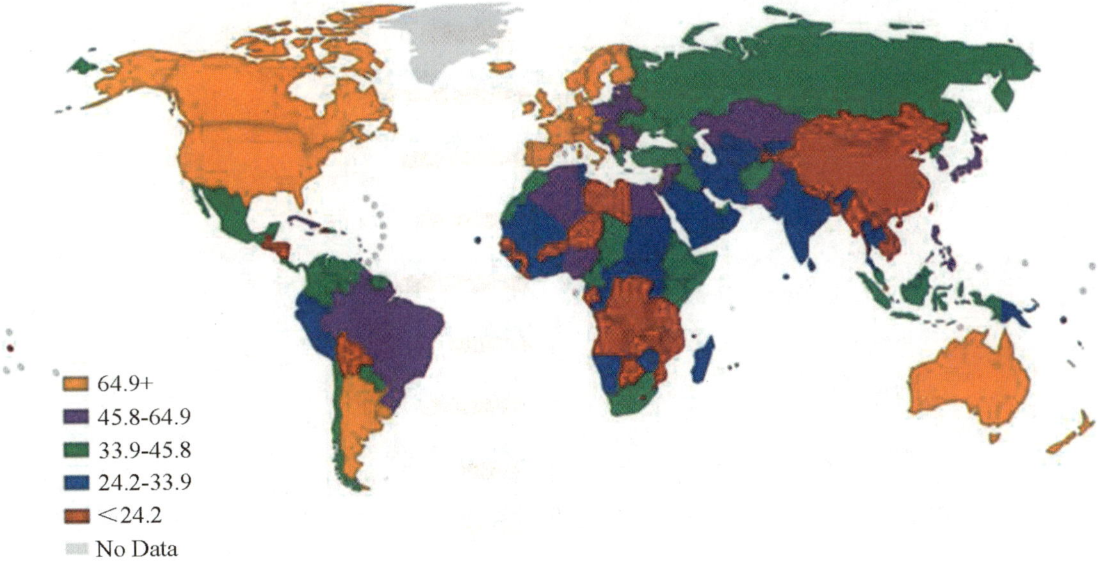

彩图 2－5 2012 年世界女性乳腺癌发病率（1/10 万）

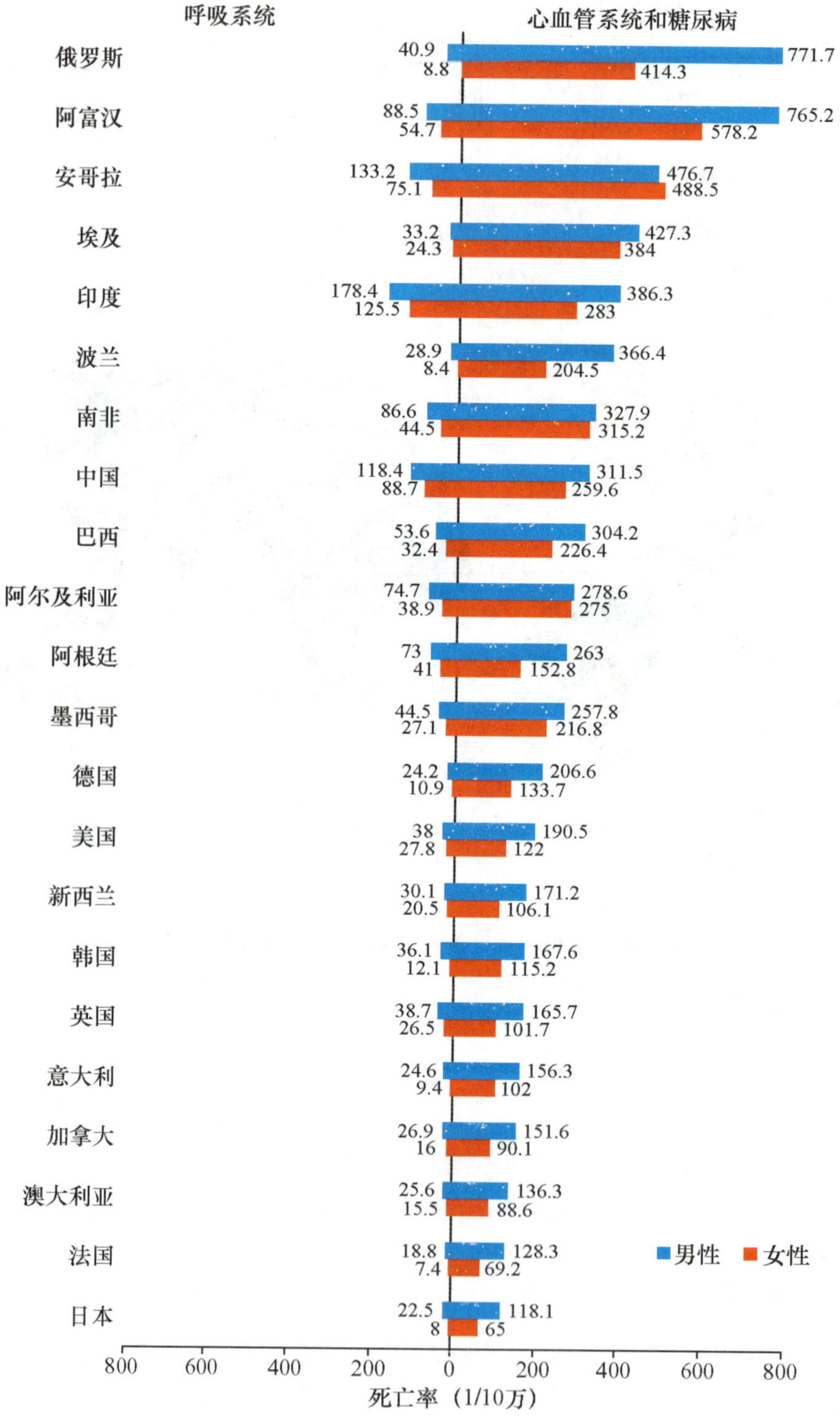

彩图 2-6　**2011 年部分国家慢性呼吸系统疾病、心血管疾病和糖尿病死亡率（1/10 万）**

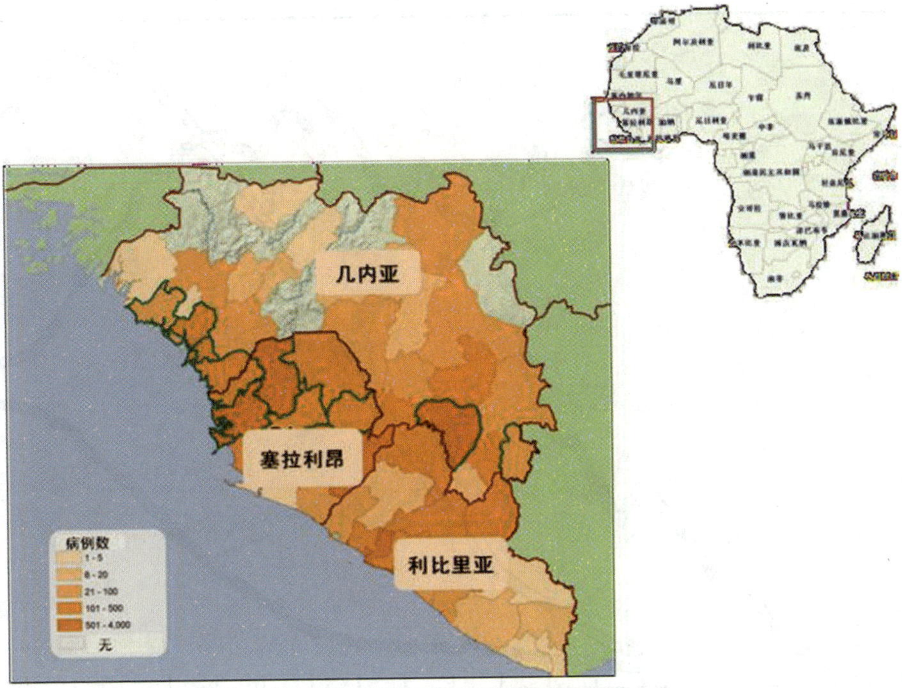

彩图 2－7　**2014** 年西非地区埃博拉病毒的暴发流行特征

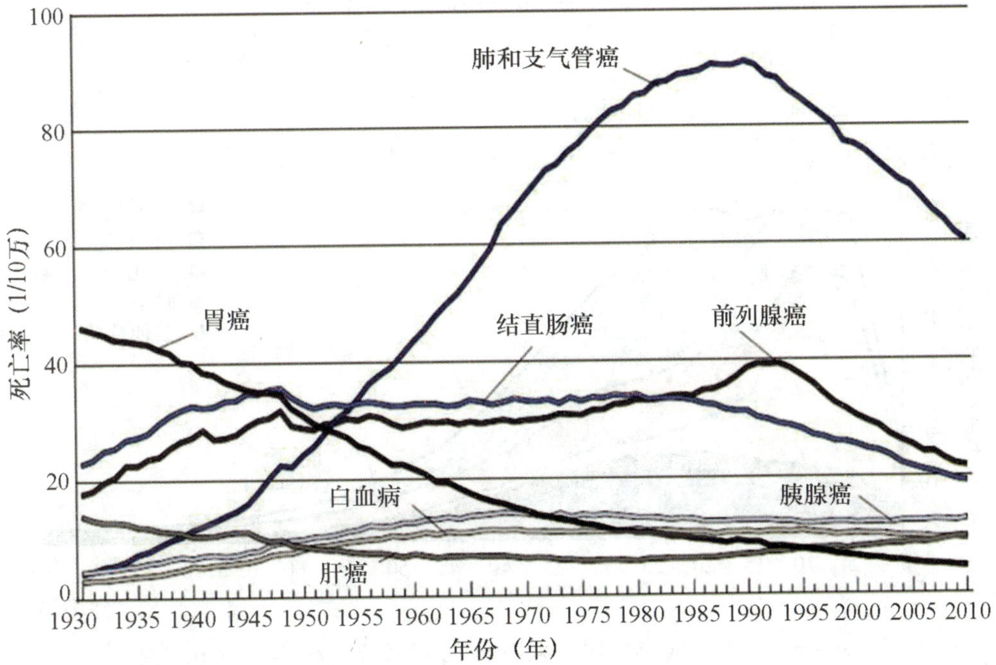

彩图 2－11　**1930～2010** 年美国男性癌症年龄调整死亡率变化趋势图

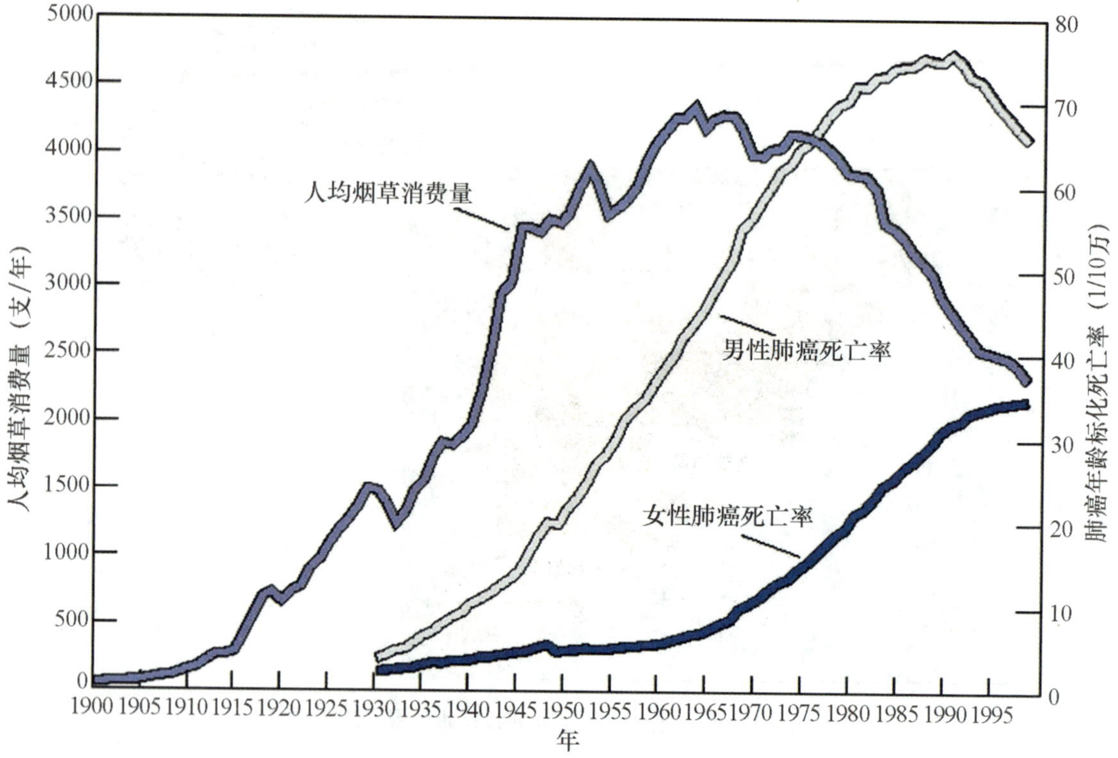

彩图 4-2 美国 1900~1998 年人均烟草消费量与 1930~1998 年肺癌死亡率变化趋势的关系

（American Cancer Society，2000）

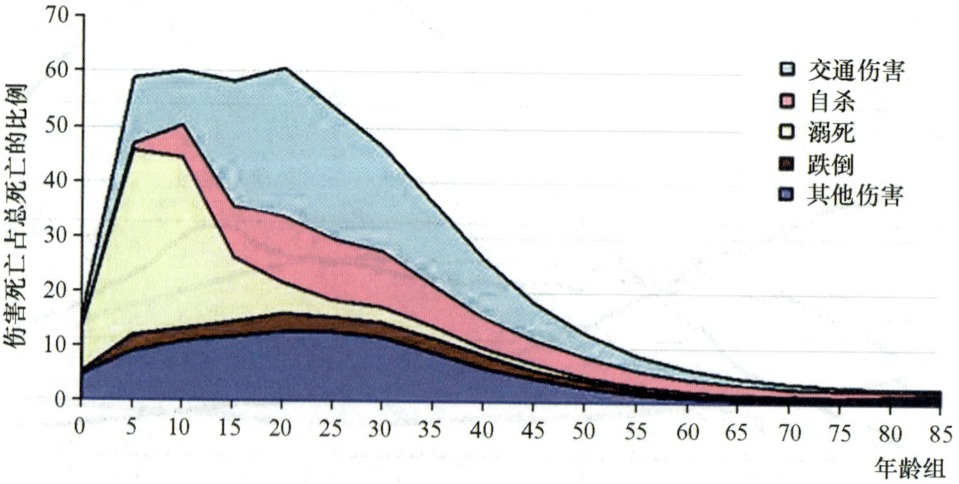

彩图 16-3 2002~2006 年不同年龄不同种类伤害死亡占总死亡的比例变化

（王声湧，2008）

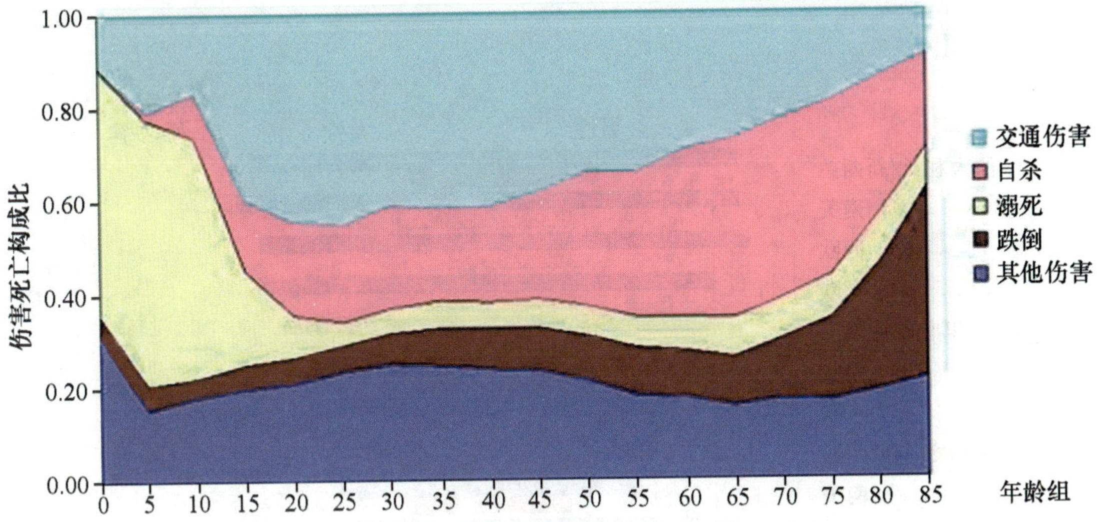

彩图 16－4　2002～2006 年不同年龄不同种类伤害死亡构成比的变化

（王声湧，2008）

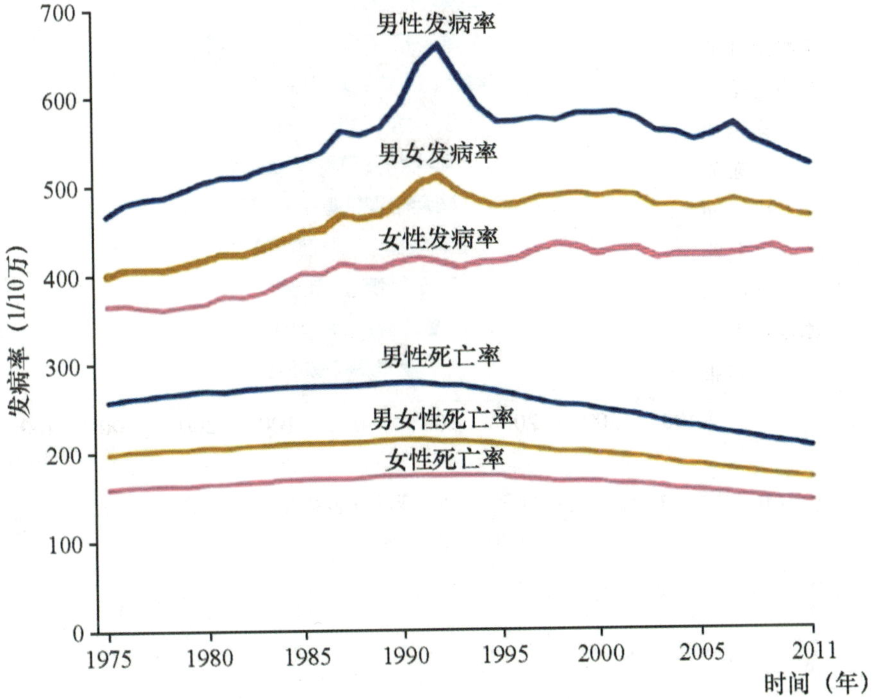

彩图 18－1　1975～2011 年间美国不同性别人群的癌症发病率和死亡率变化

（ACS Cancer Statistics，2015）

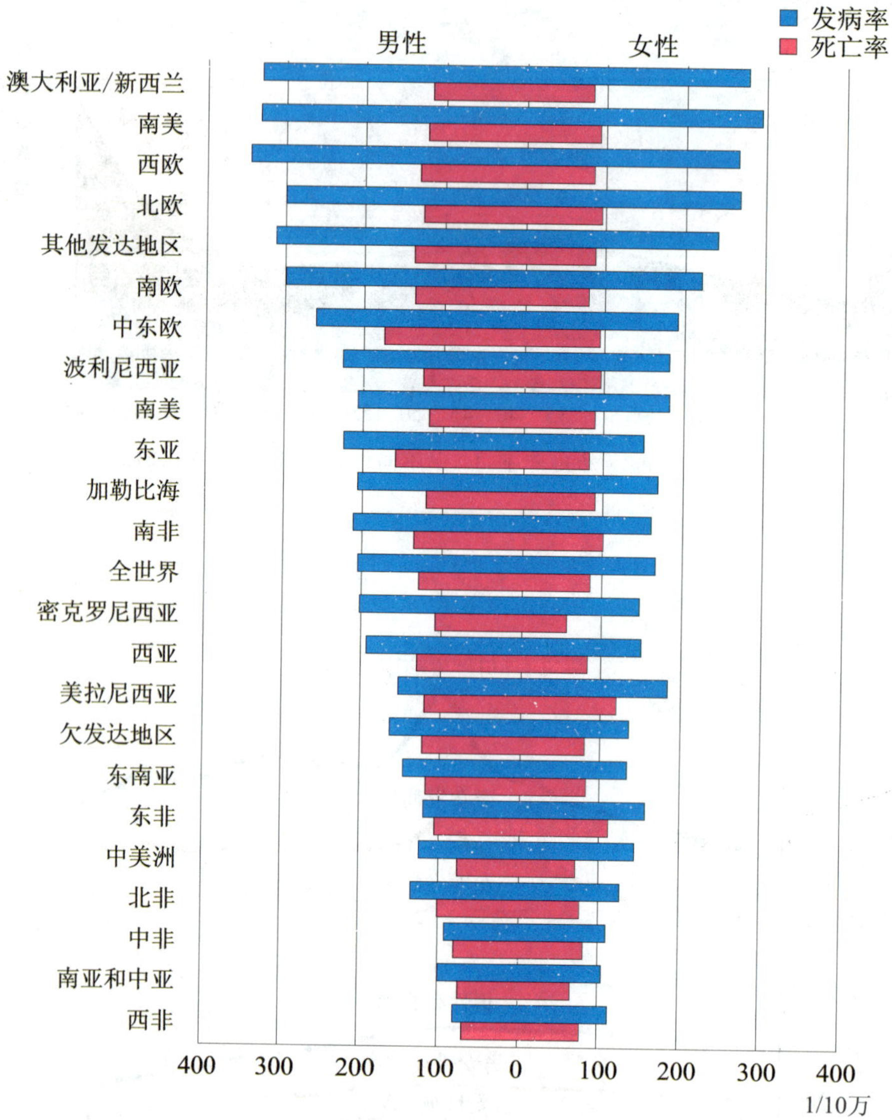

彩图 18－2 **2012 年世界各地恶性肿瘤标准化发病率和死亡率（1/10 万）**

（WHO－IARC，2014）

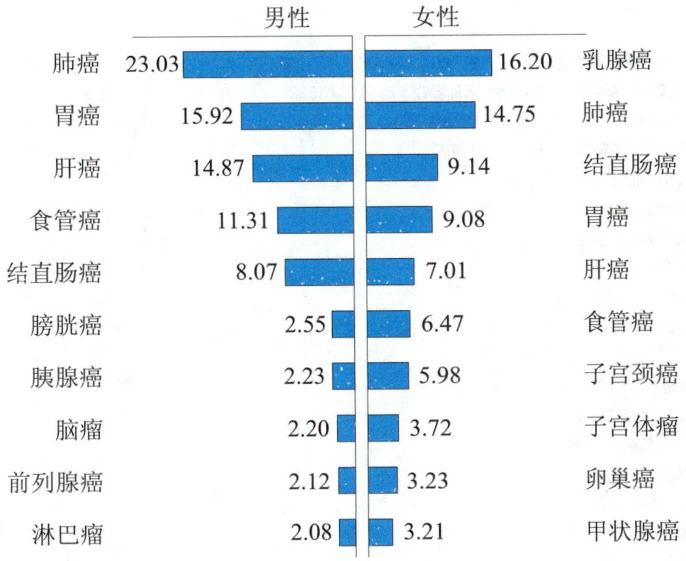

彩图 18－3　2010 年我国不同性别恶性肿瘤发病顺位及构成比（%）

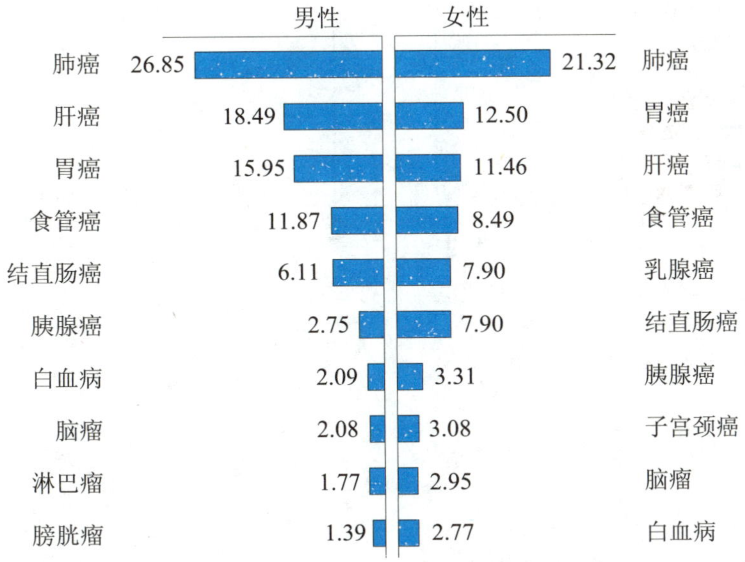

彩图 18－4　2010 年我国不同性别恶性肿瘤死亡顺位及构成比（%）

男性：年龄35～74（1/10万）#

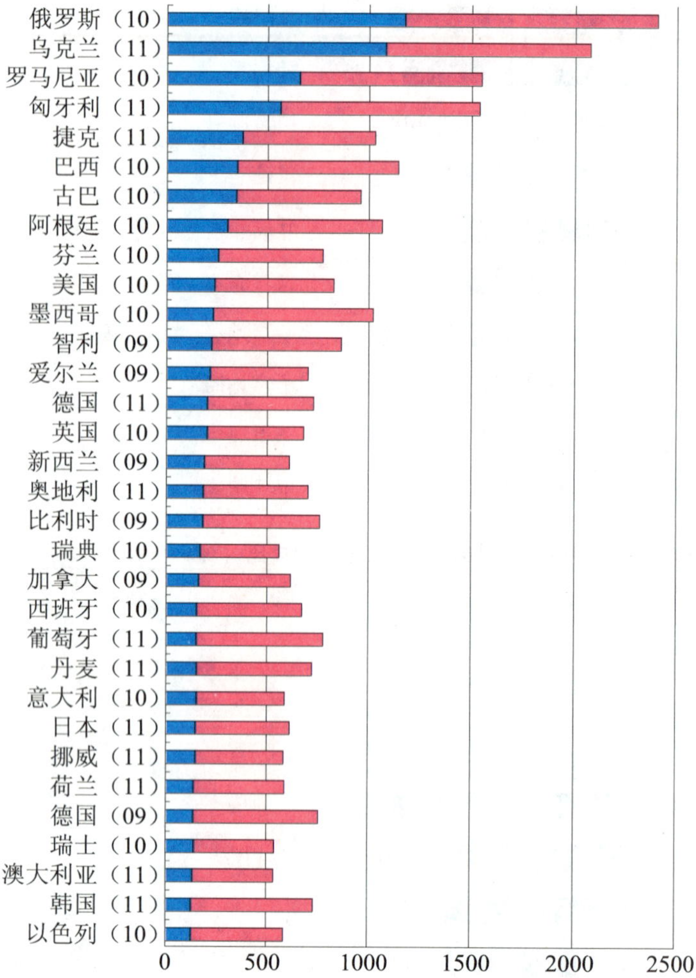

心血管疾病死亡率	冠心病死亡率	脑卒中死亡率	总死亡率
1173.3	654.8	299.2	2400.7
080.0	732.9	220.8	2077.2
657.9	268.2	195.9	1548.4
564.8	302.6	108.6	1539.3
374.0	200.2	55.6	1027.4
347.7	134.5	95.8	1143.9
347.5	175.4	80.1	957.5
305.6	88.8	62.9	1062.8
261.0	153.9	39.6	772.7
239.9	135.8	28.4	822.0
224.1	130.9	46.0	1022.6
220.5	91.7	63.4	864.6
210.0	140.6	29.2	701.3
197.6	97.7	27.8	729.4
197.5	121.1	29.8	673.6
184.4	121.1	26.5	605.2
182.4	108.9	23.7	700.6
181.2	79.9	30.8	758.4
165.1	93.1	26.3	556.1
154.4	101.9	19.2	607.9
149.6	69.8	28.1	668.3
148.1	55.0	53.7	777.7
146.0	62.0	29.1	722.0
145.6	68.4	27.8	585.1
142.7	47.0	49.0	611.5
139.0	76.0	25.0	577.6
136.8	53.1	21.9	586.6
133.8	51.0	24.3	750.1
131.6	67.7	16.3	538.1
126.1	76.9	18.7	530.3
123.4	36.5	54.7	736.3
121.5	60.6	24.0	580.4

续图

女性：年龄35～74（1/10万）#

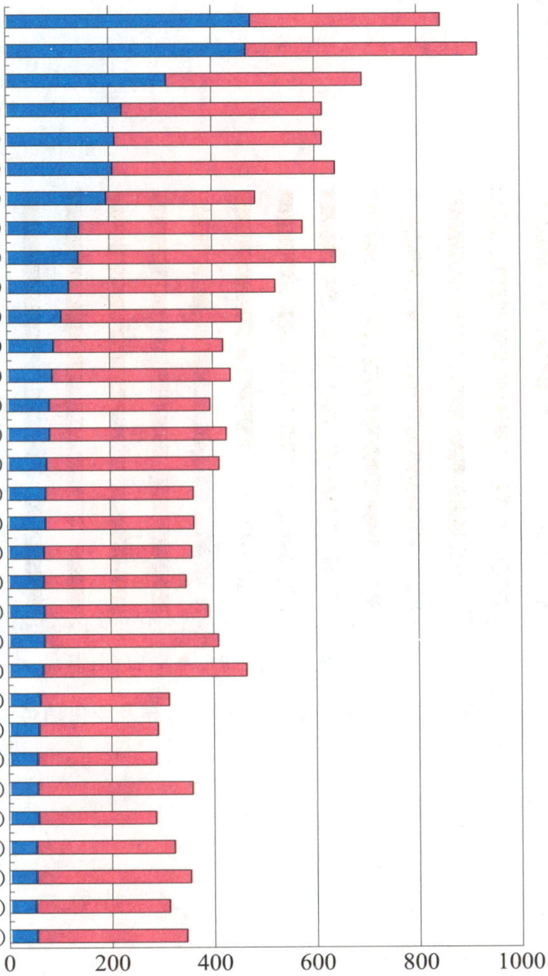

	心血管疾病死亡率	冠心病死亡率	脑卒中死亡率	总死亡率
乌克兰（11）	475.2	313.3	119.7	844.4
俄罗斯（10）	466.0	226.3	155.0	915.7
罗马尼亚（10）	312.2	105.8	111.4	692.3
匈牙利（11）	223.5	105.4	52.1	692.0
古巴（10）	209.2	90.1	61.0	613.8
巴西（10）	205.1	63.9	63.0	638.9
捷克（11）	149.0	63.6	30.1	483.3
阿根廷（10）	139.7	28.4	35.5	574.3
墨西哥（10）	137.0	59.6	36.0	638.8
美国（10）	119.6	53.0	21.6	520.3
智利（09）	103.5	29.5	37.4	455.0
爱尔兰（09）	86.8	40.9	21.9	419.8
英国（10）	84.7	36.8	21.6	431.5
德国（11）	81.6	28.2	17.2	393
比利时（09）	80.0	24.7	20.5	422.3
新西兰（09）	79.9	35.4	23.0	410.0
芬兰（11）	74.8	31.4	20.8	358.6
奥地利（11）	69.7	32.0	14.4	361.3
瑞典（10）	67.8	31.1	16.2	357.1
葡萄牙（11）	66.6	16.5	29.0	343.2
加拿大（09）	65.9	33.1	14.5	388.1
荷兰（11）	65.9	18.0	16.7	408.8
丹麦（11）	64.6	18.3	20.7	462.9
意大利（10）	58.3	18.4	16.1	308.6
韩国（11）	55.5	11.6	28.5	288.6
日本（11）	53.5	12.6	21.6	284.3
挪威（11）	53.4	20.2	15.8	355.5
西班牙（10）	53.4	16.2	14.6	283.2
澳大利亚（11）	52.3	21.6	13.5	318.3
以色列（10）	51.6	16.8	14.5	349.7
瑞士（10）	49.3	19.4	11.1	308.9
德国（09）	48.2	10.9	13.8	343.3

图 19－1　部分国家心血管疾病死亡率及总死亡率*（1/10 万）#

（2014 Heart disease and stroke statistical update，American Heart Association）

* 死亡率按欧洲标准人口标化

ICD-10 编码：心血管疾病 I00－I99，冠心病 I20－I25，脑卒中 I60－I69

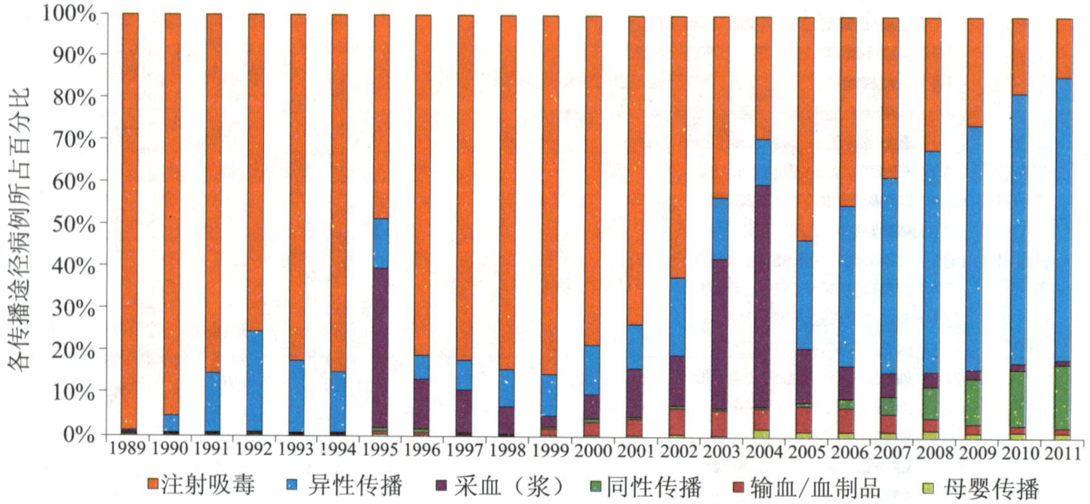

彩图 20－1　1989～2011 年我国艾滋病病例感染途径分布及变化趋势

（钱沙沙，2014）